EL CUERPO HUMANO

GUÍA DE ESTUDIO DE ANATOMÍA

EL CUERPO HUMANO

GUÍA DE ESTUDIO DE ANATOMÍA

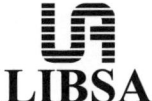

LIBSA

© 2024, Editorial LIBSA
C/ Puerto de Navacerrada, 88
28935 Móstoles. Madrid
Tel. (34) 91 657 25 80
e-mail: libsa@libsa.es
www.libsa.es

ISBN: 978-84-662-4394-0

Derechos exclusivos de edición para
todos los países de habla española.

Traducción: Alberto Jiménez García

Título original: *The Human Body Colouring Book*

© MMXV, Amber Books Ltd.

DL: M-8784-2024

Contenido

CABEZA

Cráneo frontal	8
Cráneo lateral	9
Base del cráneo	10
Cuero cabelludo	11
Músculos del cuero cabelludo	12
Cerebro	13
Interior del cerebro	14
Vasos sanguíneos cerebrales	15
Venas cerebrales	16
Hemisferios cerebrales	17
Funciones de los hemisferios cerebrales	18
Tálamo	19
Hipotálamo	20
Sistema límbico	21
Ganglios basales	22
Estructura y función de los ganglios basales	23
Cerebelo	24
Estructura interna del cerebelo	25
Nervios craneales	26
Nervios olfativos	27
Músculos faciales	28
Arterias de la cara y del cuello	29
Venas de la cara y del cuello	30
Nervios faciales	31
Músculos de la masticación	32
Abertura y cierre del ojo	33
Globo ocular	34
Capas oculares	35
Músculos del ojo	36
Nervios y vasos sanguíneos del ojo	37
Párpados	38
Aparato lagrimal	39
Nariz	40
Cavidad nasal	41
Senos paranasales	42
Interior de los senos	43
Cavidad bucal	44
Suelo de la boca	45
Dentadura	46
Desarrollo de los dientes	47
Lengua	48
Músculos de la lengua	49
Glándulas salivales	50
Glándulas submandibular y sublingual	51
Fosa infratemporal	52
Nervio mandibular	53
Fosa pterigopalatina	54
Nervio maxilar	55
Oído	56
Interior del oído	57

CUELLO

Interior del cuello	58
Sección transversal del cuello	59
Columna vertebral	60
Conexiones vertebrales	61
Vértebras cervicales	62
Músculos del cuello	63
Tronco del encéfalo	64
Plexo braquial	65
Dermatomas	66
Faringe	67
Músculos de la faringe	68
Laringe	69
Músculos de la laringe	70
Glándulas tiroides y paratiroides	71
Vista posterior de la tiroides	72

TÓRAX

Vértebras torácicas	73
Vértebras lumbares	74
Ligamentos lumbares	75
Sacro y coxis	76
Raíces de los nervios espinales	77
Médula espinal	78
Sección transversal de la médula espinal	79

Nervios espinales	80	Codo	118
Músculos de la espalda	81	Ligamentos del codo	119
Músculos profundos de la espalda	82	Músculos del brazo	120
Cintura escapular	83	Músculos del compartimento posterior	121
Músculos de la cintura escapular	84	Músculos del antebrazo	122
Cintura escapular posterior	85	Flexión de la mano	123
Caja torácica	86	Vasos sanguíneos del brazo	124
Esternón	87	Venas del brazo	125
Músculos de la caja torácica	88	Nervios del brazo	126
Pecho femenino	89	Nervios mediano y cubital	127
Drenaje linfático del pecho	90	Huesos de la muñeca	128
Diafragma	91	Túnel carpiano	129
Superficie torácica del diafragma	92	Ligamentos de la muñeca	130
Pulmones	93	Huesos de la mano	131
Pleura	94	Articulaciones del dedo	132
Vías respiratorias	95	Músculos de la mano	133
Vías respiratorias más pequeñas y alvéolos	96	Movimiento de pulgar y meñique	134
Vasos pulmonares	97	Vasos sanguíneos de la mano	135
Vasos linfáticos pulmonares	98	Nervios de la mano	136
Corazón	99		
Pericardio	100	**ABDOMEN**	
Cámaras del corazón	101	Vista general del abdomen	137
Aurículas	102	Pared abdominal	138
Válvulas del corazón	103	Músculos profundos de la pared abdominal	139
Válvulas aórticas y pulmonares	104	Esófago	140
Vasos del corazón	105	Vasos sanguíneos y nervios del esófago	141
Suministro de sangre al corazón	106	Estómago	142
Sistema conductor del corazón	107	Irrigación sanguínea del estómago	143
Ciclo cardíaco	108	Intestino delgado	144
		Yeyuno e íleon	145
EXTREMIDADES SUPERIORES		Hígado	146
Articulación del hombro	109	Cara visceral del hígado	147
Ligamentos del hombro	110	Ciego	148
Movimientos del hombro	111	Apéndice	149
Rotación del brazo y manguito de los rotadores	112	Colon	150
Axila	113	Irrigación sanguínea y drenaje del colon	151
Estructura del húmero	114	Recto y canal anal	152
Interior del húmero	115	Vasos del recto y del ano	153
Cúbito	116	Páncreas	154
Radio	117	Bazo	155

Región inguinal	156
Vista general del tracto urinario	157
Glándulas suprarrenales	158
Riñones	159
Irrigación sanguínea de los riñones	160
Vejiga	161
Uréteres	162

PELVIS

Aparato reproductor masculino	163
Próstata	164
Testículos, escroto y epidídimo	165
Irrigación sanguínea de los testículos	166
Pene	167
Músculos asociados al pene	168
Aparato reproductor femenino	169
Irrigación sanguínea de los genitales internos	170
Útero	171
El útero en el embarazo	172
Vagina	173
Cérvix	174
Ovarios	175
Conductos uterinos	176
Huesos de la pelvis	177
Hueso coxal	178
Músculos del suelo pélvico	179
Aberturas del suelo pélvico	180

EXTREMIDADES INFERIORES

Músculos de la región glútea	181
Articulación de la cadera	182
Ligamentos de la articulación de la cadera	183
Fémur	184
Inserciones musculares del fémur	185
Tibia y peroné	186
Ligamentos de tibia y peroné	187
Articulación de rodilla y rótula	188
Interior de la rodilla: los meniscos	189
Ligamentos de la rodilla	190
Bursas de la rodilla	191

Músculos del muslo	192
Músculos de la pantorrilla	193
Músculos posteriores de la pantorrilla	194
Arterias de la pierna	195
Arterias del pie	196
Venas de la pierna	197
Venas profundas de la pierna	198
Nervios de la pierna	199
Ramas terminales del nervio ciático	200
Tobillo	201
Ligamentos del tobillo	202
Huesos del pie	203
Metatarsianos y falanges	204
Ligamentos del pie	205
Arcos del pie	206
Músculos de la parte superior del pie	207
Músculos del empeine	208
Músculos de la planta del pie	209

SISTEMAS DEL CUERPO

El esqueleto	210
Tipos de articulaciones	211
Tipos de músculos	212
Formas del músculo esquelético	213
Visión general de la circulación sanguínea	214
Sistema venoso	215
Sistema nervioso periférico	216
Estructura del nervio periférico	217
Sistema nervioso autónomo	218
Sistema linfático	219
Ganglios linfáticos	220
Piel	221
Uñas	222

Índice	223

Cráneo frontal

El cráneo es el casco natural de
la cabeza; protege el cerebro y los
órganos de los sentidos de posibles
daños. Está formado por 28 huesos
y es el elemento más complejo del
esqueleto humano.

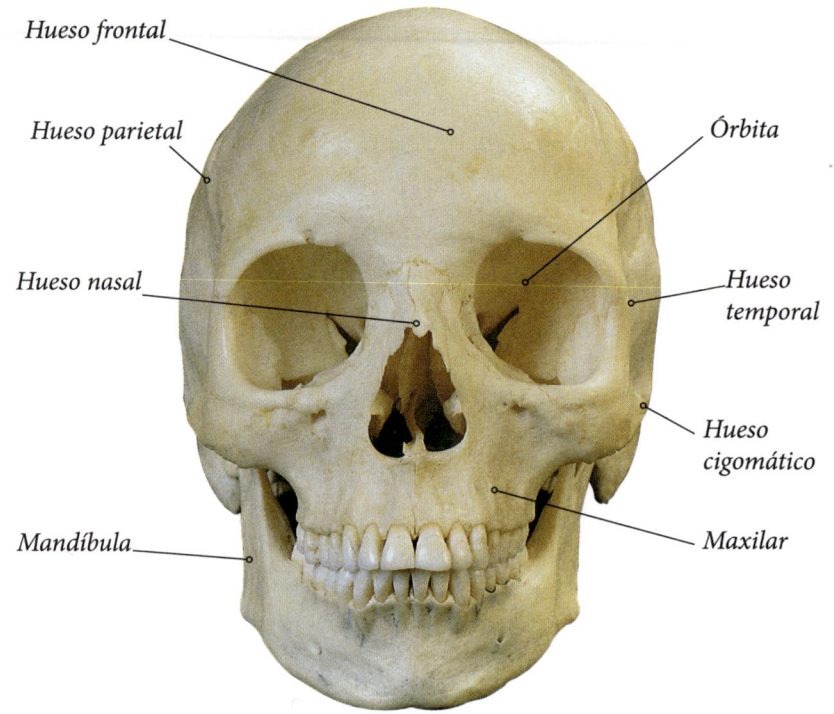

Hueso frontal

Hueso parietal

Hueso nasal

Mandíbula

Órbita

Hueso temporal

Hueso cigomático

Maxilar

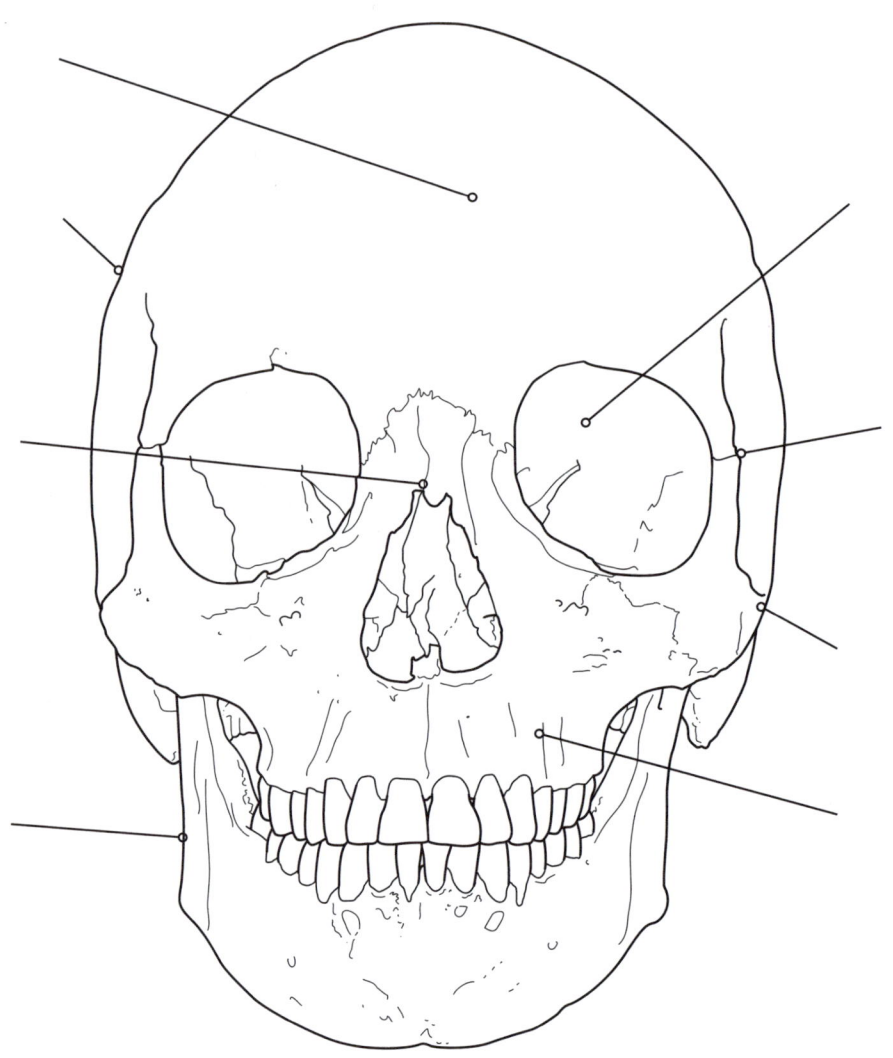

Cráneo lateral

Una vista lateral del cráneo nos muestra con claridad lo complejo de la estructura, con muchos huesos diferentes y las articulaciones entre ellos.

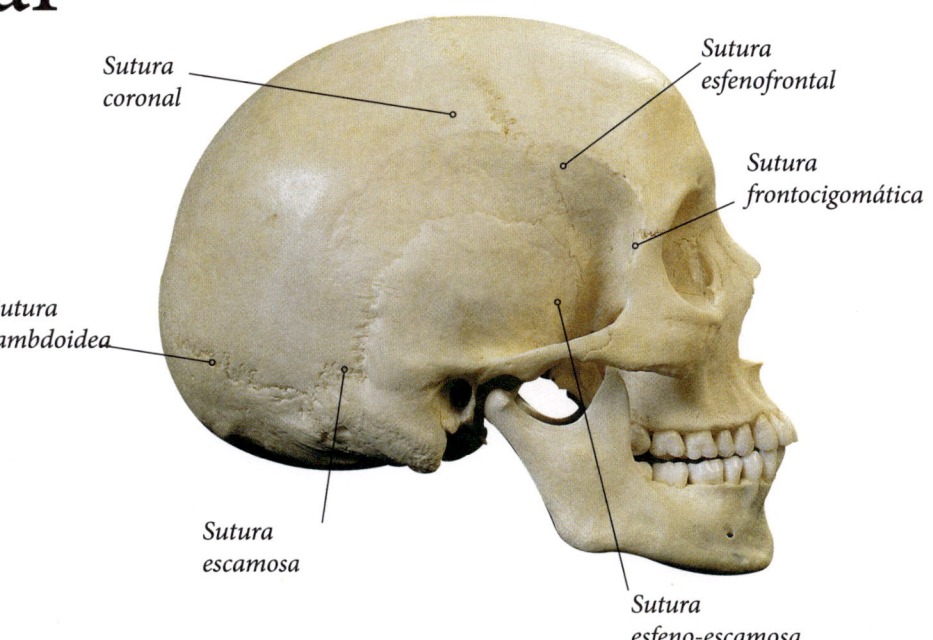

Sutura
coronal

Sutura
esfenofrontal

Sutura
frontocigomática

Sutura
lambdoidea

Sutura
escamosa

Sutura
esfeno-escamosa

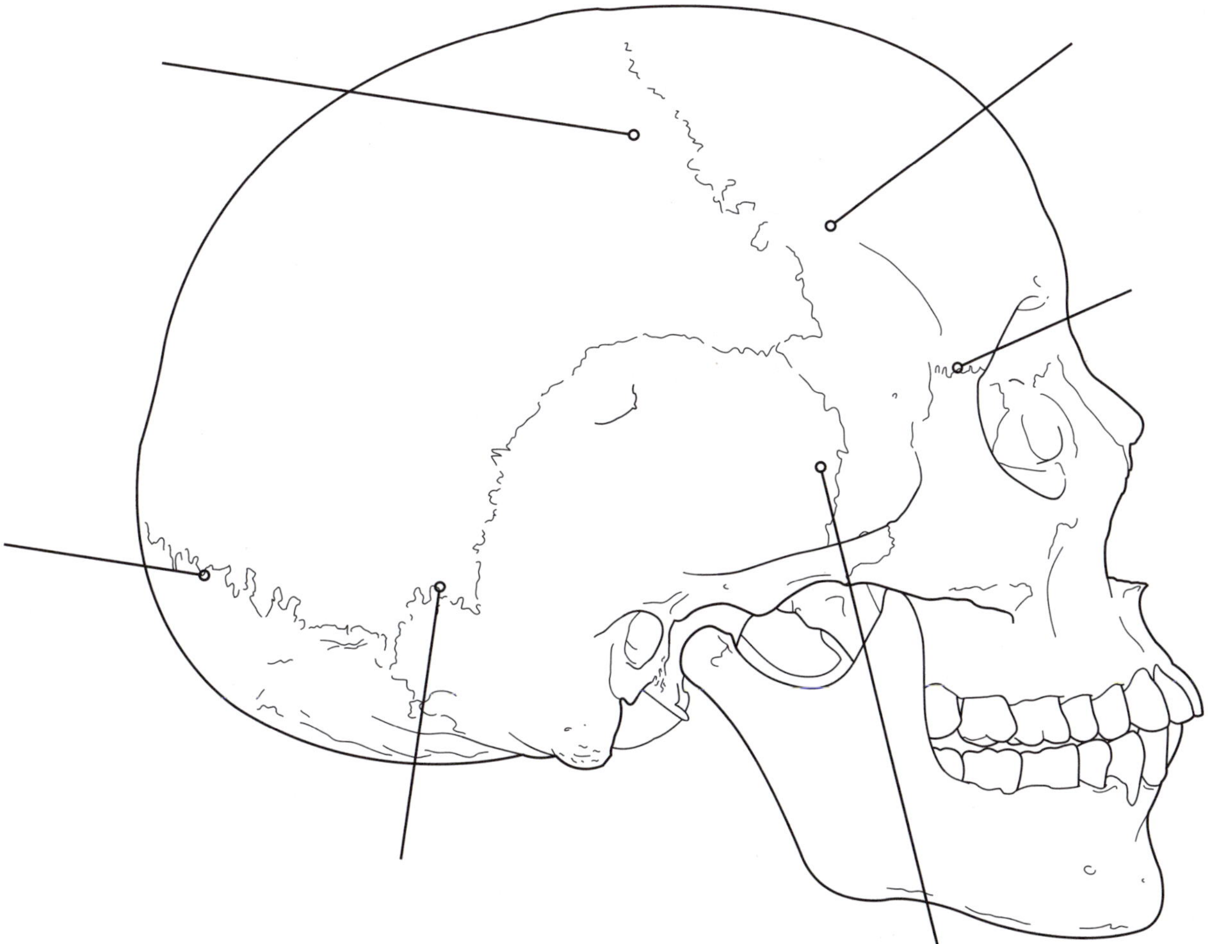

Base del cráneo

Esta vista poco habitual del cráneo nos lo muestra desde abajo. Se observa la mandíbula superior y el orificio por el que pasa la médula espinal.

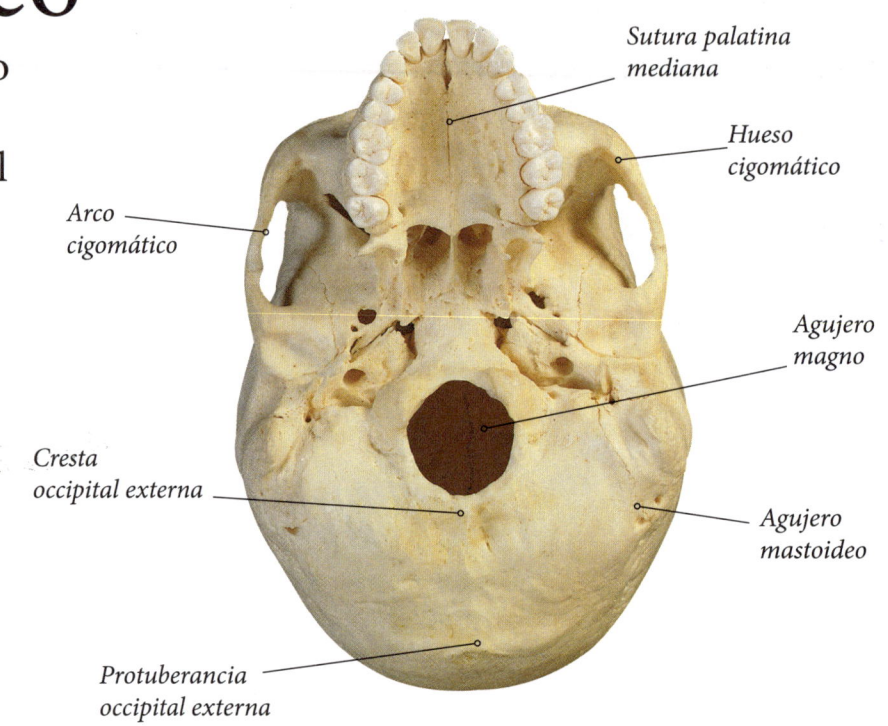

Sutura palatina mediana

Hueso cigomático

Arco cigomático

Agujero magno

Cresta occipital externa

Agujero mastoideo

Protuberancia occipital externa

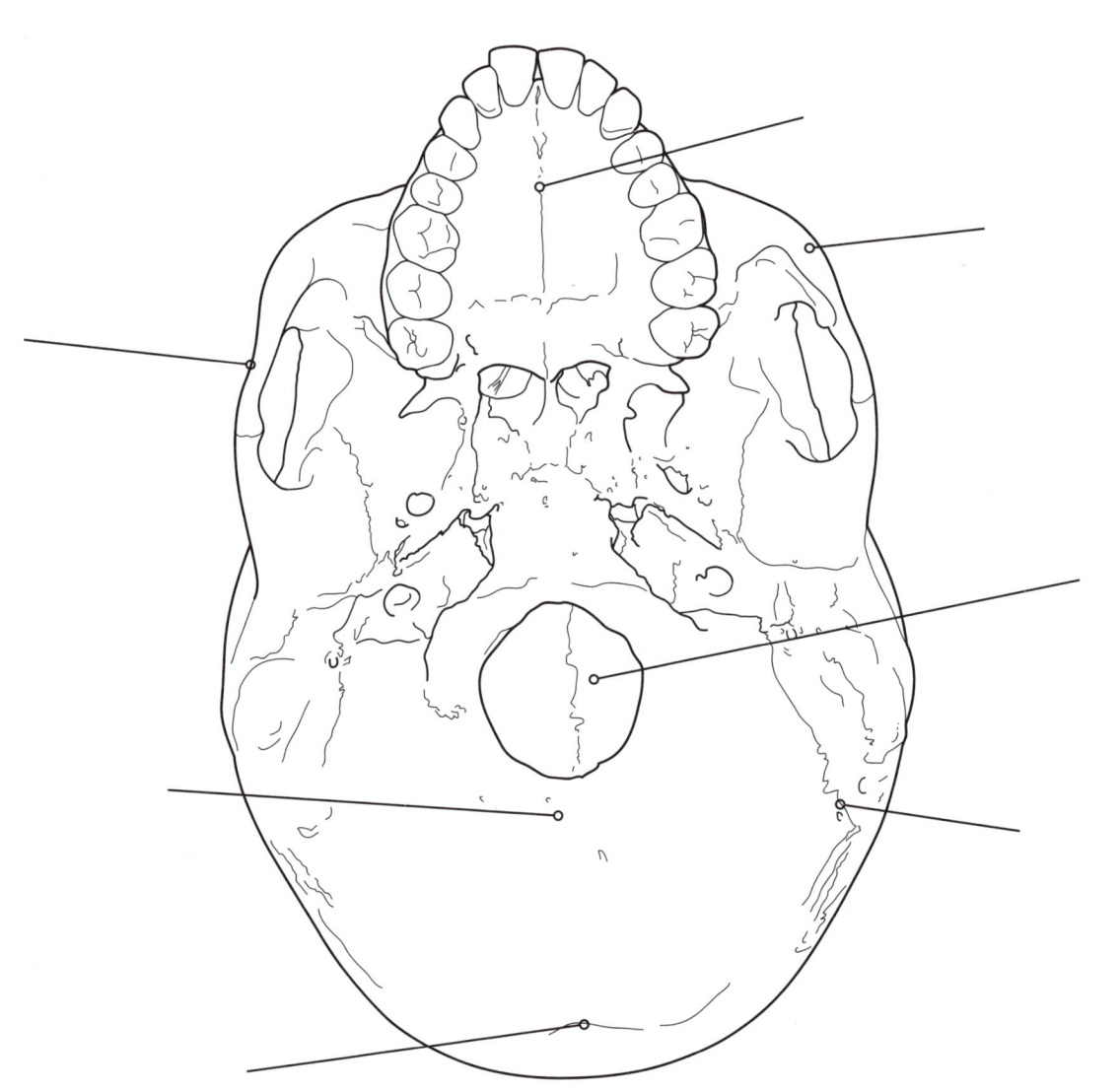

Cuero cabelludo

El cuero cabelludo se compone de cinco capas de tejido que cubren los huesos del cráneo. La piel está unida a los músculos del cuero cabelludo por tejido conjuntivo, que también transporta numerosos vasos sanguíneos.

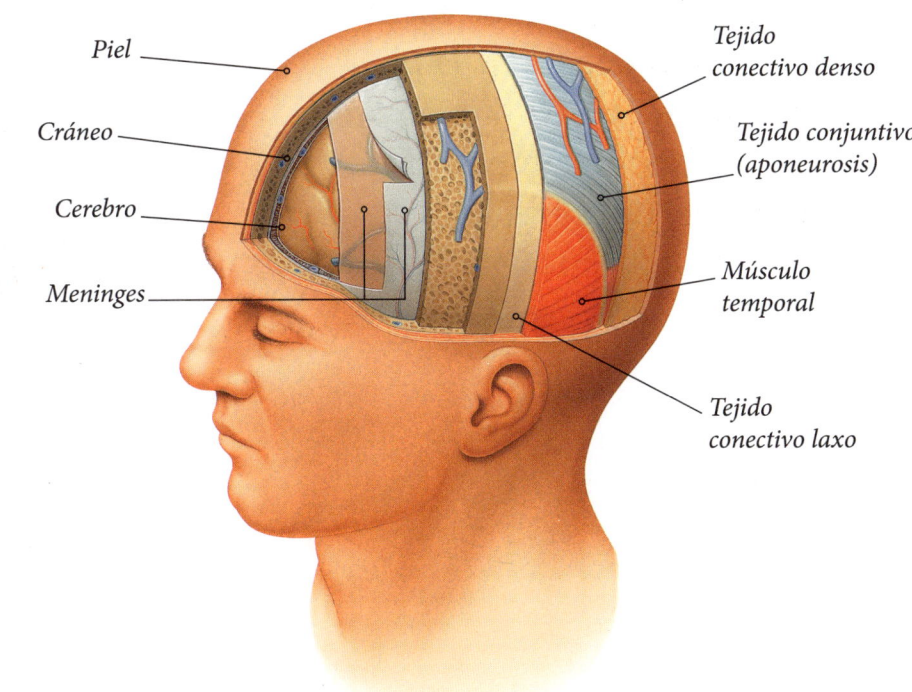

Piel

Cráneo

Cerebro

Meninges

Tejido conectivo denso

Tejido conjuntivo (aponeurosis)

Músculo temporal

Tejido conectivo laxo

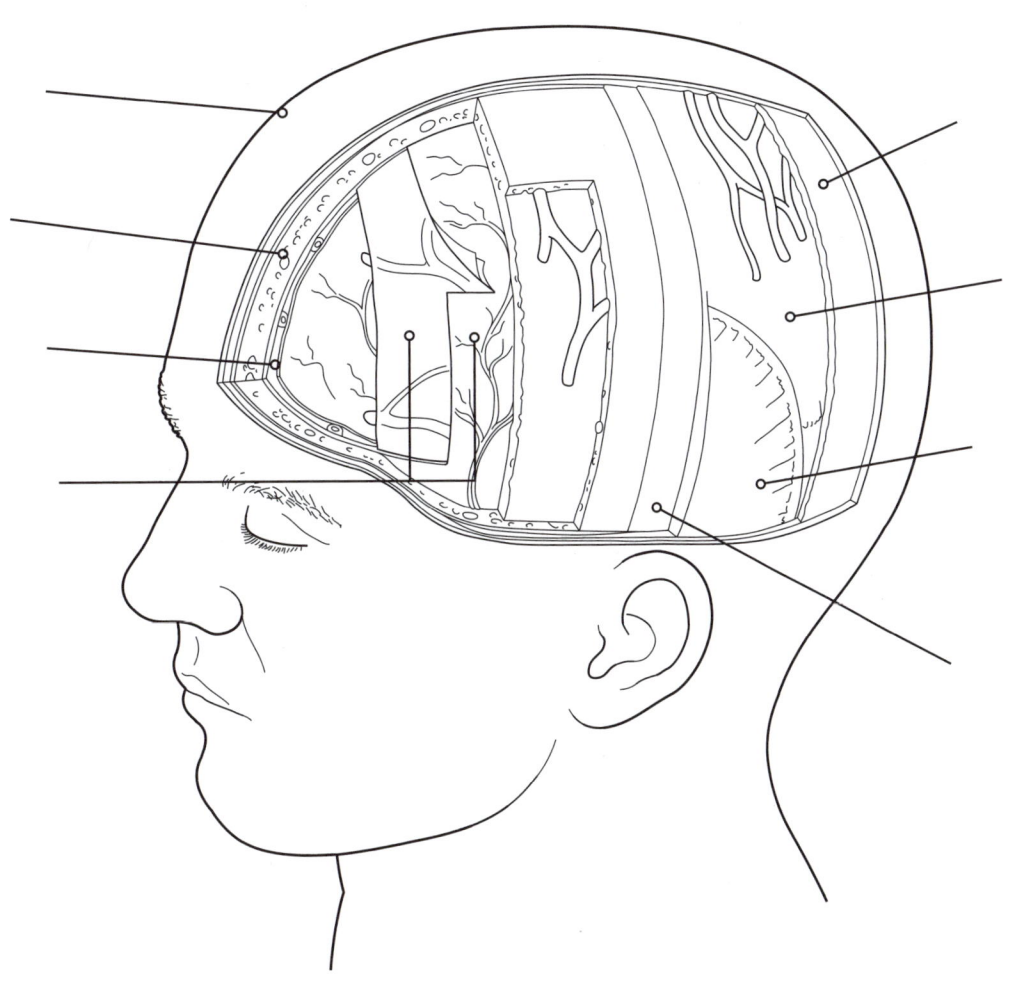

Músculos del cuero cabelludo

Los músculos del cuero cabelludo
se encuentran debajo de la piel y
de una capa de tejido conjuntivo.
Entran en funcionamiento para
mover la piel de la frente y la
mandíbula al masticar.

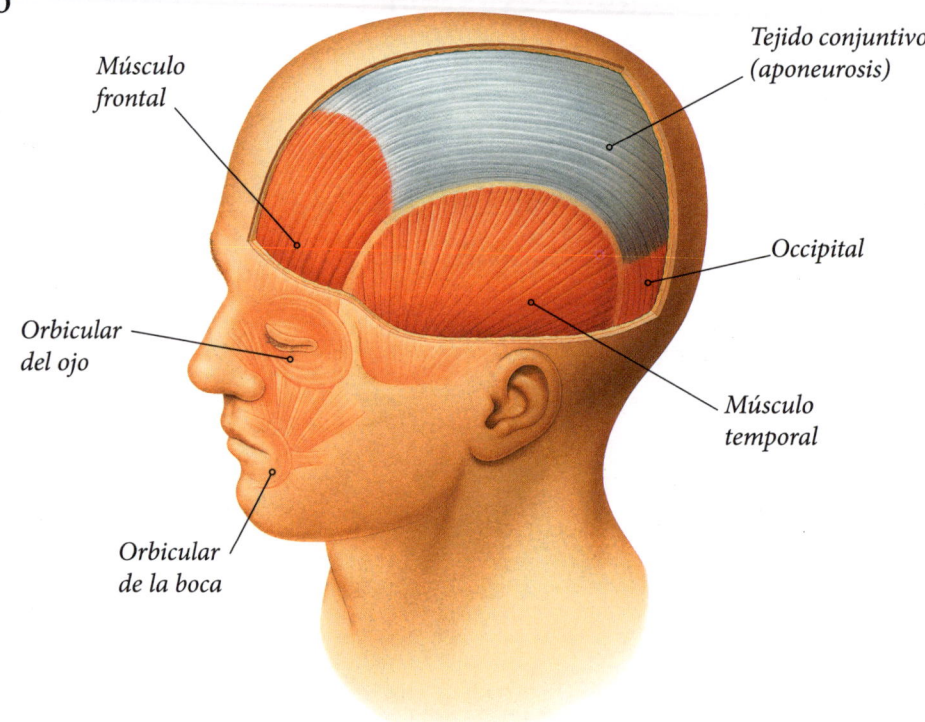

Músculo frontal

Tejido conjuntivo (aponeurosis)

Orbicular del ojo

Occipital

Músculo temporal

Orbicular de la boca

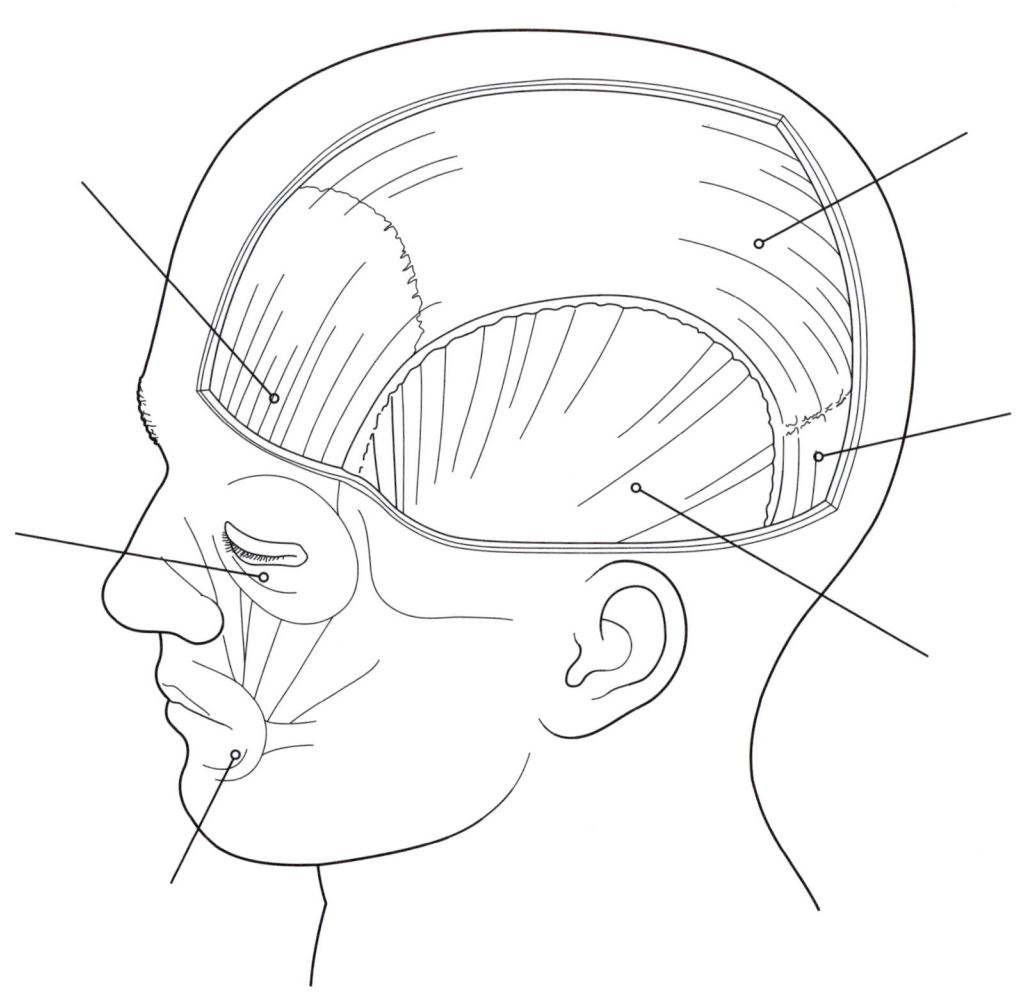

Cerebro

El cerebro es la parte del sistema nervioso central que se ubica dentro del cráneo. Controla muchas funciones corporales, como el ritmo cardíaco, la capacidad de andar y correr y la creación de nuestros pensamientos.

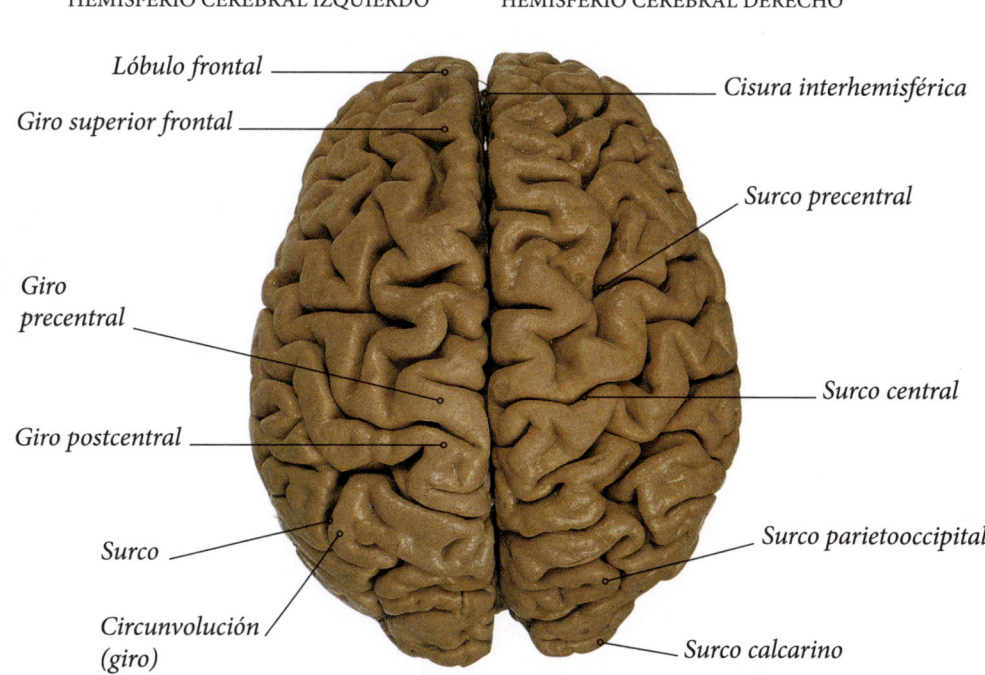

HEMISFERIO CEREBRAL IZQUIERDO   HEMISFERIO CEREBRAL DERECHO

Lóbulo frontal

Giro superior frontal

Giro precentral

Giro postcentral

Surco

Circunvolución (giro)

Cisura interhemisférica

Surco precentral

Surco central

Surco parietooccipital

Surco calcarino

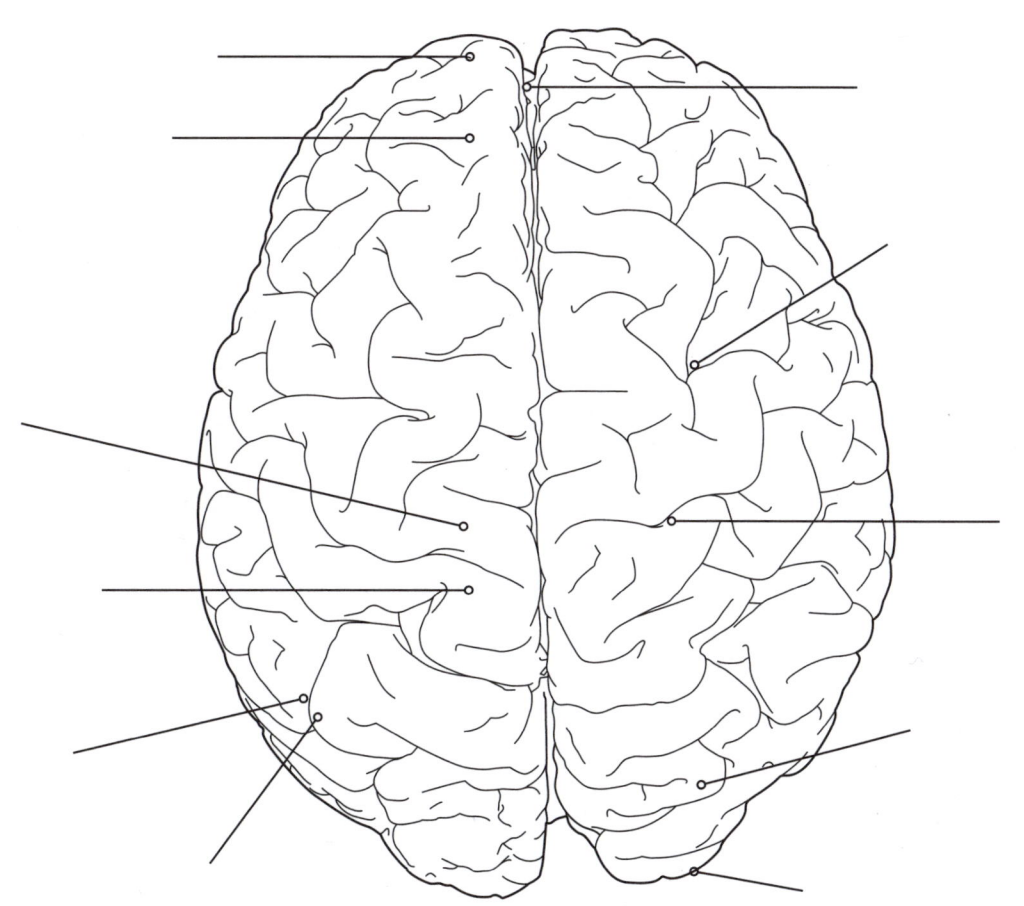

Interior del cerebro

Una sección que divide los hemisferios cerebrales muestra las principales estructuras que controlan un gran número de actividades del organismo. Algunas zonas manejan la información sensorial y motora, mientras que otras controlan el habla y el sueño.

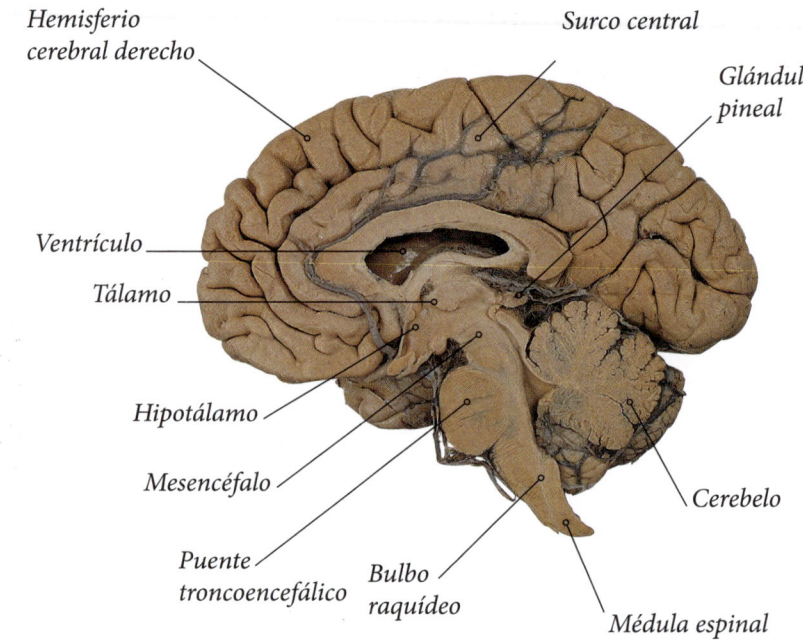

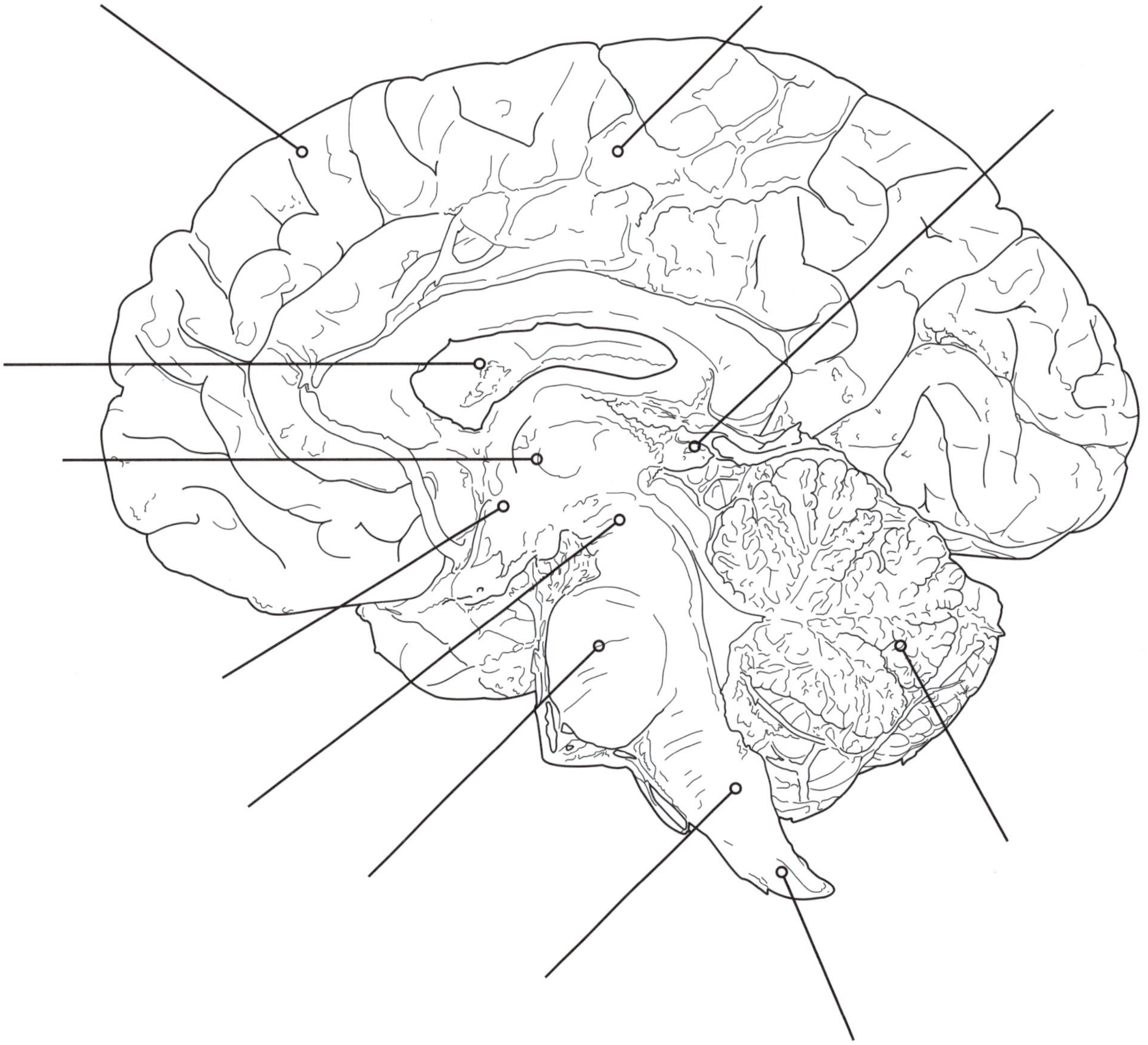

Hemisferio cerebral derecho

Surco central

Glándula pineal

Ventrículo

Tálamo

Hipotálamo

Mesencéfalo

Cerebelo

Puente troncoencefálico

Bulbo raquídeo

Médula espinal

Vasos sanguíneos cerebrales

Las arterias proporcionan al
cerebro un gran aporte de
sangre oxigenada.

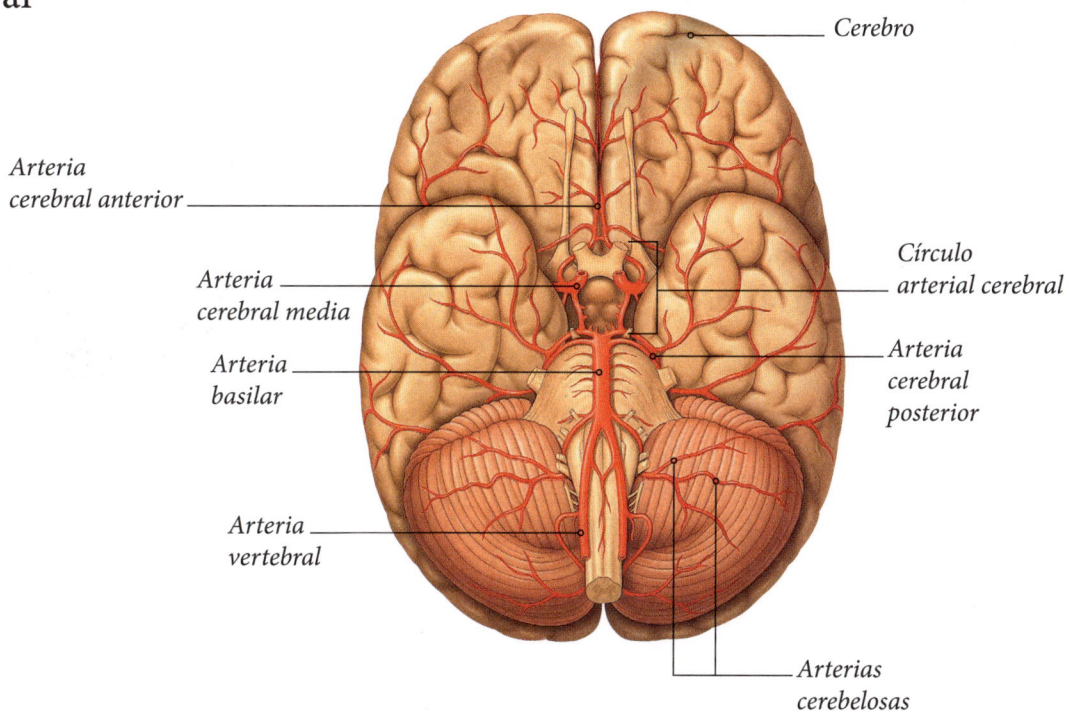

Cerebro

*Arteria
cerebral anterior*

*Círculo
arterial cerebral*

*Arteria
cerebral media*

*Arteria
cerebral
posterior*

*Arteria
basilar*

*Arteria
vertebral*

*Arterias
cerebelosas*

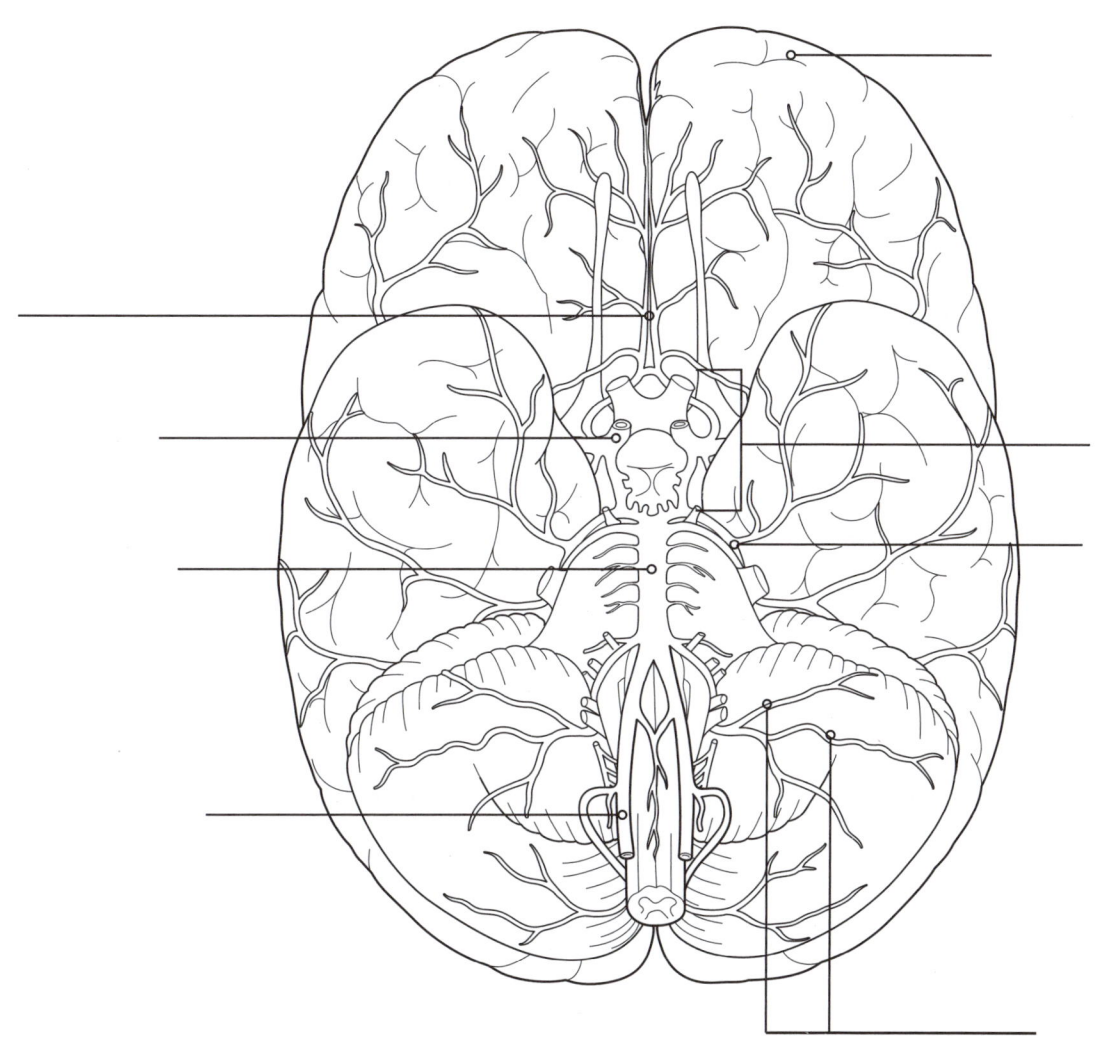

Venas cerebrales

Las venas del cerebro pueden dividirse en grupos profundos y superficiales. Estas venas, ninguna de las cuales tiene válvulas, desembocan en los senos venosos del cráneo.

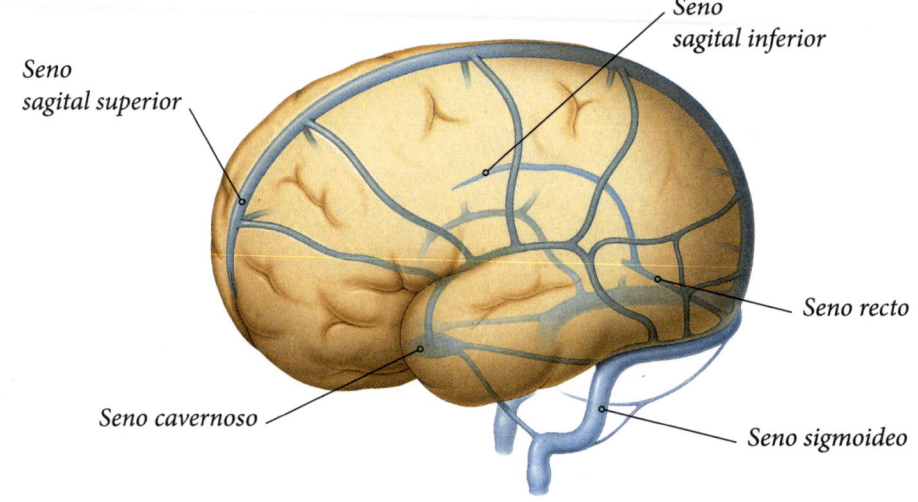

Seno sagital superior

Seno sagital inferior

Seno recto

Seno cavernoso

Seno sigmoideo

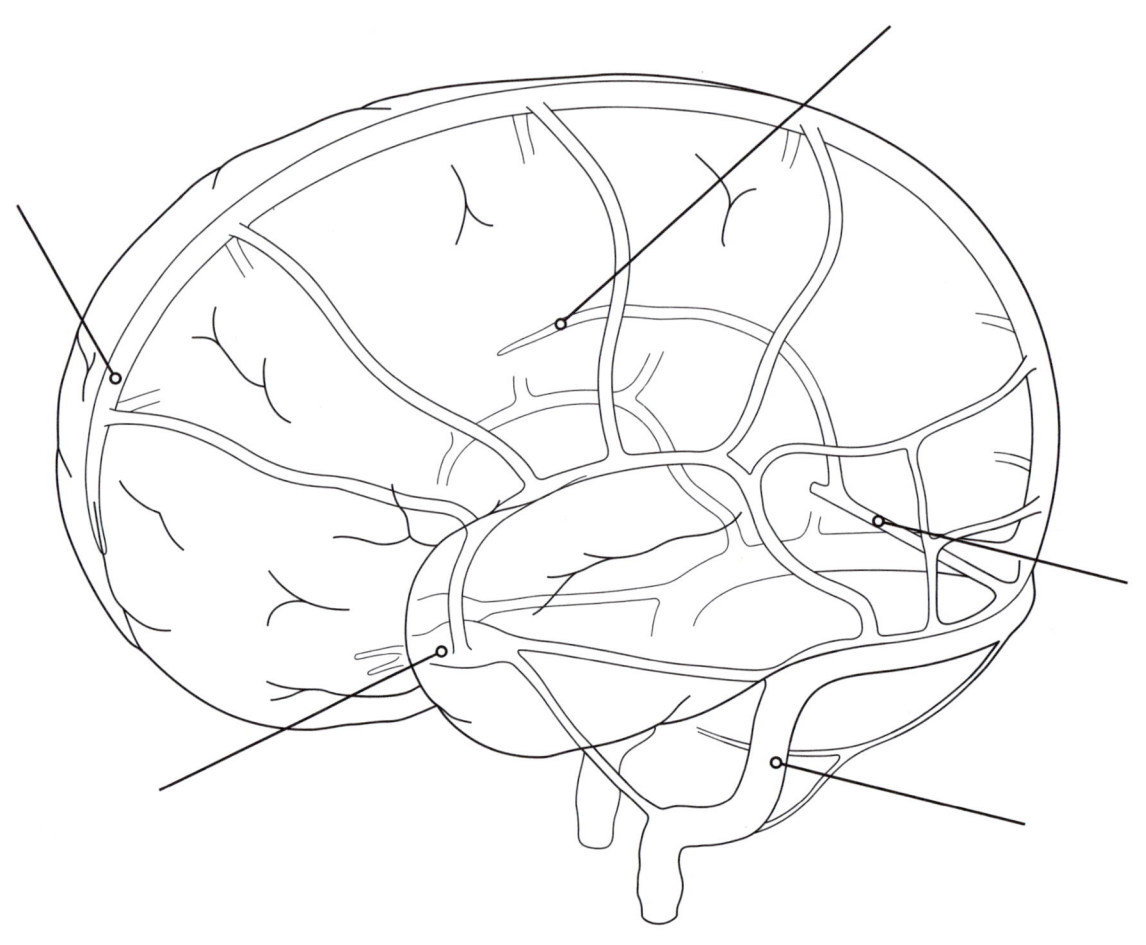

Hemisferios cerebrales

Los hemisferios cerebrales son la parte más grande del cerebro. En los humanos, se han desarrollado de forma desproporcionada con respecto a las demás regiones, lo cual distingue a nuestro cerebro del de otros animales.

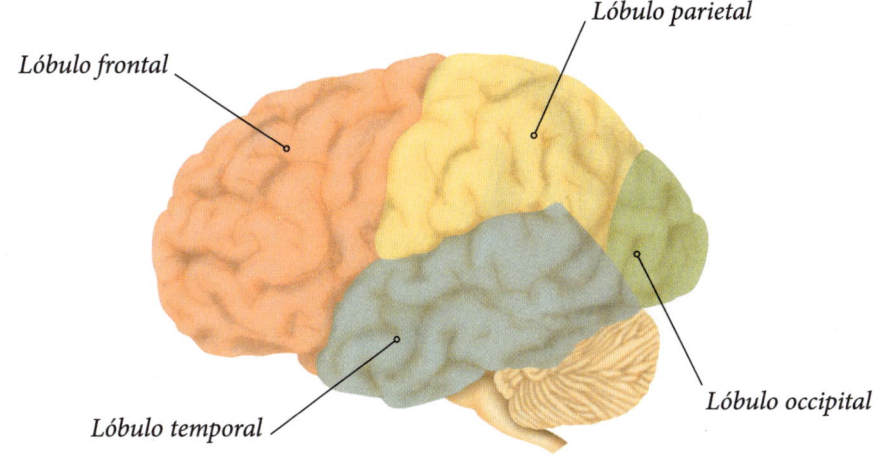

Lóbulo frontal

Lóbulo parietal

Lóbulo temporal

Lóbulo occipital

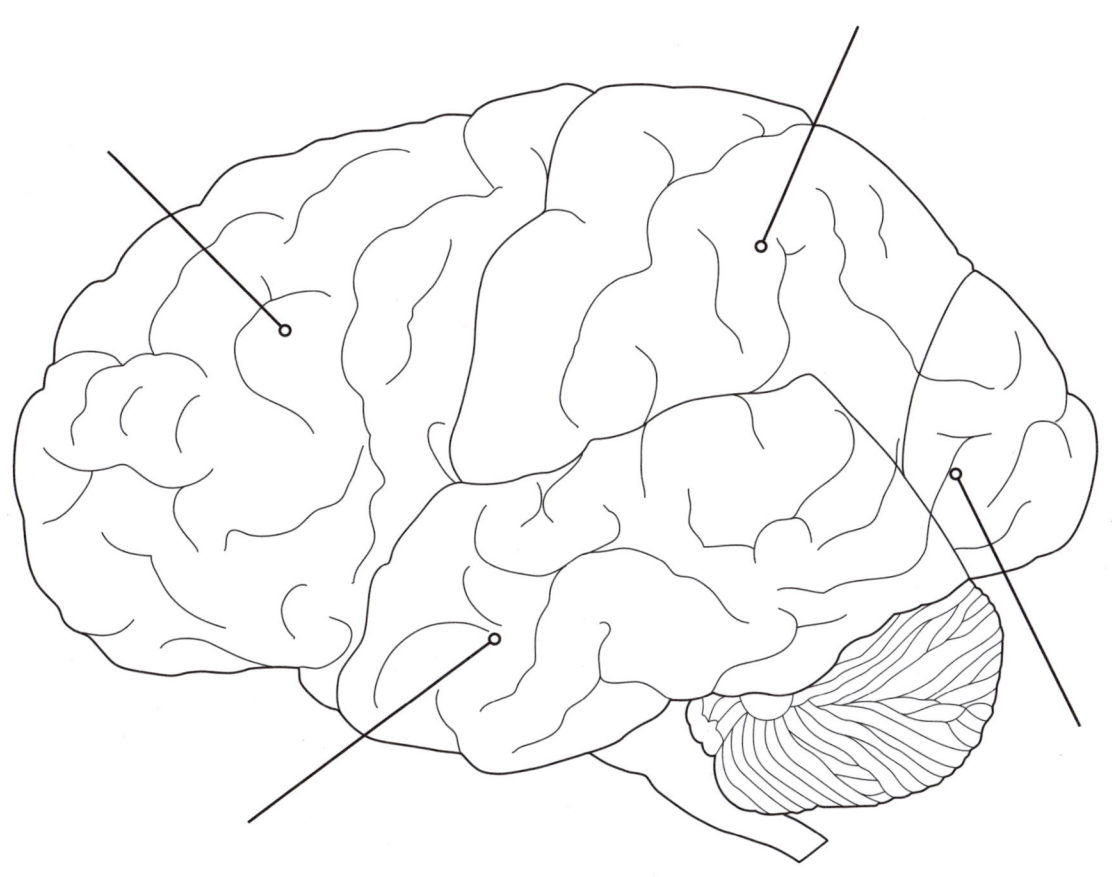

Funciones de los hemisferios cerebrales

Las diferentes regiones del córtex tienen funciones distintas y muy especializadas.

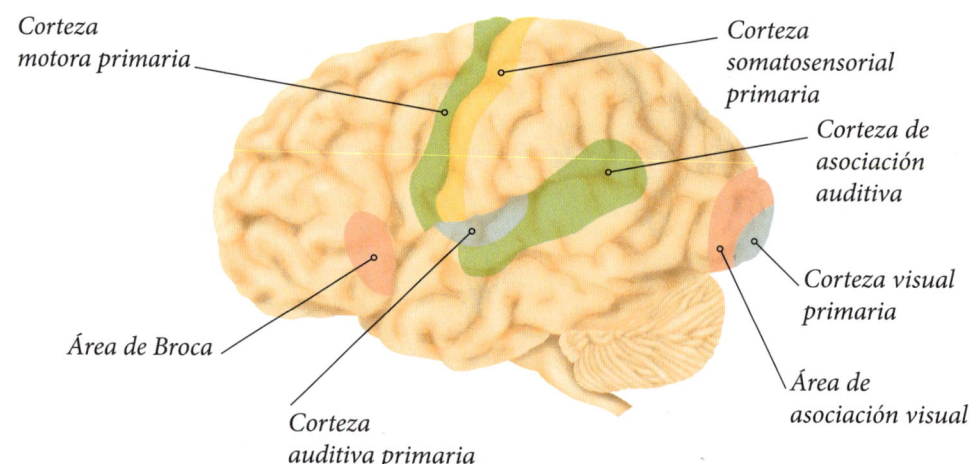

Corteza motora primaria

Corteza somatosensorial primaria

Corteza de asociación auditiva

Corteza visual primaria

Área de Broca

Área de asociación visual

Corteza auditiva primaria

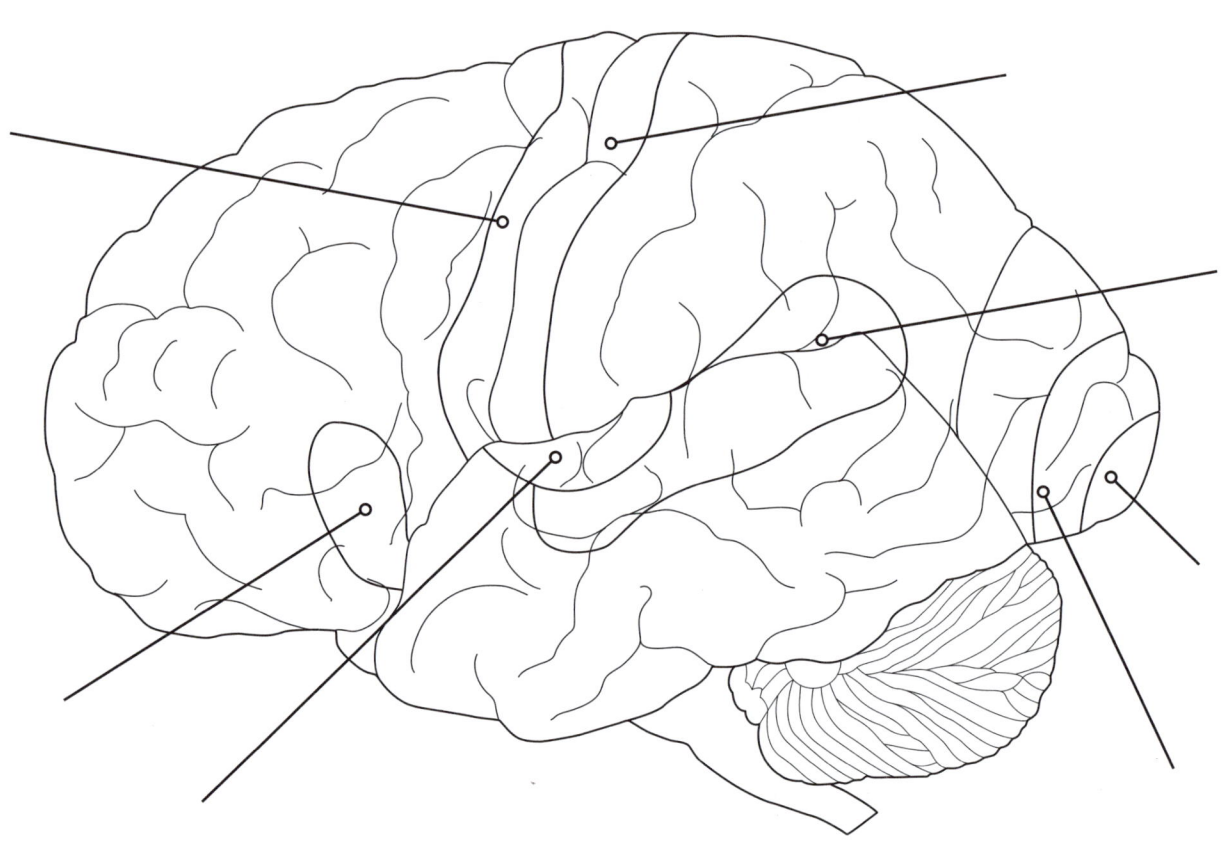

Tálamo

El tálamo es uno de los principales centros de transmisión e integración sensorial del cerebro, escondido en el interior de su núcleo. Consta de dos mitades y recibe todo tipo de estímulos sensoriales, excepto el olfato.

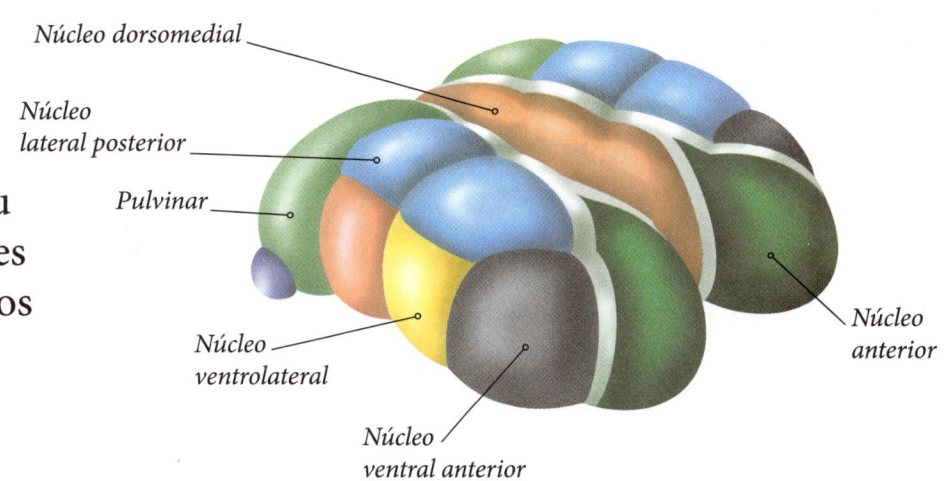

Núcleo dorsomedial

Núcleo lateral posterior

Pulvinar

Núcleo ventrolateral

Núcleo ventral anterior

Núcleo anterior

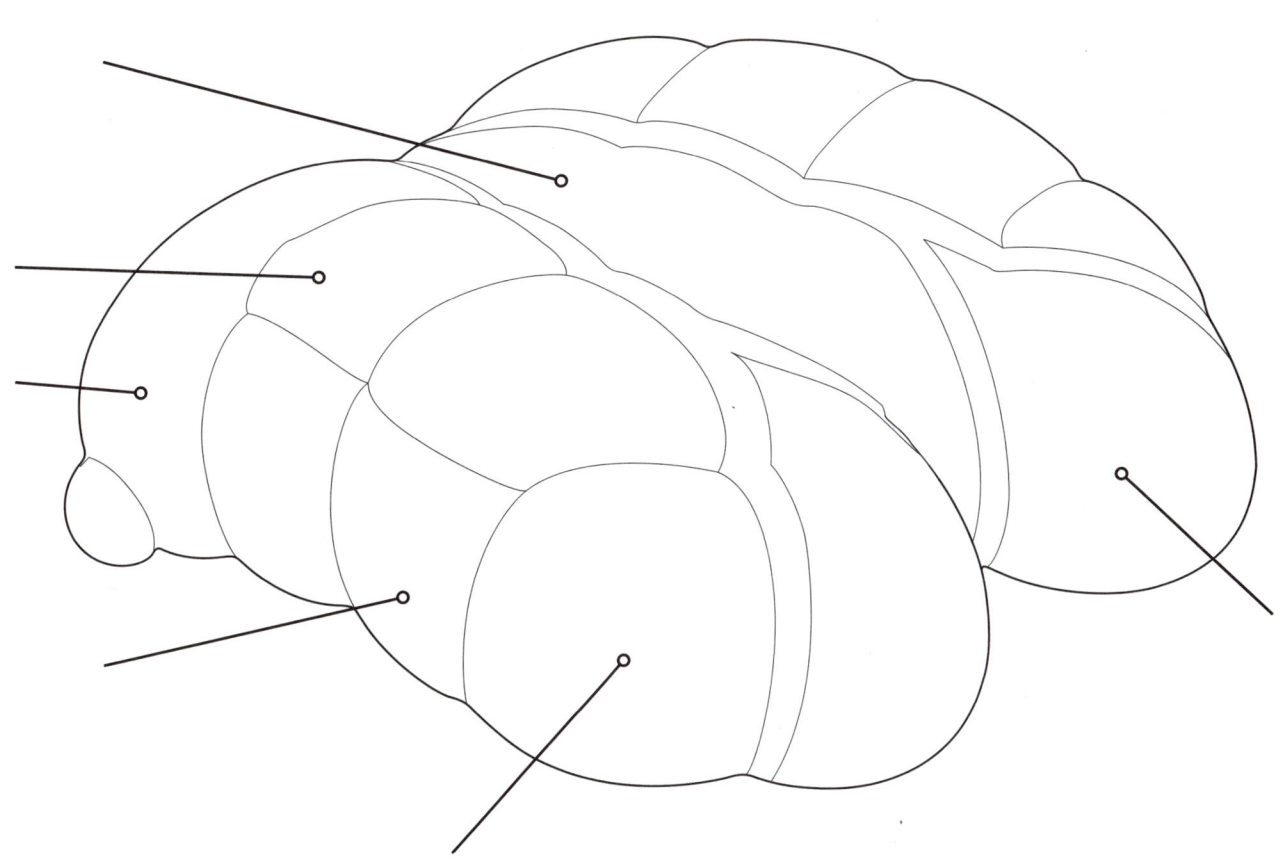

Hipotálamo

El hipotálamo es una estructura compleja situada en el núcleo profundo del cerebro. Regula aspectos fundamentales de la función corporal y es esencial para la homeostasis, es decir, el mantenimiento del equilibrio en el medio interno del organismo.

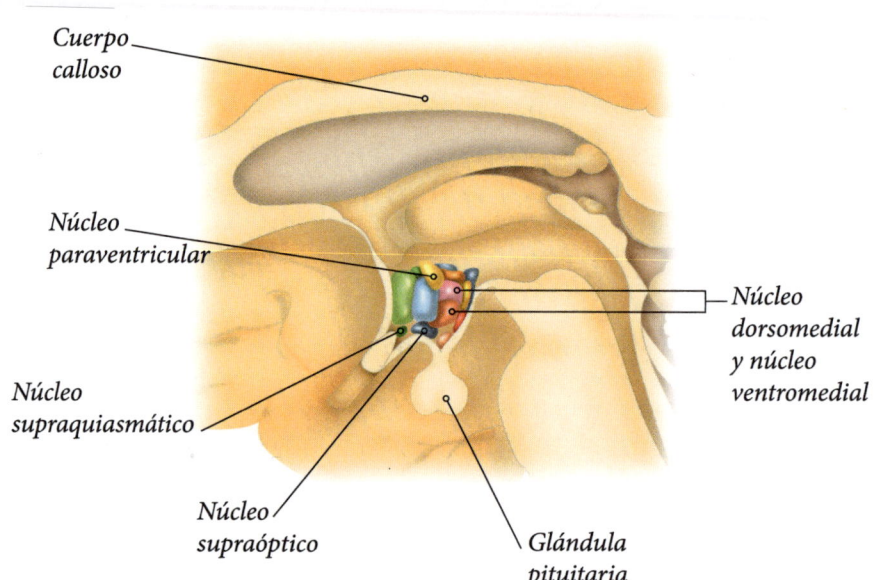

Cuerpo calloso

Núcleo paraventricular

Núcleo dorsomedial y núcleo ventromedial

Núcleo supraquiasmático

Núcleo supraóptico

Glándula pituitaria

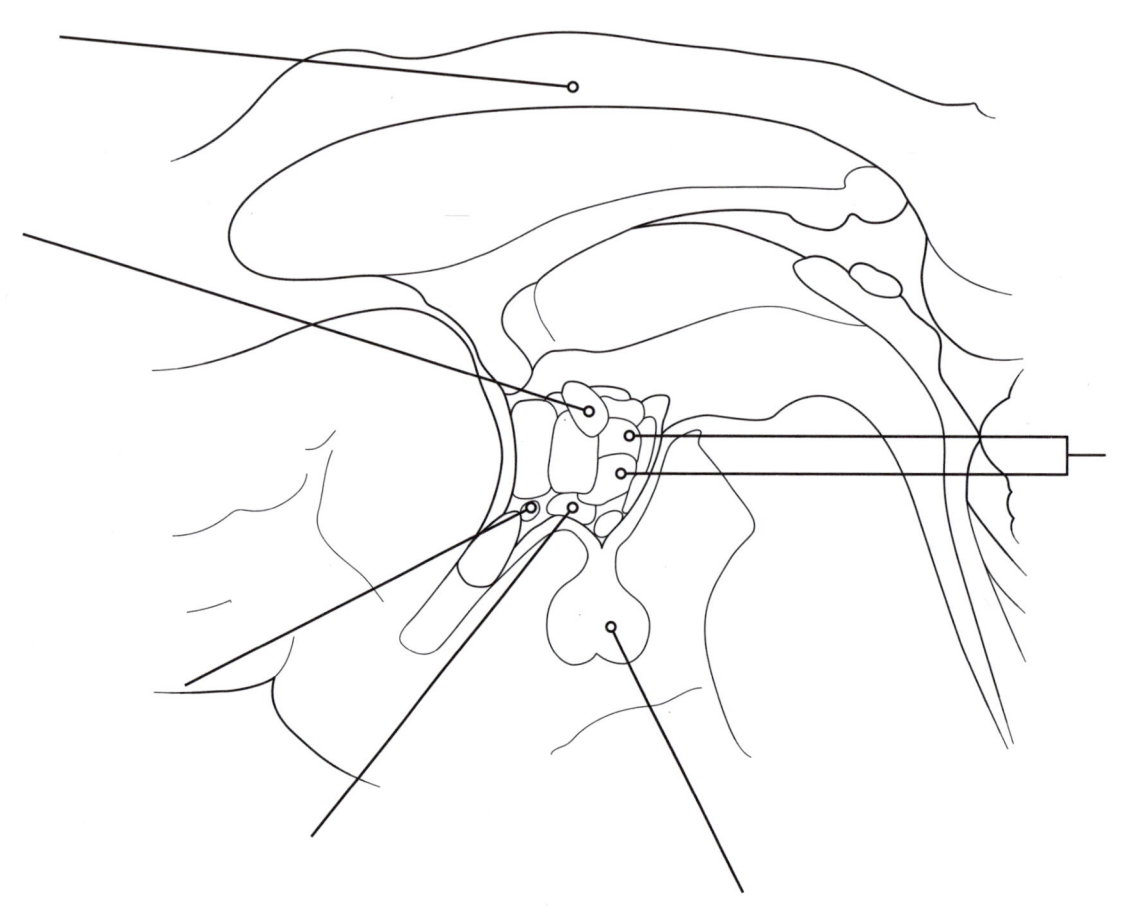

Sistema límbico

El sistema límbico es un anillo de estructuras interconectadas que se encuentra en la zona interior del cerebro. Establece conexiones con otras partes del cerebro y tiene que ver con el estado de ánimo y la memoria.

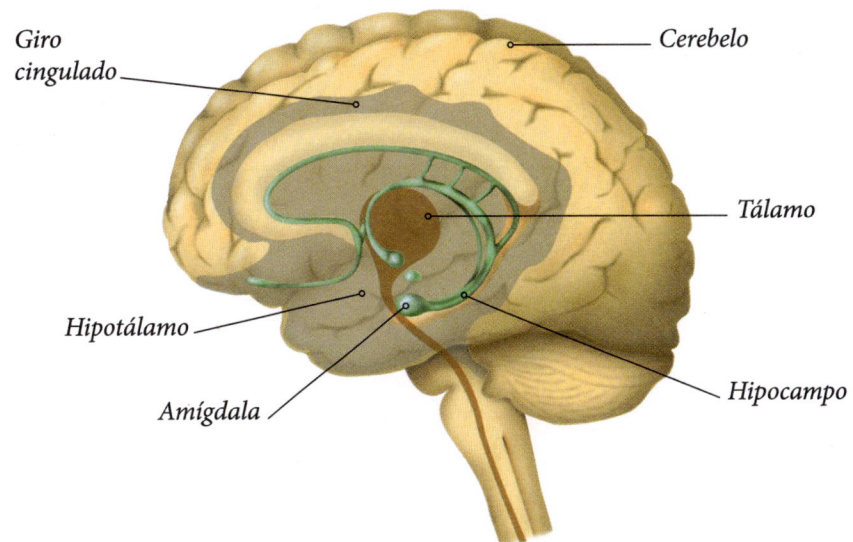

Giro cingulado

Cerebelo

Tálamo

Hipotálamo

Amígdala

Hipocampo

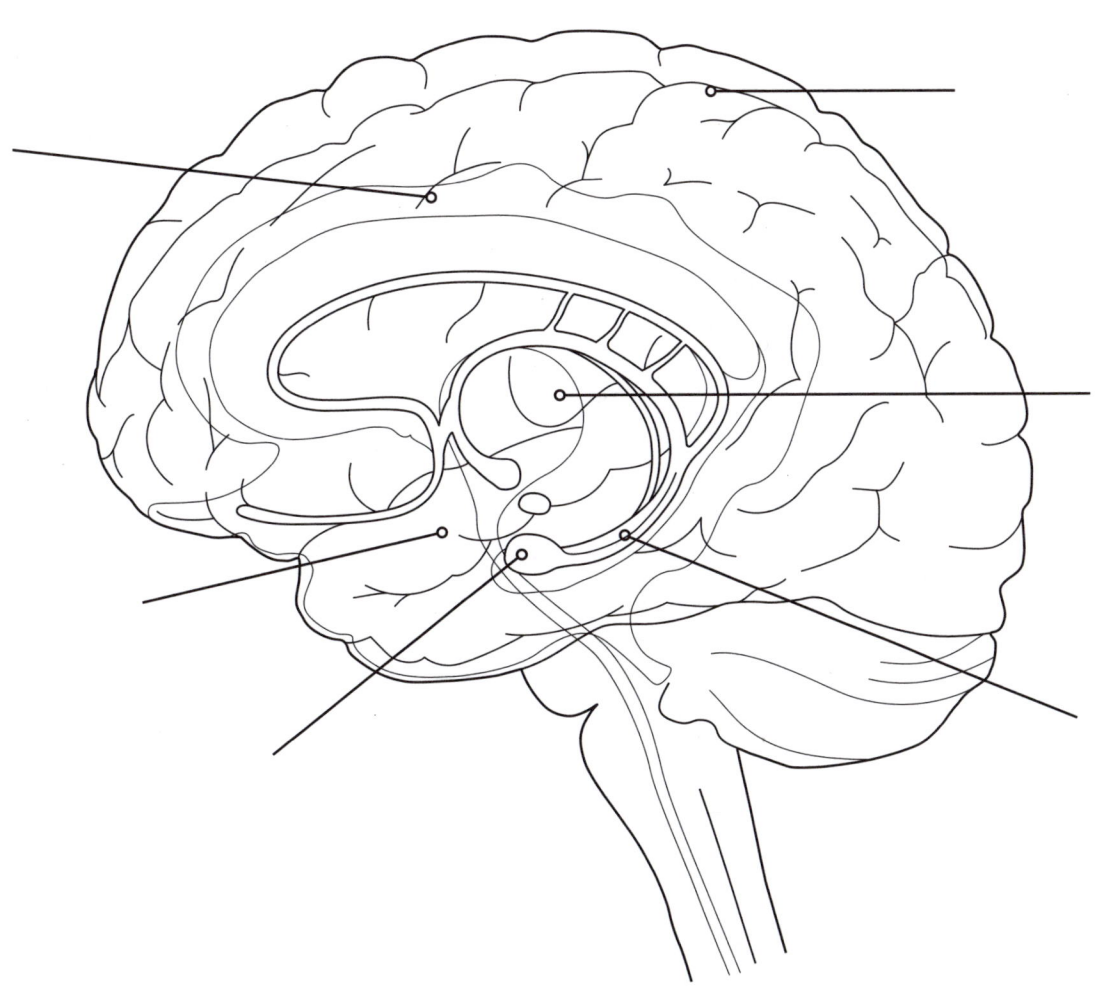

Ganglios basales

Los ganglios basales se encuentran en la sustancia blanca de los hemisferios cerebrales. Son conjuntos de células nerviosas que intervienen en el control del movimiento.

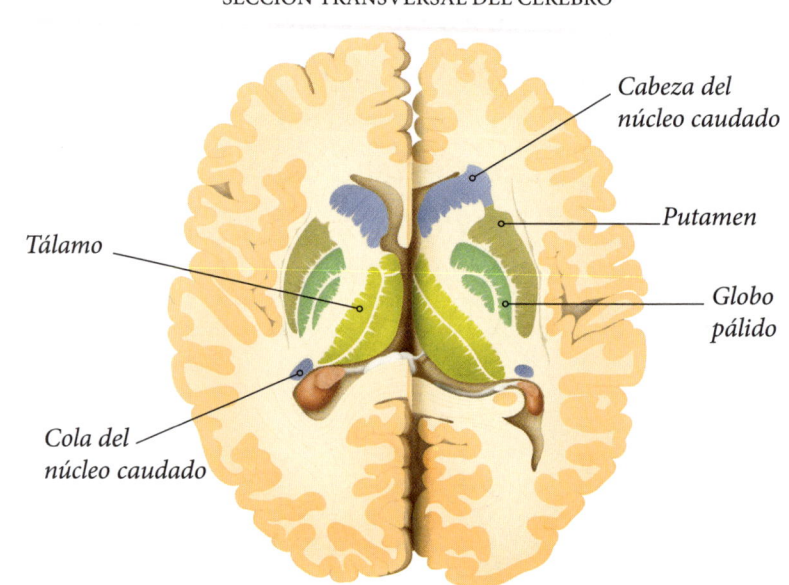

SECCIÓN TRANSVERSAL DEL CEREBRO

Cabeza del núcleo caudado

Putamen

Globo pálido

Tálamo

Cola del núcleo caudado

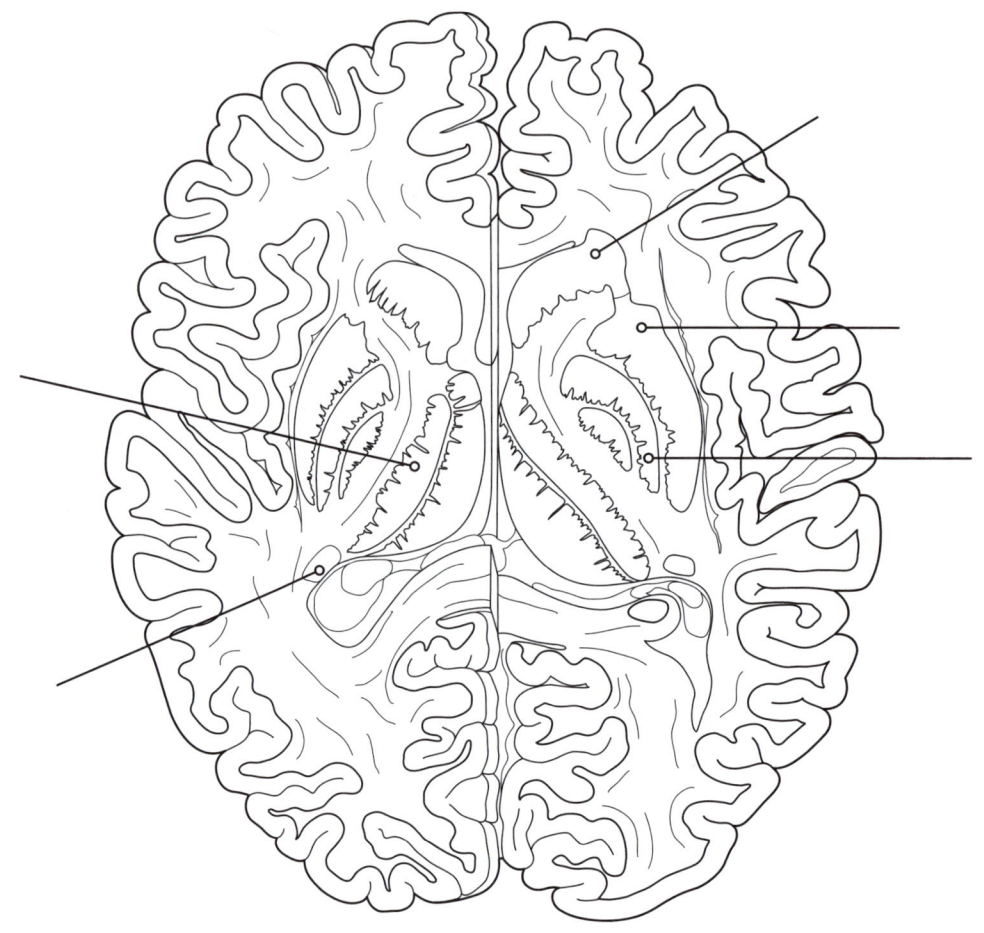

Estructura y función de los ganglios basales

La forma genérica de los ganglios basales (núcleos) es compleja y difícil de visualizar en cortes transversales bidimensionales.

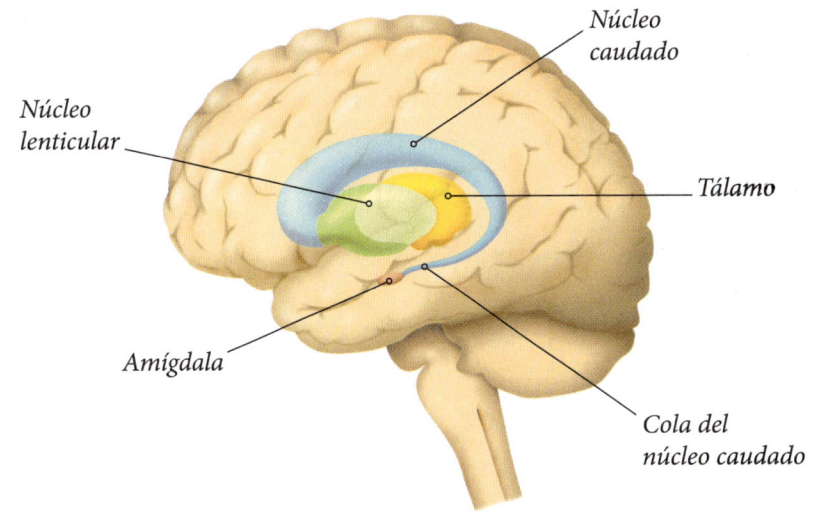

Núcleo lenticular

Núcleo caudado

Tálamo

Amígdala

Cola del núcleo caudado

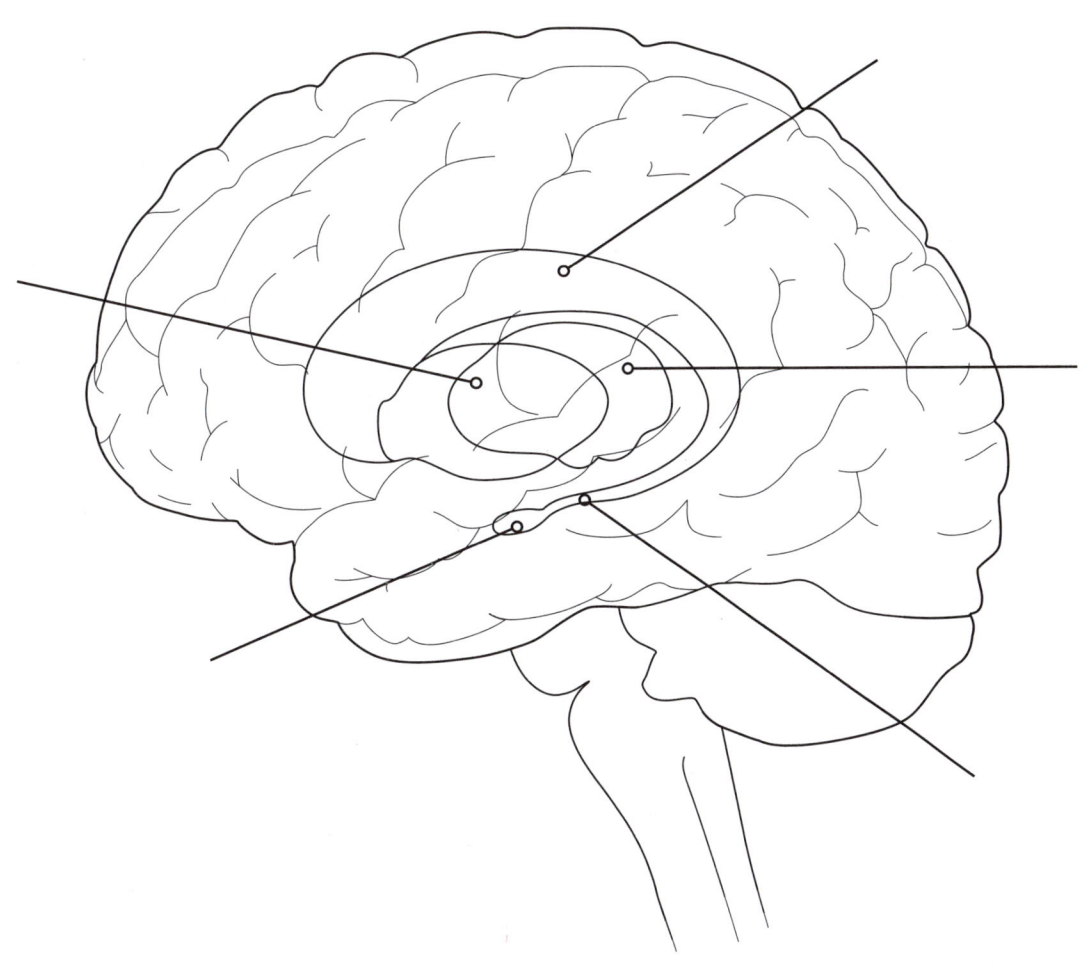

Cerebelo

El cerebelo, cuya traducción literal es «cerebro pequeño», se encuentra bajo los lóbulos occipitales de la corteza cerebral, en la parte posterior del cerebro. Es importante para el control no consciente del movimiento.

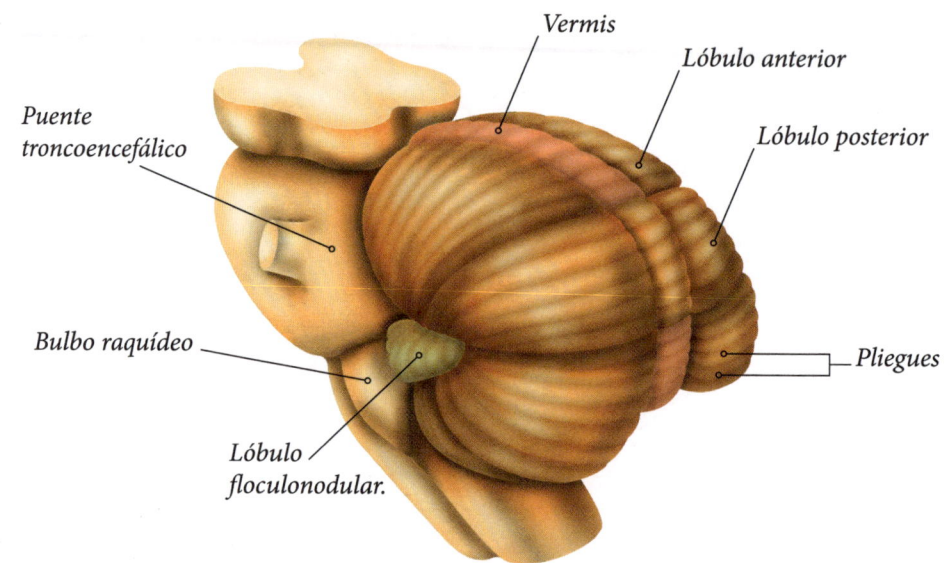

Vermis

Lóbulo anterior

Puente troncoencefálico

Lóbulo posterior

Bulbo raquídeo

Pliegues

Lóbulo floculonodular.

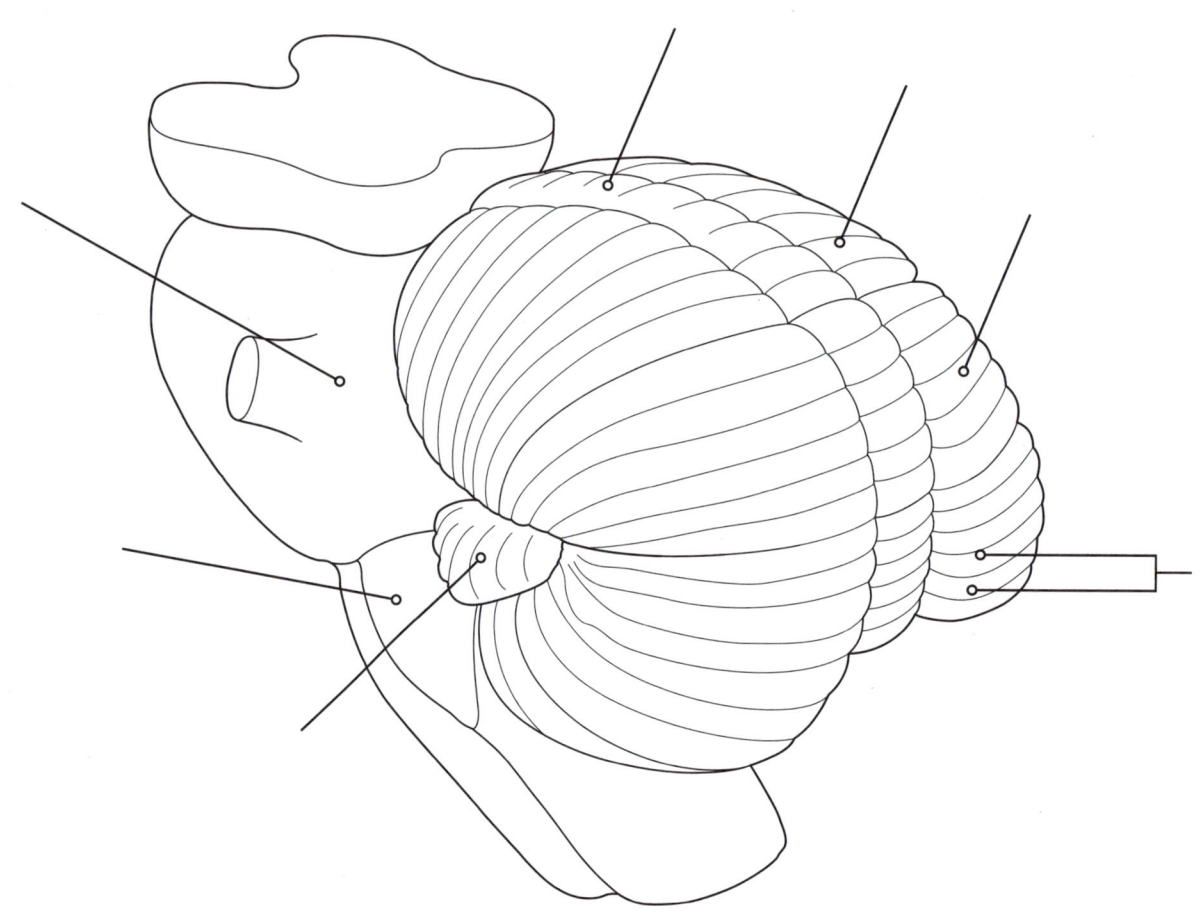

Estructura interna del cerebelo

El cerebelo tiene una corteza gris externa y un núcleo de fibras nerviosas o sustancia blanca. En la sustancia blanca se encuentran cuatro pares de núcleos cerebelosos: el fastigial, el globoso, el emboliforme y el dentado.

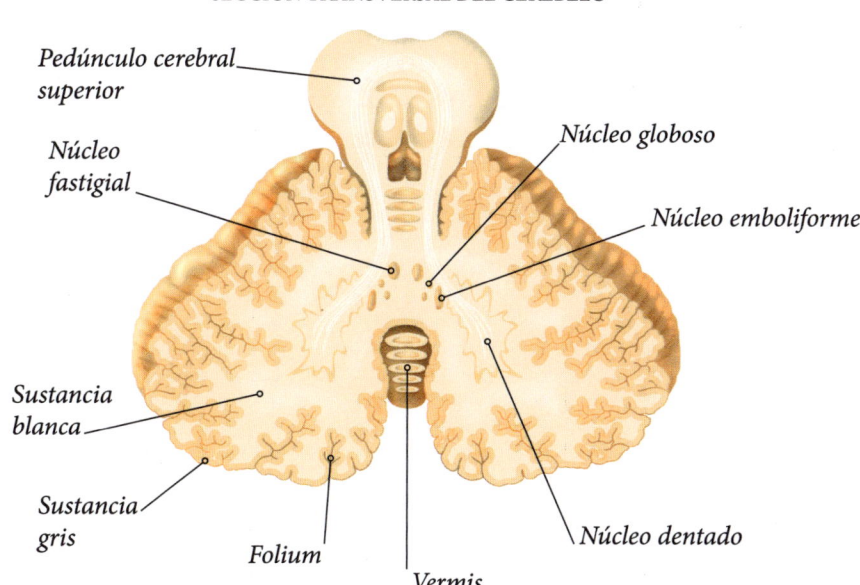

SECCIÓN TRANSVERSAL DEL CEREBELO

Pedúnculo cerebral superior

Núcleo globoso

Núcleo fastigial

Núcleo emboliforme

Sustancia blanca

Sustancia gris

Folium

Vermis

Núcleo dentado

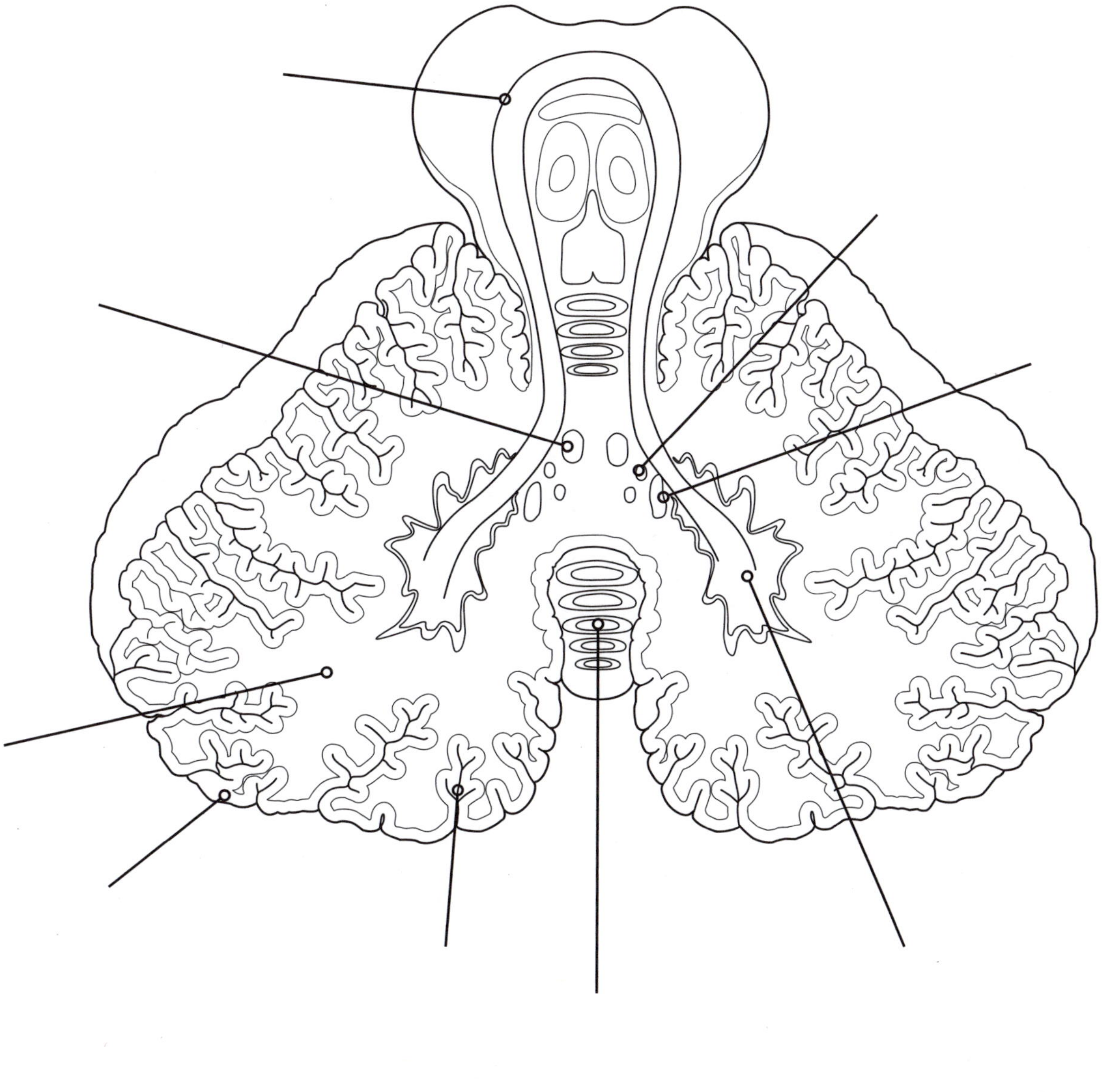

Nervios craneales

Hay doce pares de nervios craneales que salen del cerebro para irrigar estructuras, sobre todo de la cabeza y el cuello. Los nervios craneales transportan información hacia y desde el cerebro.

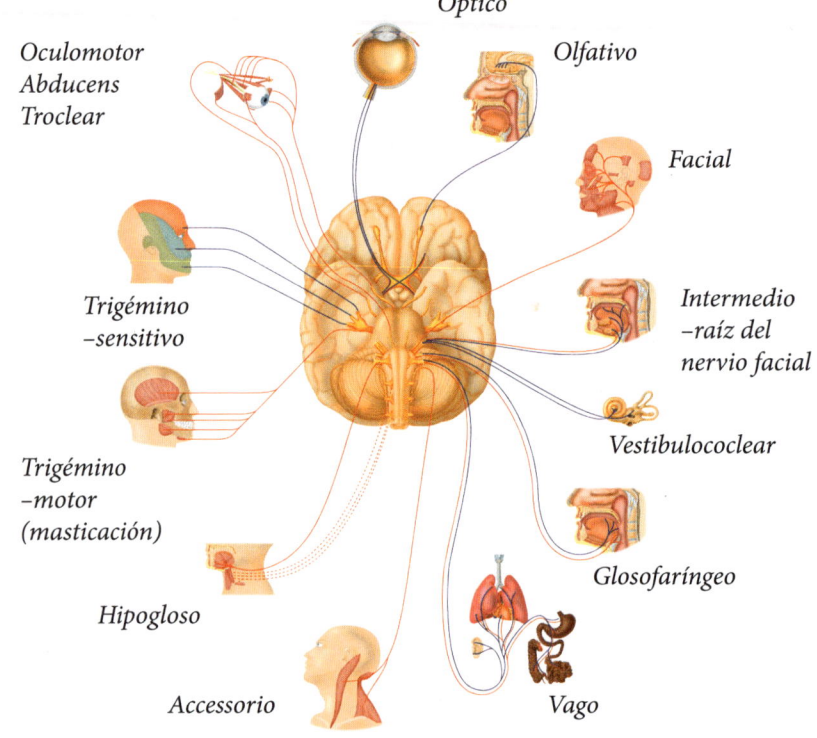

Oculomotor
Abducens
Troclear

Óptico

Olfativo

Facial

Trigémino –sensitivo

Intermedio –raíz del nervio facial

Vestibulococlear

Trigémino –motor (masticación)

Glosofaríngeo

Hipogloso

Accessorio

Vago

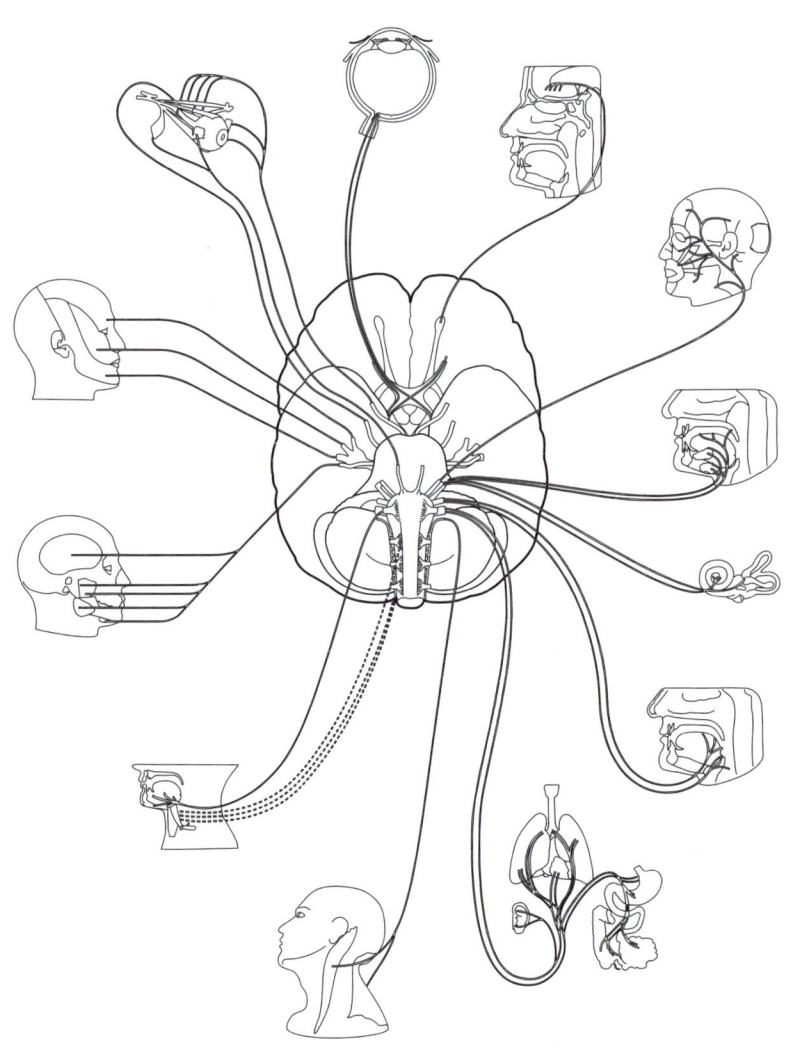

Nervios olfativos

Los nervios olfativos son los pequeños nervios sensoriales del olfato, que van desde la mucosa nasal hasta los bulbos olfativos.

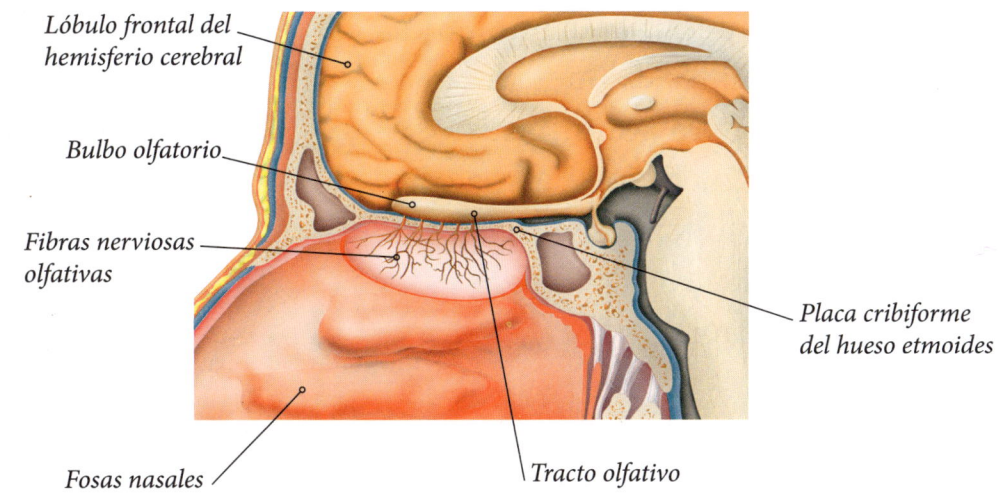

Lóbulo frontal del hemisferio cerebral

Bulbo olfatorio

Fibras nerviosas olfativas

Placa cribiforme del hueso etmoides

Fosas nasales

Tracto olfativo

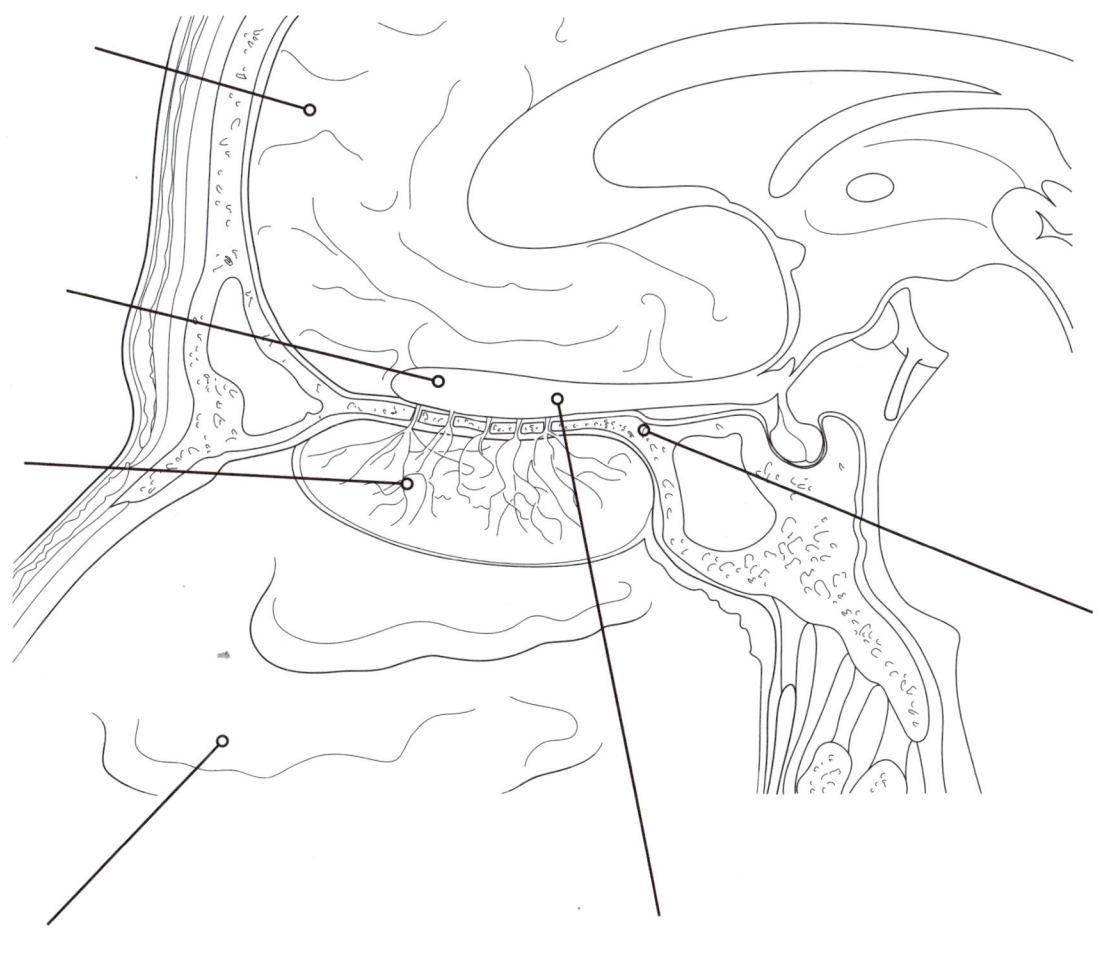

Músculos faciales

Uno de los atributos que distinguen a los seres humanos de los animales es nuestra capacidad para comunicarnos mediante una amplia gama de expresiones faciales, gracias a un sofisticado sistema de músculos faciales.

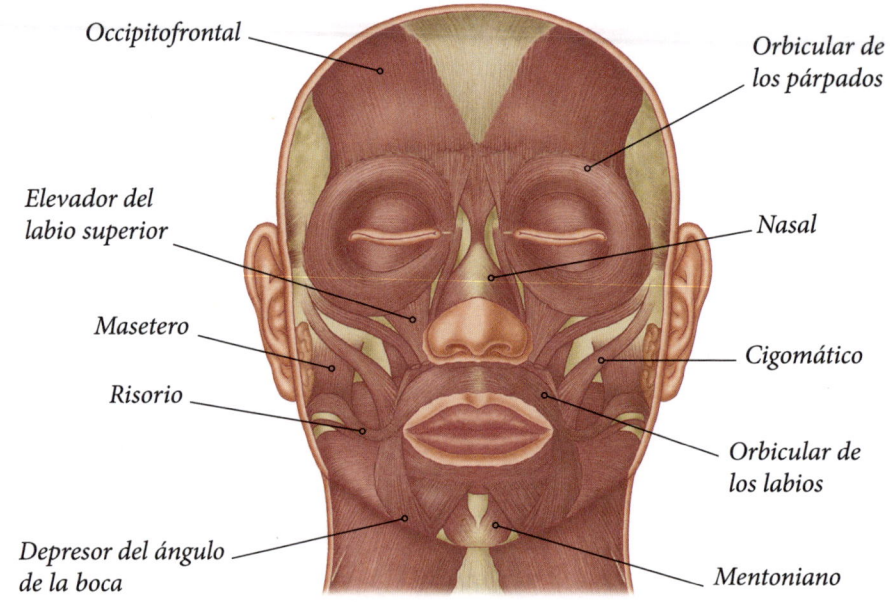

Occipitofrontal

Orbicular de los párpados

Elevador del labio superior

Nasal

Masetero

Cigomático

Risorio

Orbicular de los labios

Depresor del ángulo de la boca

Mentoniano

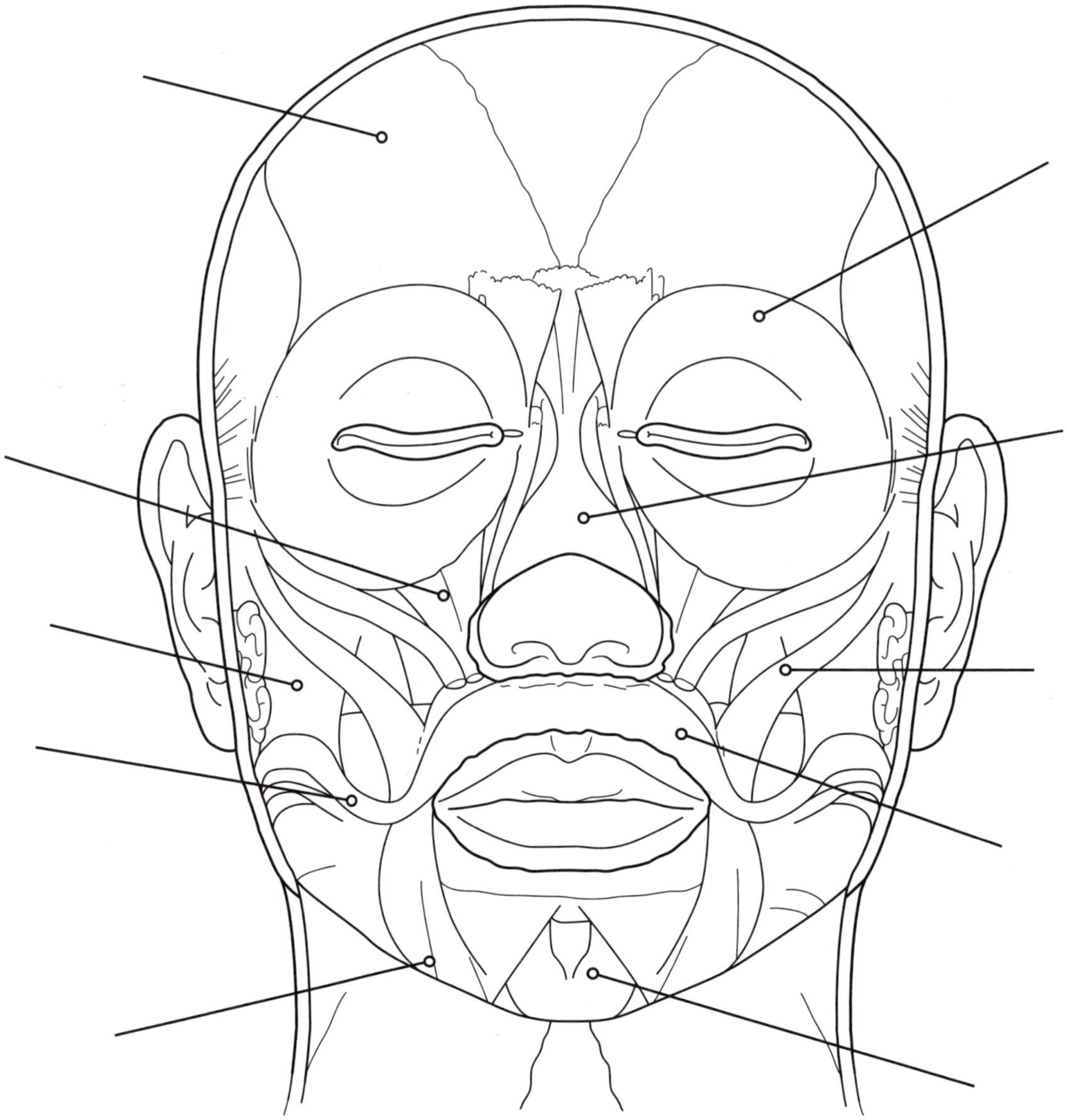

Arterias de la cara y del cuello

El pulso que puedes sentir en el cuello se debe al bombeo de sangre que llega a la cabeza a través de la arteria carótida.

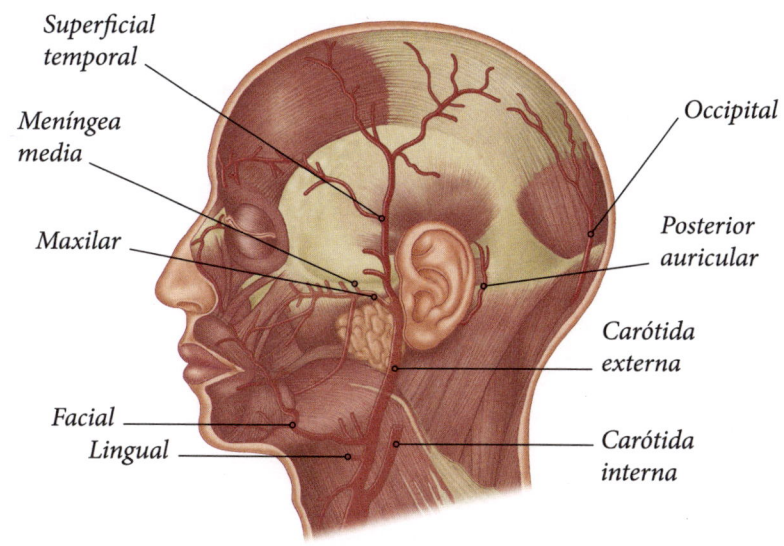

Superficial temporal

Meníngea media

Maxilar

Occipital

Posterior auricular

Carótida externa

Facial

Lingual

Carótida interna

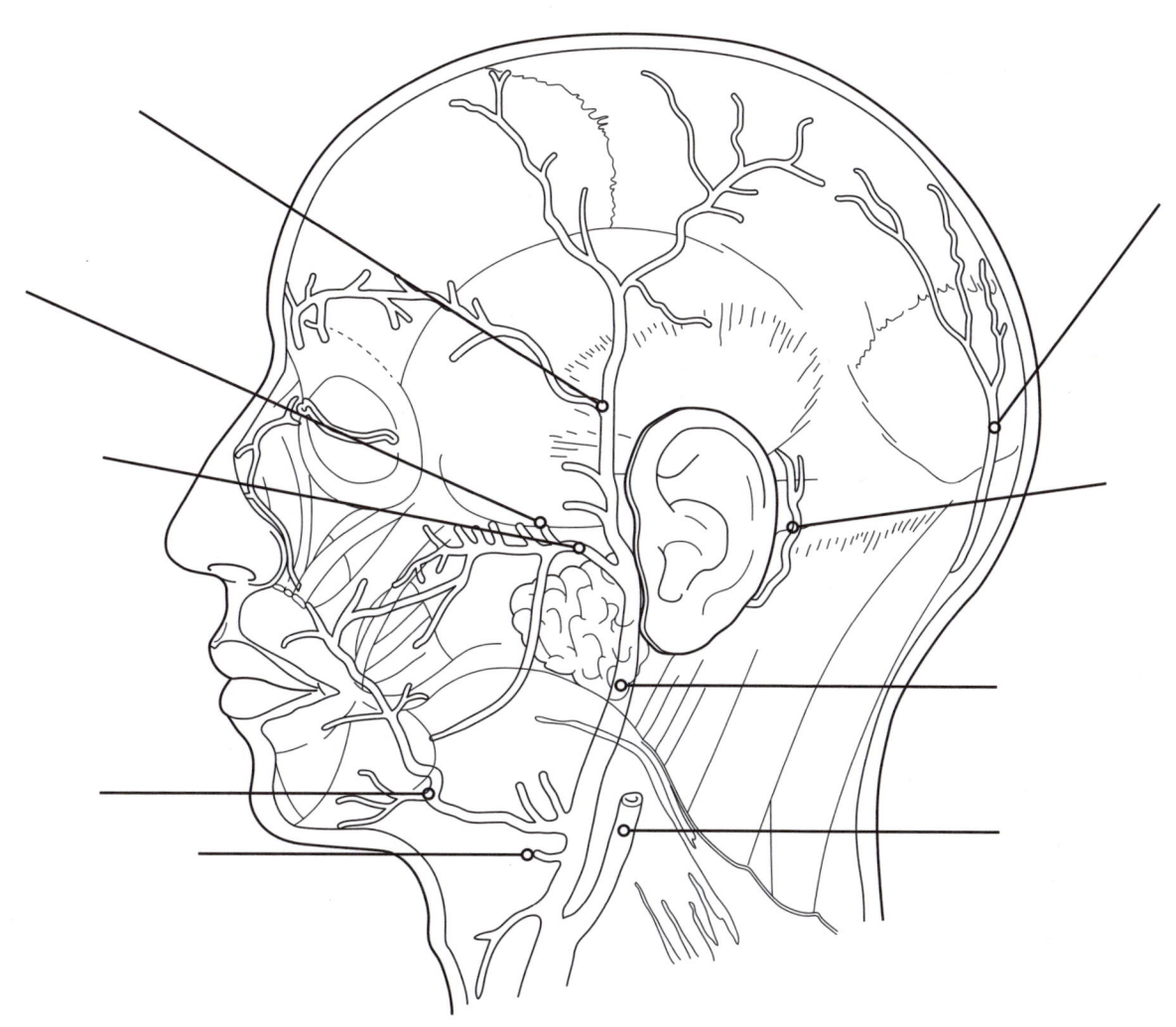

Venas de la cara y del cuello

Las venas recorren la cara
y el cuello de manera muy
parecida a la de las arterias.
Muchas de ellas comparten
los mismos nombres.

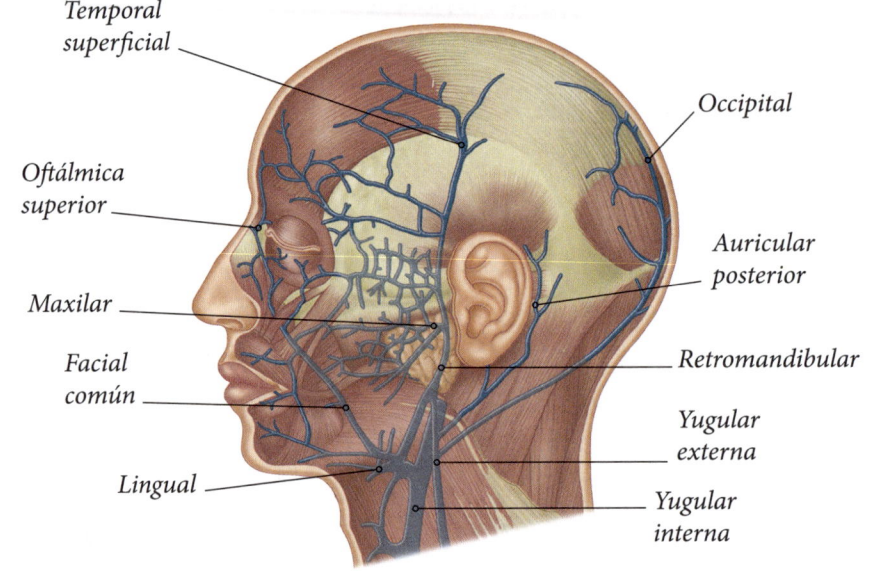

Temporal superficial

Occipital

Oftálmica superior

Auricular posterior

Maxilar

Retromandibular

Facial común

Yugular externa

Lingual

Yugular interna

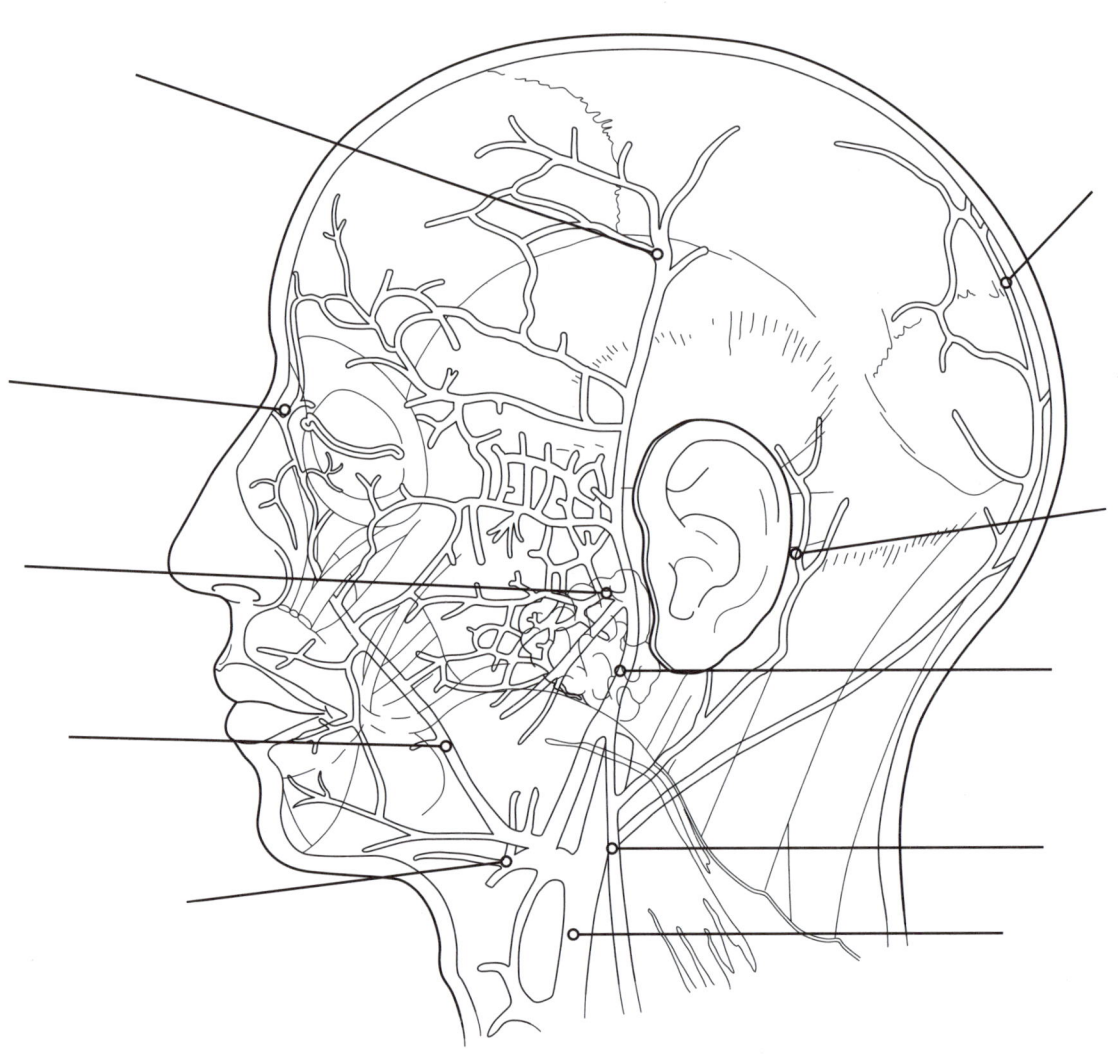

Nervios faciales

Los músculos faciales y las
funciones involuntarias, como
la formación de las lágrimas,
se activan mediante los nervios
faciales, que transmiten señales
hacia y desde el cerebro.

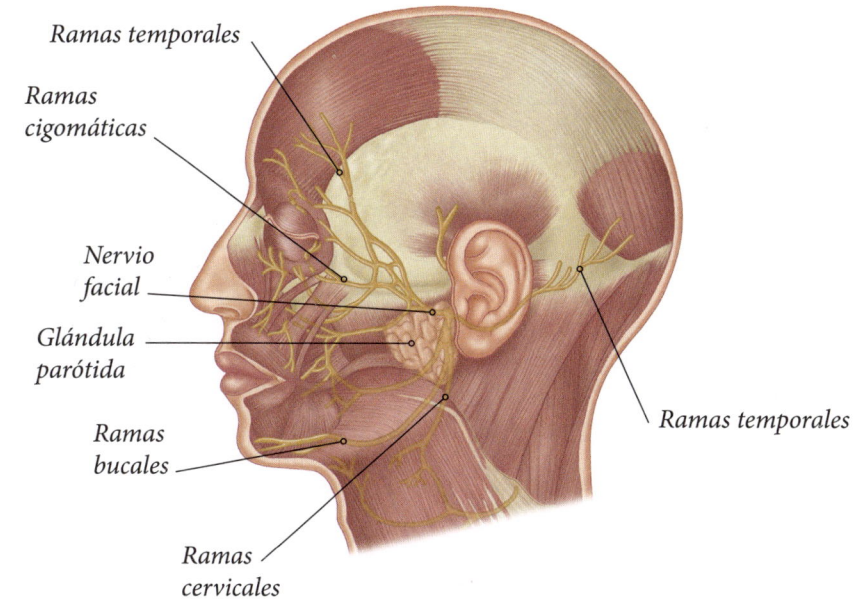

Ramas temporales

Ramas
cigomáticas

Nervio
facial

Glándula
parótida

Ramas
bucales

Ramas
cervicales

Ramas temporales

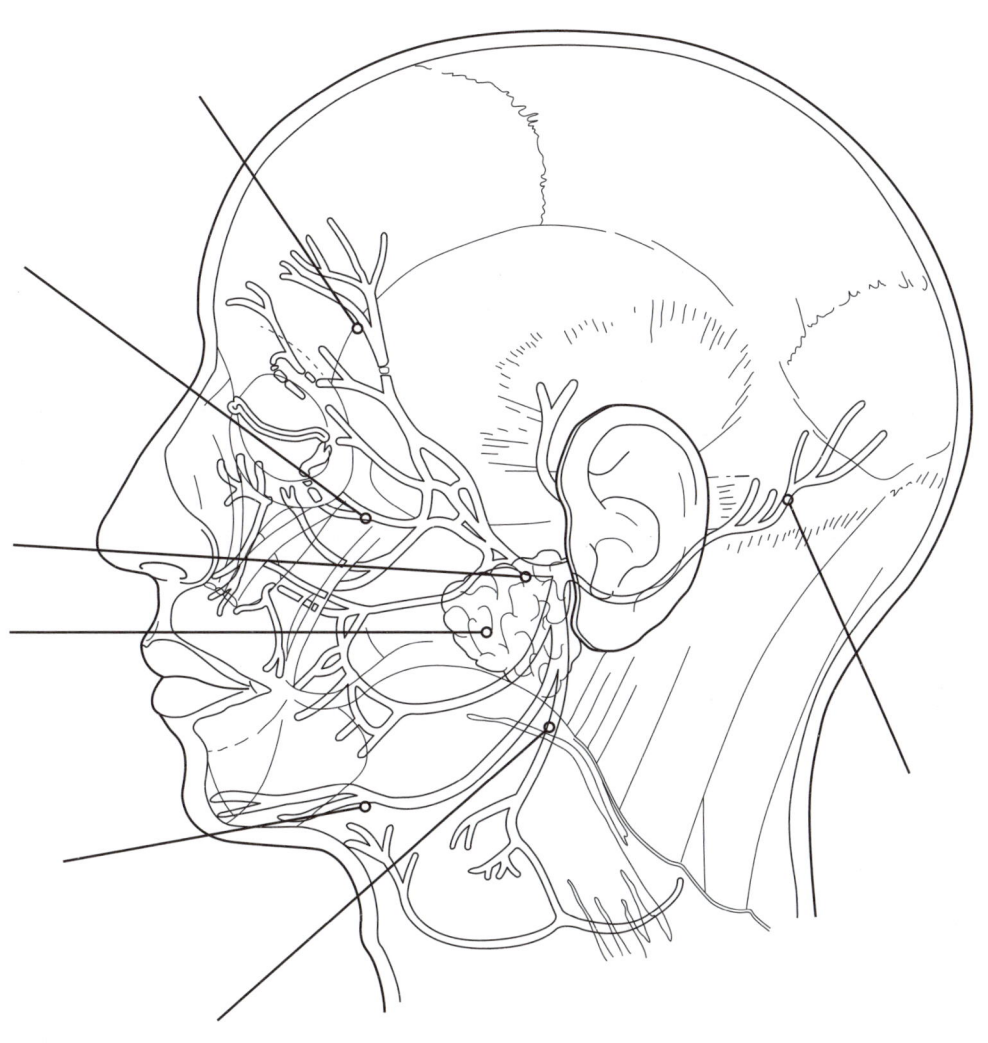

Músculos de la masticación

Los músculos
que nos ayudan
a masticar los
alimentos también
intervienen en el
habla, la respiración
y el bostezo.

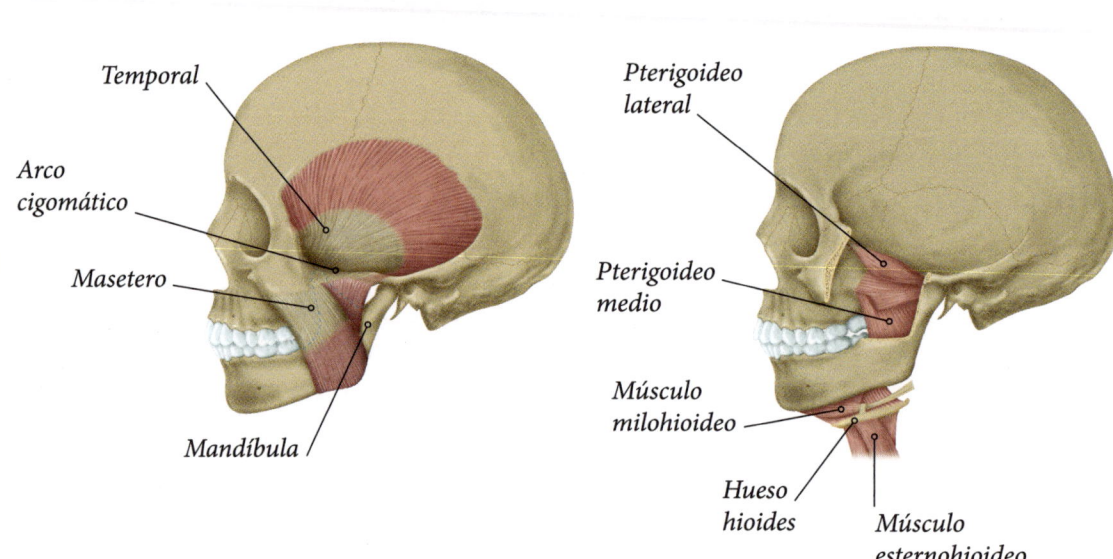

Temporal

Arco
cigomático

Masetero

Mandíbula

Pterigoideo
lateral

Pterigoideo
medio

Músculo
milohioideo

Hueso
hioides

Músculo
esternohioideo

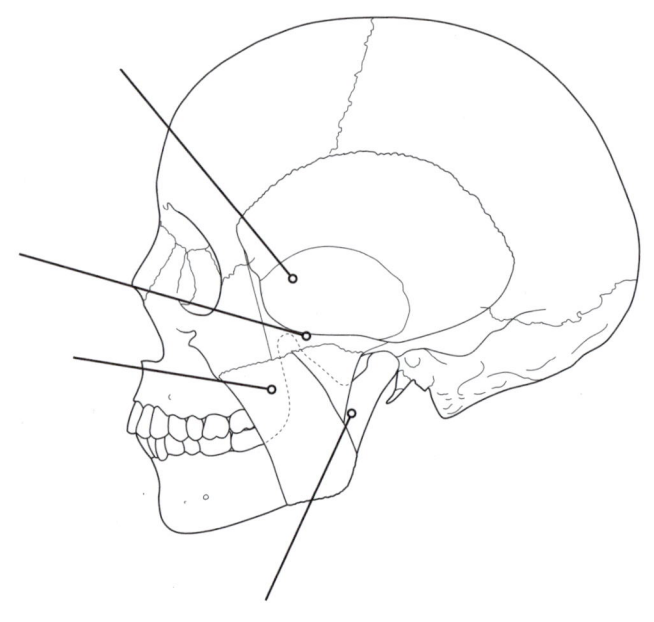

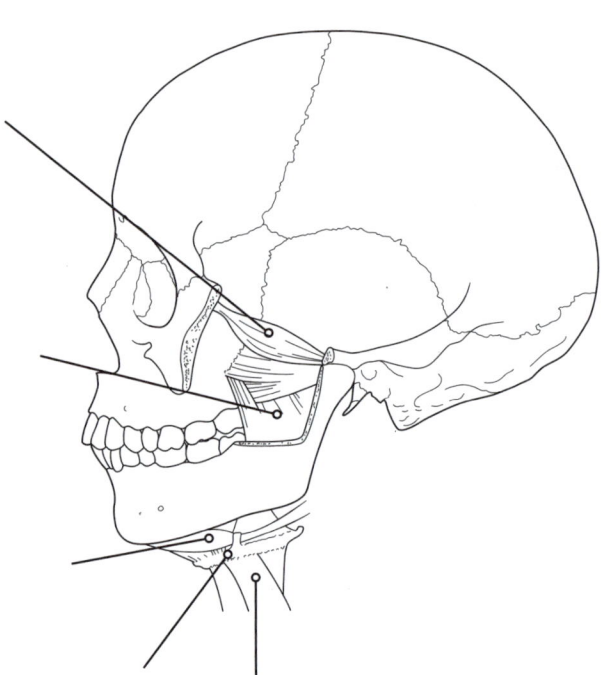

Abertura y cierre del ojo

Los párpados comunican una serie de señales no verbales, tanto si se elevan con encanto como si se cierran de golpe para protegerse. También resultan vitales para limpiar y lubricar los ojos.

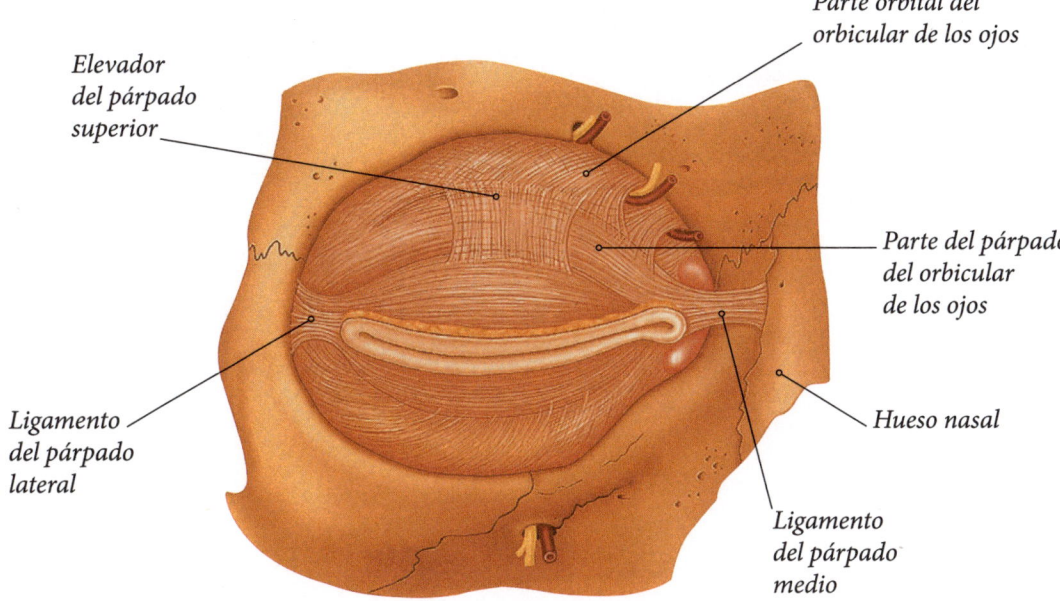

Elevador del párpado superior

Parte orbital del orbicular de los ojos

Parte del párpado del orbicular de los ojos

Ligamento del párpado lateral

Hueso nasal

Ligamento del párpado medio

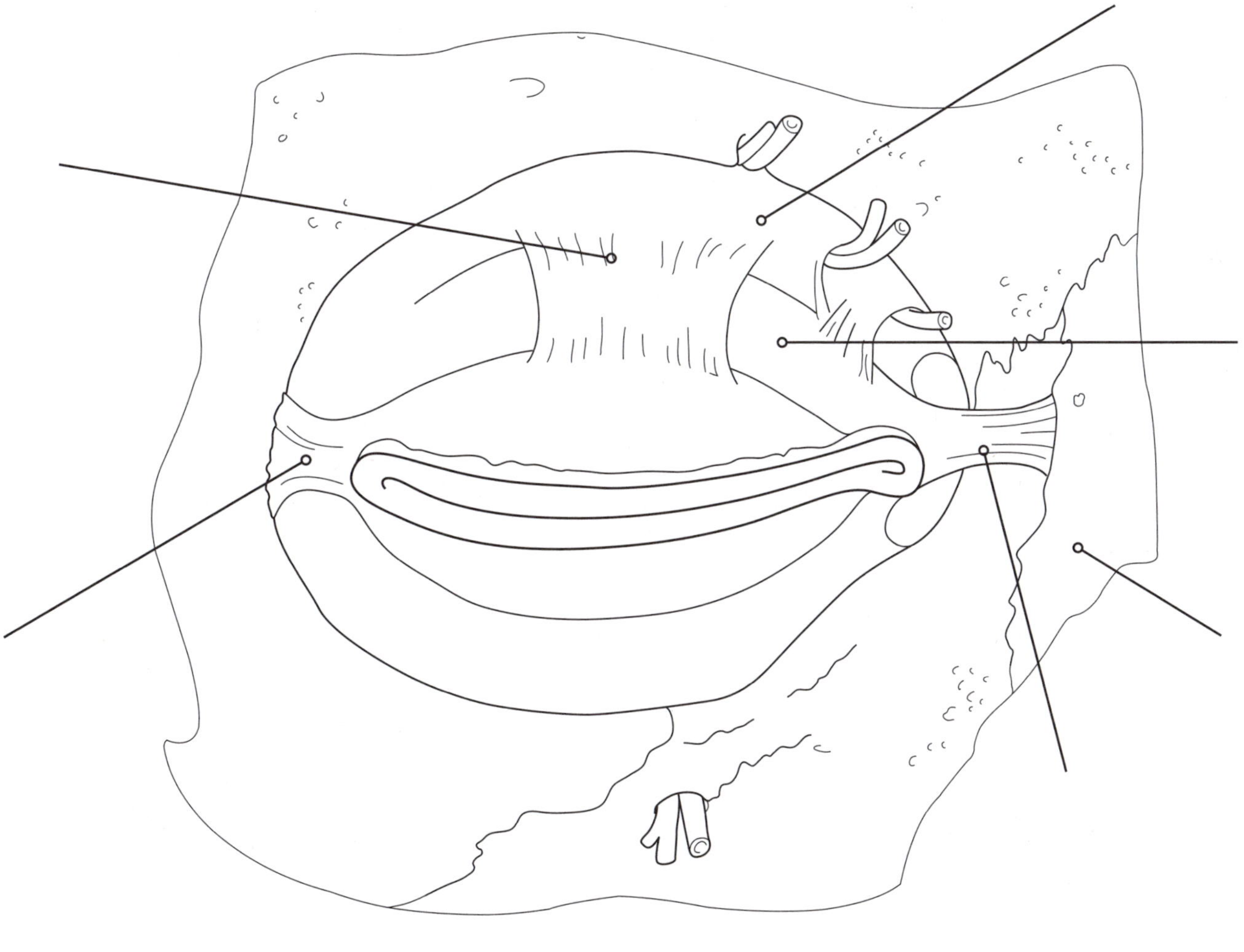

Globo ocular

Los ojos son los órganos para
el sentido de la visión, que
responden a la luz.

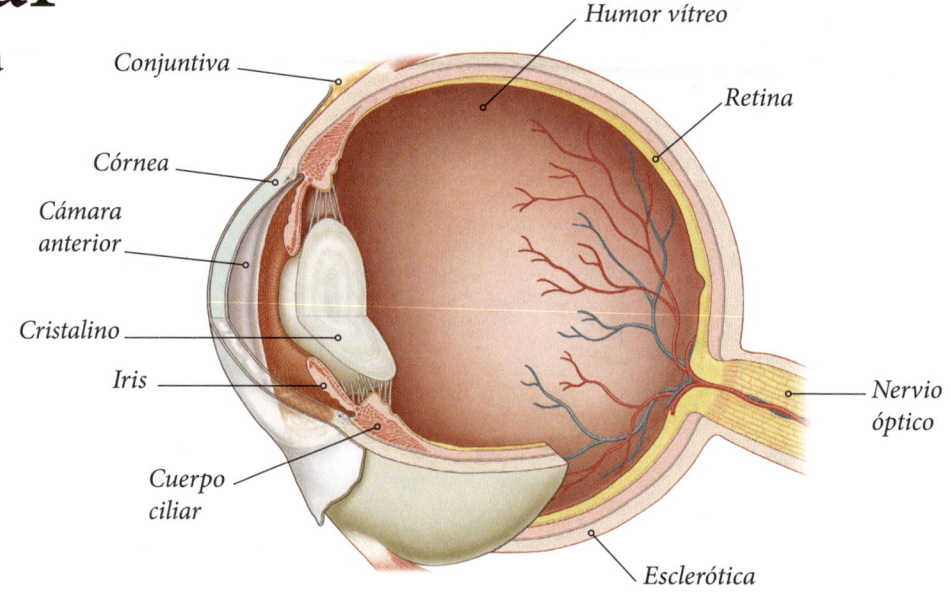

Conjuntiva

Córnea

Cámara
anterior

Cristalino

Iris

Cuerpo
ciliar

Humor vítreo

Retina

Nervio
óptico

Esclerótica

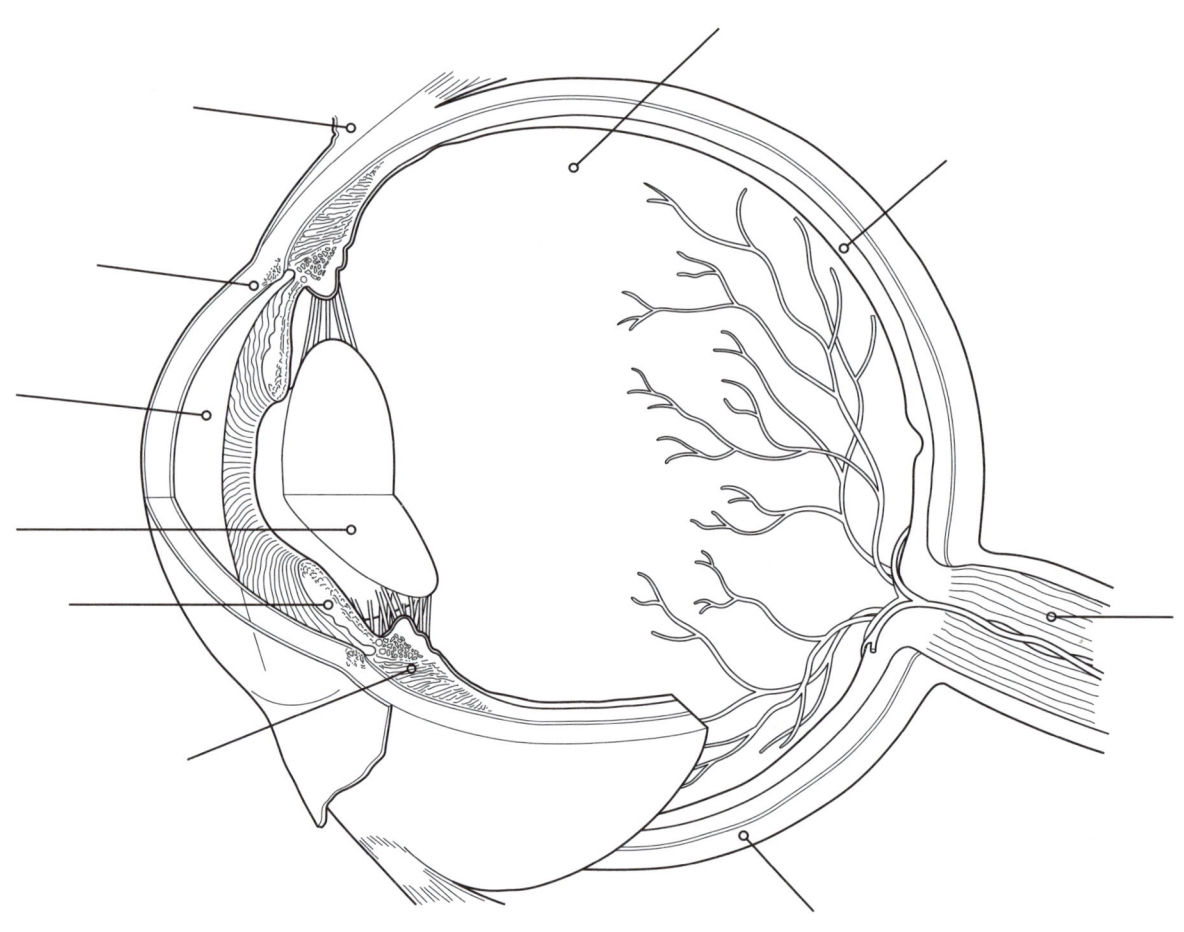

Capas oculares

El globo ocular está cubierto por tres capas, y cada una de ellas tiene una función.

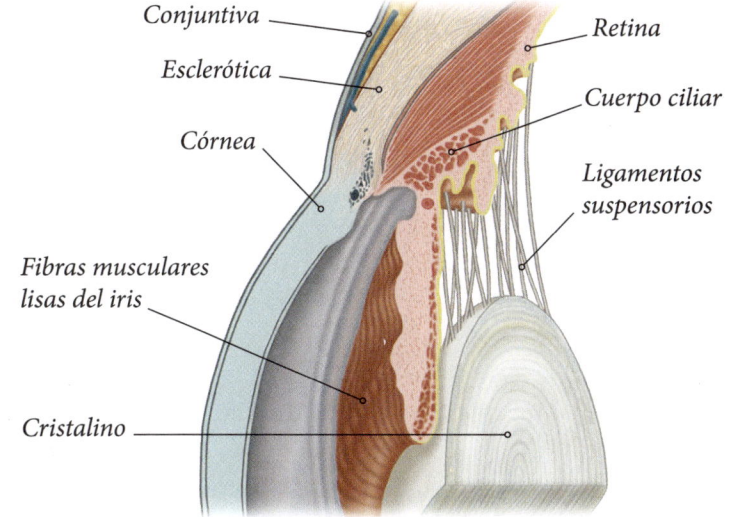

Conjuntiva

Esclerótica

Córnea

Fibras musculares lisas del iris

Cristalino

Retina

Cuerpo ciliar

Ligamentos suspensorios

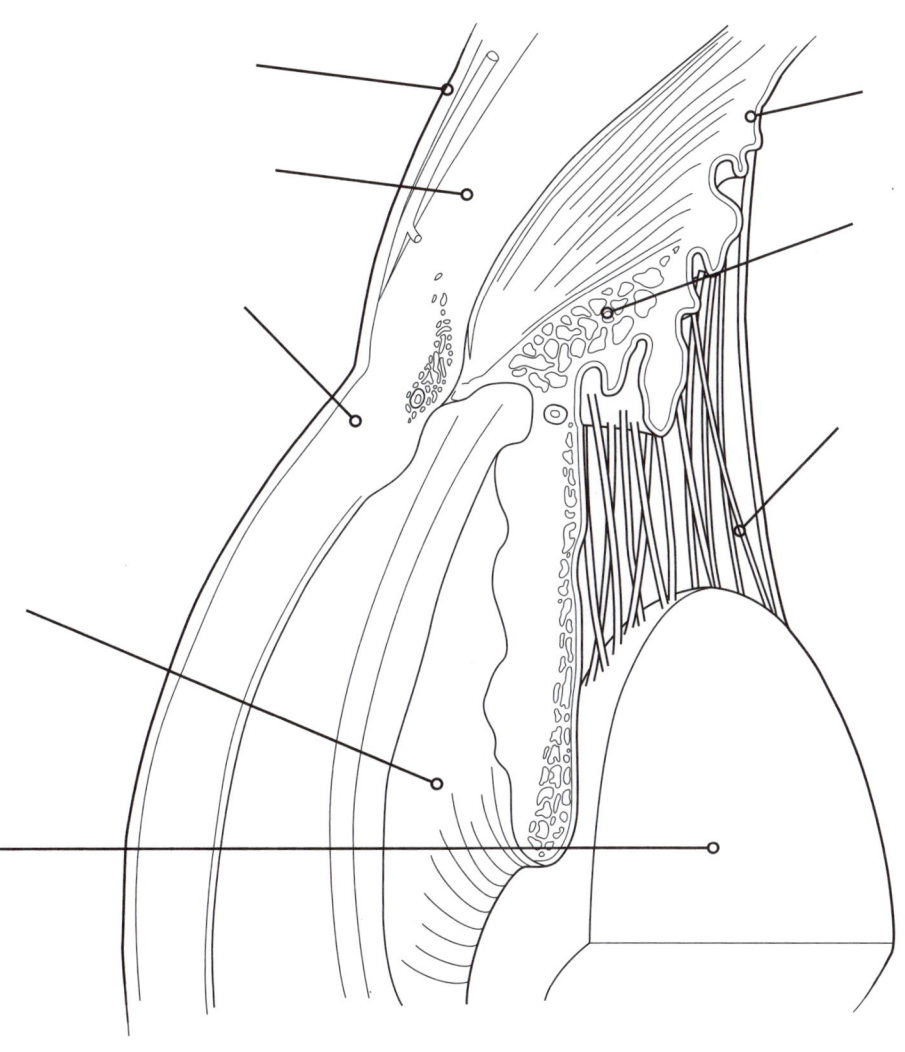

Músculos del ojo

Los movimientos de rotación
del ojo los controlan seis
músculos extraoculares con
forma de cuerda.

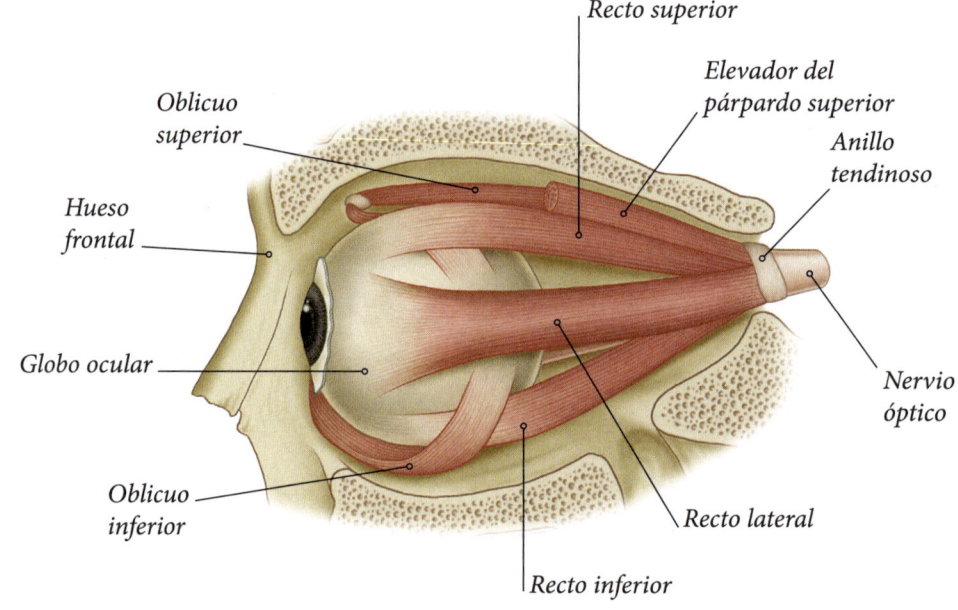

Recto superior

*Elevador del
párpardo superior*

*Anillo
tendinoso*

*Oblicuo
superior*

*Hueso
frontal*

Globo ocular

*Nervio
óptico*

*Oblicuo
inferior*

Recto lateral

Recto inferior

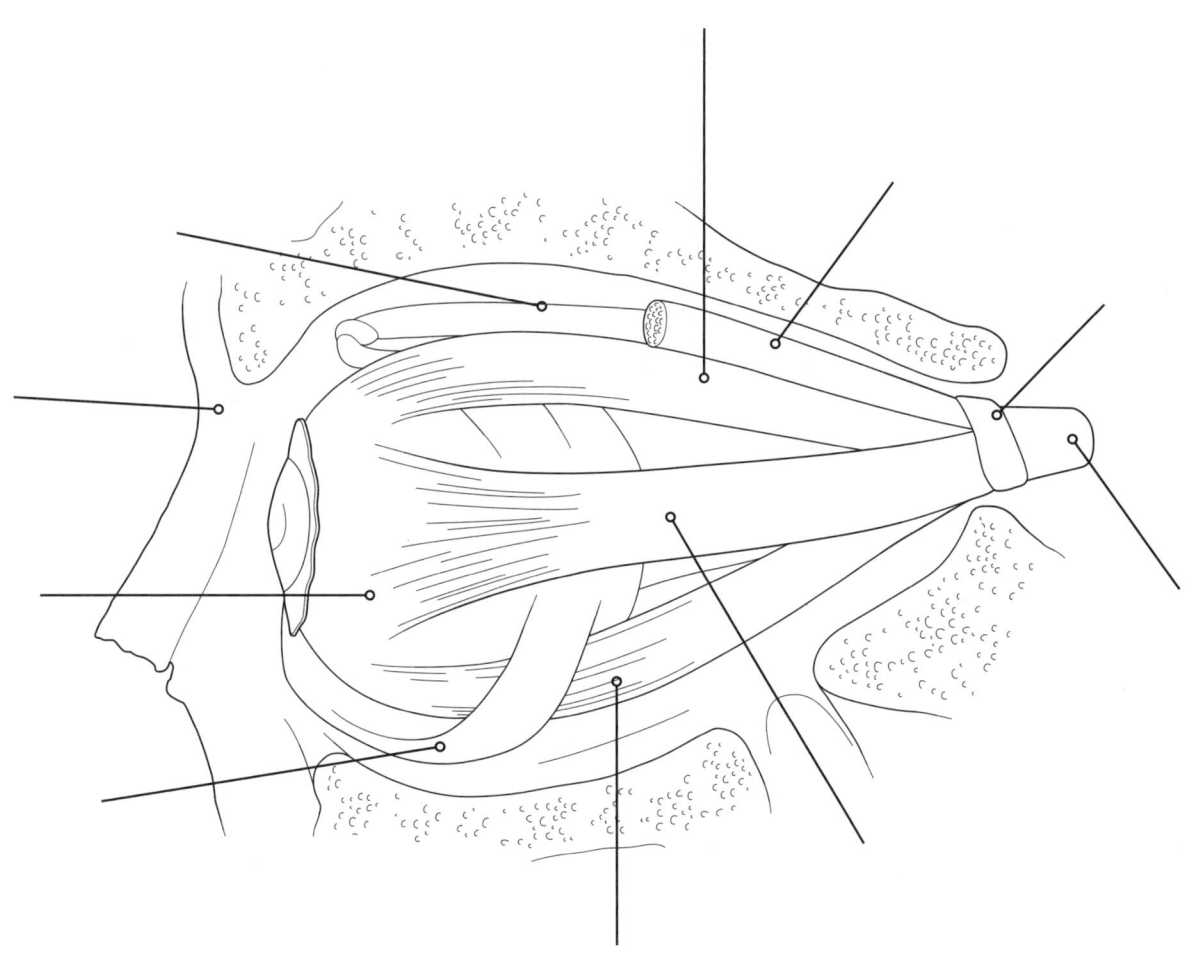

Nervios y vasos sanguíneos del ojo

Los músculos oculares están alimentados por una serie de nervios y vasos sanguíneos que contribuyen a que la vista sea nuestro sentido dominante.

VISTA SUPERIOR DEL OJO IZQUIERDO

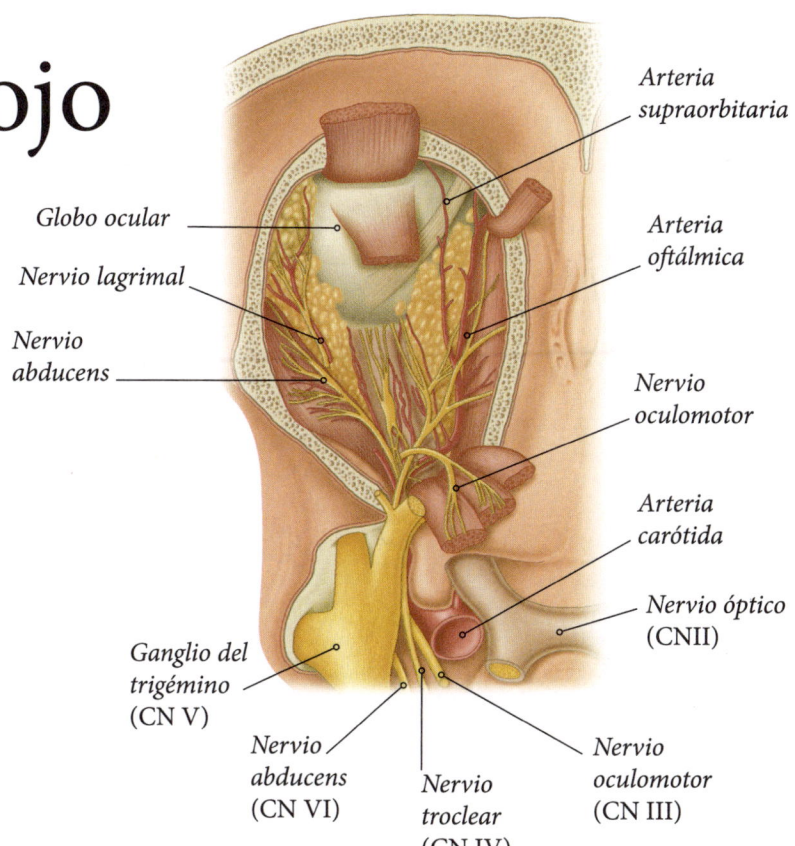

Arteria supraorbitaria

Globo ocular

Arteria oftálmica

Nervio lagrimal

Nervio abducens

Nervio oculomotor

Arteria carótida

Nervio óptico (CNII)

Ganglio del trigémino (CN V)

Nervio abducens (CN VI)

Nervio troclear (CN IV)

Nervio oculomotor (CN III)

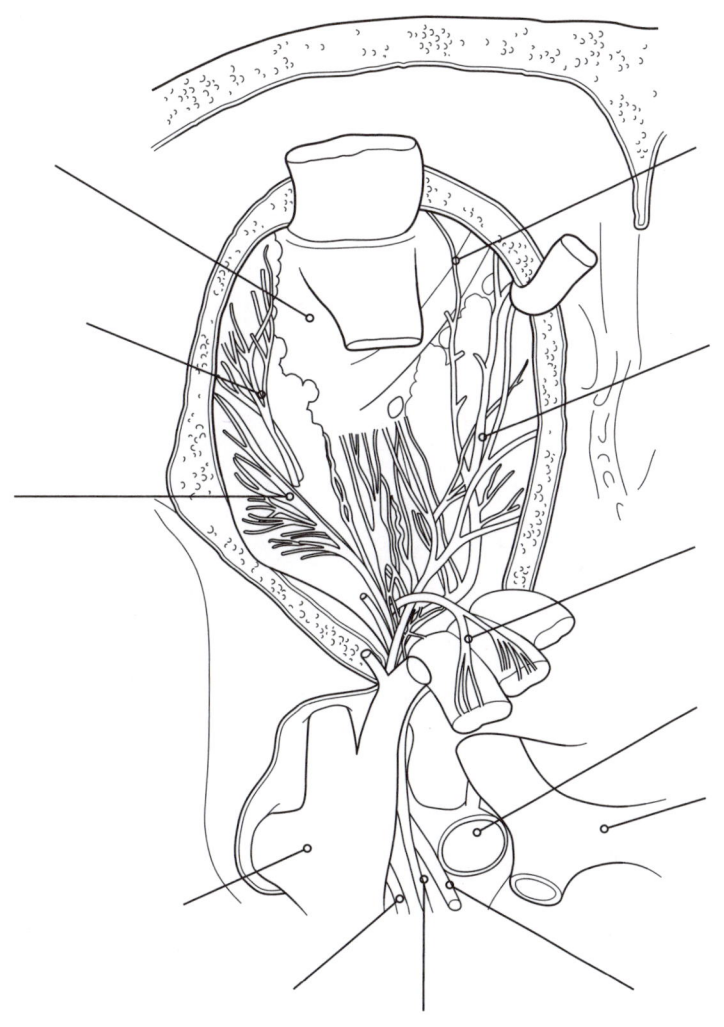

Párpados

Los párpados son unos pliegues de piel fina que se cierran sobre el ojo para protegerlo de lesiones y del exceso de luz.

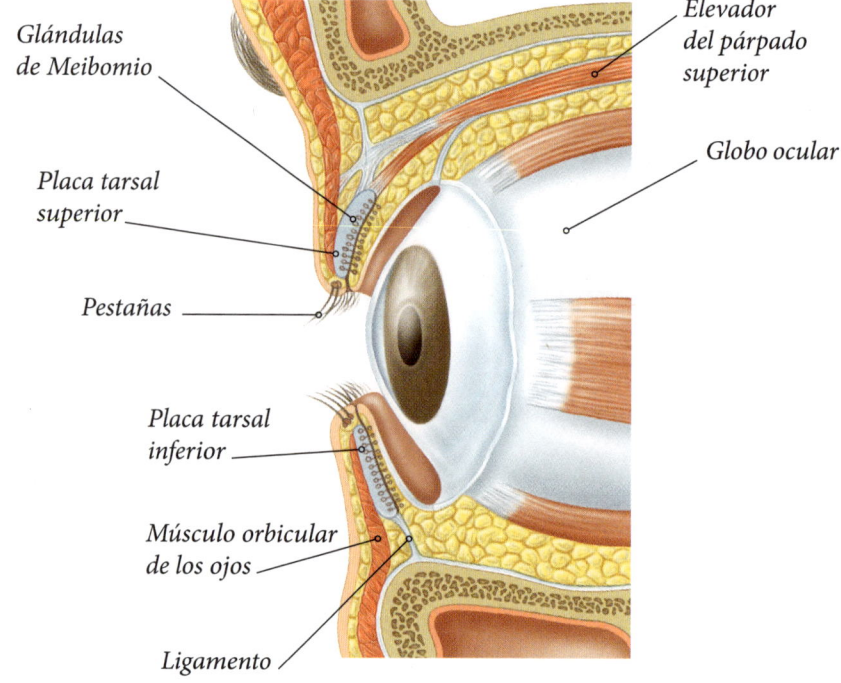

Glándulas de Meibomio

Placa tarsal superior

Pestañas

Placa tarsal inferior

Músculo orbicular de los ojos

Ligamento

Elevador del párpado superior

Globo ocular

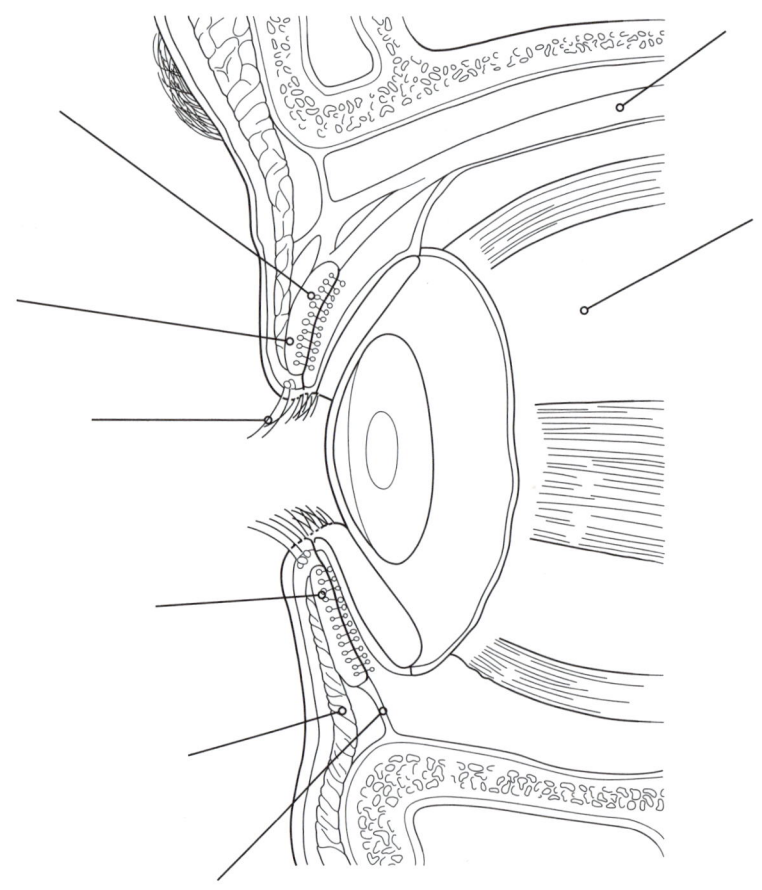

Aparato lagrimal

Los ojos están protegidos
y lubricados por el líquido
lagrimal, es decir, nuestras
lágrimas. El sistema lagrimal
produce este líquido y drena el
exceso hacia la cavidad nasal.

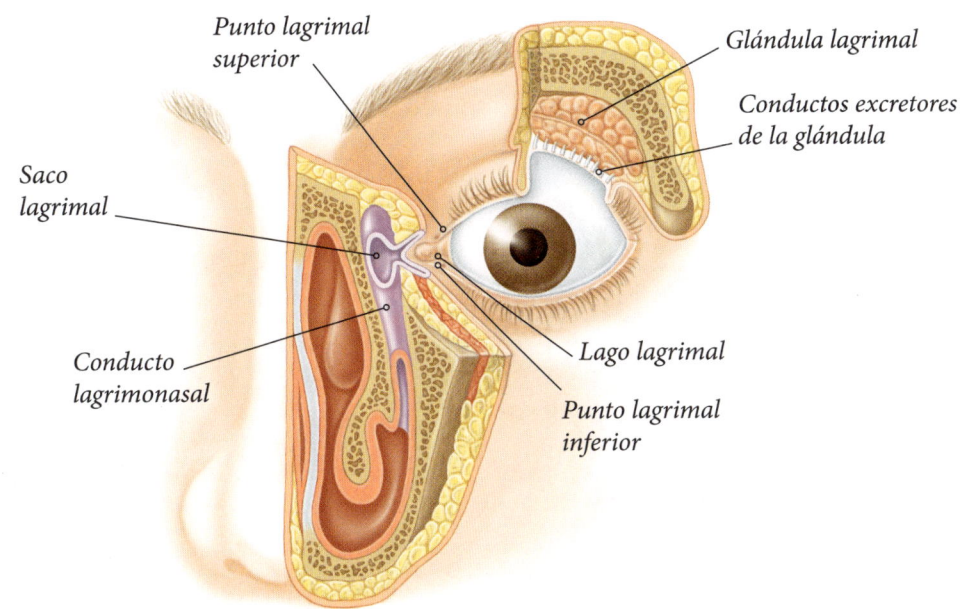

Punto lagrimal
superior

Glándula lagrimal

Conductos excretores
de la glándula

Saco
lagrimal

Conducto
lagrimonasal

Lago lagrimal

Punto lagrimal
inferior

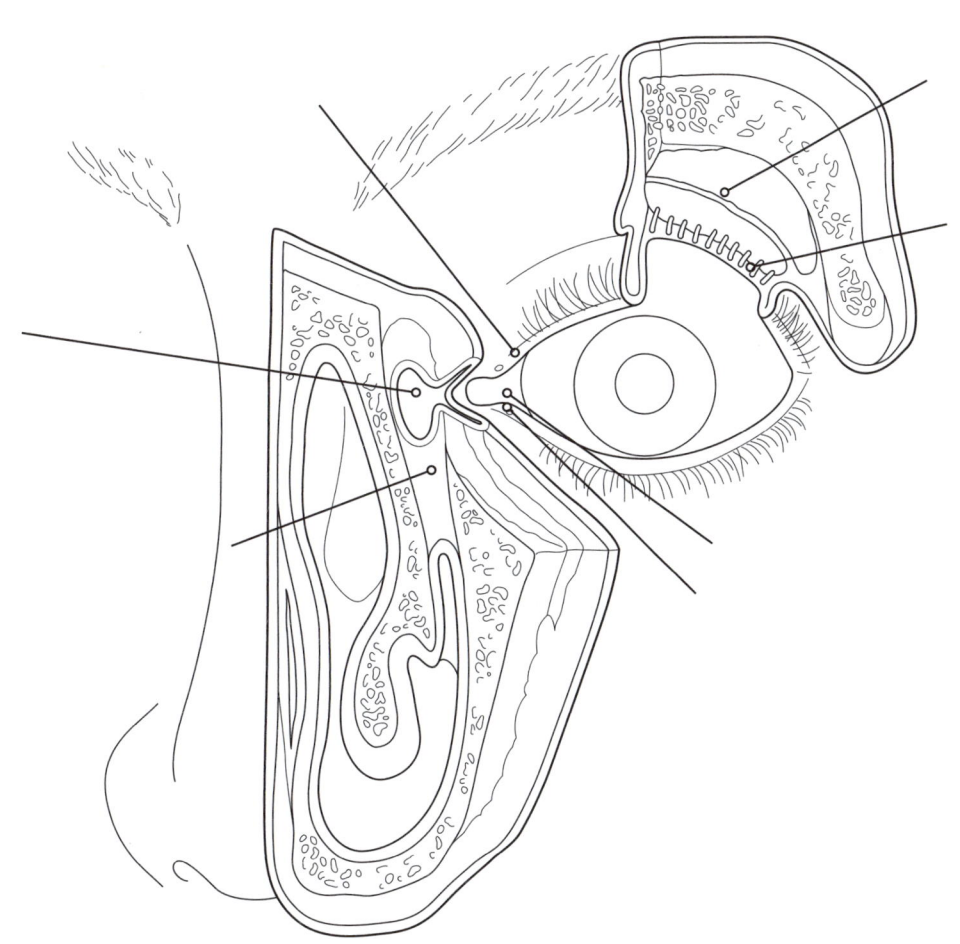

Nariz

Cuando hablamos de «nariz» solemos pensar en la estructura externa, pero desde un punto de vista anatómico también incluye la cavidad nasal. La nariz es el órgano del olfato y, como punto de entrada de las vías respiratorias, sirve para calentar y filtrar el aire.

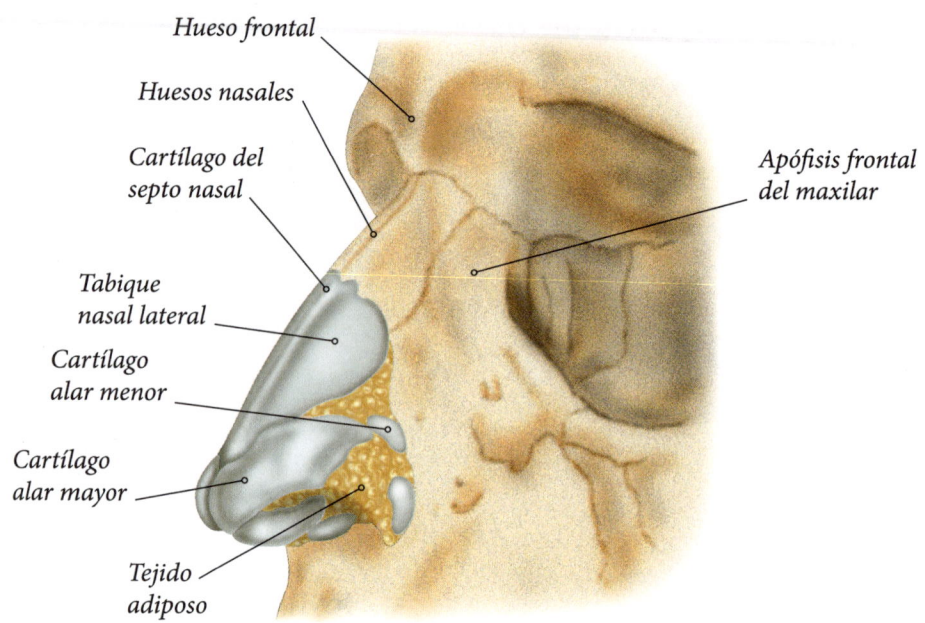

Hueso frontal

Huesos nasales

Cartílago del septo nasal

Tabique nasal lateral

Cartílago alar menor

Cartílago alar mayor

Tejido adiposo

Apófisis frontal del maxilar

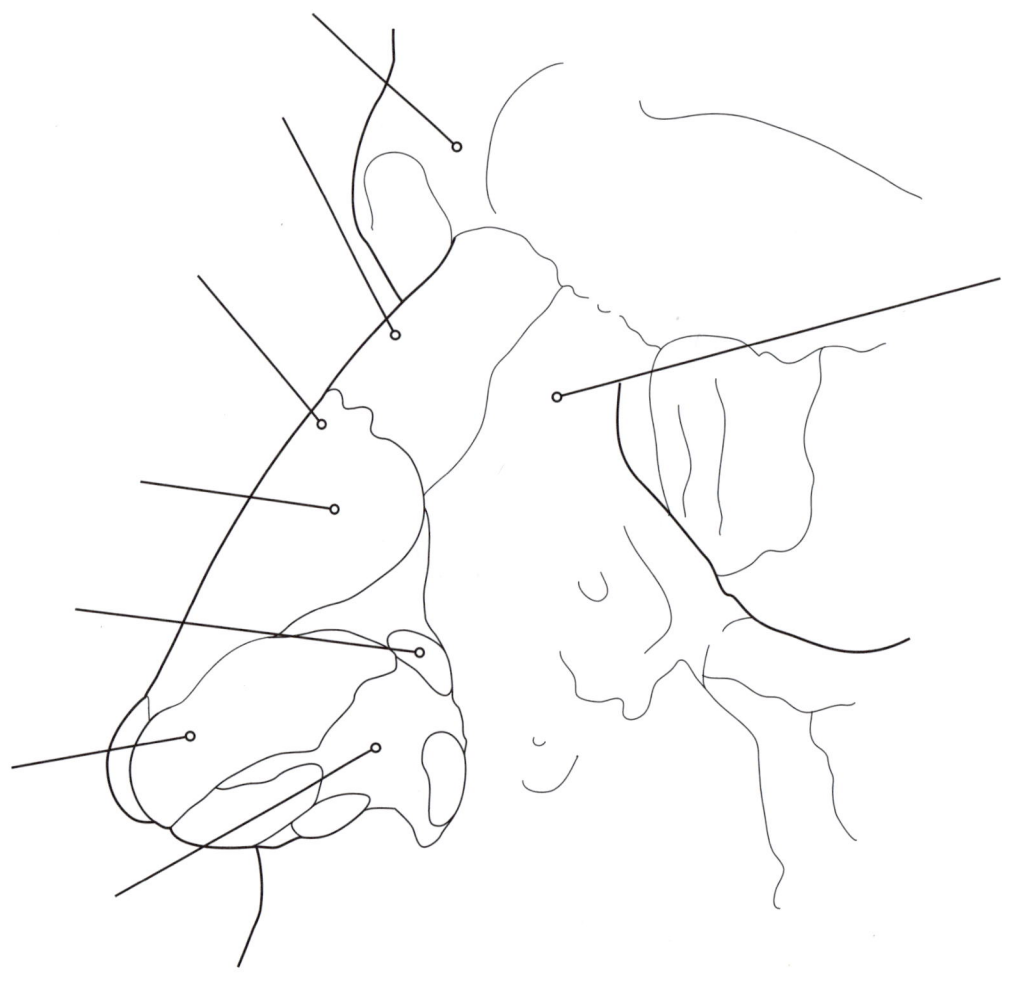

Cavidad nasal

La cavidad nasal se extiende desde las fosas nasales hasta la faringe y está dividida en dos por el tabique. La parte superior forma parte del suelo de la cavidad craneal.

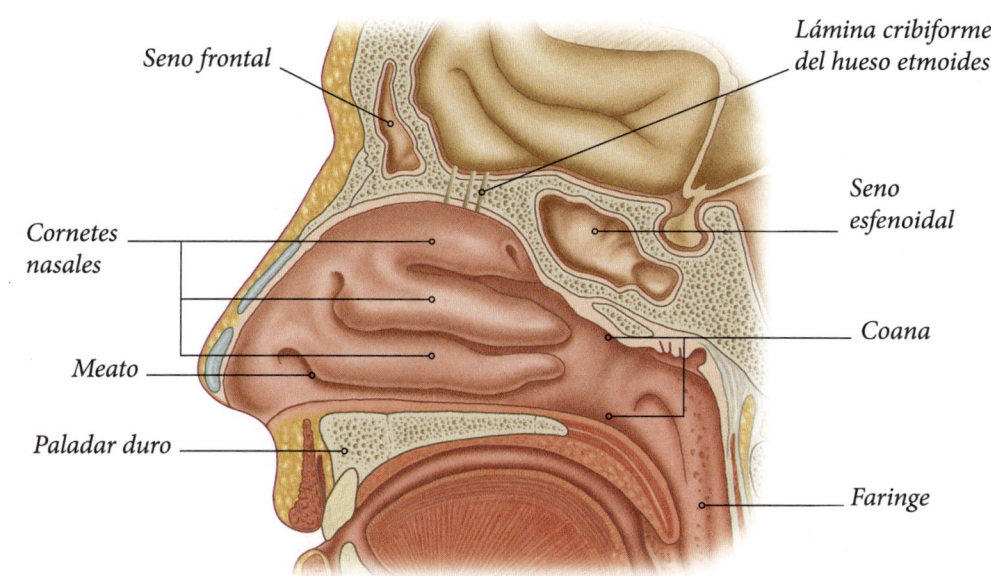

Seno frontal

Lámina cribiforme del hueso etmoides

Seno esfenoidal

Cornetes nasales

Coana

Meato

Paladar duro

Faringe

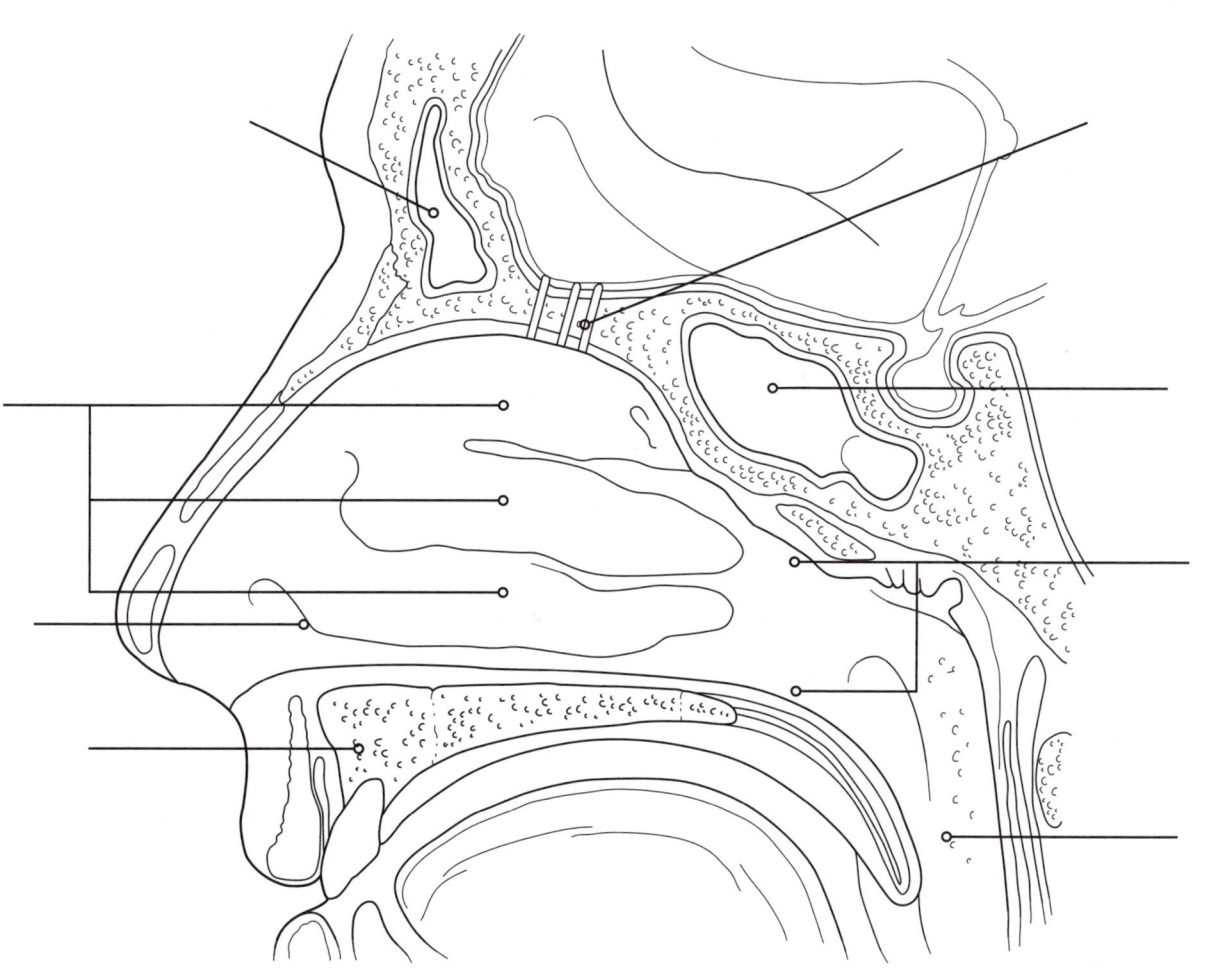

Senos paranasales

El término «paranasal» significa «al lado de la nariz». Los senos paranasales son cavidades llenas de aire en los huesos que rodean la cavidad nasal.

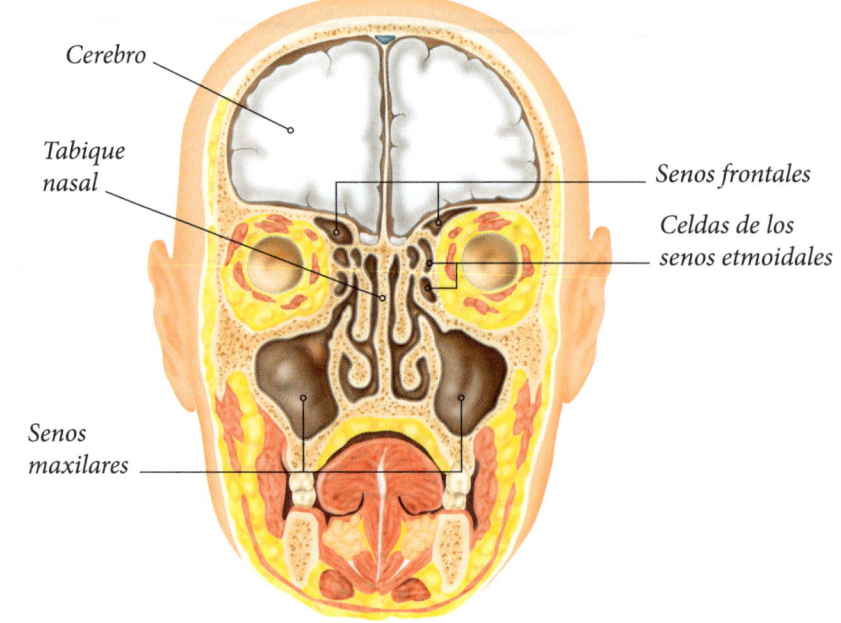

Cerebro

Tabique nasal

Senos frontales

Celdas de los senos etmoidales

Senos maxilares

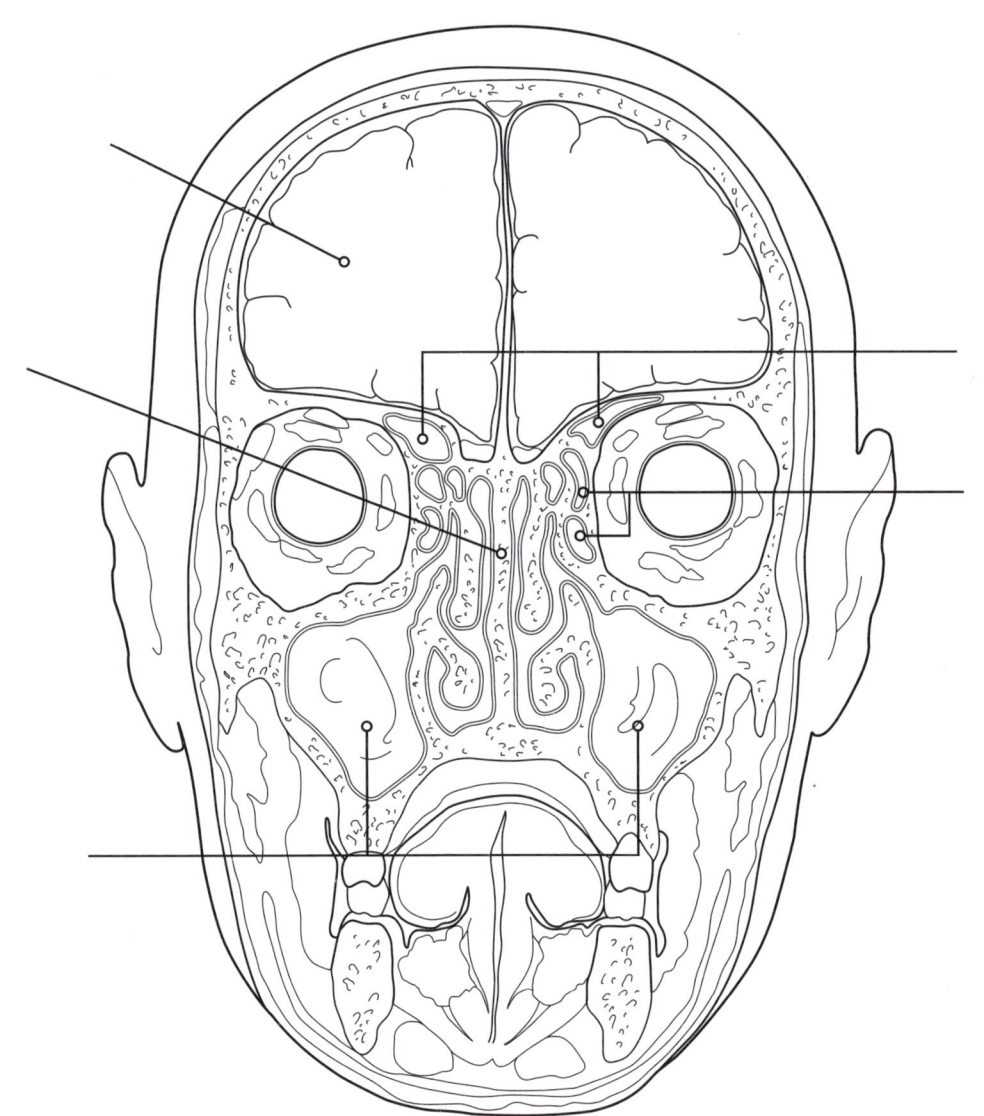

Interior de los senos

La eficacia del drenaje mucoso de cada uno de los pares de senos paranasales depende de su ubicación. Un drenaje eficaz disminuye el riesgo de infección sinusal.

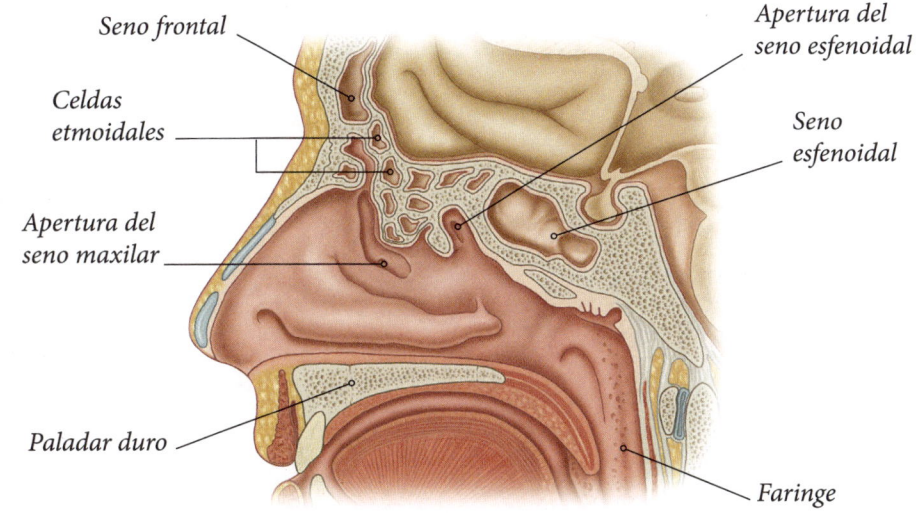

Seno frontal

Celdas etmoidales

Apertura del seno maxilar

Paladar duro

Apertura del seno esfenoidal

Seno esfenoidal

Faringe

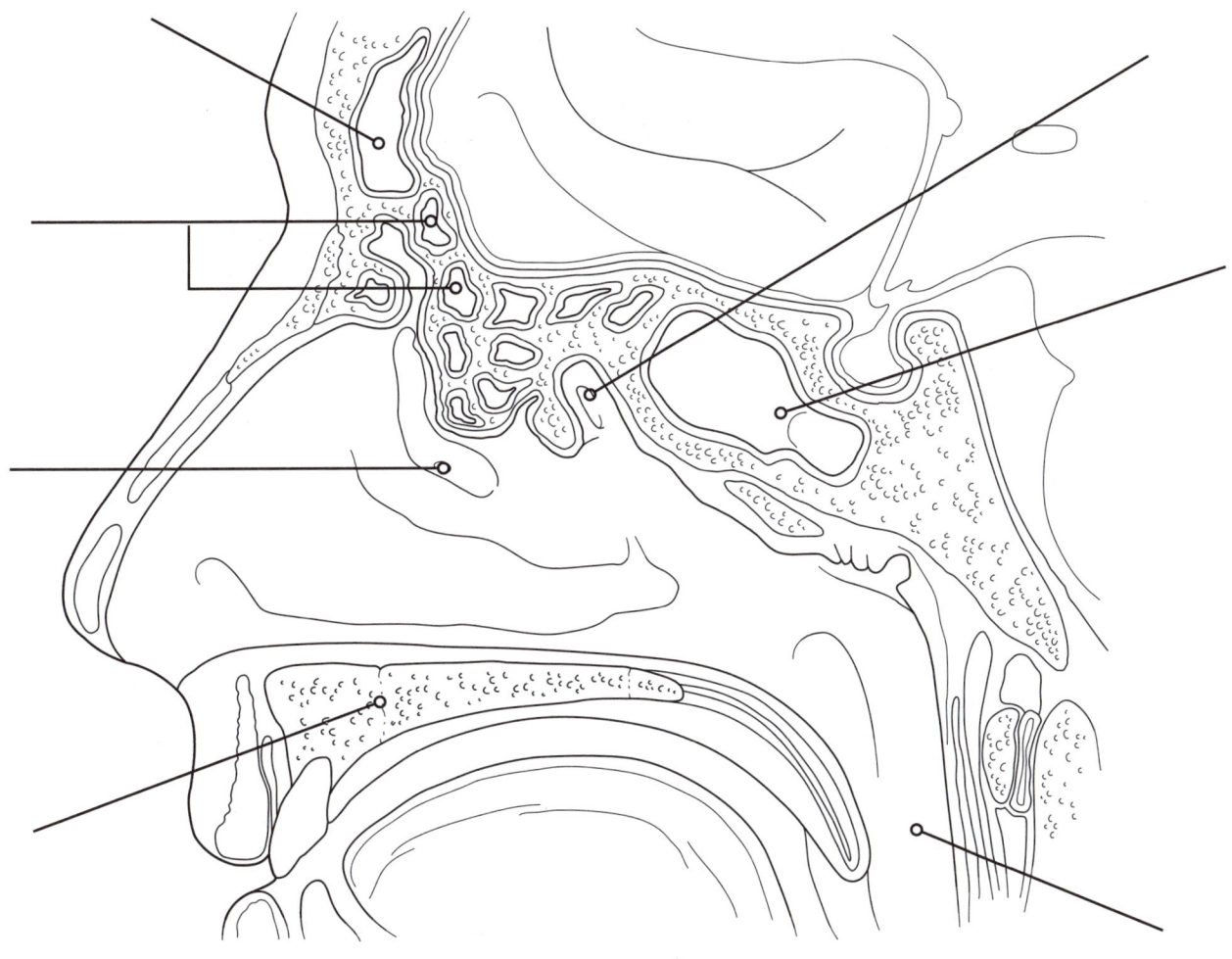

Cavidad bucal

Más conocida como «la boca», la cavidad bucal se extiende desde los labios hasta el istmo de las fauces, la abertura que conduce a la faringe.

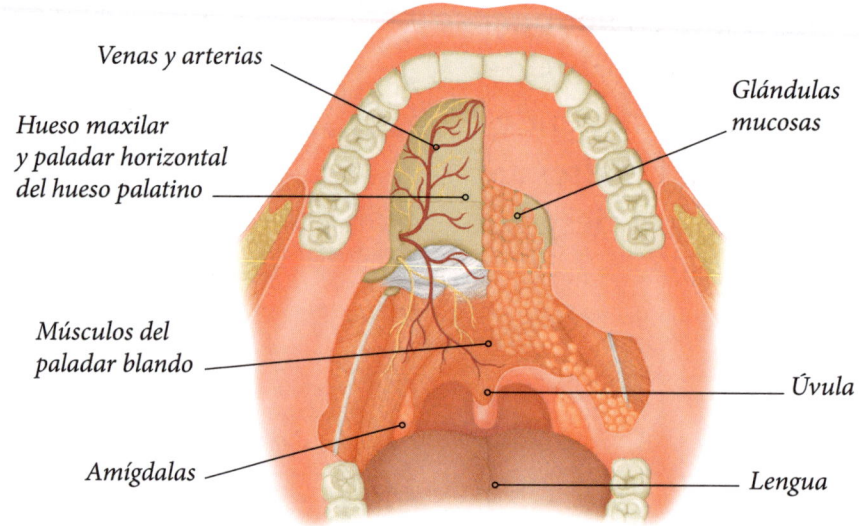

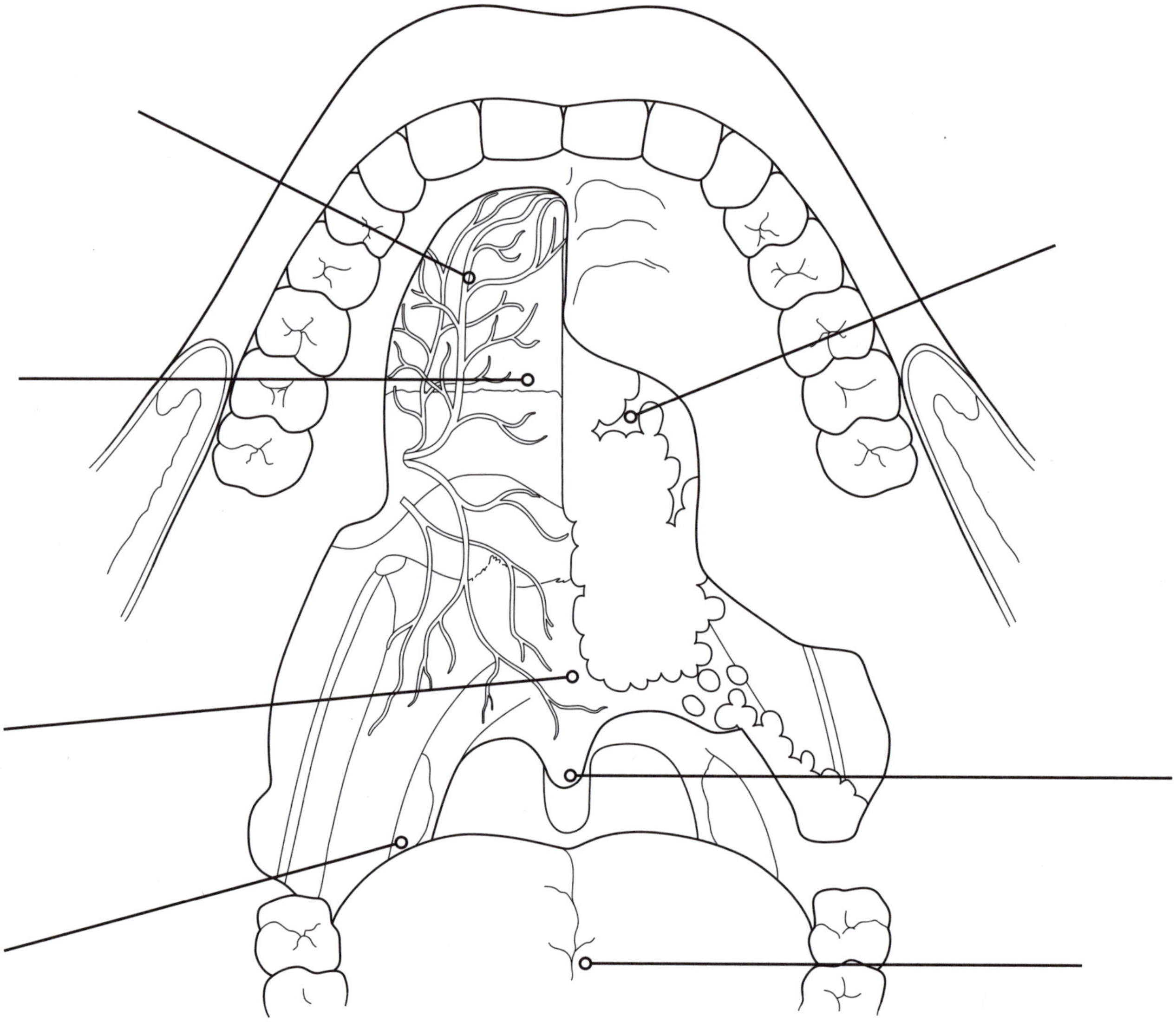

Venas y arterias

Hueso maxilar y paladar horizontal del hueso palatino

Glándulas mucosas

Músculos del paladar blando

Úvula

Amígdalas

Lengua

Suelo de la boca

El suelo de la boca sirve de base a una red de músculos y glándulas esenciales para su funcionamiento.

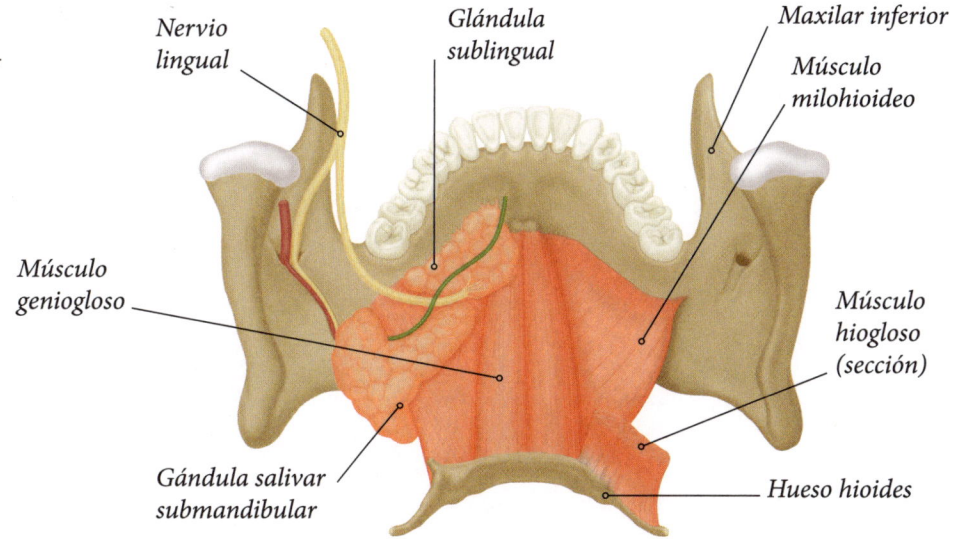

Nervio lingual

Glándula sublingual

Maxilar inferior

Músculo milohioideo

Músculo geniogloso

Músculo hiogloso (sección)

Gándula salivar submandibular

Hueso hioides

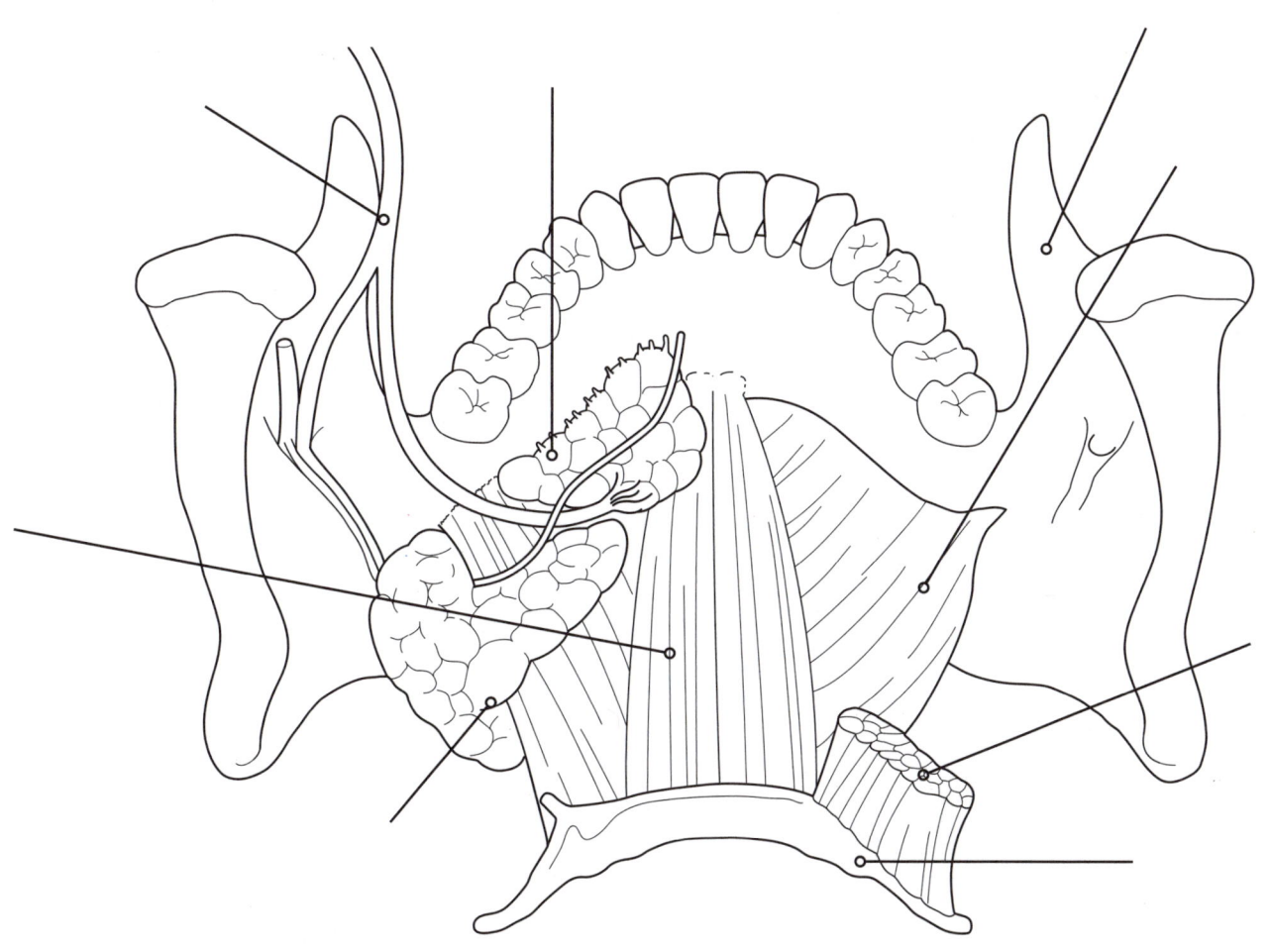

Dentadura

Los dientes están diseñados para morder y masticar los alimentos, y cada uno tiene una función específica.

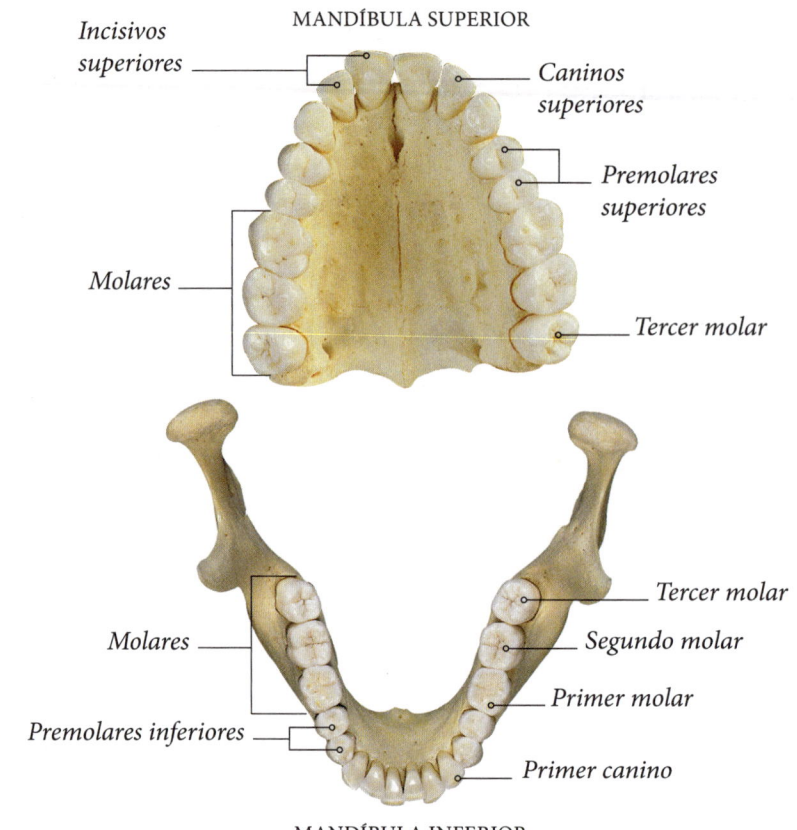

MANDÍBULA SUPERIOR

Incisivos superiores

Caninos superiores

Premolares superiores

Molares

Tercer molar

Tercer molar

Segundo molar

Molares

Primer molar

Premolares inferiores

Primer canino

MANDÍBULA INFERIOR

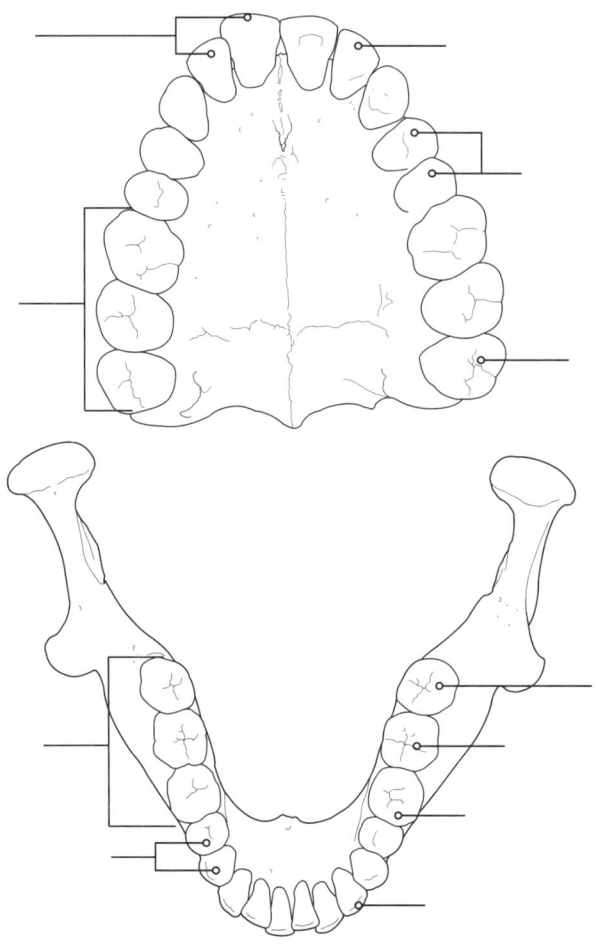

Desarrollo de los dientes

Hay dos fases de desarrollo dental durante la infancia. Esto permite que la cabeza crezca y que se desarrollen los dientes definitivos.

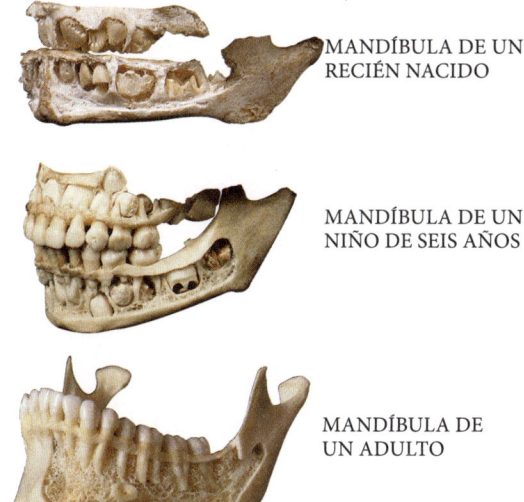

MANDÍBULA DE UN RECIÉN NACIDO

MANDÍBULA DE UN NIÑO DE SEIS AÑOS

MANDÍBULA DE UN ADULTO

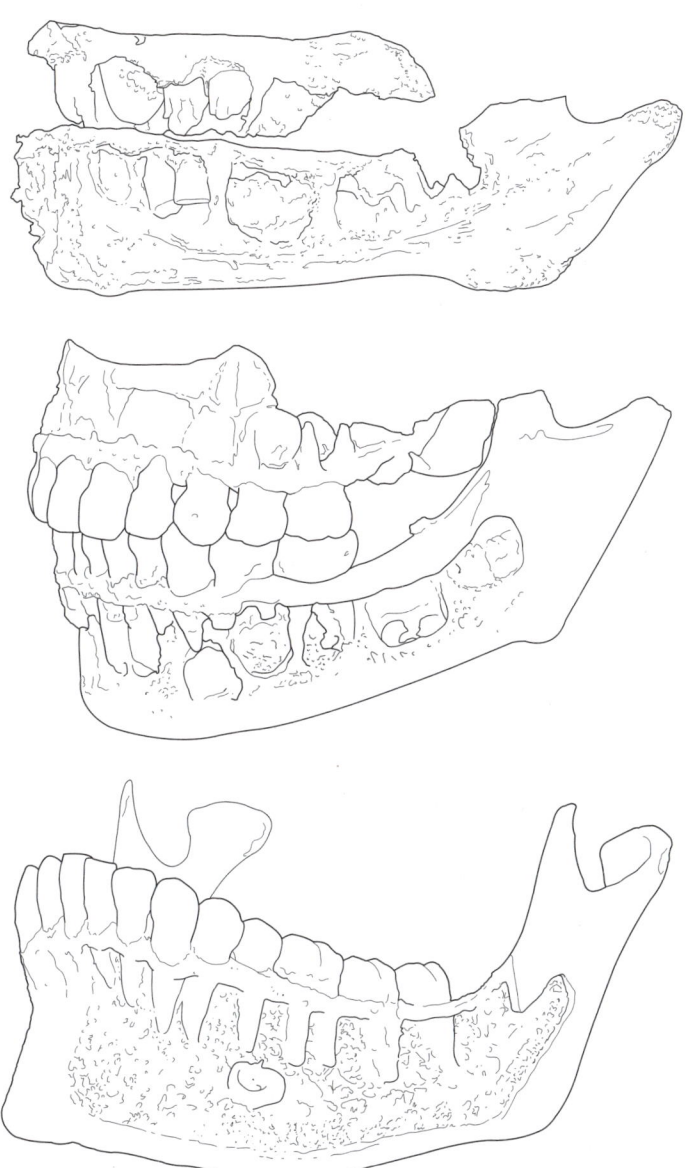

Lengua

La lengua es, sobre todo, una masa muscular, cuyo movimiento es esencial para el habla, la masticación y la deglución. Su superficie superior está recubierta de un tejido con papilas gustativas.

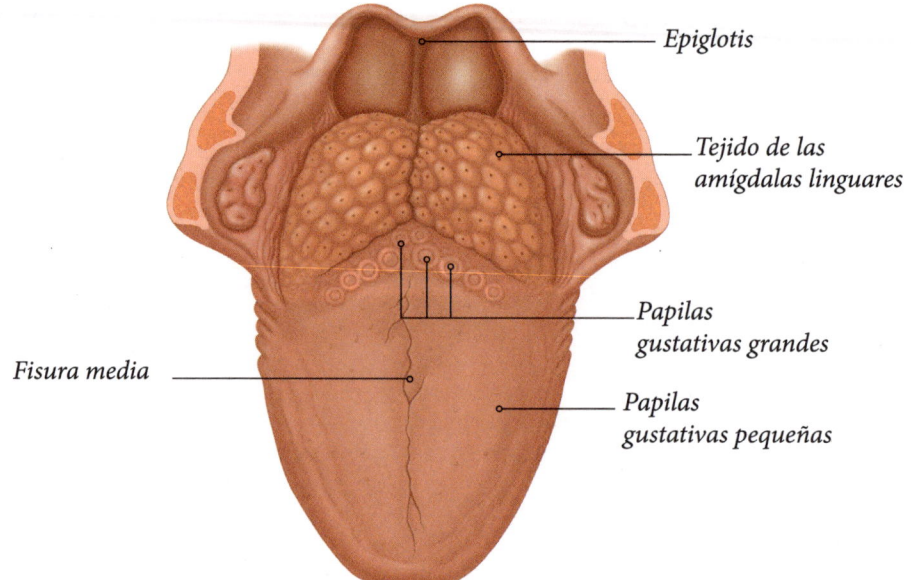

Epiglotis

Tejido de las amígdalas linguares

Papilas gustativas grandes

Fisura media

Papilas gustativas pequeñas

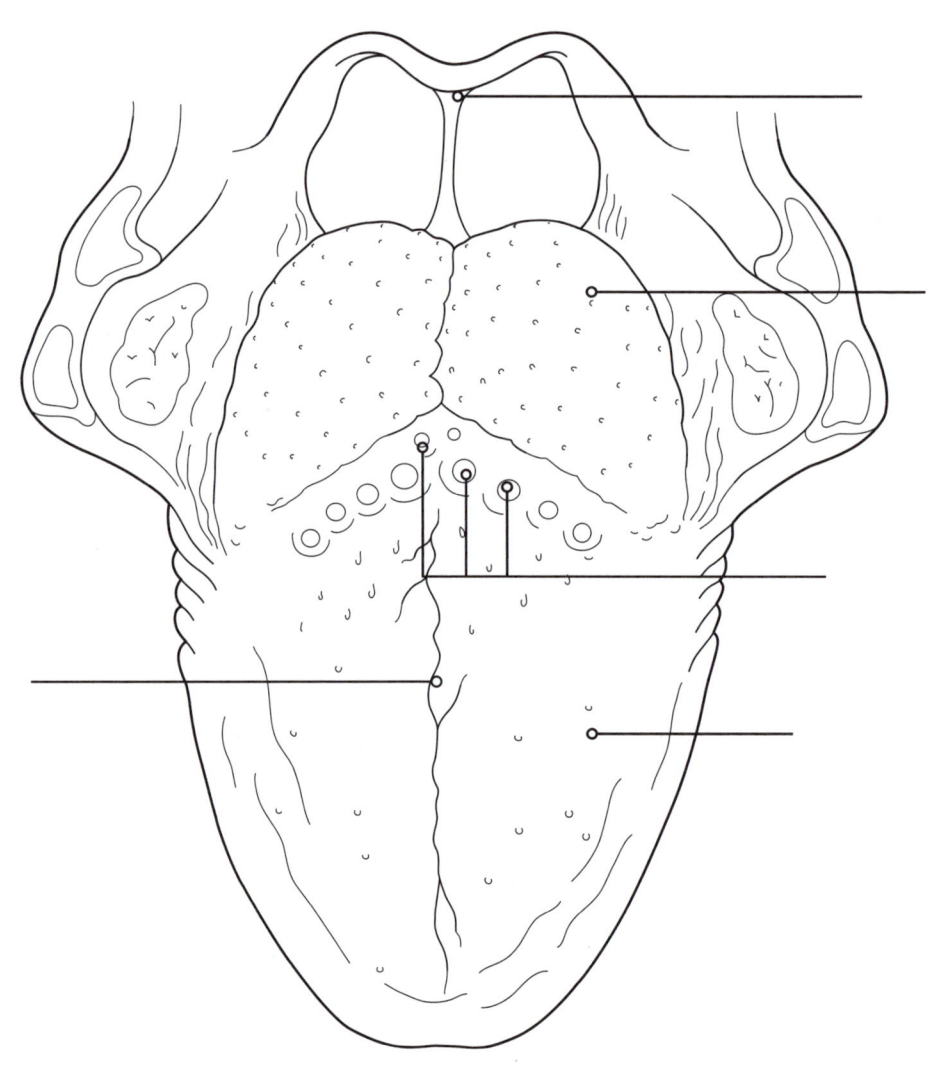

Músculos de la lengua

Los músculos internos de la lengua (músculos intrínsecos) comprenden tres grupos de haces de fibras que recorren la longitud, anchura y profundidad de este órgano.

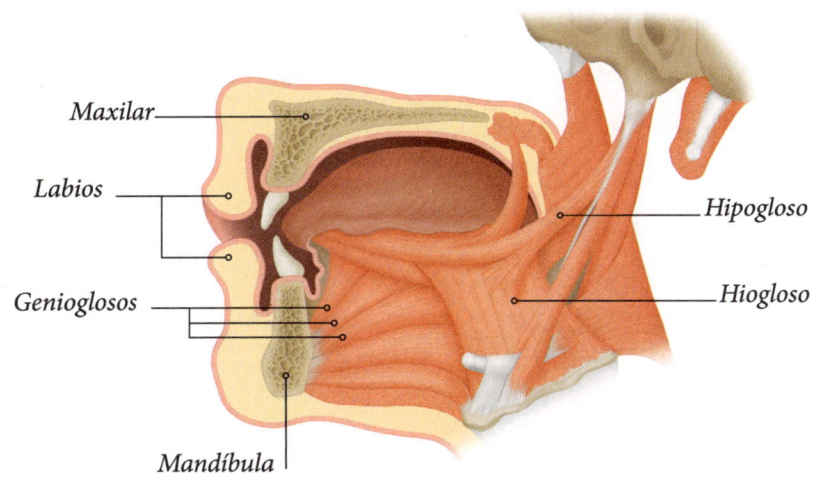

Maxilar

Labios

Genioglosos

Mandíbula

Hipogloso

Hiogloso

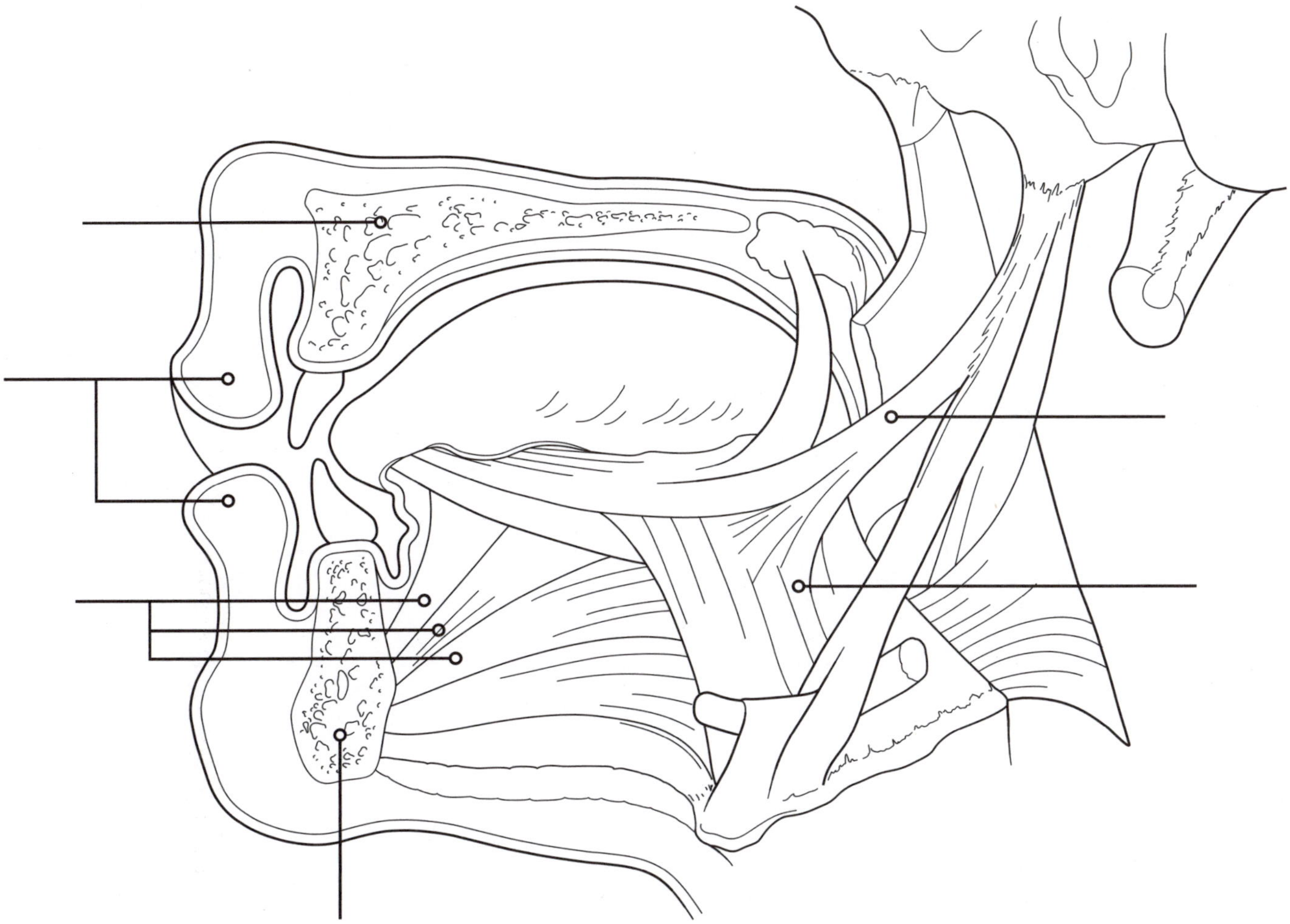

Glándulas salivales

Las glándulas salivales
producen unos tres cuartos
de litro de saliva al día. La
saliva desempeña un papel
fundamental en la lubricación
y protección de la boca y
los dientes, así como en la
deglución y la masticación.

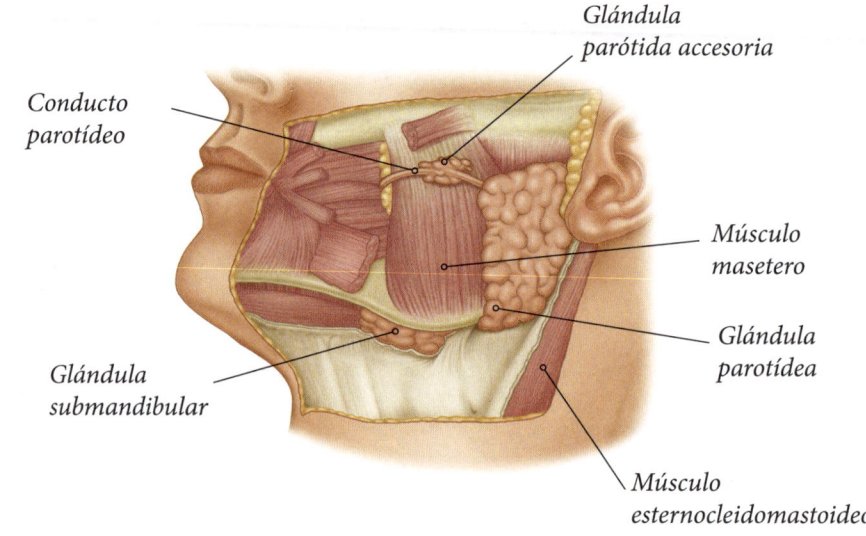

Conducto
parotídeo

Glándula
parótida accesoria

Músculo
masetero

Glándula
parotídea

Glándula
submandibular

Músculo
esternocleidomastoideo

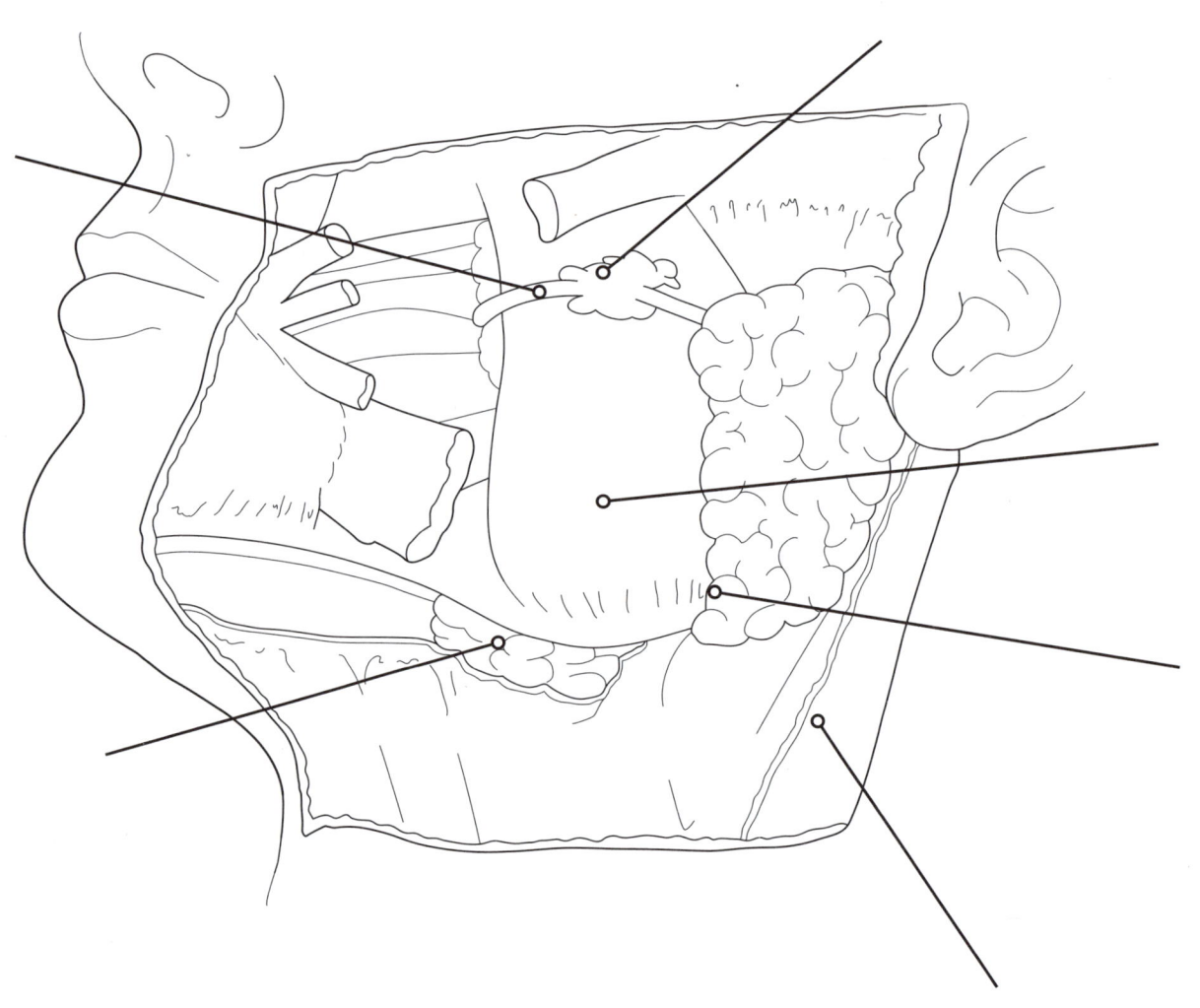

Glándulas submandibular y sublingual

Los dos pares más pequeños de glándulas salivales son las glándulas submandibulares y sublinguales, situadas en el suelo de la boca.

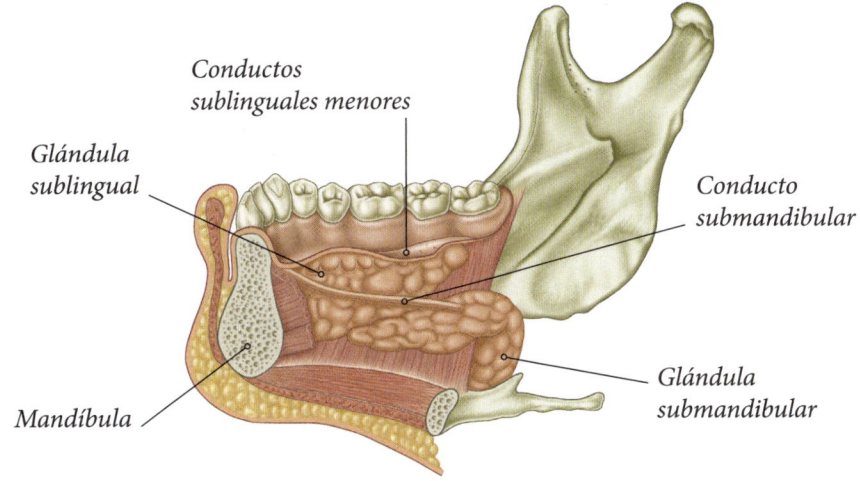

Conductos sublinguales menores

Glándula sublingual

Conducto submandibular

Mandíbula

Glándula submandibular

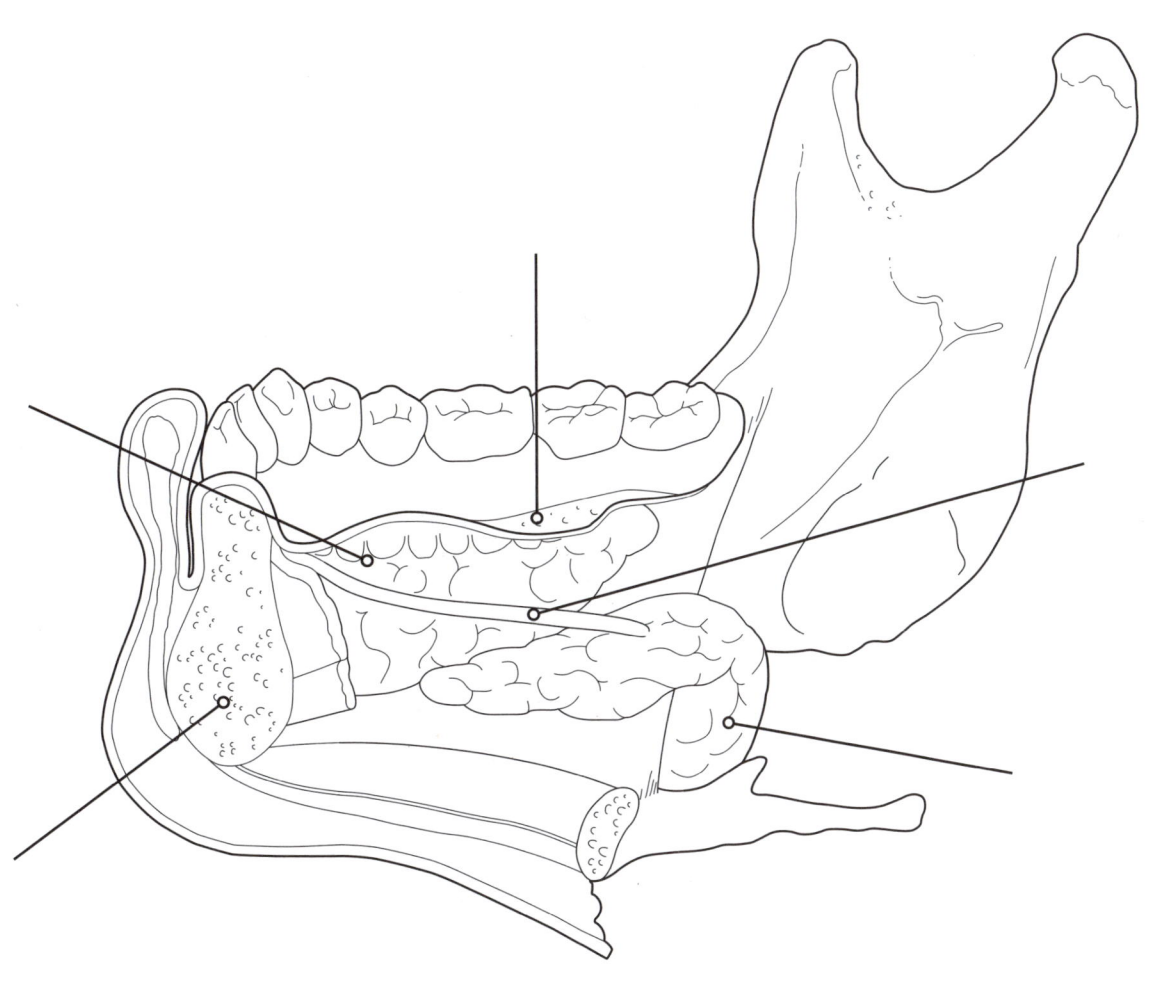

Fosa infratemporal

La fosa infratemporal (una fosa es una depresión u oquedad) es una región situada a un lado de la cabeza que contiene una serie de nervios, vasos sanguíneos y músculos que intervienen en la masticación.

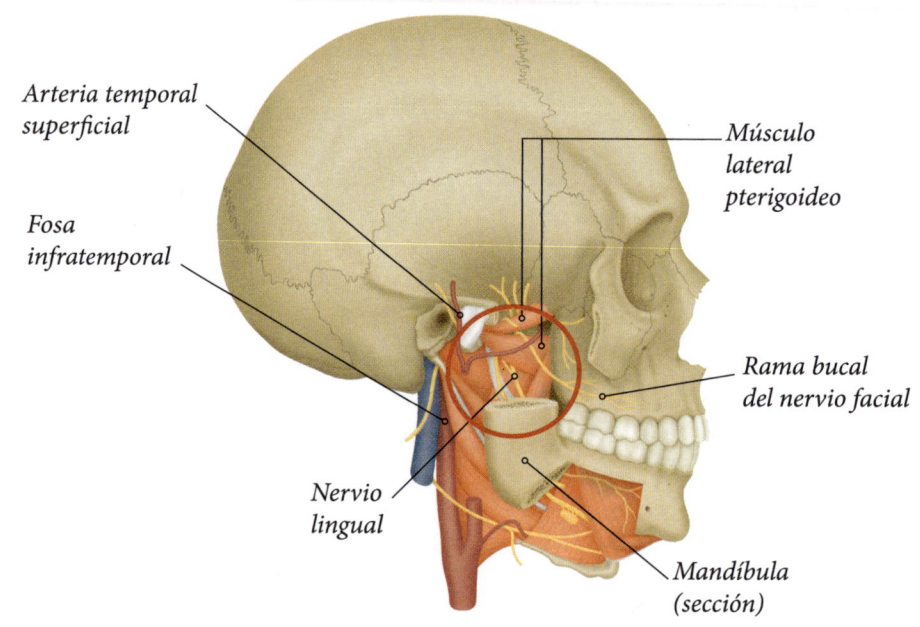

Arteria temporal superficial

Fosa infratemporal

Nervio lingual

Músculo lateral pterigoideo

Rama bucal del nervio facial

Mandíbula (sección)

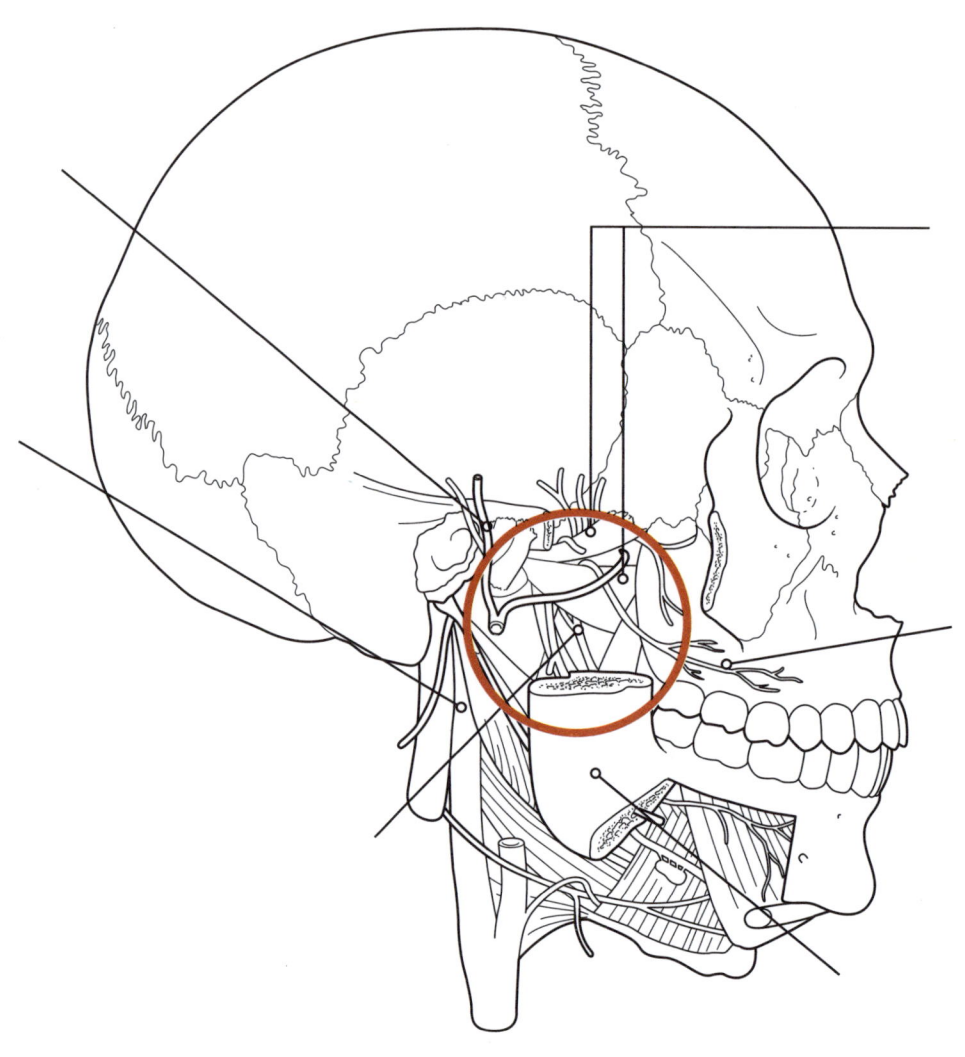

Nervio mandibular

El nervio mandibular sale del cráneo (a través del agujero oval) para entrar directamente en la fosa infratemporal, donde se divide en sus numerosas ramas.

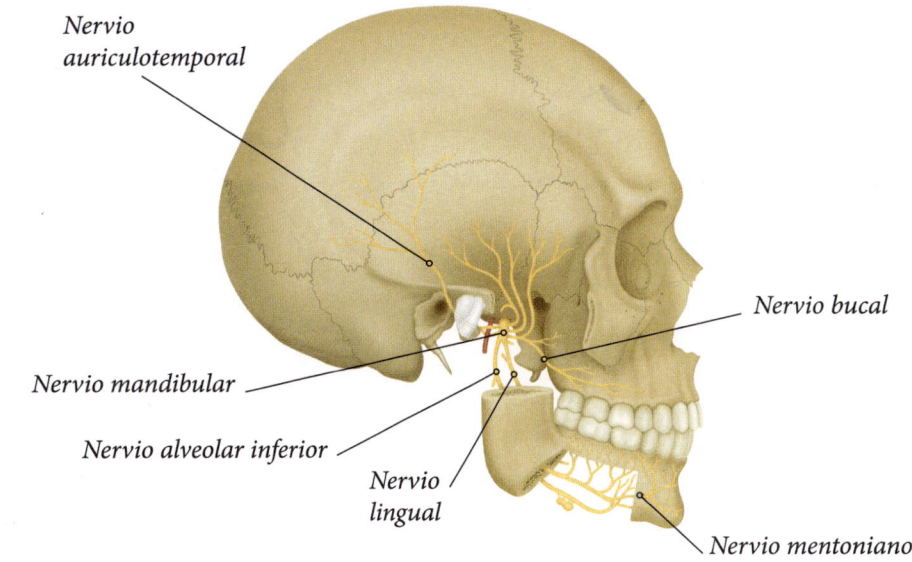

Nervio auriculotemporal

Nervio bucal

Nervio mandibular

Nervio alveolar inferior

Nervio lingual

Nervio mentoniano

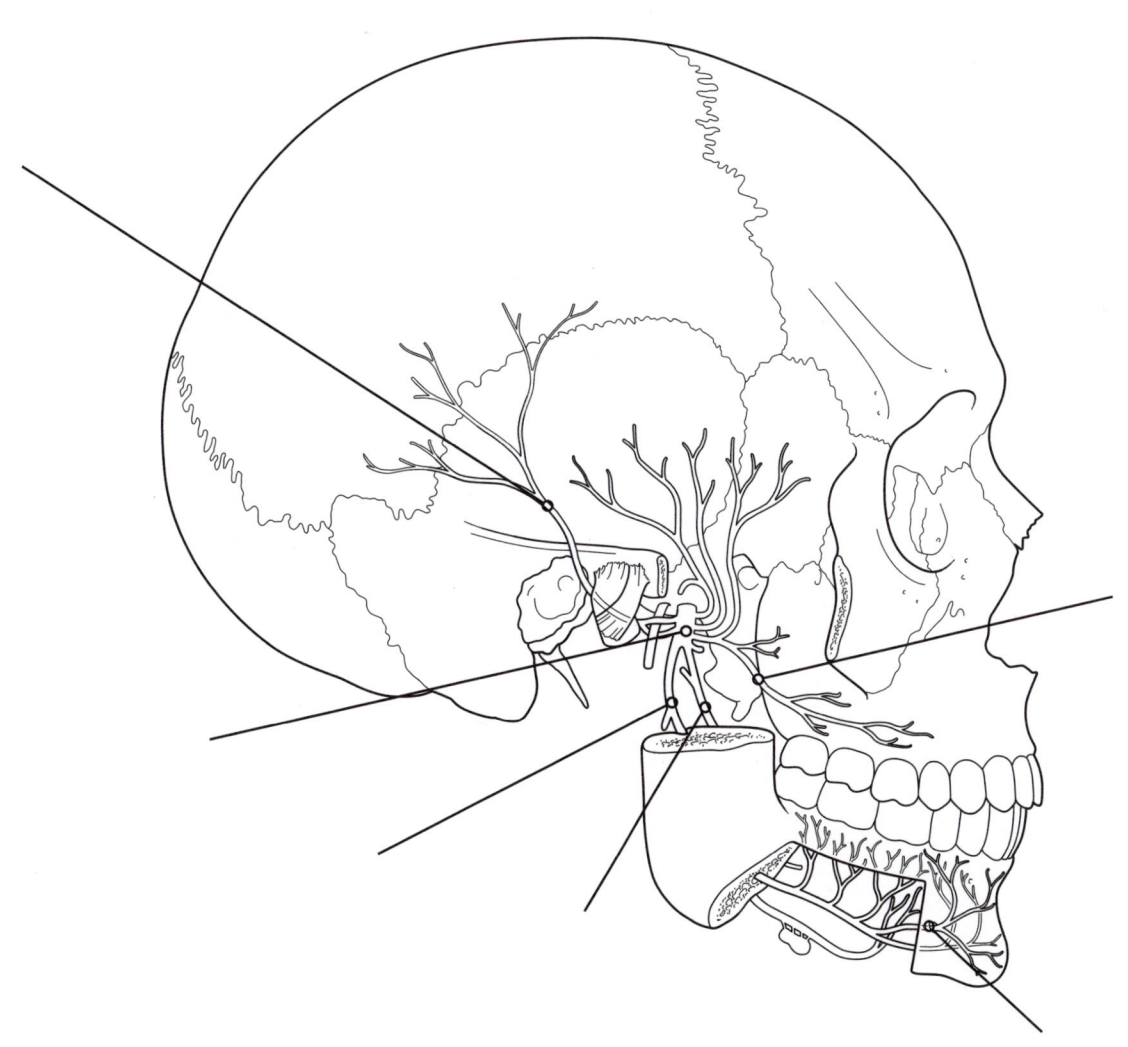

Fosa pterigopalatina

La fosa pterigopalatina es un espacio en forma de embudo entre los huesos de la cabeza. Contiene nervios y vasos sanguíneos que irrigan el ojo, la boca, la nariz y la cara.

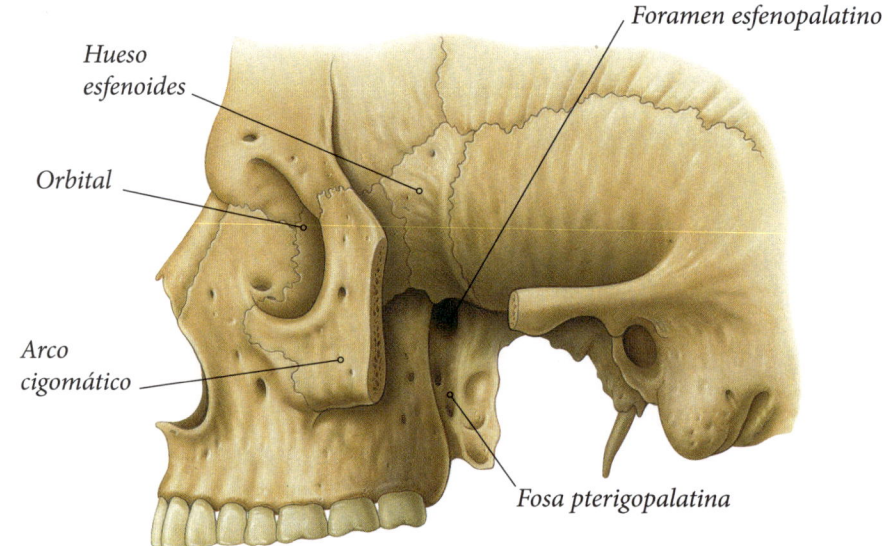

Foramen esfenopalatino

Hueso esfenoides

Orbital

Arco cigomático

Fosa pterigopalatina

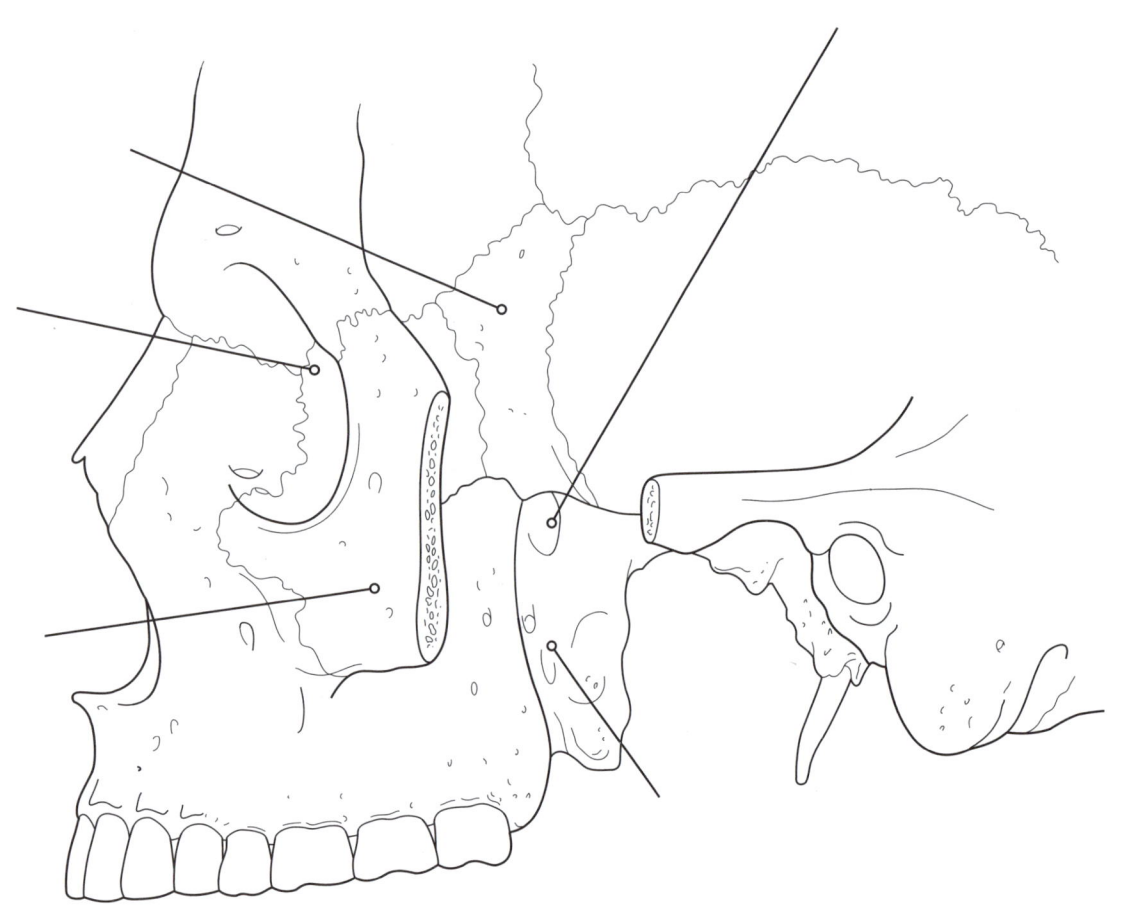

Nervio maxilar

El nervio maxilar penetra en la fosa pterigopalatina antes de dividirse en ramas que proporcionan sensibilidad a diversas zonas de la cara.

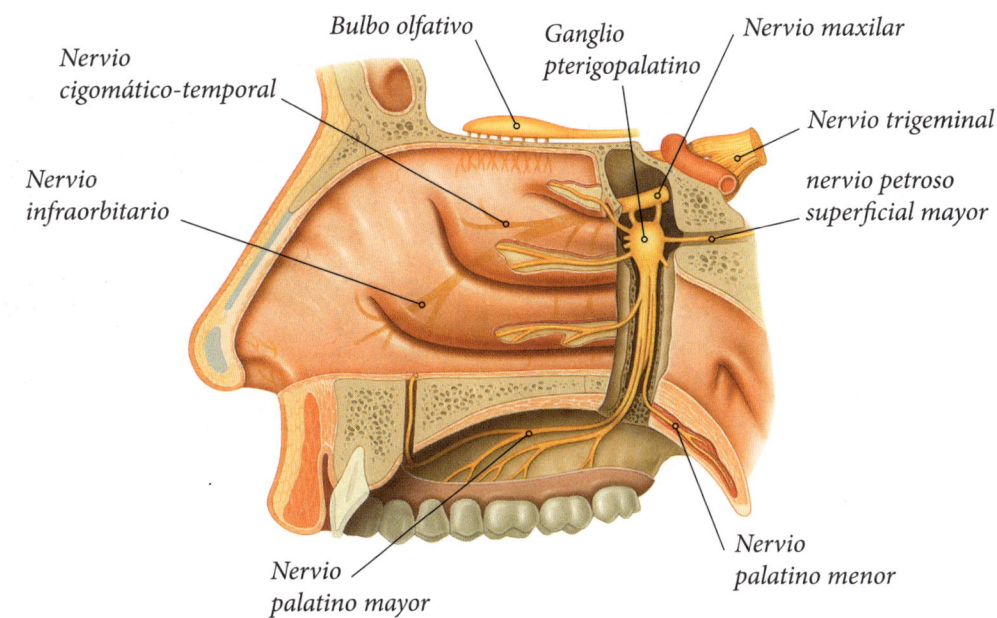

Nervio cigomático-temporal

Bulbo olfativo

Ganglio pterigopalatino

Nervio maxilar

Nervio trigeminal

Nervio infraorbitario

nervio petroso superficial mayor

Nervio palatino mayor

Nervio palatino menor

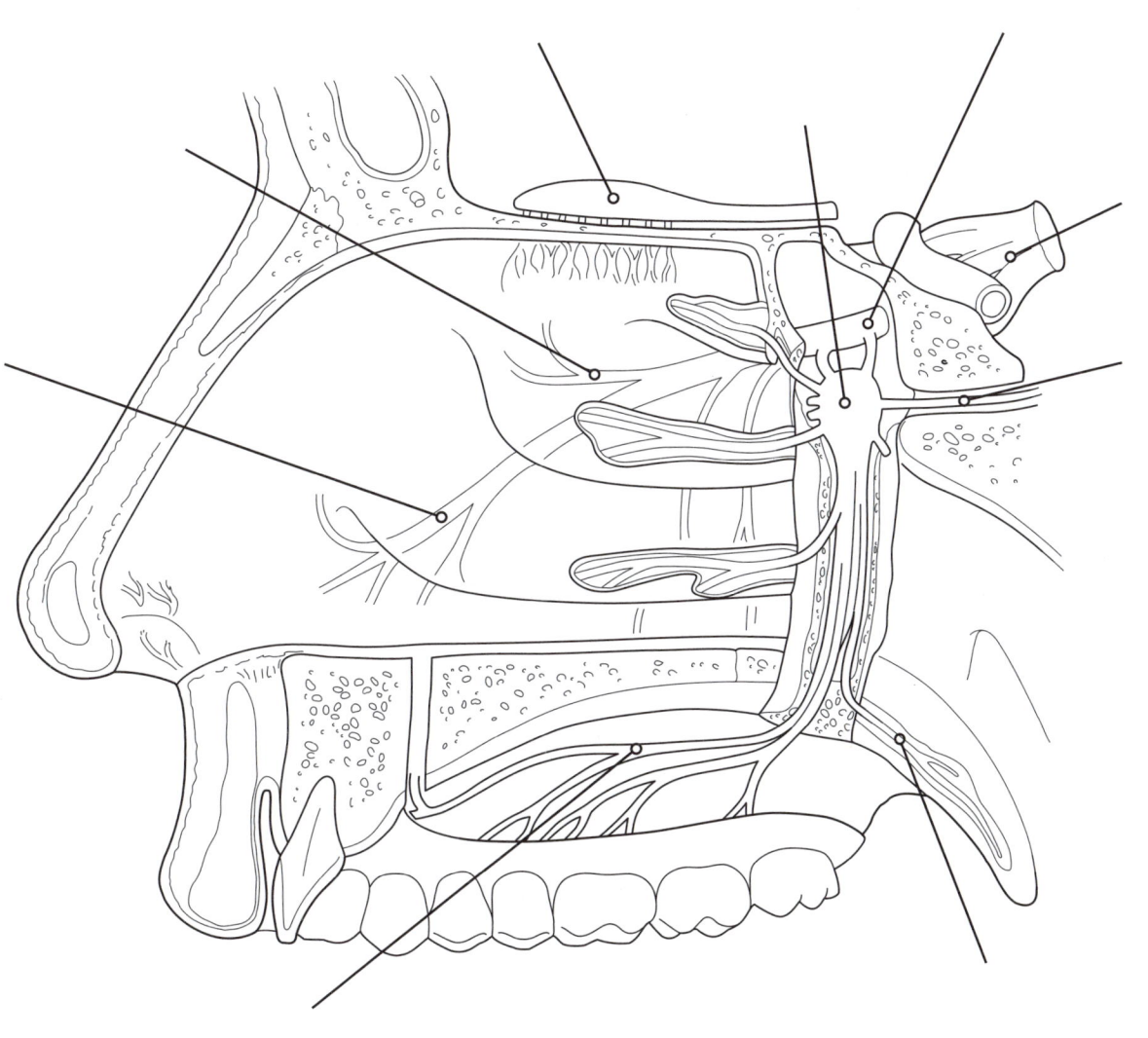

Oído

Los oídos son órganos sensoriales vitales para la audición y el equilibrio. Cada oído está dividido en tres partes –oído externo, oído medio y oído interno–, cada una de las cuales está diseñada para responder al sonido o al movimiento de una manera distinta.

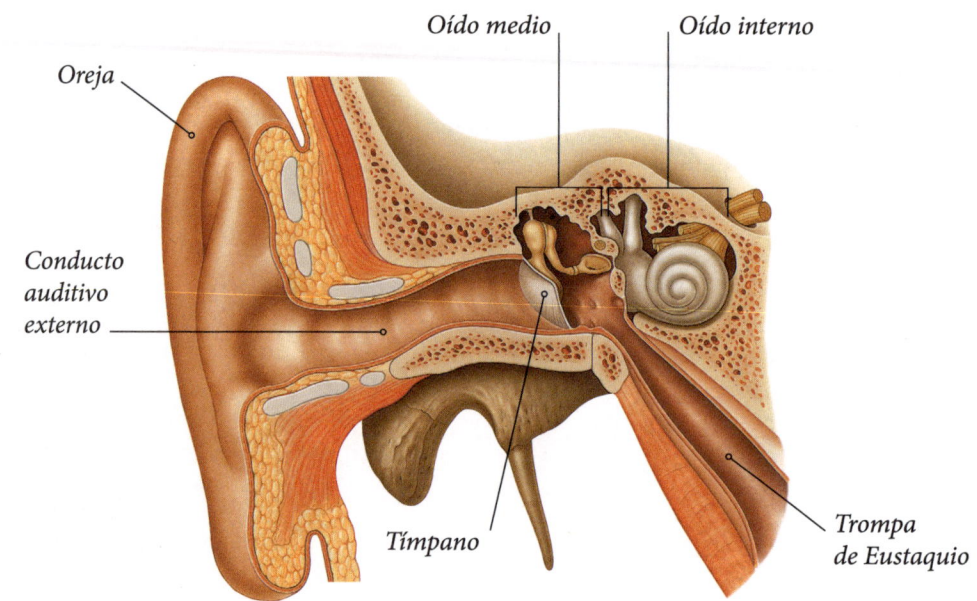

Oído medio

Oído interno

Oreja

Conducto auditivo externo

Tímpano

Trompa de Eustaquio

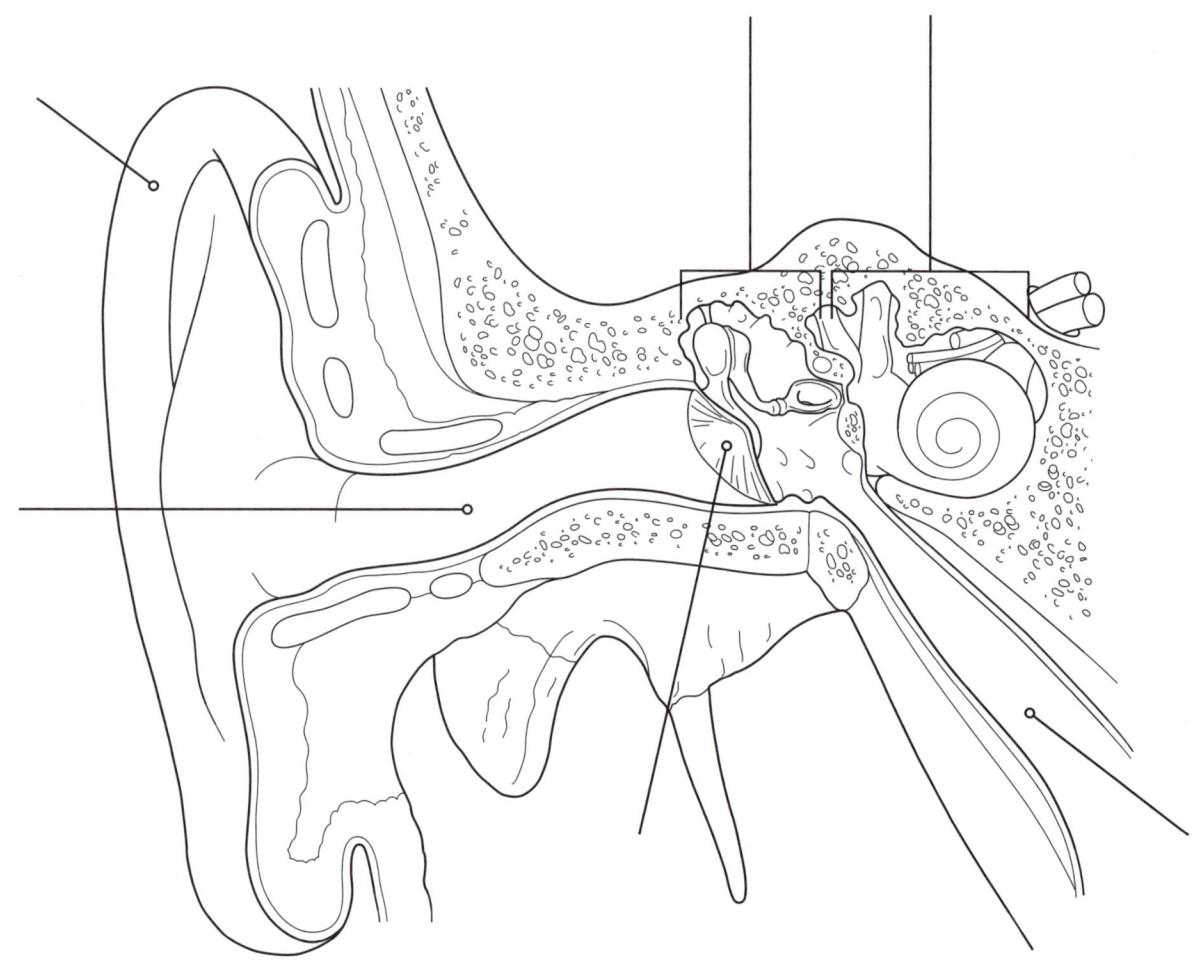

Interior del oído

El oído medio es una cavidad llena de aire que contiene el tímpano y tres diminutos huesos que ayudan a transmitir el sonido al oído interno. Está conectado a la garganta a través de la trompa auditiva.

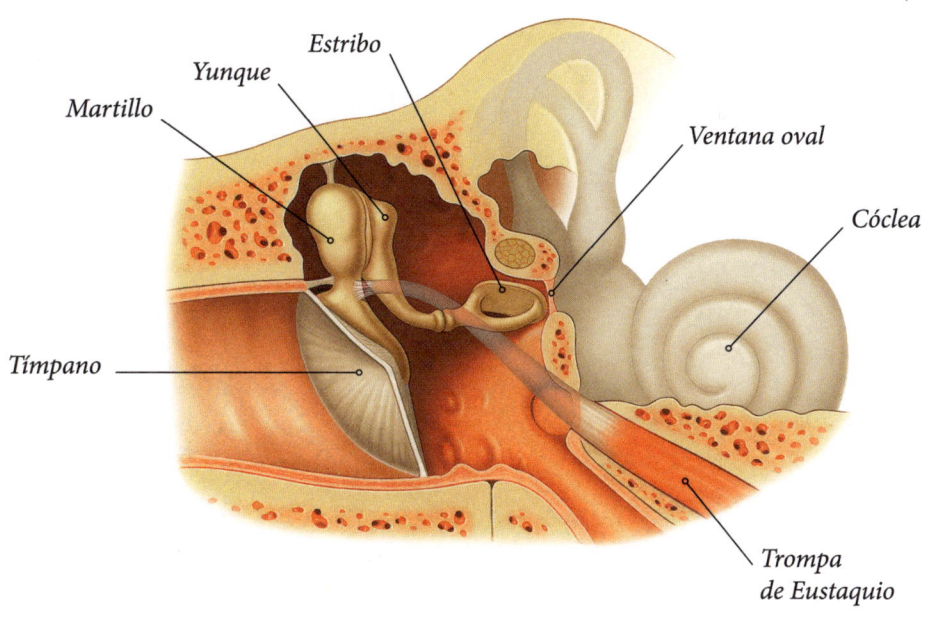

Martillo

Yunque

Estribo

Ventana oval

Cóclea

Tímpano

Trompa de Eustaquio

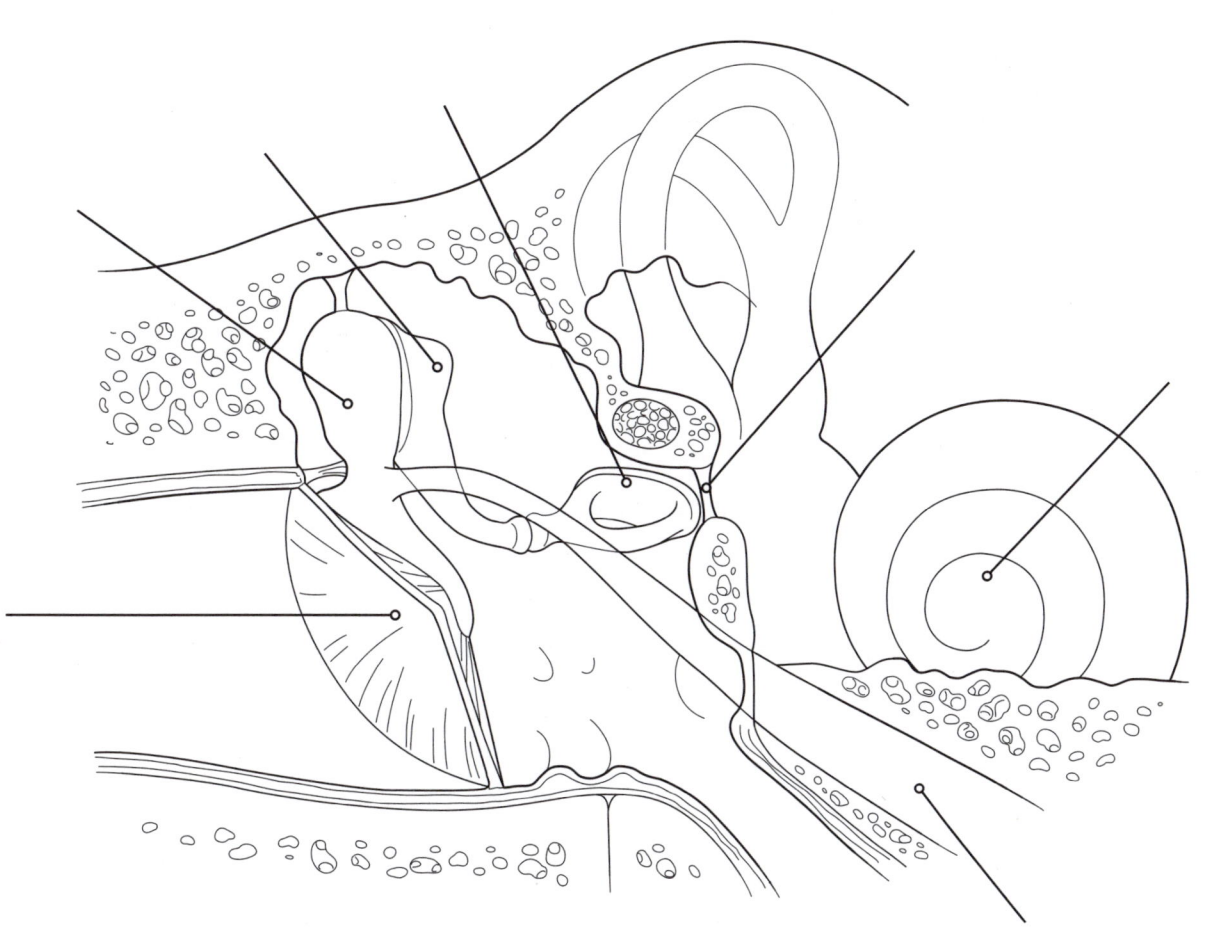

Interior del cuello

El cuello es una de las zonas más complejas de nuestra anatomía. Muchas estructuras vitales, como la médula espinal y la glándula tiroides, están estrechamente unidas por capas de tejido y músculo.

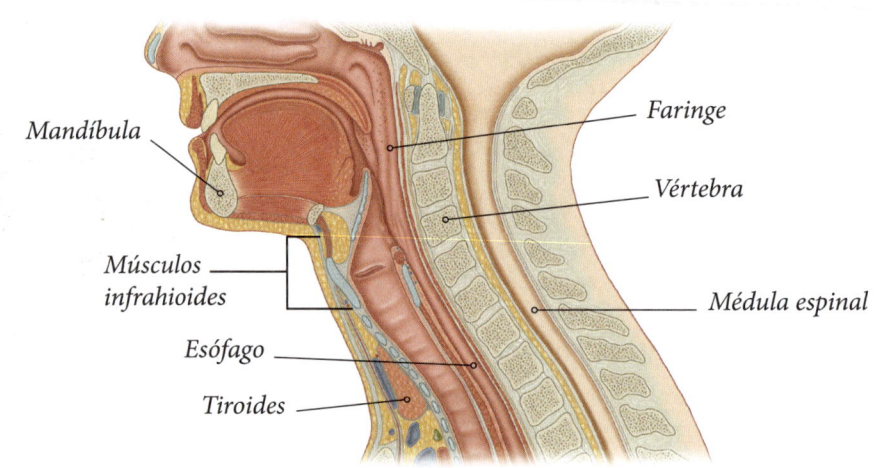

Mandíbula

Faringe

Vértebra

Músculos infrahioides

Médula espinal

Esófago

Tiroides

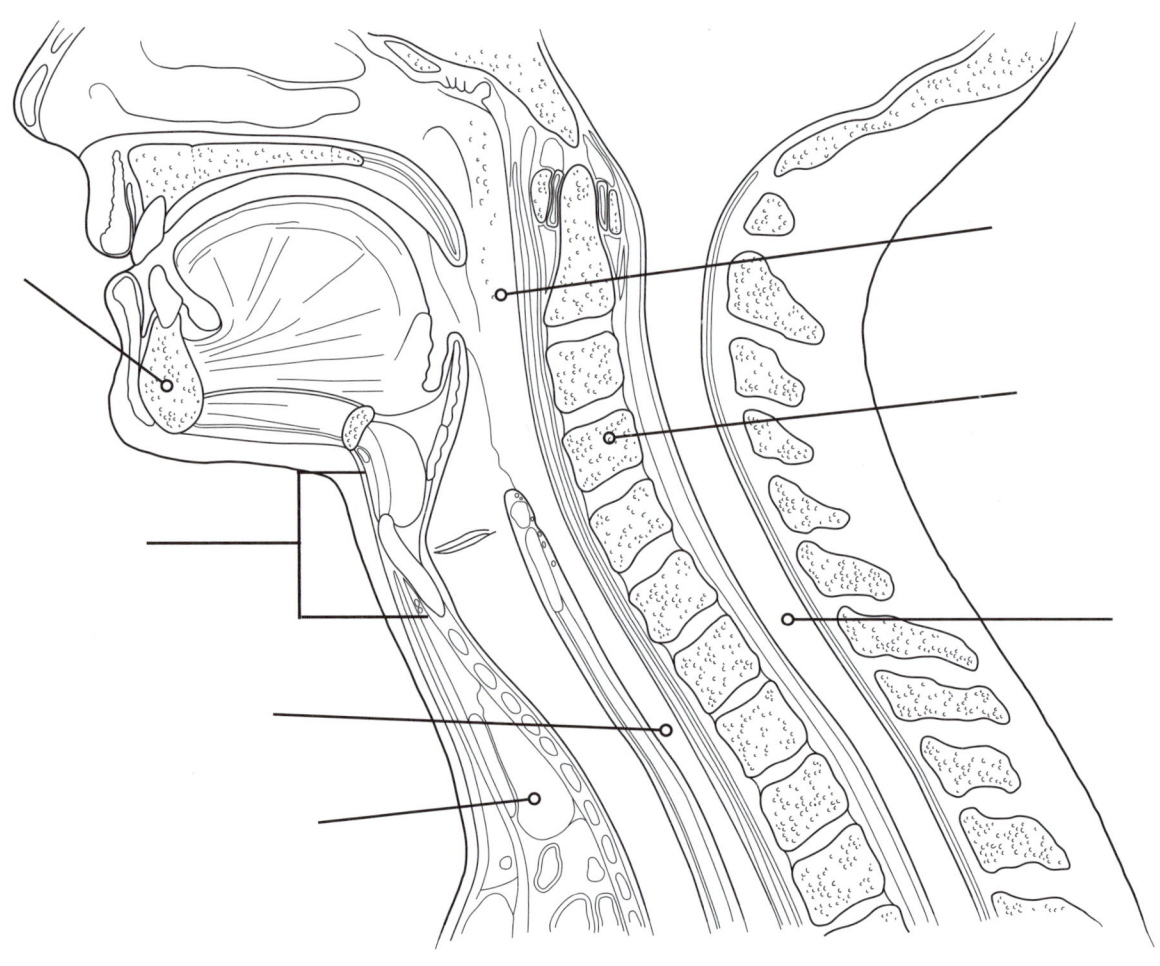

Sección transversal del cuello

En las capas más internas
del cuello hay capas de
tejido interconectadas,
que se unen a varias
estructuras y las protegen.

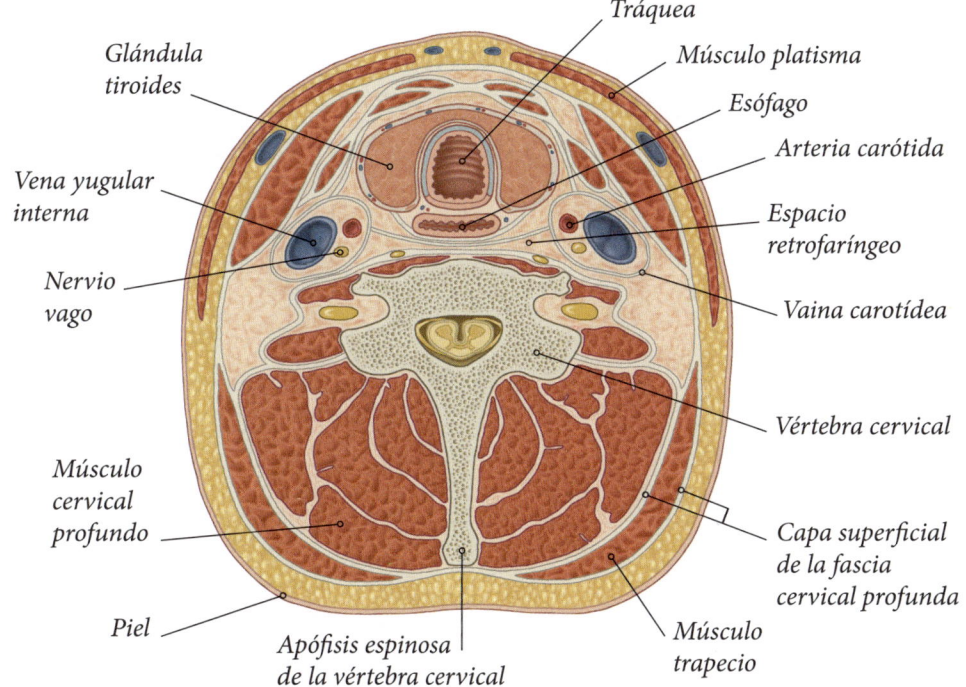

Glándula tiroides

Tráquea

Músculo platisma

Esófago

Arteria carótida

Vena yugular interna

Espacio retrofaríngeo

Nervio vago

Vaina carotídea

Vértebra cervical

Músculo cervical profundo

Capa superficial de la fascia cervical profunda

Piel

Apófisis espinosa de la vértebra cervical

Músculo trapecio

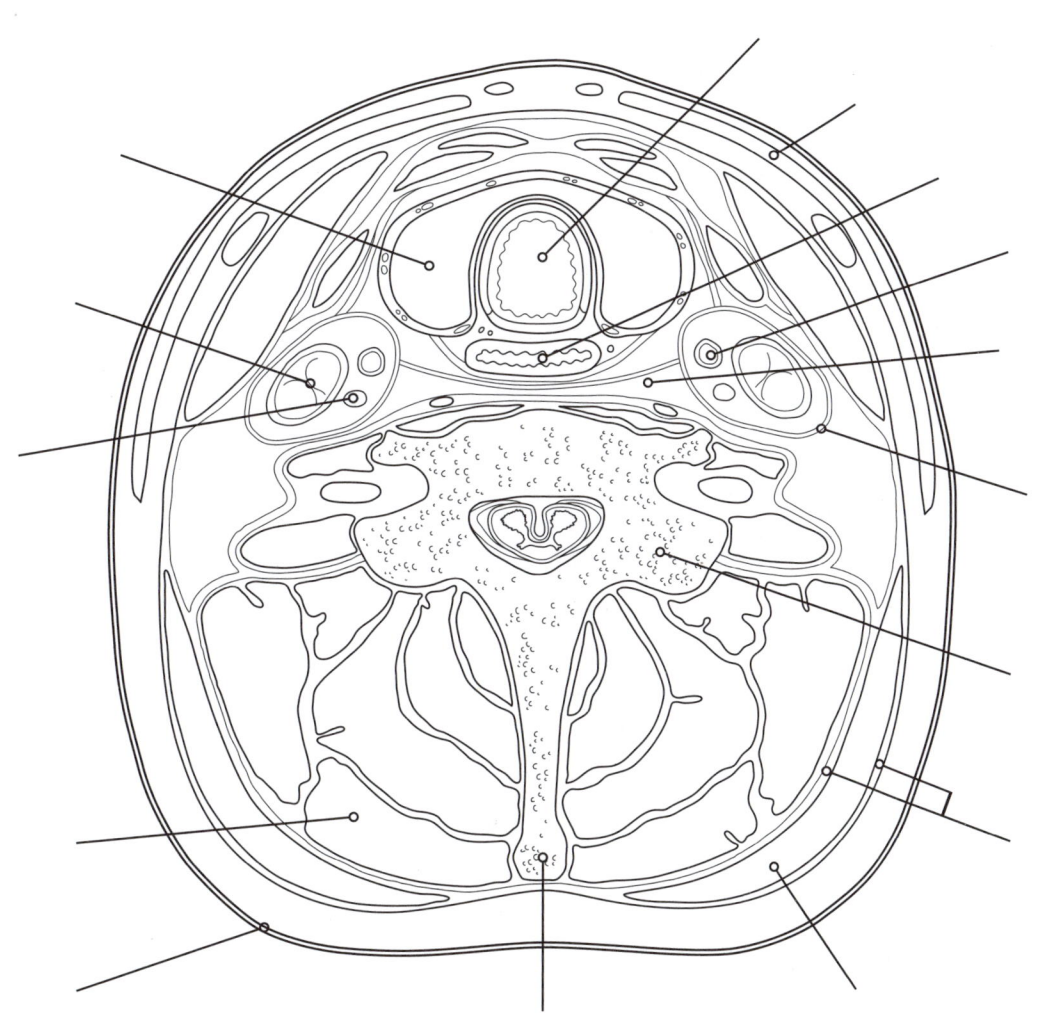

Columna vertebral

La columna vertebral proporciona
flexibilidad a nuestro cuerpo y
nos mantiene erguidos. También
protege la delicada médula espinal.

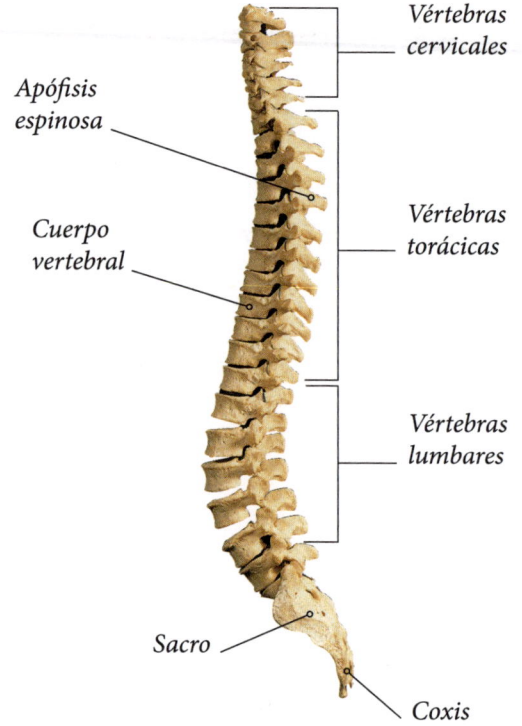

Vértebras cervicales

Apófisis espinosa

Vértebras torácicas

Cuerpo vertebral

Vértebras lumbares

Sacro

Coxis

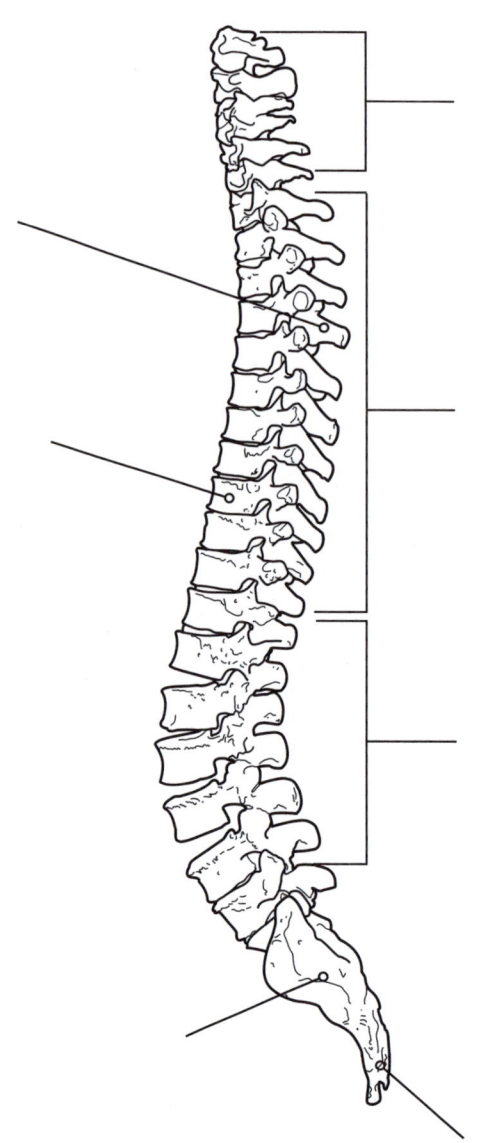

Conexiones vertebrales

La columna vertebral está dividida en cinco secciones principales. Cada una de ellas cumple una función y juntas mantienen la estabilidad del esqueleto.

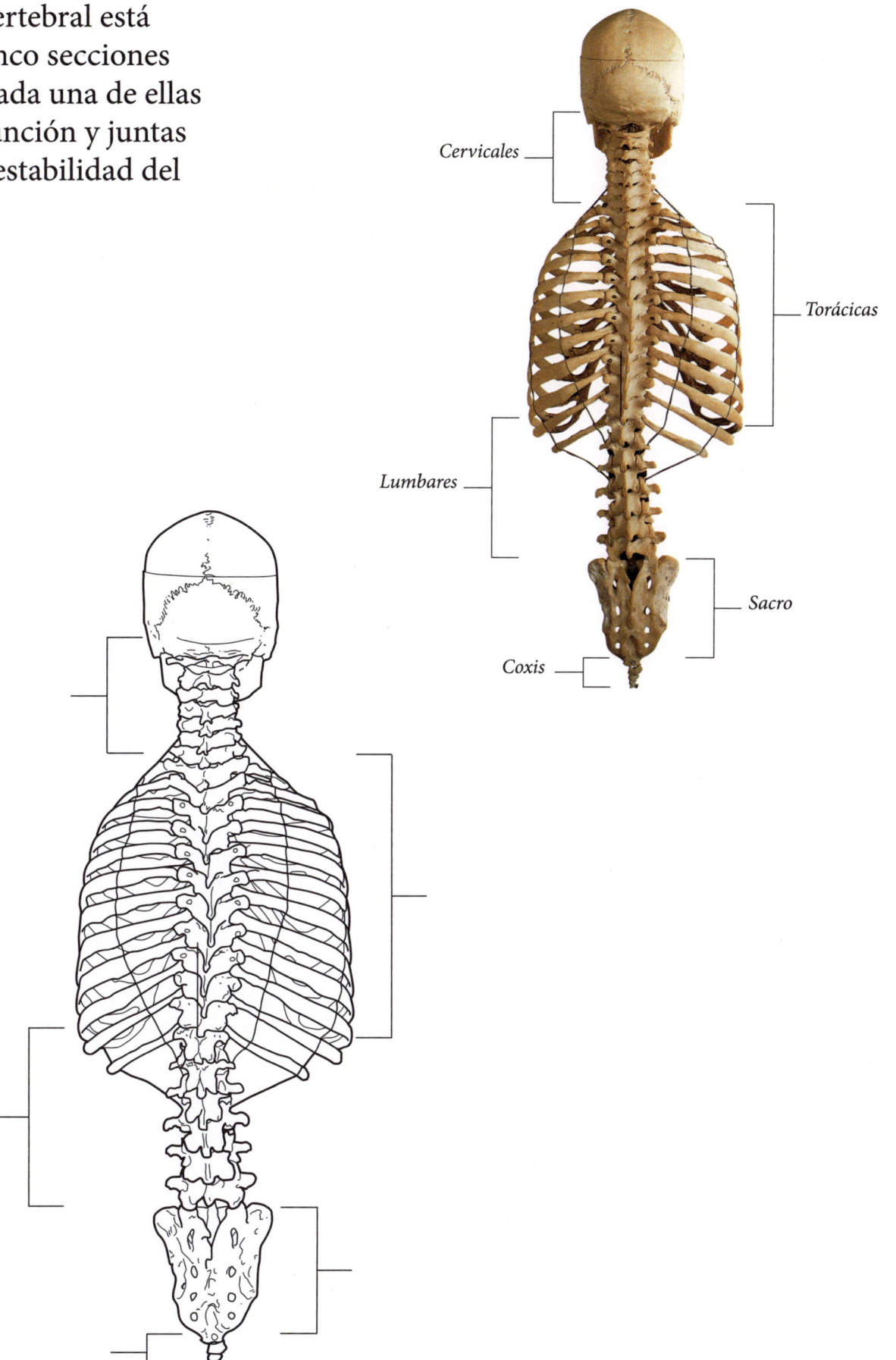

Cervicales

Torácicas

Lumbares

Sacro

Coxis

Vértebras cervicales

Tenemos siete vértebras cervicales, que forman la estructura esquelética del cuello. Ellas protegen la médula espinal, sostienen el cráneo y permiten una amplia variedad de movimientos.

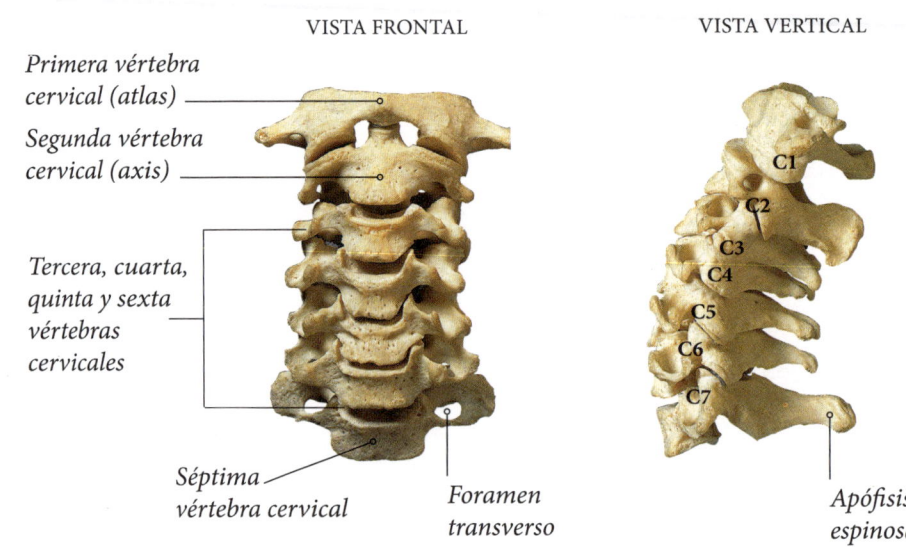

VISTA FRONTAL

VISTA VERTICAL

Primera vértebra cervical (atlas)

Segunda vértebra cervical (axis)

Tercera, cuarta, quinta y sexta vértebras cervicales

Séptima vértebra cervical

Foramen transverso

Apófisis espinosa

C1
C2
C3
C4
C5
C6
C7

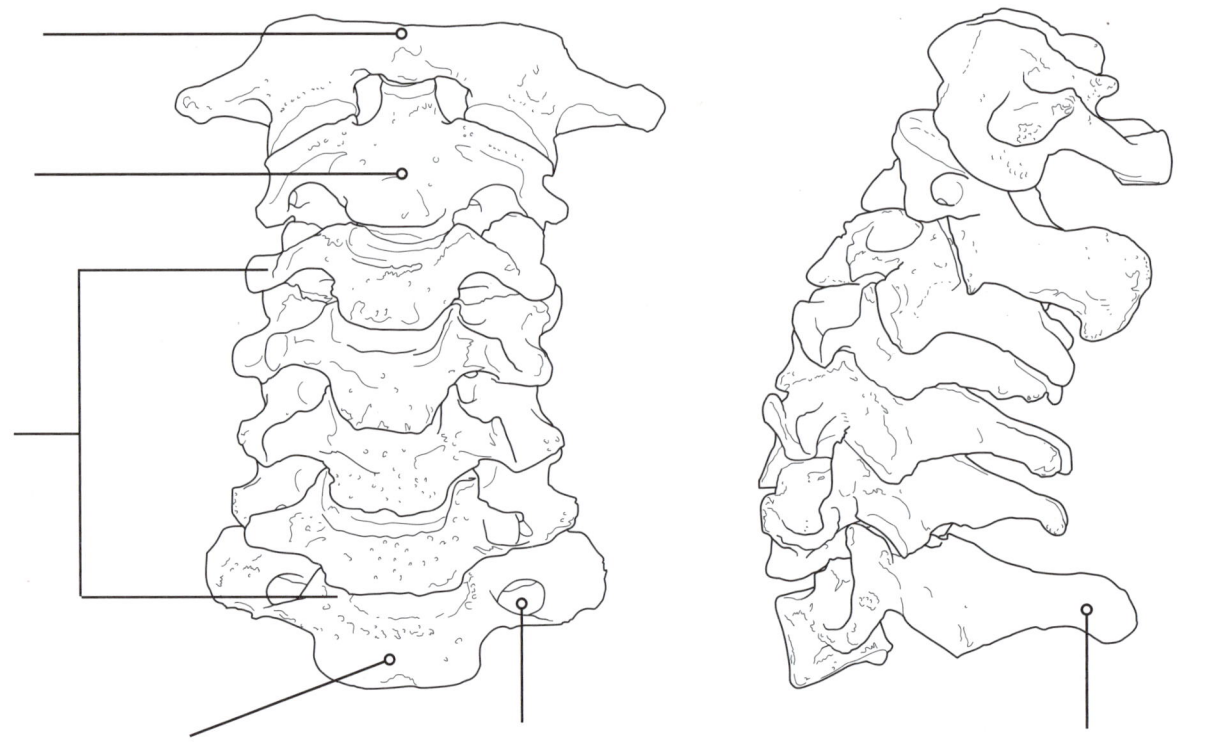

Músculos del cuello

Los músculos de la parte anterior del cuello se dividen en grupos musculares suprahioideos e infrahioideos. Se unen al hueso hioides y actúan para subirlo y bajarlo durante la deglución, así como a la laringe.

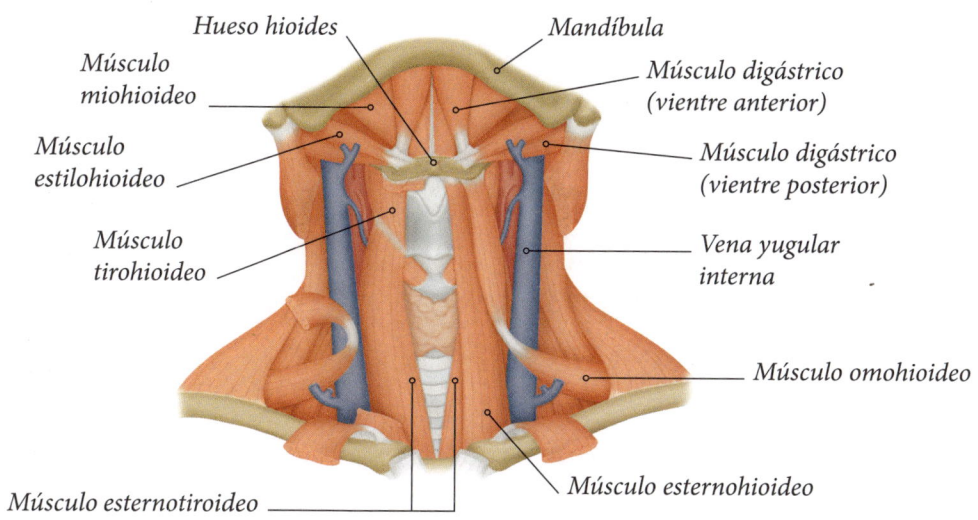

Hueso hioides

Mandíbula

Músculo miohioideo

Músculo digástrico (vientre anterior)

Músculo estilohioideo

Músculo digástrico (vientre posterior)

Músculo tirohioideo

Vena yugular interna

Músculo omohioideo

Músculo esternotiroideo

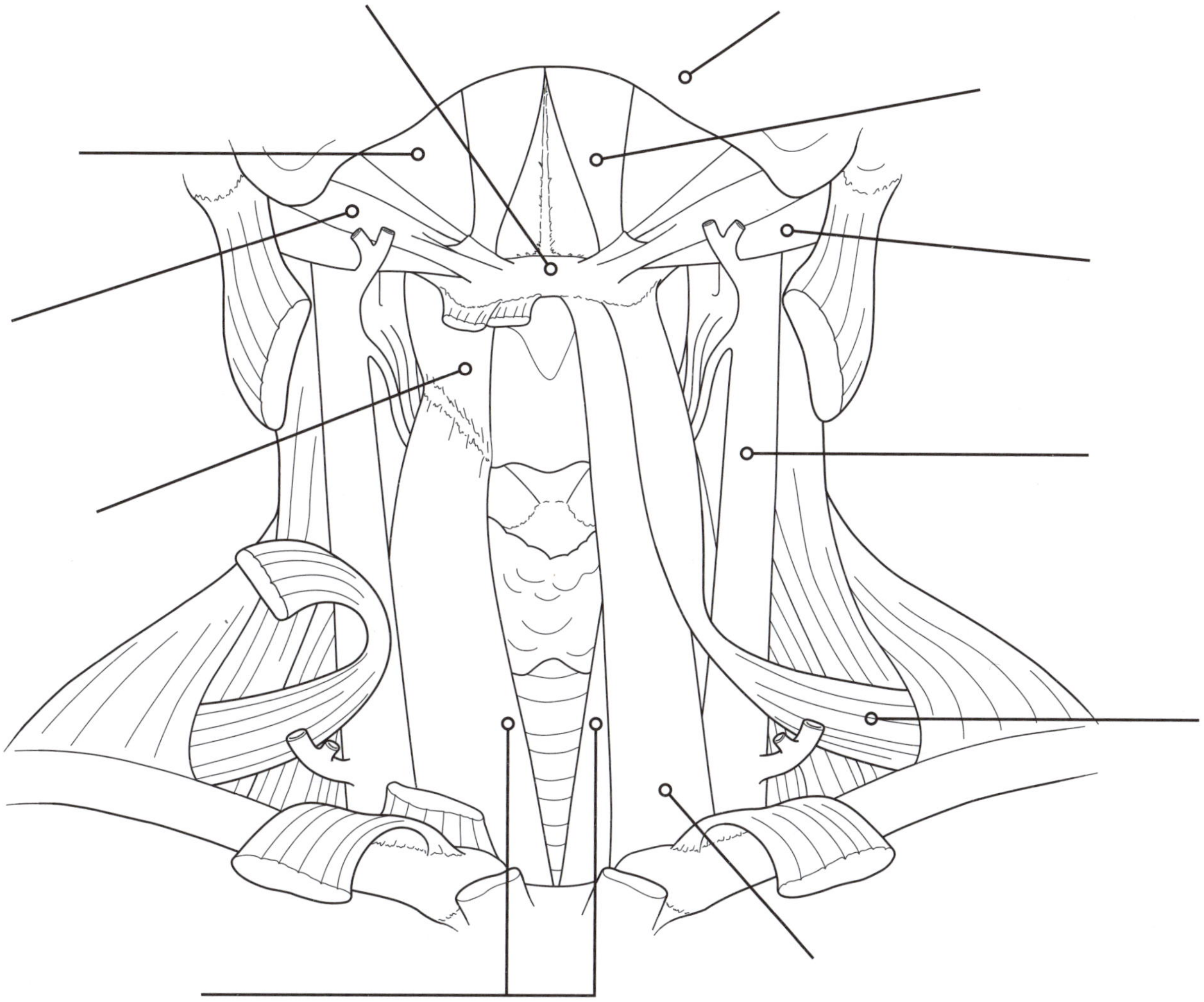

Músculo esternohioideo

Tronco del encéfalo

El tronco encefálico (o tallo cerebral) se encuentra en la unión del cerebro y la médula espinal. Ayuda a regular la respiración y la circulación sanguínea, además de influir en el nivel de conciencia de la persona.

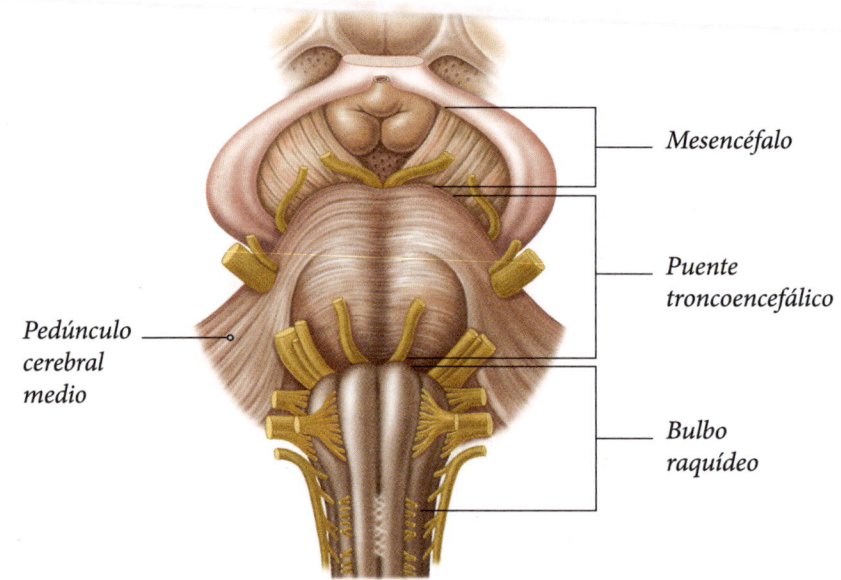

Mesencéfalo

Puente troncoencefálico

Pedúnculo cerebral medio

Bulbo raquídeo

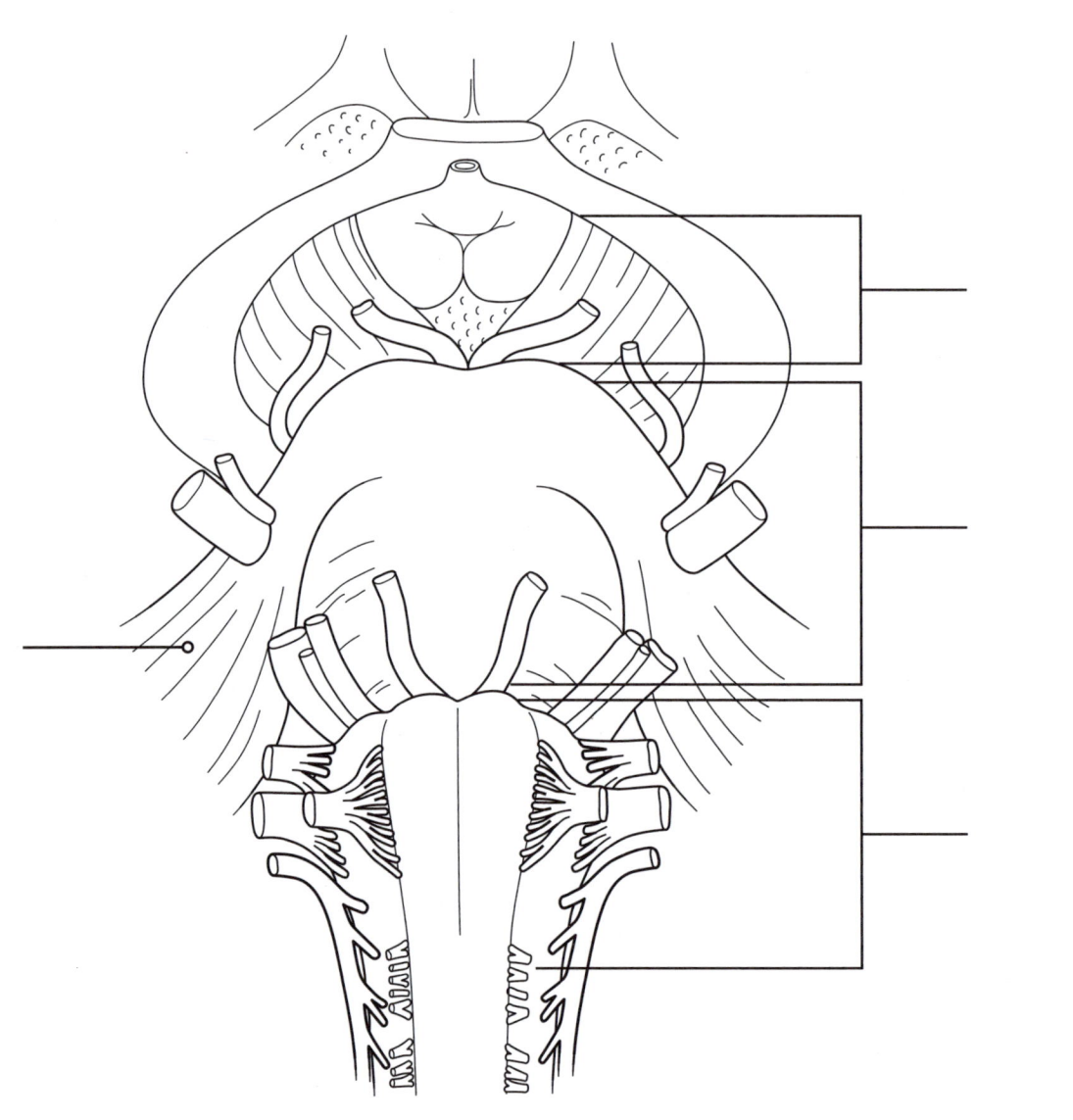

Plexo braquial

El plexo braquial está en la raíz del cuello y se extiende hasta las axilas. Desde el plexo parten los principales nervios que conectan las extremidades superiores.

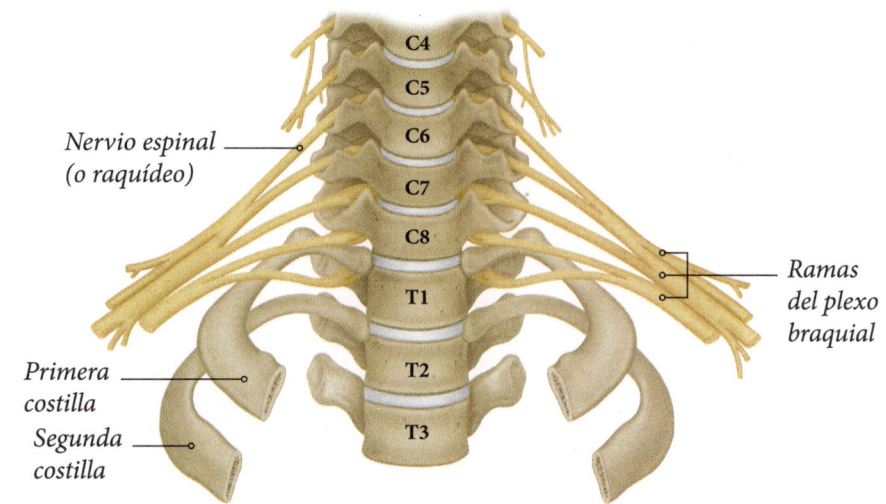

C4
C5
C6
C7
C8
T1
T2
T3

Nervio espinal (o raquídeo)

Ramas del plexo braquial

Primera costilla

Segunda costilla

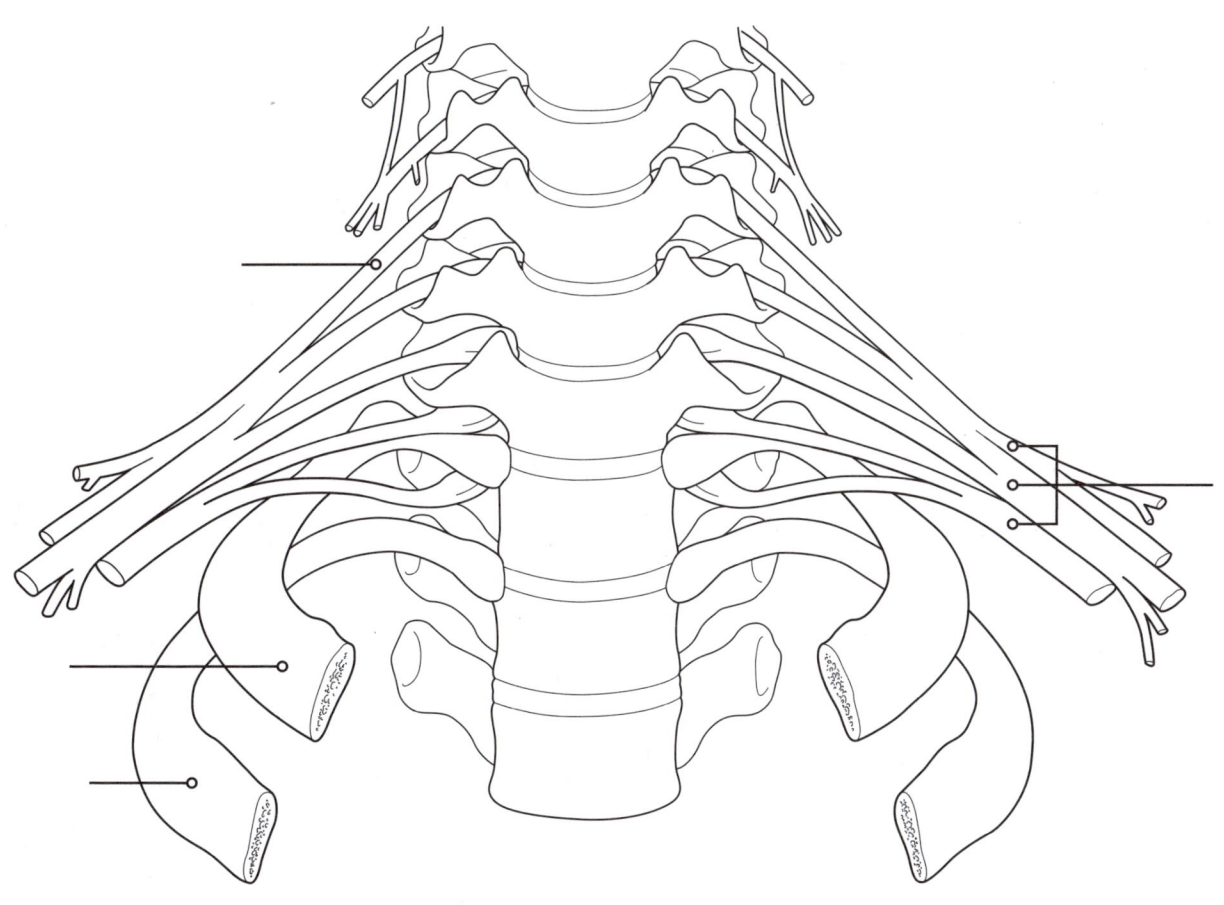

Dermatomas

Un dermatoma es una zona de la piel inervada por un único nervio espinal (y, por tanto, de un único segmento de la médula espinal); sin embargo, esa inervación puede llegar a la piel en dos o más ramas cutáneas.

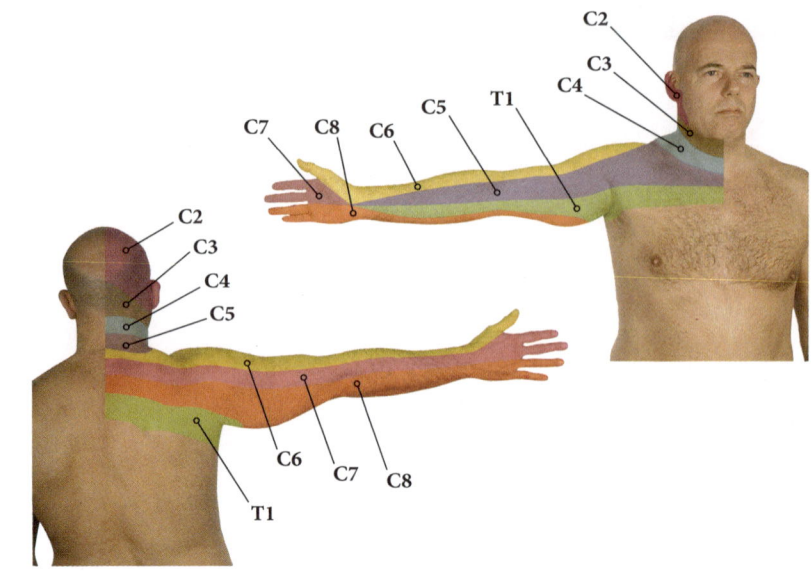

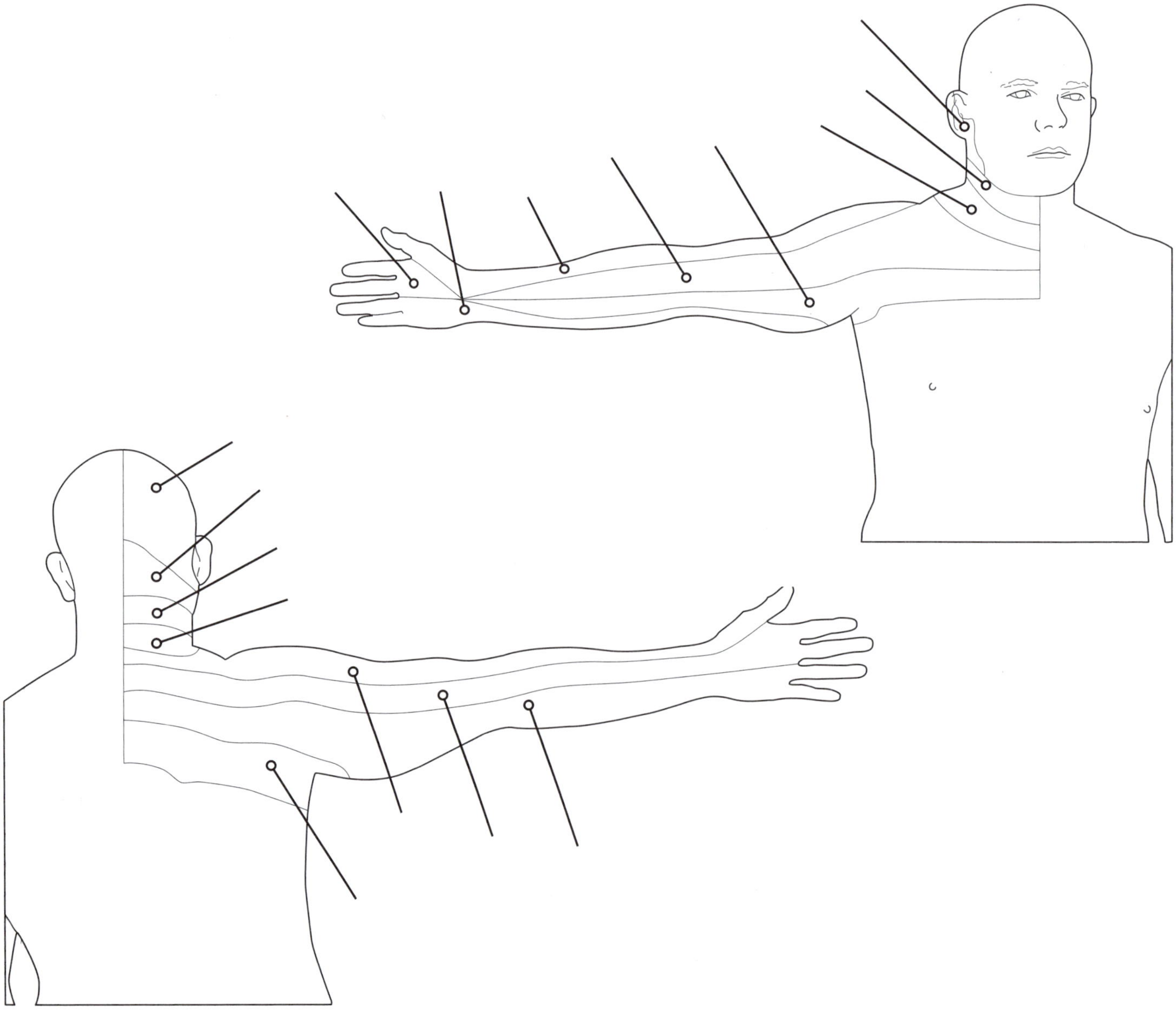

Faringe

La faringe, situada en la parte posterior de la garganta, es una vía de paso tanto de los alimentos hacia el sistema alimentario como del aire hacia los pulmones. Se divide en tres partes principales, y la entrada está protegida por las amígdalas.

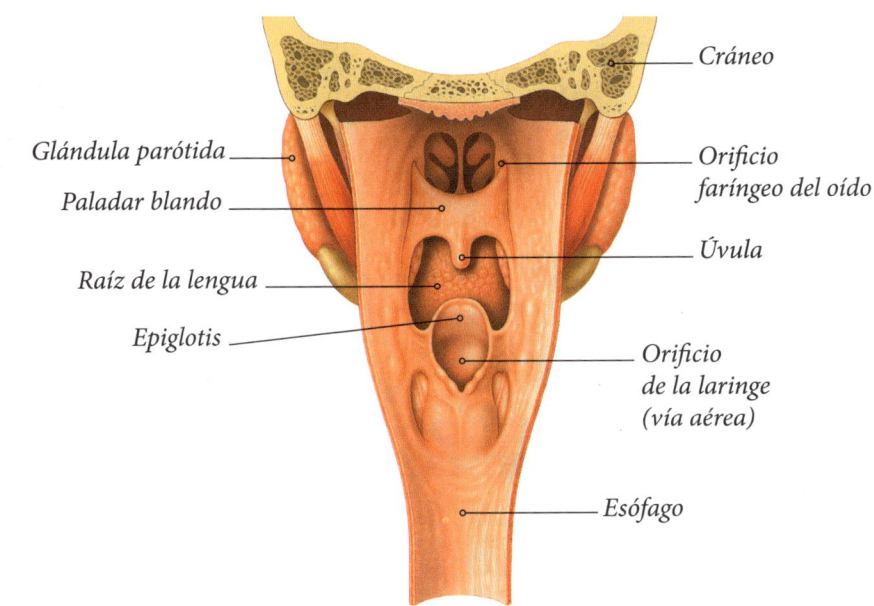

Cráneo

Glándula parótida

Paladar blando

Raíz de la lengua

Epiglotis

Orificio faríngeo del oído

Úvula

Orificio de la laringe (vía aérea)

Esófago

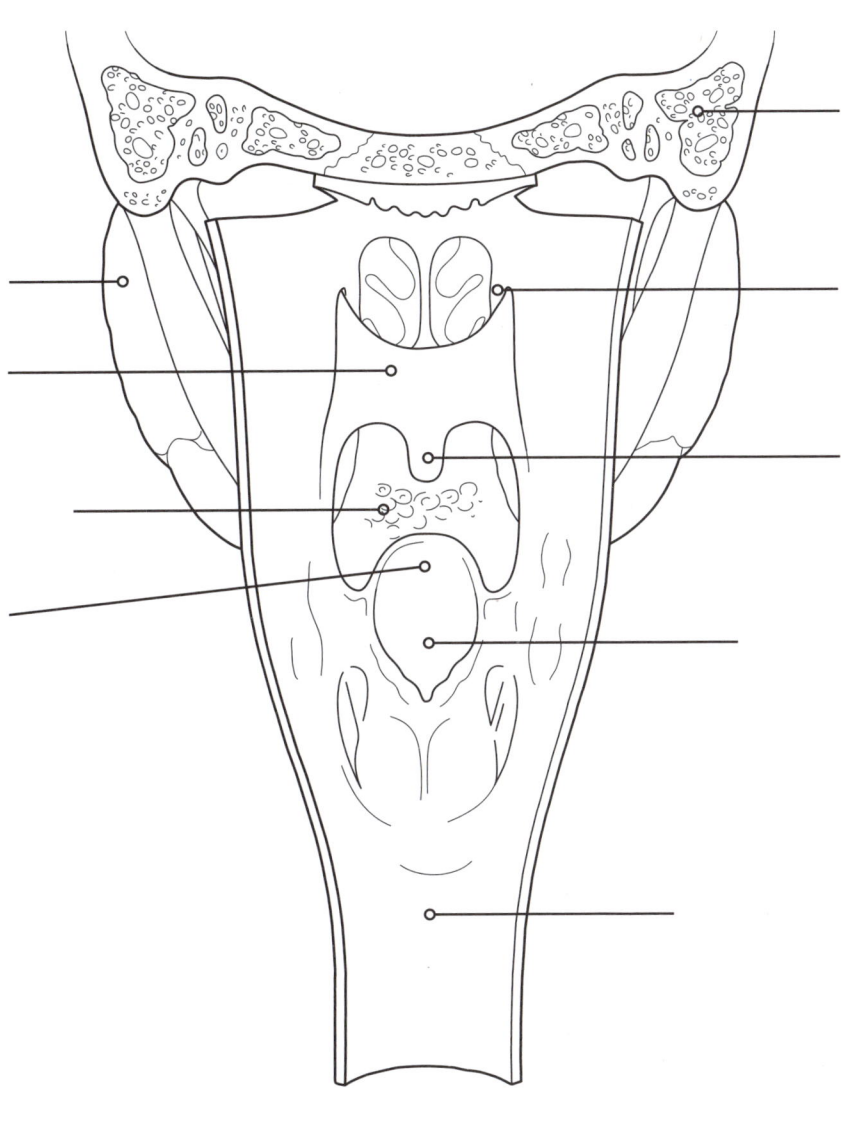

Músculos de la faringe

La faringe está formada por seis pares de músculos, que se dividen en dos grupos.

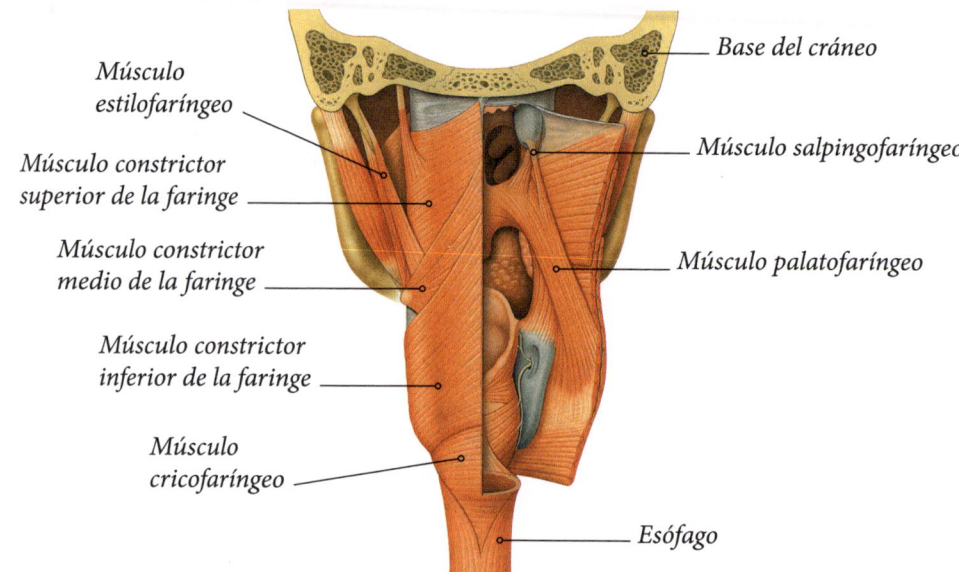

Músculo estilofaríngeo

Músculo constrictor superior de la faringe

Músculo constrictor medio de la faringe

Músculo constrictor inferior de la faringe

Músculo cricofaríngeo

Base del cráneo

Músculo salpingofaríngeo

Músculo palatofaríngeo

Esófago

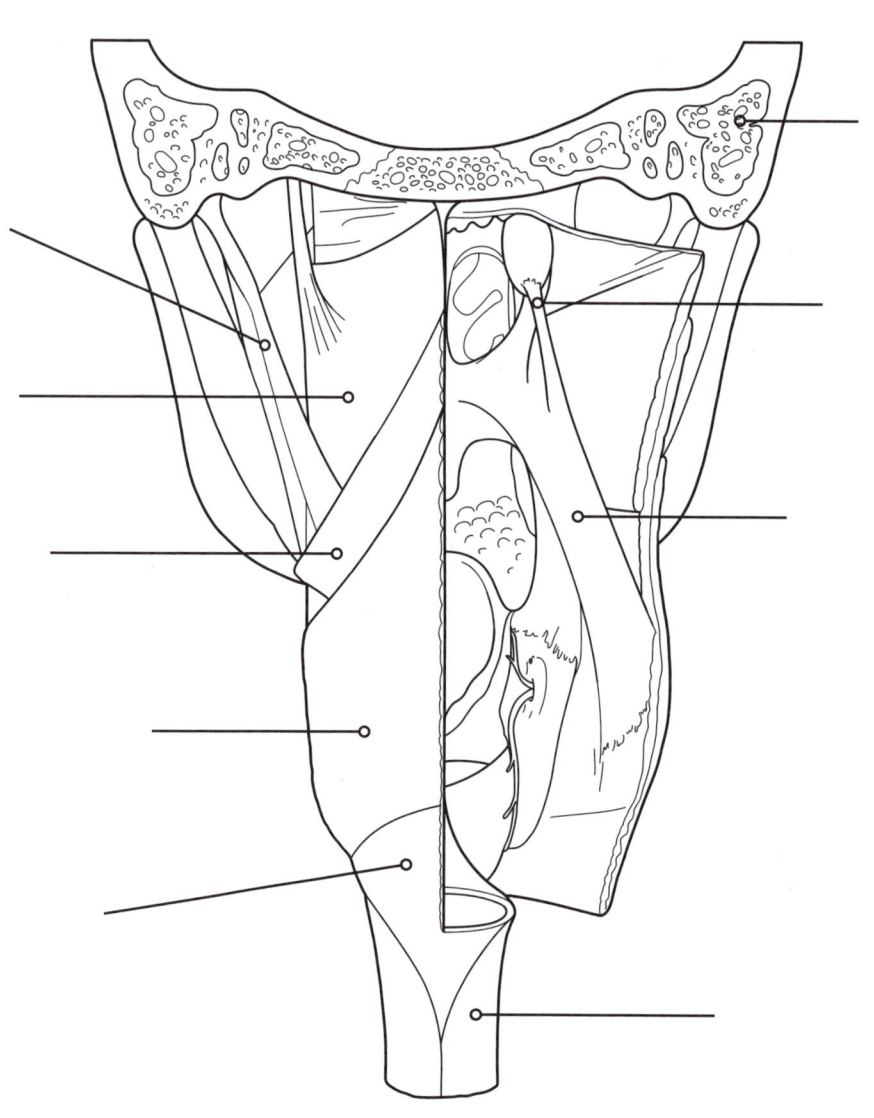

Laringe

La laringe se encuentra en el cuello, debajo y delante de la faringe. Es la entrada que protege los pulmones y contiene las cuerdas vocales. En los hombres, una parte de la laringe se percibe a simple vista: es la nuez de Adán.

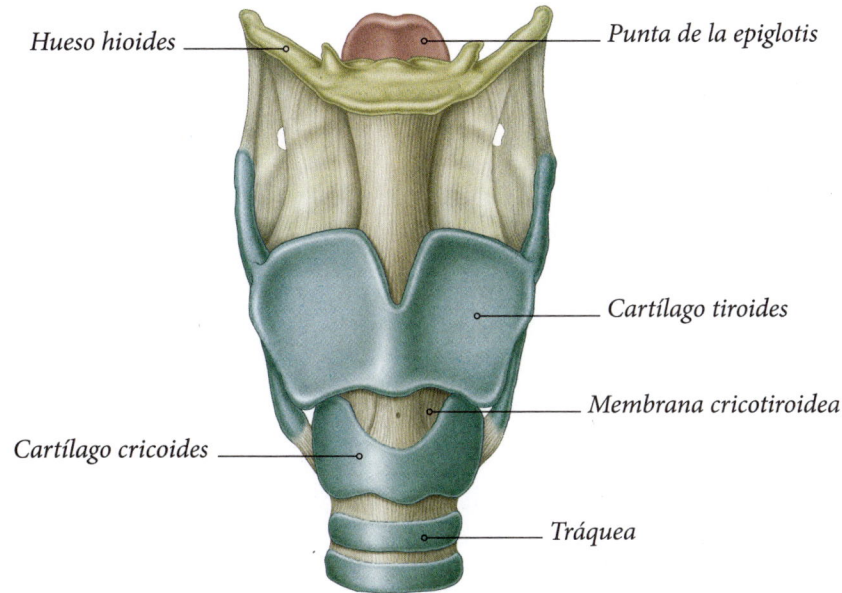

Hueso hioides

Punta de la epiglotis

Cartílago tiroides

Membrana cricotiroidea

Cartílago cricoides

Tráquea

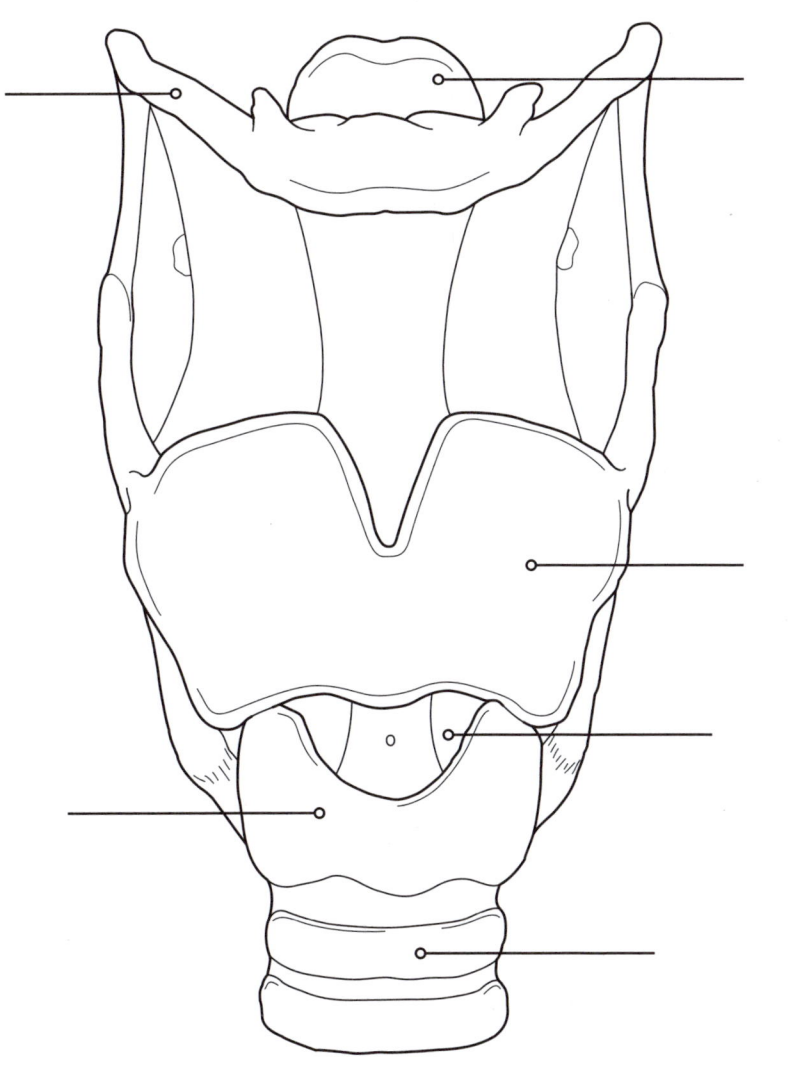

Músculos de la laringe

Los músculos de la laringe
actúan para cerrar su
entrada al tragar y mueven
las cuerdas vocales para
permitir la vocalización.

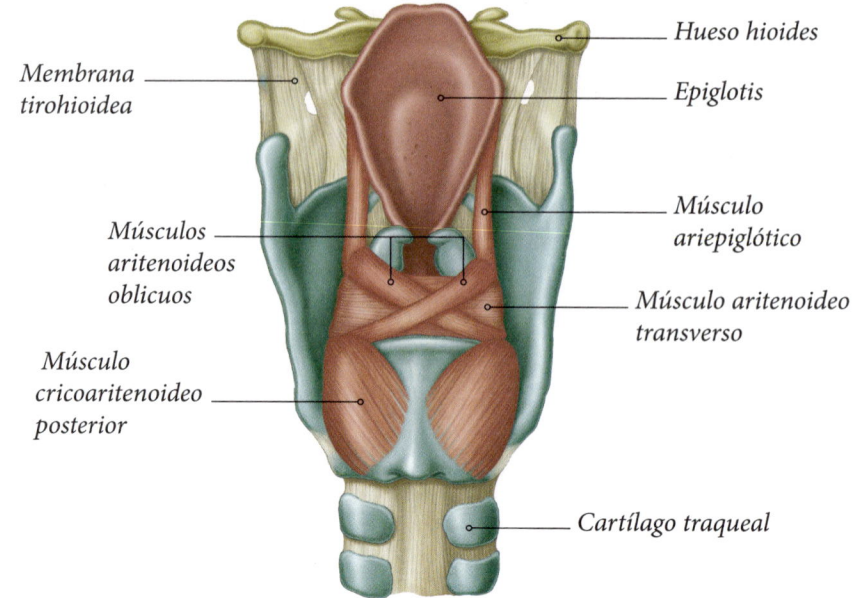

Hueso hioides

Membrana
tirohioidea

Epiglotis

Músculos
aritenoideos
oblicuos

Músculo
ariepiglótico

Músculo aritenoideo
transverso

Músculo
cricoaritenoideo
posterior

Cartílago traqueal

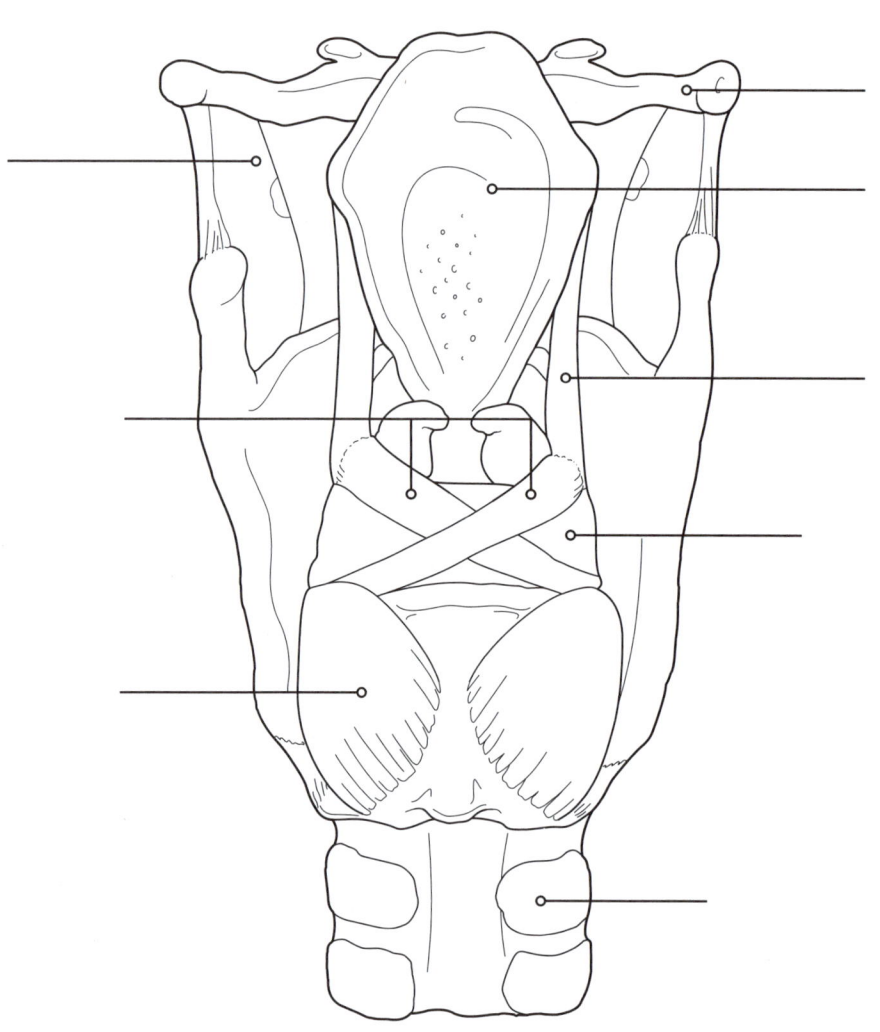

Glándulas tiroides y paratiroides

Las glándulas tiroides y paratiroides están situadas en el cuello. Juntas producen hormonas vitales para regular el crecimiento, el metabolismo y los niveles de calcio en la sangre.

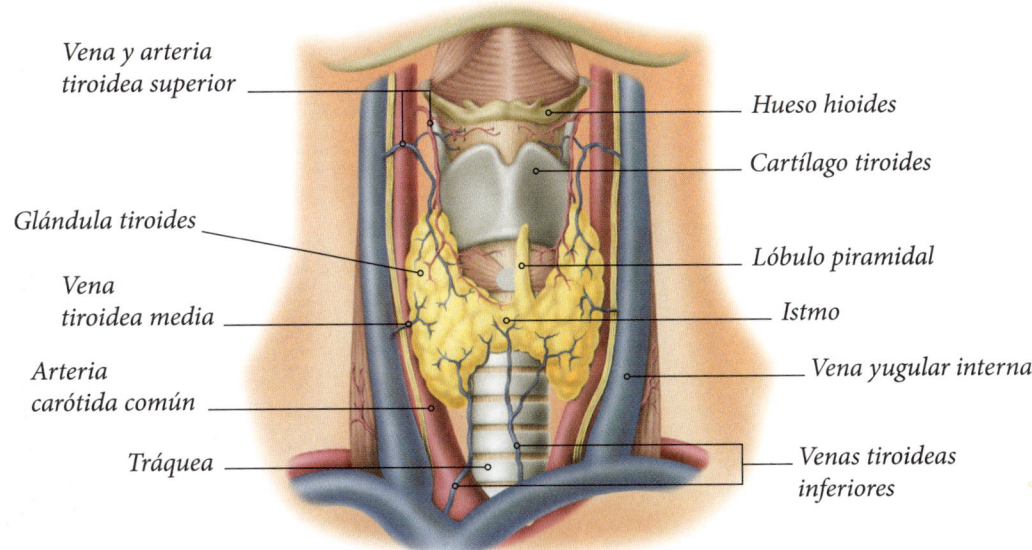

Vena y arteria tiroidea superior

Hueso hioides

Cartílago tiroides

Glándula tiroides

Lóbulo piramidal

Vena tiroidea media

Istmo

Arteria carótida común

Vena yugular interna

Tráquea

Venas tiroideas inferiores

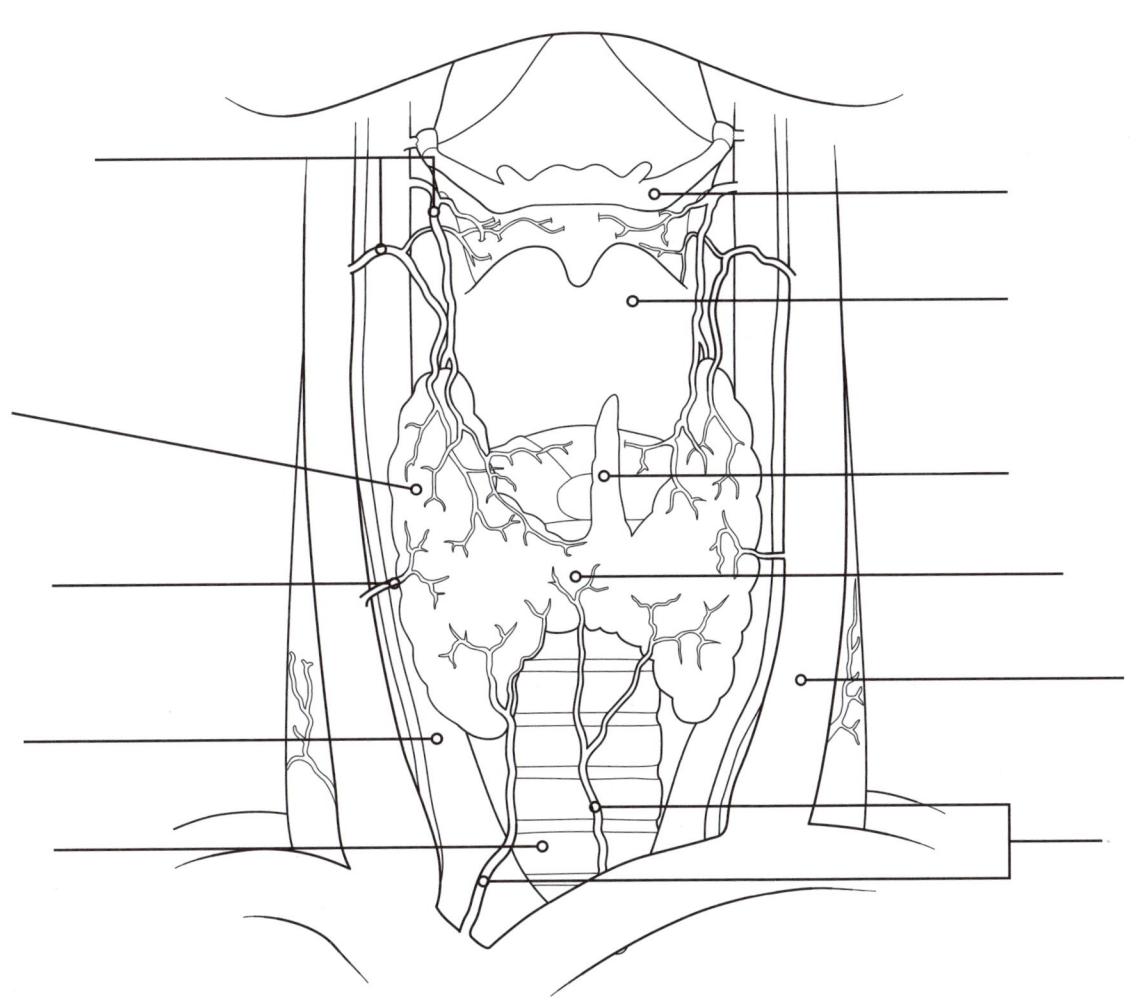

Vista posterior de la tiroides

La vista posterior de
la tiroides muestra las
pequeñas glándulas
paratiroides, incrustadas
dentro de los lóbulos.
Una rica red de vasos
irriga las glándulas.

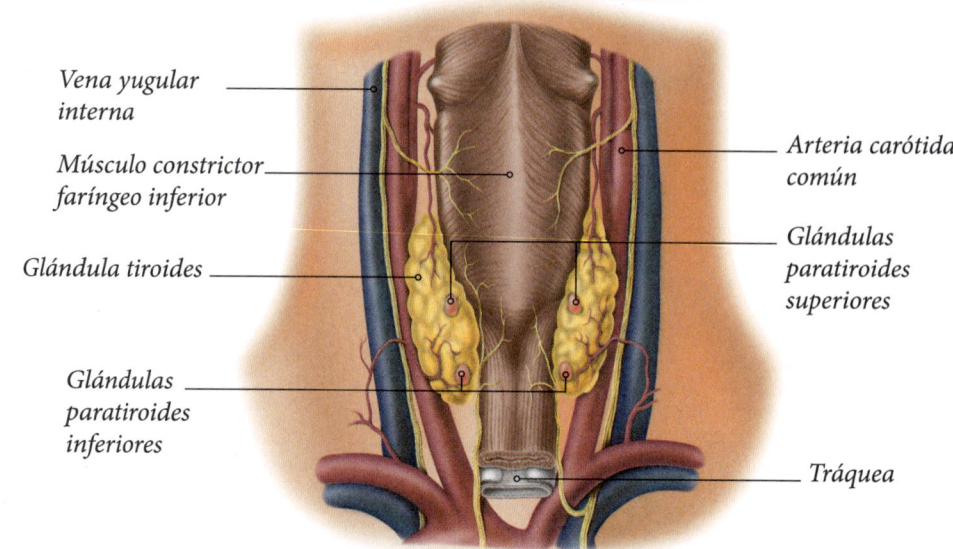

Vena yugular
interna

Músculo constrictor
faríngeo inferior

Glándula tiroides

Glándulas
paratiroides
inferiores

Arteria carótida
común

Glándulas
paratiroides
superiores

Tráquea

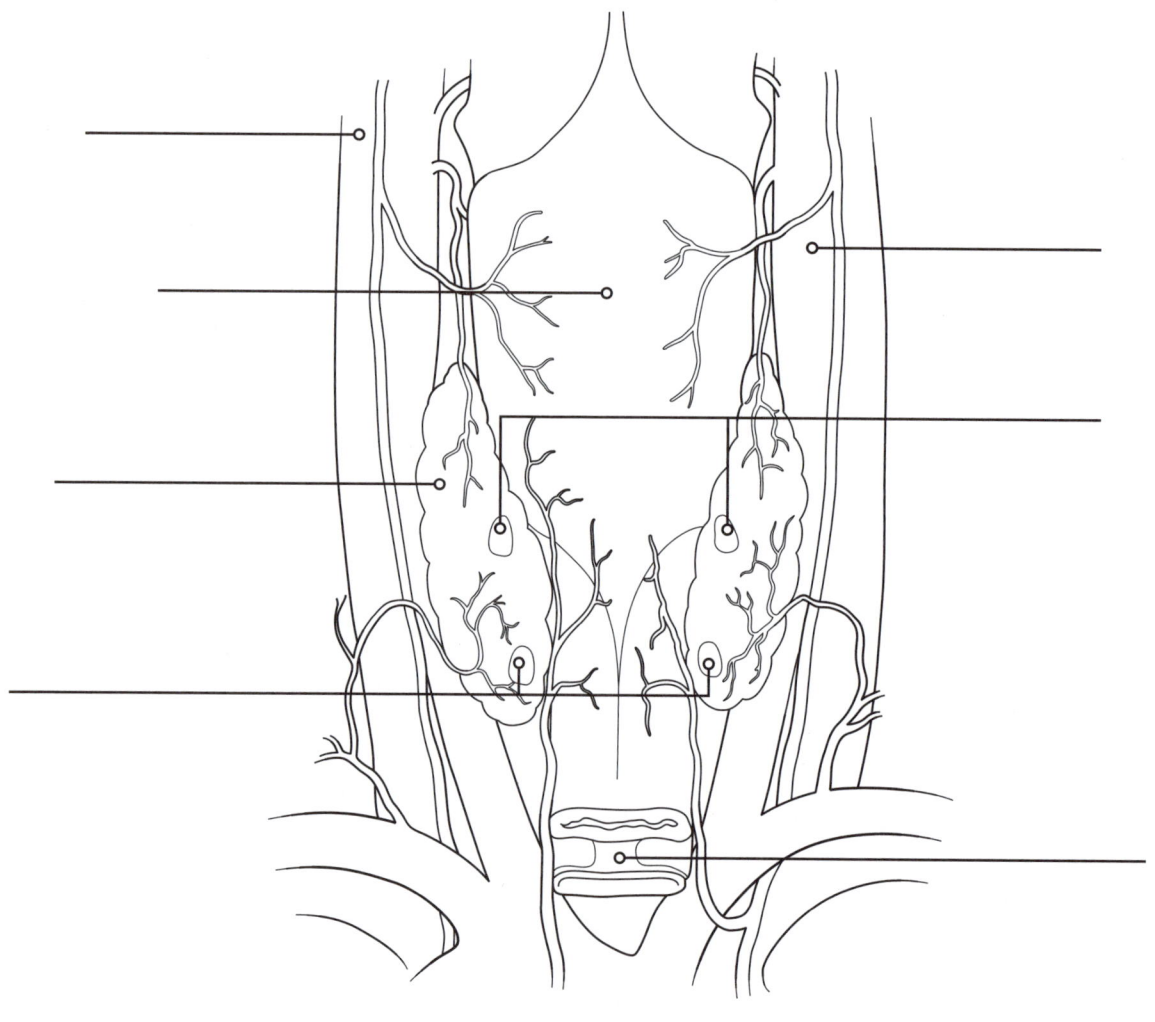

Vértebras torácicas

Las 12 vértebras torácicas son los huesos de la columna vertebral a los que se unen las costillas. Se sitúan entre las vértebras cervicales del cuello y las vértebras lumbares de la parte inferior de la espalda.

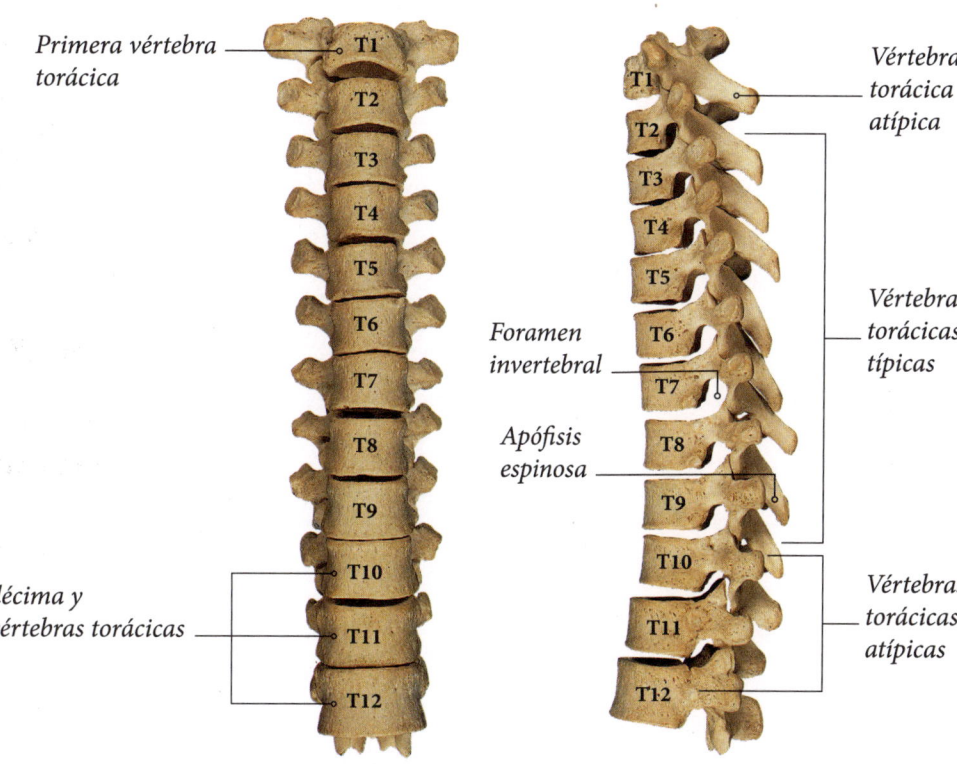

Primera vértebra torácica

Décima, undécima y duodécima vértebras torácicas

Vértebra torácica atípica

Foramen invertebral

Apófisis espinosa

Vértebras torácicas típicas

Vértebras torácicas atípicas

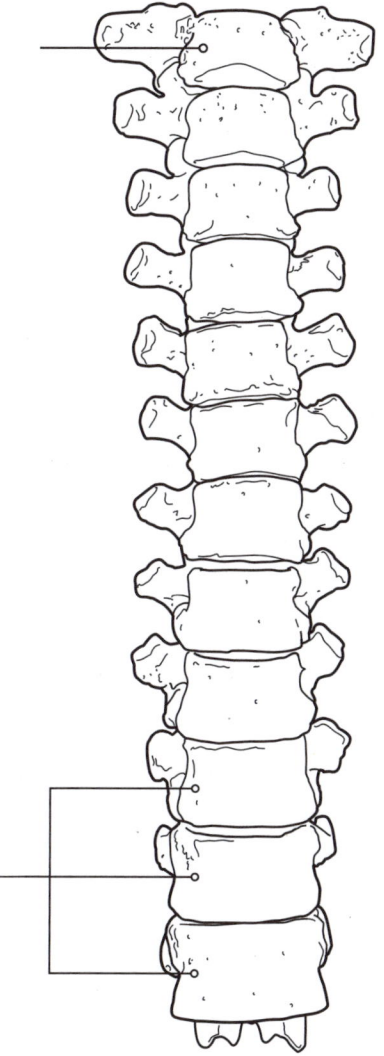

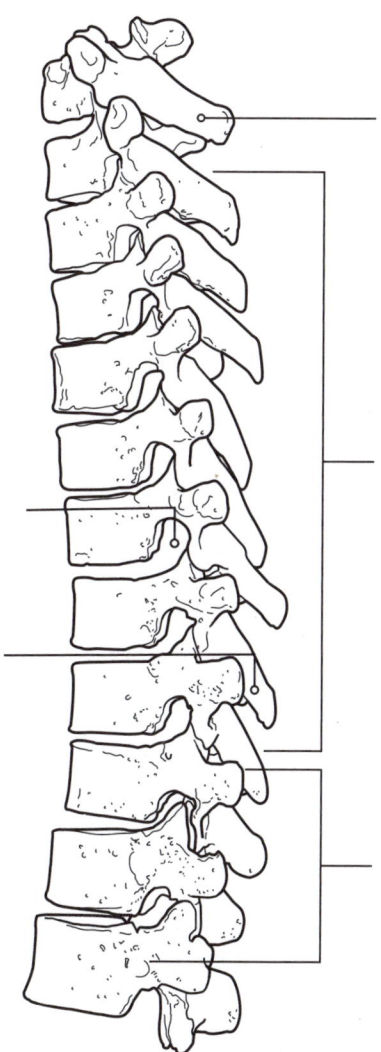

Vértebras lumbares

Las cinco vértebras
lumbares de la parte baja
de la espalda son las más
robustas de la columna
vertebral.

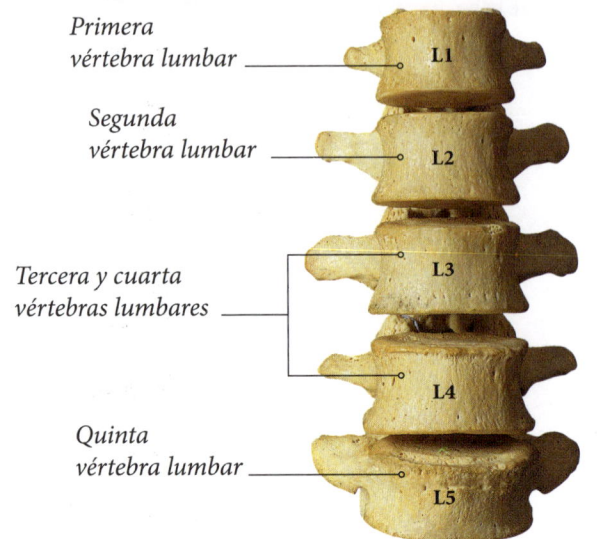

Primera
vértebra lumbar — L1

Segunda
vértebra lumbar — L2

Tercera y cuarta
vértebras lumbares — L3
L4

Quinta
vértebra lumbar — L5

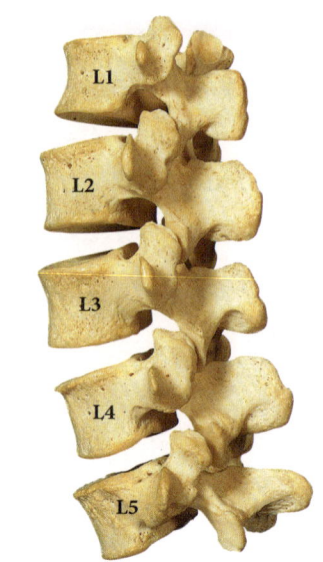

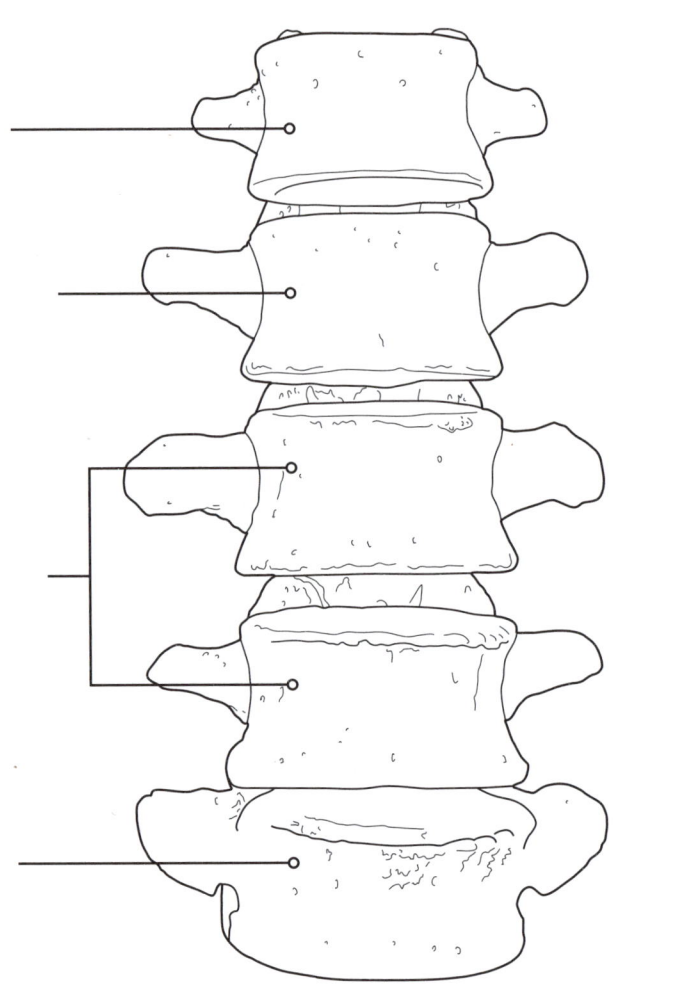

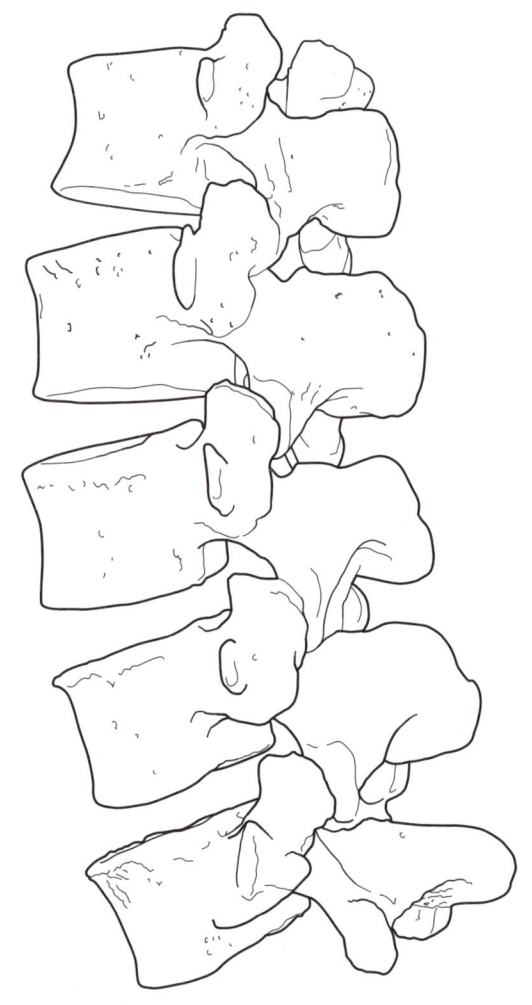

Ligamentos lumbares

Los discos intervertebrales y los ligamentos que los unen sostienen los huesos de la columna vertebral. Actúan como amortiguadores, reduciendo el desgaste de las vértebras.

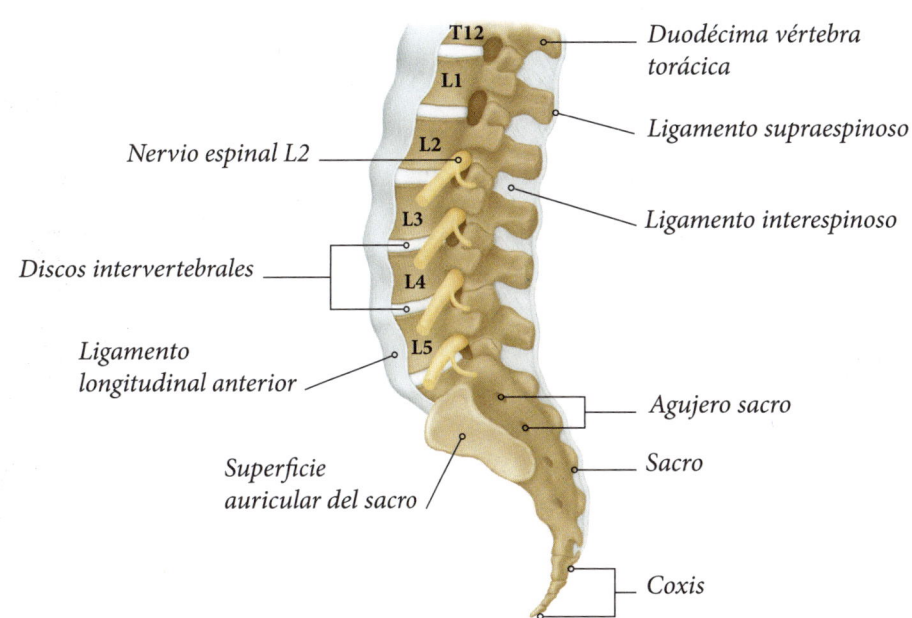

T12

L1

L2

L3

L4

L5

Duodécima vértebra torácica

Ligamento supraespinoso

Ligamento interespinoso

Nervio espinal L2

Discos intervertebrales

Ligamento longitudinal anterior

Superficie auricular del sacro

Agujero sacro

Sacro

Coxis

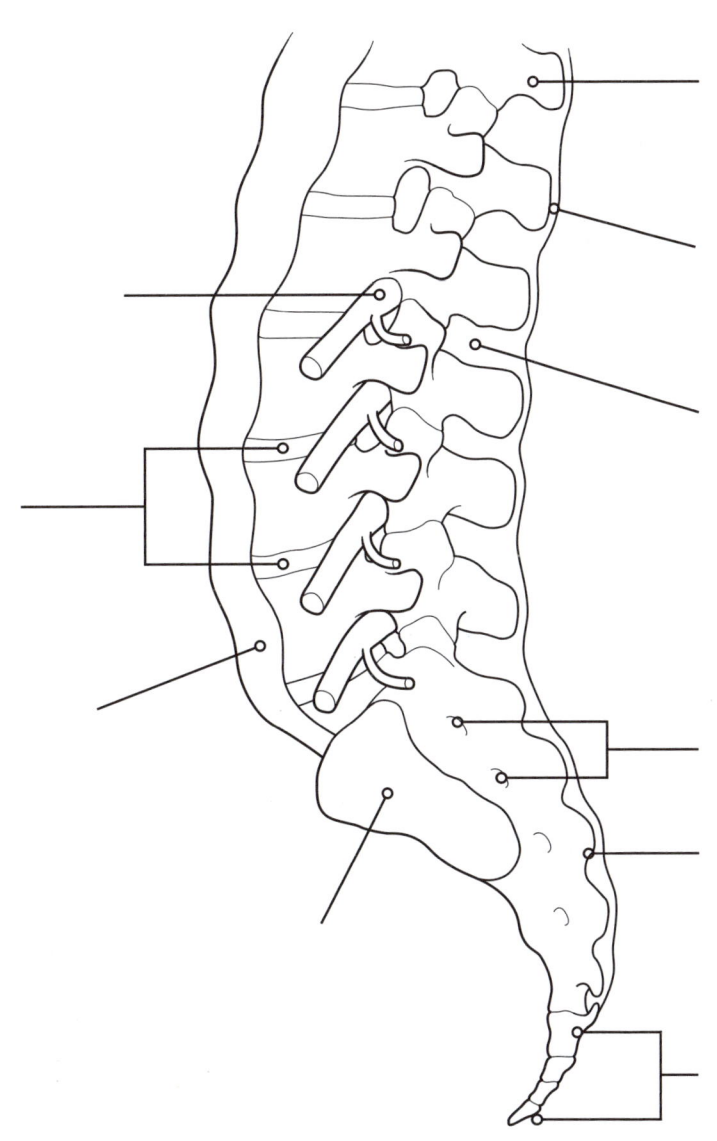

Sacro y coxis

El sacro y el coxis constituyen la parte final de la columna vertebral. Ambos están formados por vértebras fusionadas que permiten la fijación de los ligamentos y músculos que soportan el peso y ayudan a proteger los órganos situados en la cavidad pélvica.

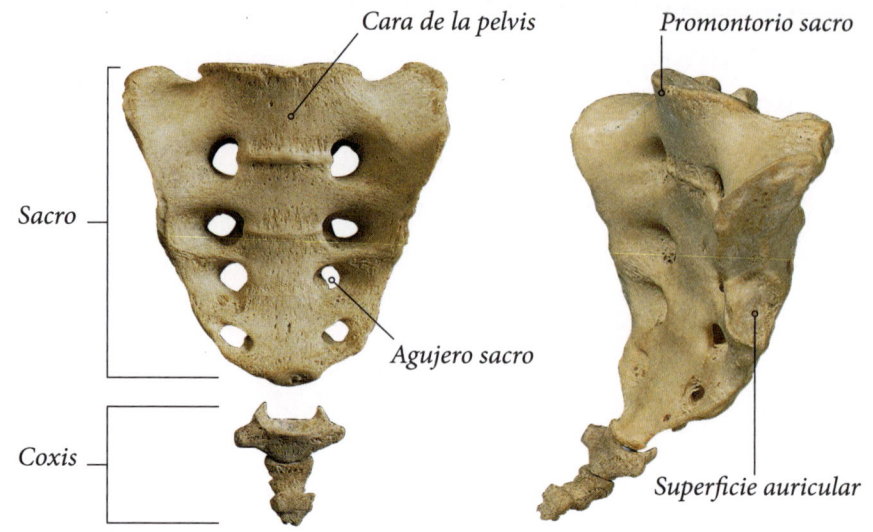

Cara de la pelvis

Promontorio sacro

Sacro

Agujero sacro

Coxis

Superficie auricular

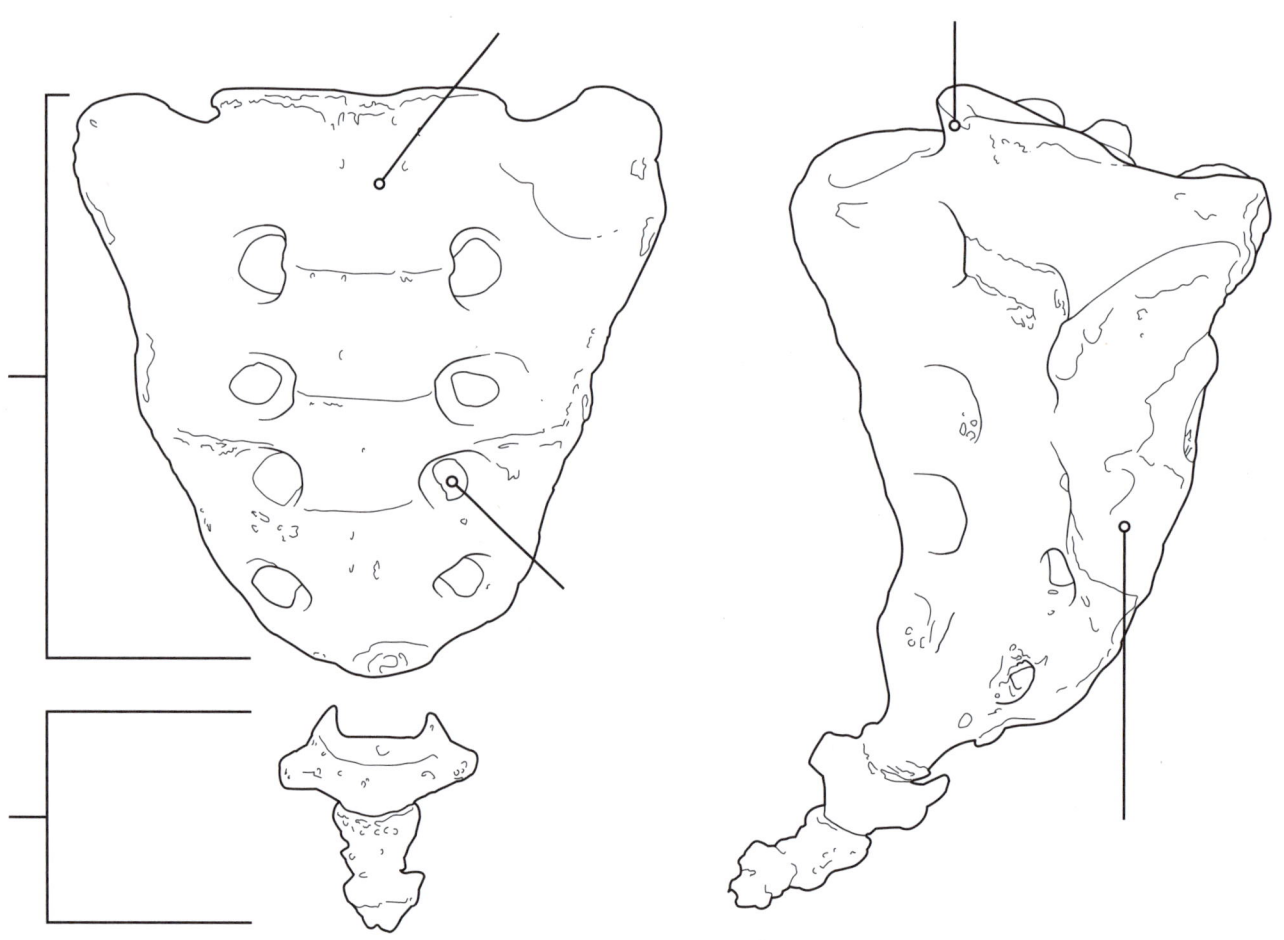

Raíces de los nervios espinales

Los genitales, las nalgas y los miembros inferiores se inervan mediante raíces nerviosas que salen de la columna lumbar y sacra.

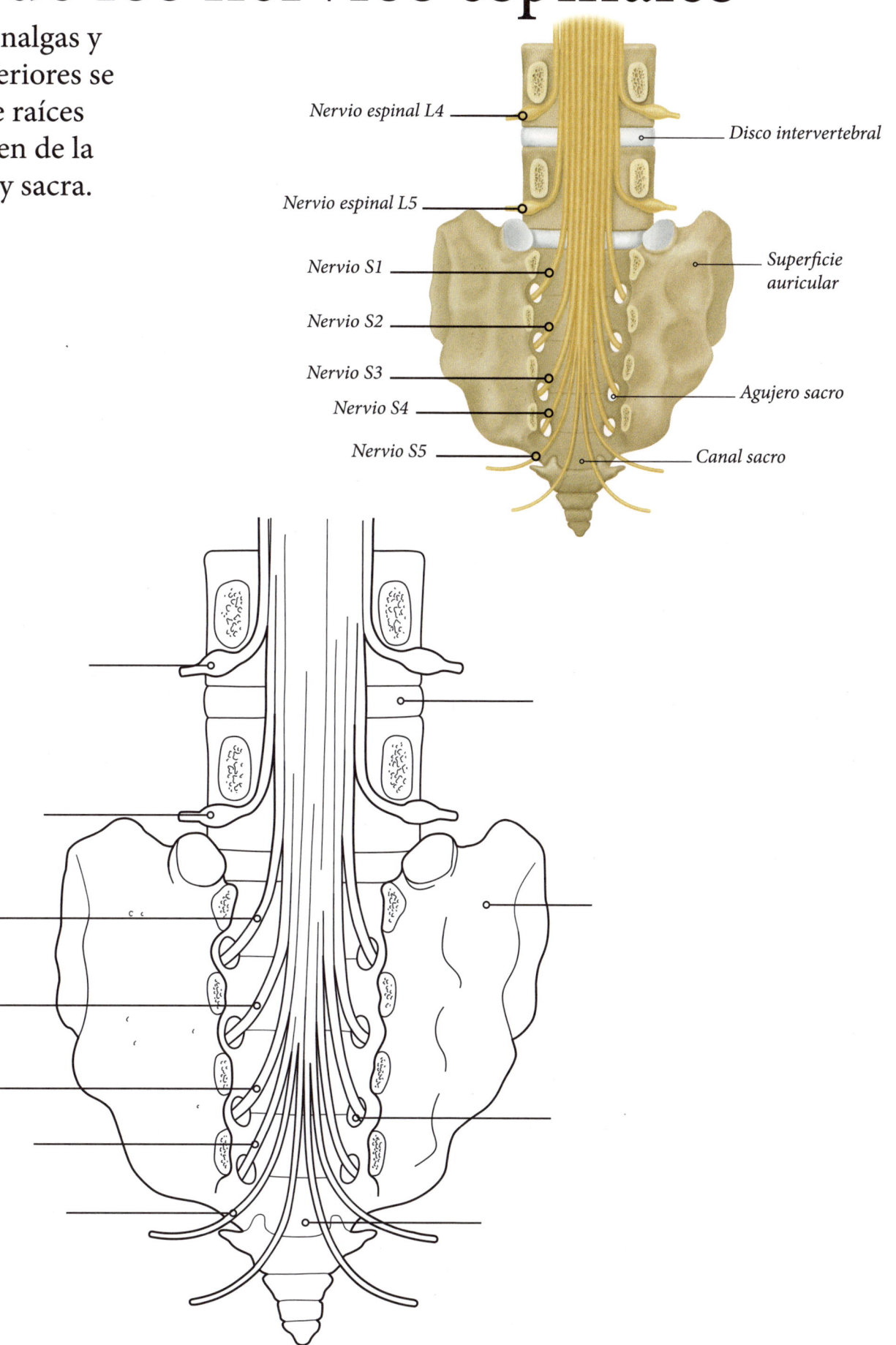

Nervio espinal L4

Disco intervertebral

Nervio espinal L5

Nervio S1

Superficie auricular

Nervio S2

Nervio S3

Agujero sacro

Nervio S4

Nervio S5

Canal sacro

Médula espinal

La médula espinal es la vía de comunicación entre el cerebro y el cuerpo. Permite que las señales salgan para controlar el funcionamiento del cuerpo y que vuelvan para informar al cerebro de lo que ocurre en el organismo.

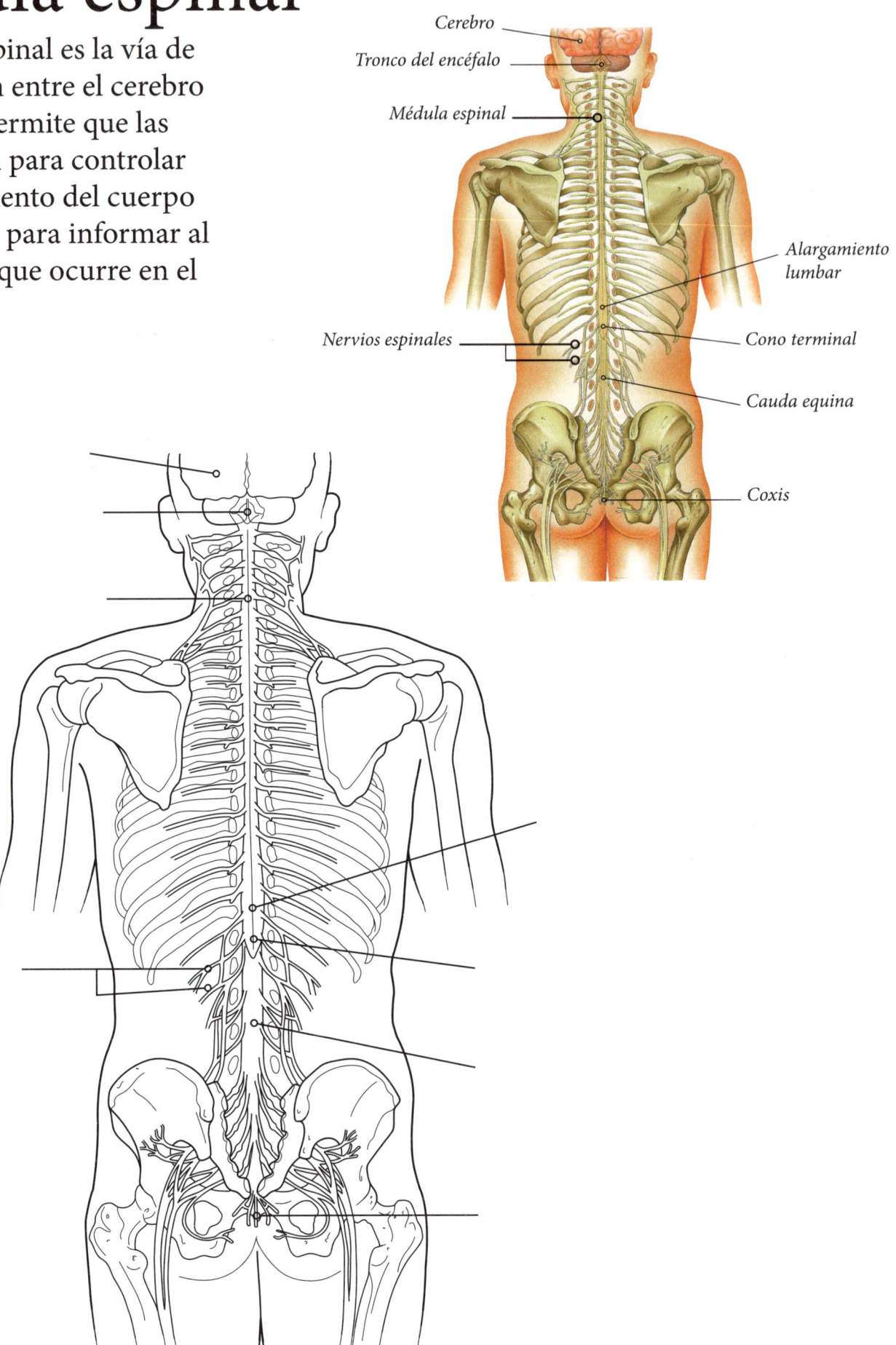

Cerebro

Tronco del encéfalo

Médula espinal

Alargamiento lumbar

Nervios espinales

Cono terminal

Cauda equina

Coxis

Sección transversal de la médula espinal

El aspecto de la médula espinal varía a distintos niveles, según la cantidad de músculo alimentado por los nervios que emanan de ella.

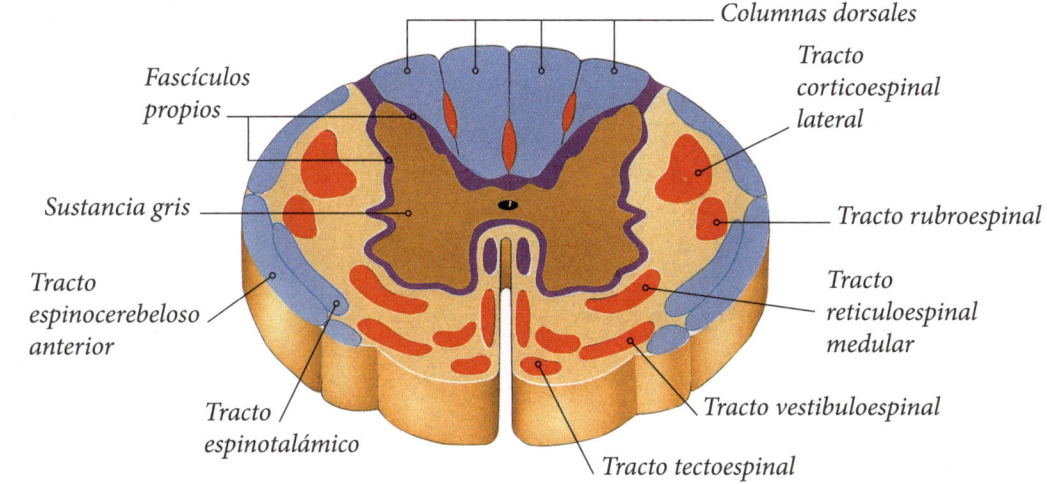

Columnas dorsales

Fascículos propios

Tracto corticoespinal lateral

Sustancia gris

Tracto rubroespinal

Tracto espinocerebeloso anterior

Tracto reticuloespinal medular

Tracto espinotalámico

Tracto vestibuloespinal

Tracto tectoespinal

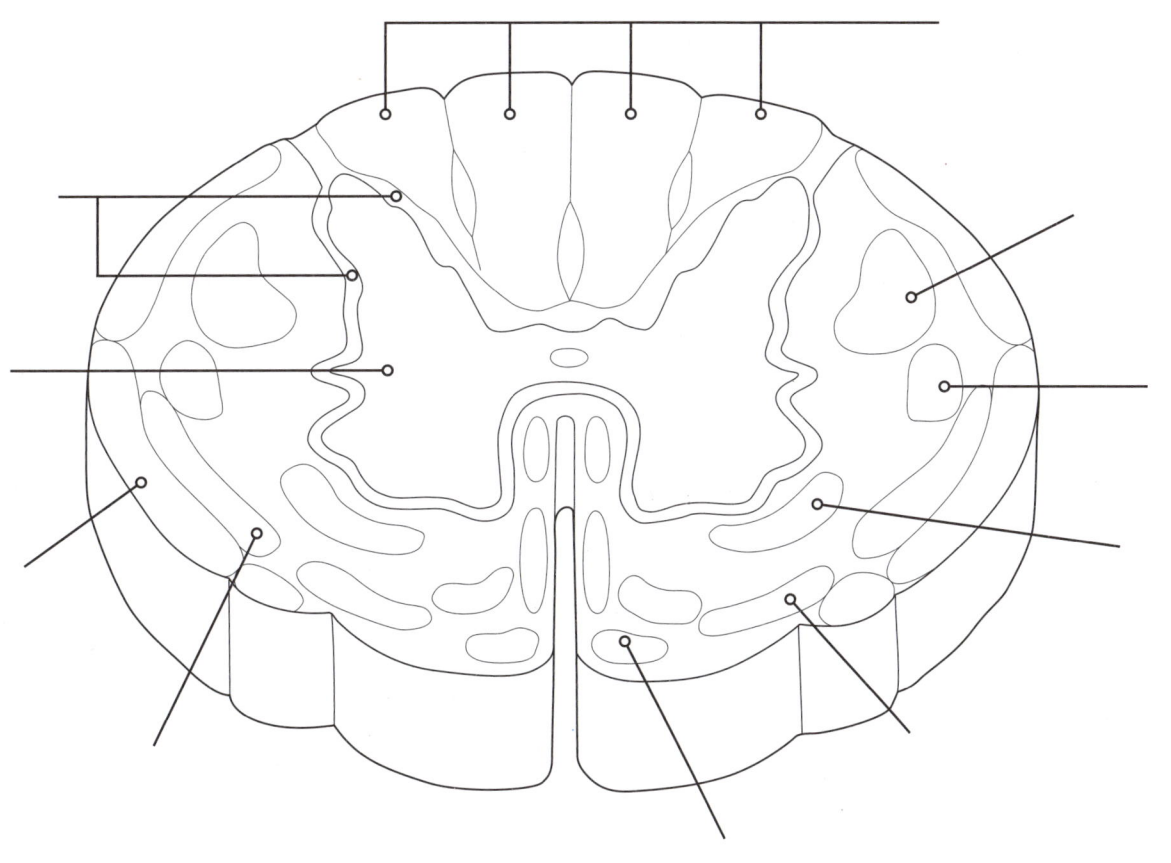

Nervios espinales

Tenemos 31 pares de nervios espinales (o raquídeos), dispuestos a lo largo de cada lado de la médula espinal. Los pares se agrupan por regiones: ocho cervicales, doce torácicos, cinco lumbares, cinco sacros y uno coccígeo.

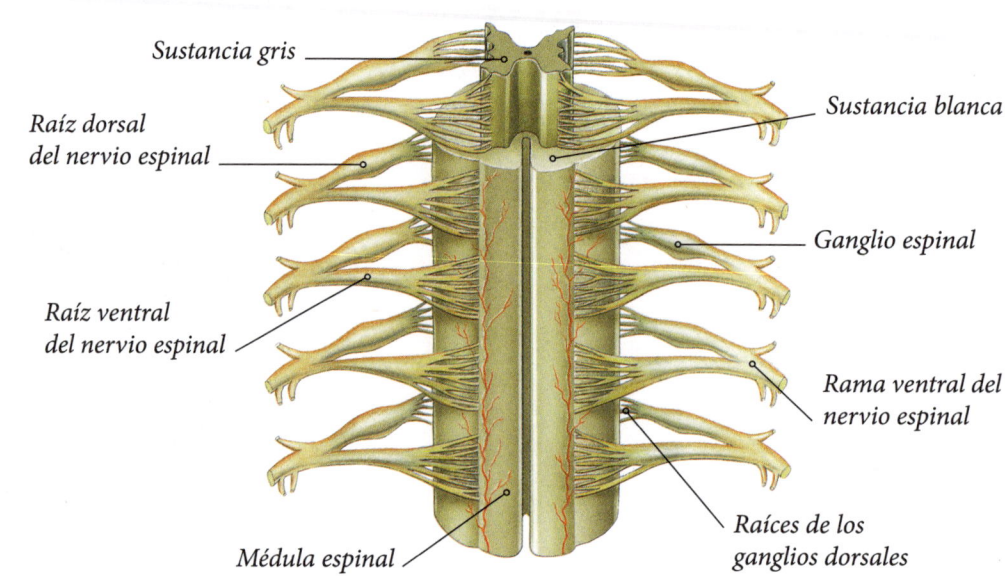

Sustancia gris

Raíz dorsal del nervio espinal

Sustancia blanca

Ganglio espinal

Raíz ventral del nervio espinal

Rama ventral del nervio espinal

Médula espinal

Raíces de los ganglios dorsales

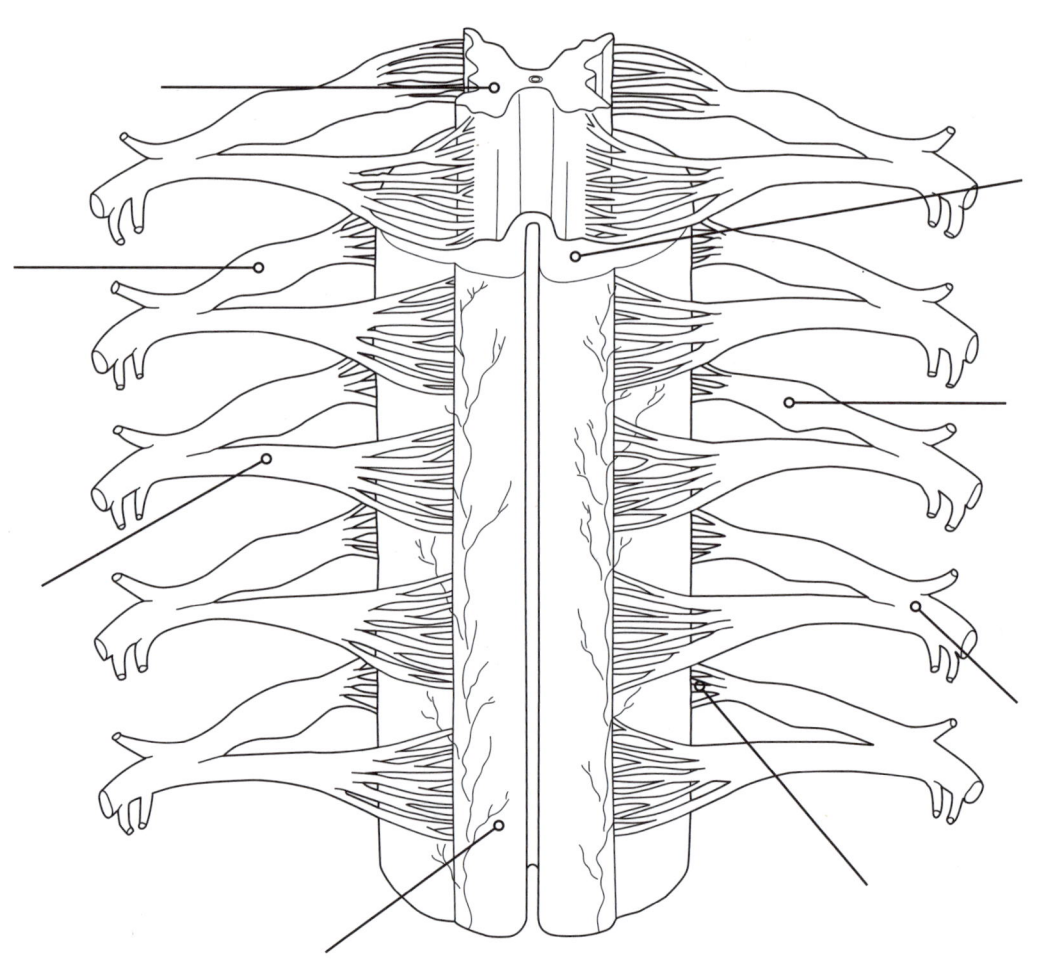

Músculos de la espalda

Los músculos de la espalda nos permiten la postura erguida y nos conceden flexibilidad y movilidad a la columna vertebral. Los músculos superficiales de la espalda trabajan con otros músculos para mover los hombros y la parte superior de los brazos.

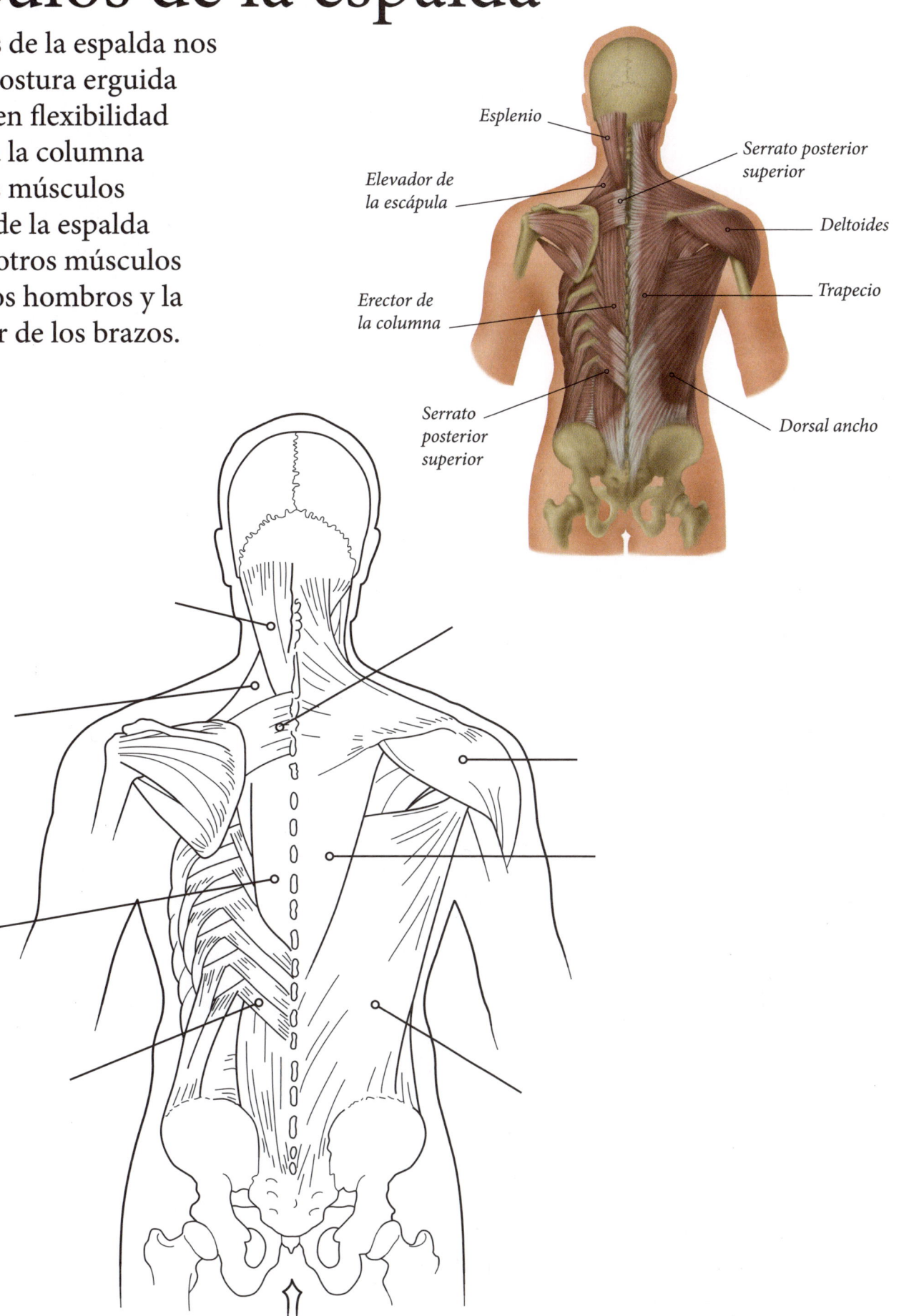

Esplenio

Serrato posterior superior

Elevador de la escápula

Deltoides

Erector de la columna

Trapecio

Serrato posterior superior

Dorsal ancho

Músculos profundos de la espalda

Los músculos profundos de la espalda se unen a los huesos que recubren la columna vertebral, la pelvis y las costillas. Actúan en conjunto para permitir movimientos suaves de la columna vertebral.

Semiespinoso de la cabeza

Músculos rotadores cervicales

Músculos semiespinosos torácicos

Músculos rotadores torácicos

Músculos elevadores de las costillas

Transverso del abdomen

Cuadrado lumbar

Multífido

Cintura escapular

La cintura escapular es la estructura ósea que articula y sostiene las extremidades superiores. Está formada por las clavículas, situadas en la parte anterior del tórax, y las escápulas, que se apoyan en la espalda.

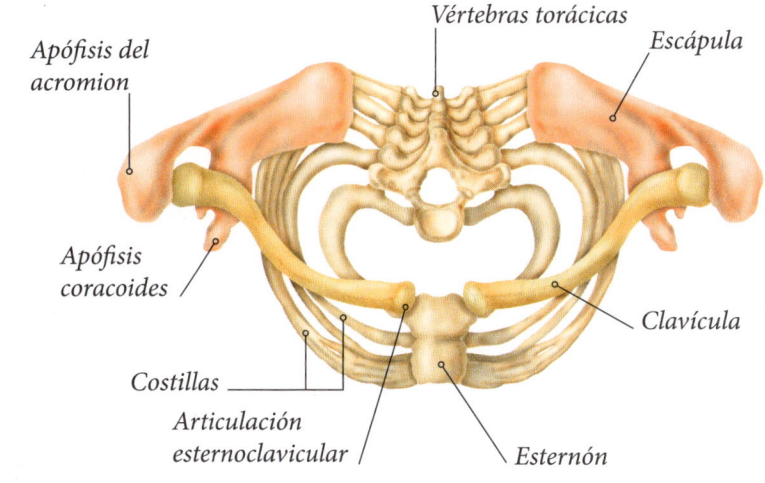

Apófisis del acromion

Vértebras torácicas

Escápula

Apófisis coracoides

Clavícula

Costillas

Articulación esternoclavicular

Esternón

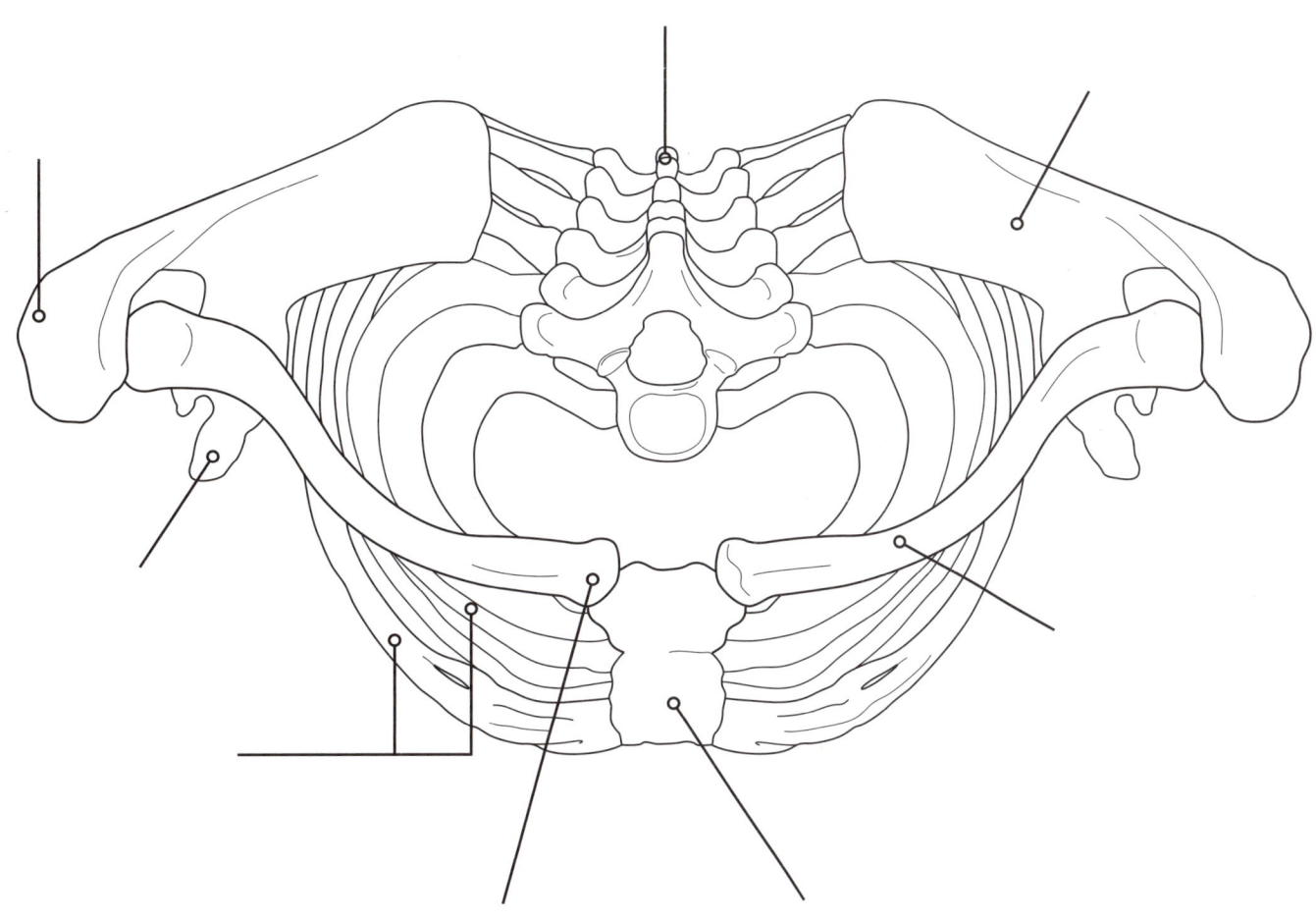

Músculos de la cintura escapular

Las escápulas y las clavículas forman la cintura escapular, que se encarga de unir los miembros superiores al esqueleto central. Los músculos de la cintura escapular sujetan las escápulas y las clavículas.

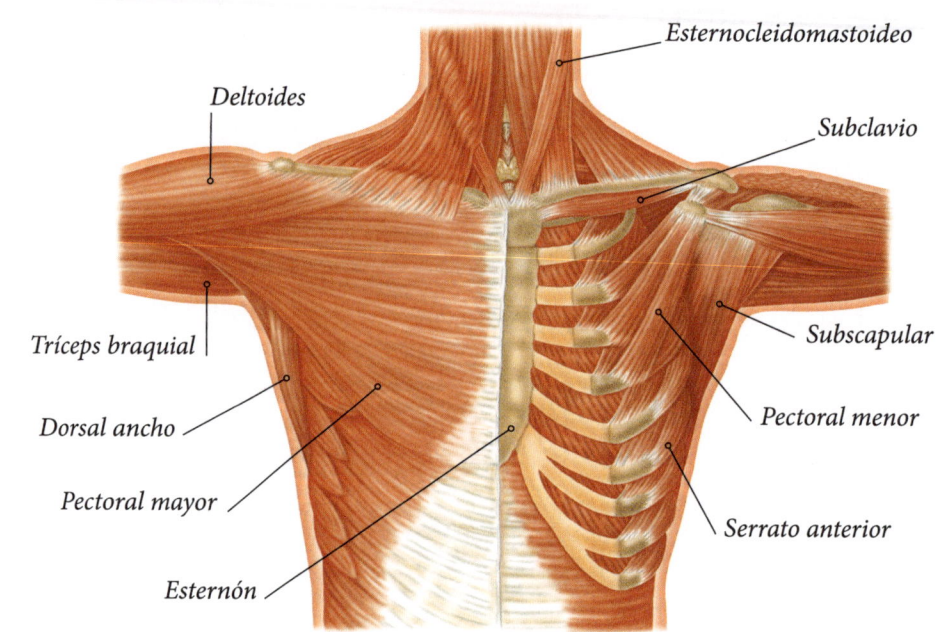

Esternocleidomastoideo

Deltoides

Subclavio

Tríceps braquial

Subscapular

Dorsal ancho

Pectoral menor

Pectoral mayor

Serrato anterior

Esternón

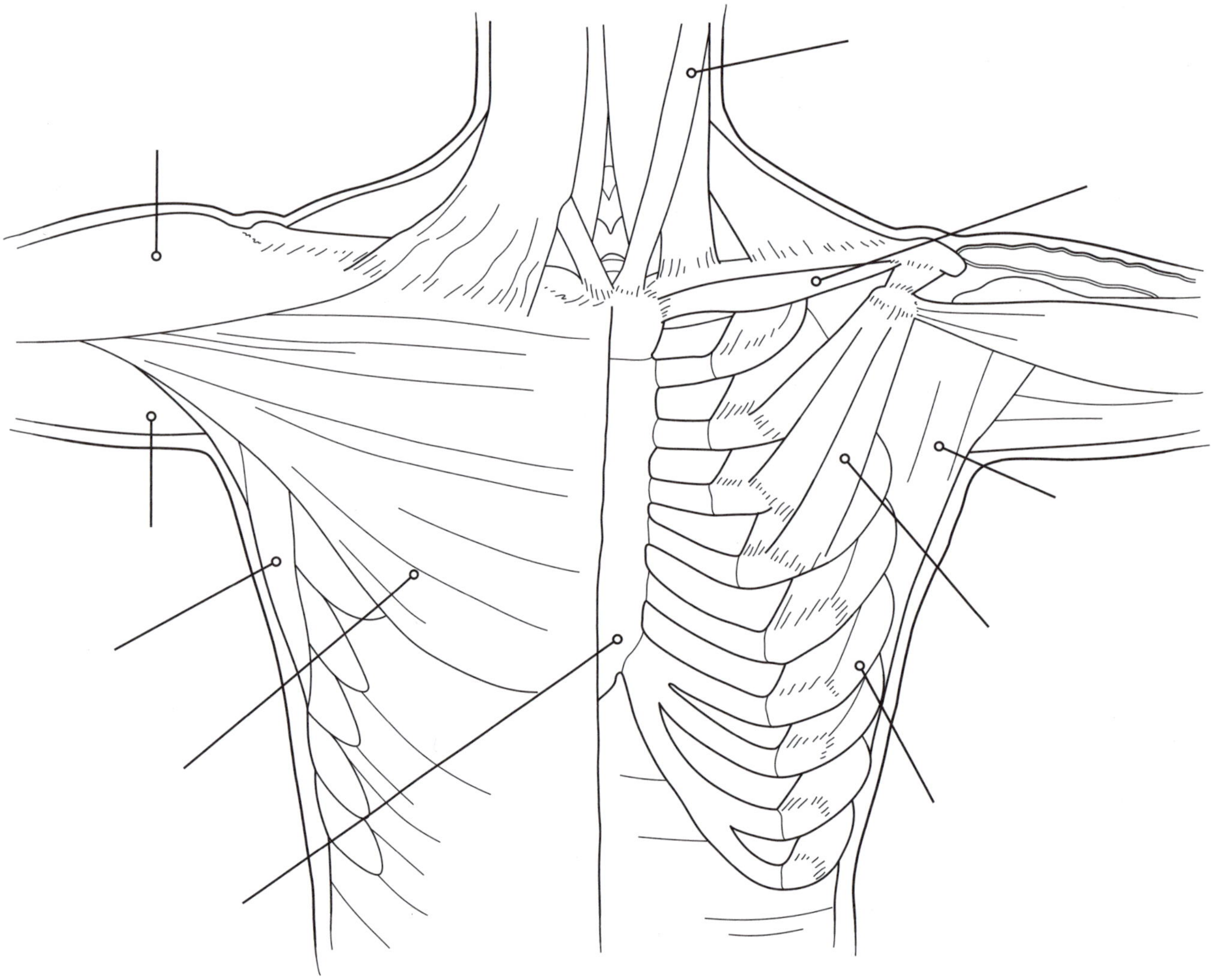

Cintura escapular posterior

El trapecio mayor y
el dorsal ancho son
músculos superficiales
de la espalda que
se unen a la cintura
escapular e influyen en su
movimiento.

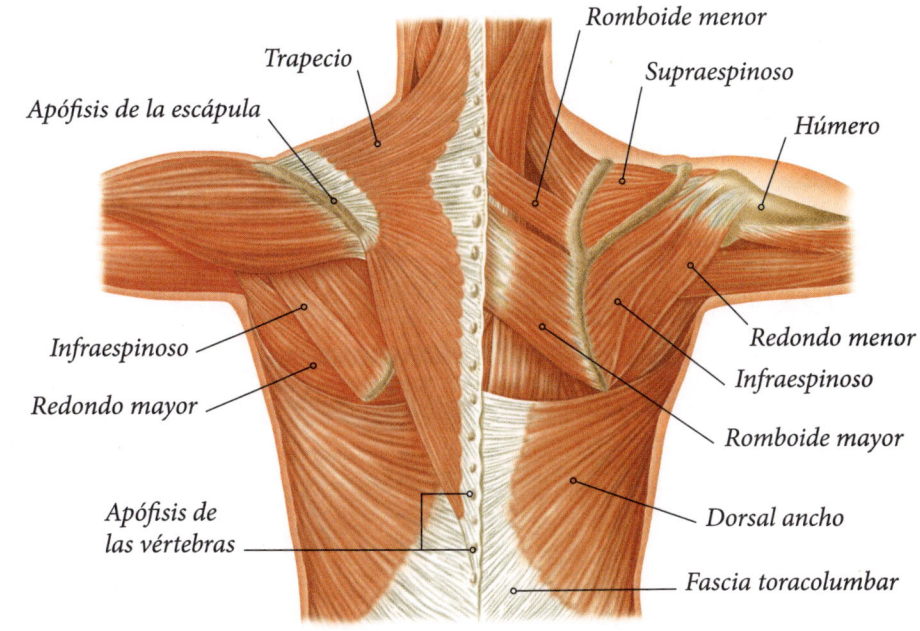

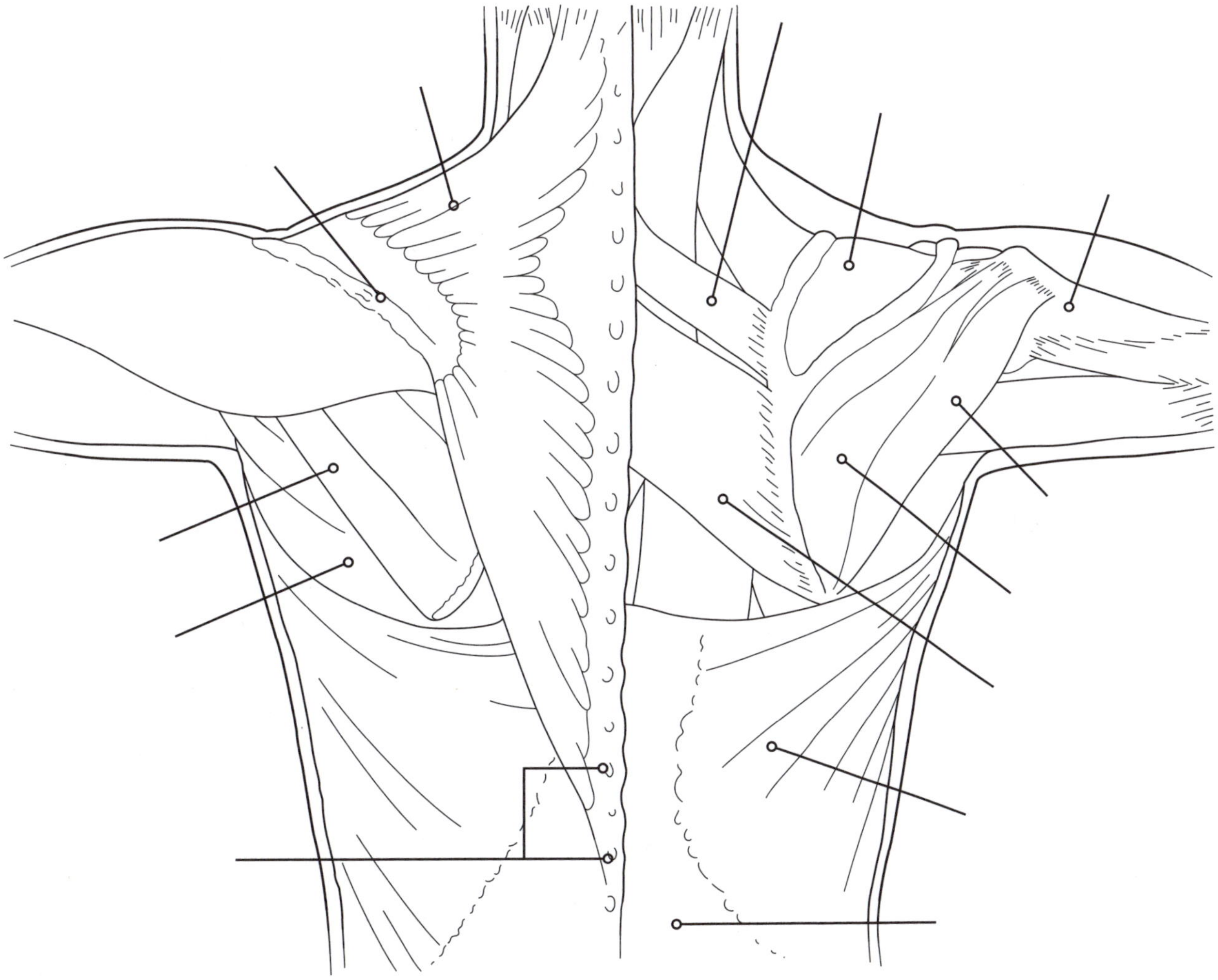

Trapecio

Apófisis de la escápula

Romboide menor

Supraespinoso

Húmero

Infraespinoso

Redondo mayor

Redondo menor

Infraespinoso

Romboide mayor

Dorsal ancho

Apófisis de
las vértebras

Fascia toracolumbar

Caja torácica

La caja torácica protege los órganos vitales del tórax, además de proporcionar lugares para la fijación de los músculos de la espalda, el tórax y los hombros. También pesa lo suficientemente poco como para moverse durante la respiración.

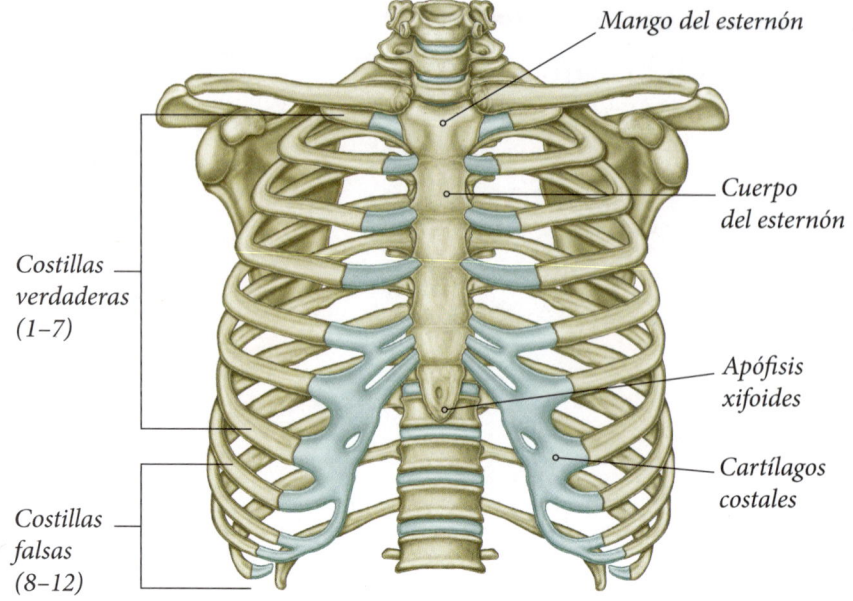

Mango del esternón

Cuerpo del esternón

Costillas verdaderas (1–7)

Apófisis xifoides

Cartílagos costales

Costillas falsas (8–12)

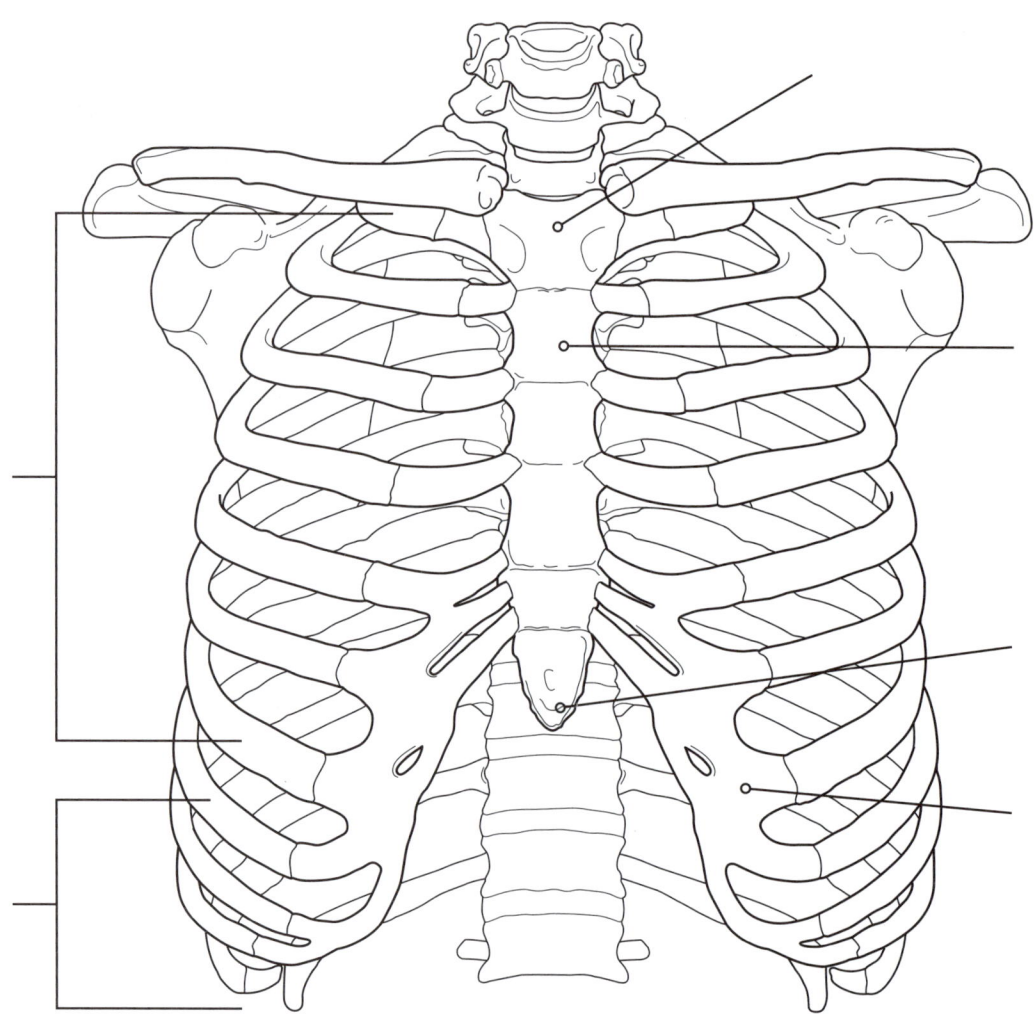

Esternón

El esternón es un hueso largo y plano situado de forma vertical en el centro de la cara anterior de la caja torácica.

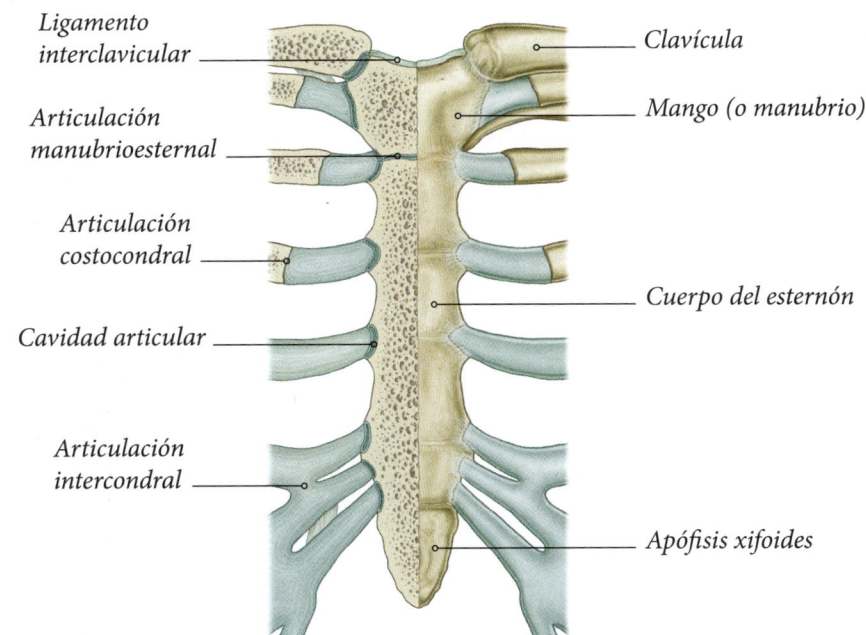

Ligamento interclavicular

Clavícula

Articulación manubrioesternal

Mango (o manubrio)

Articulación costocondral

Cuerpo del esternón

Cavidad articular

Articulación intercondral

Apófisis xifoides

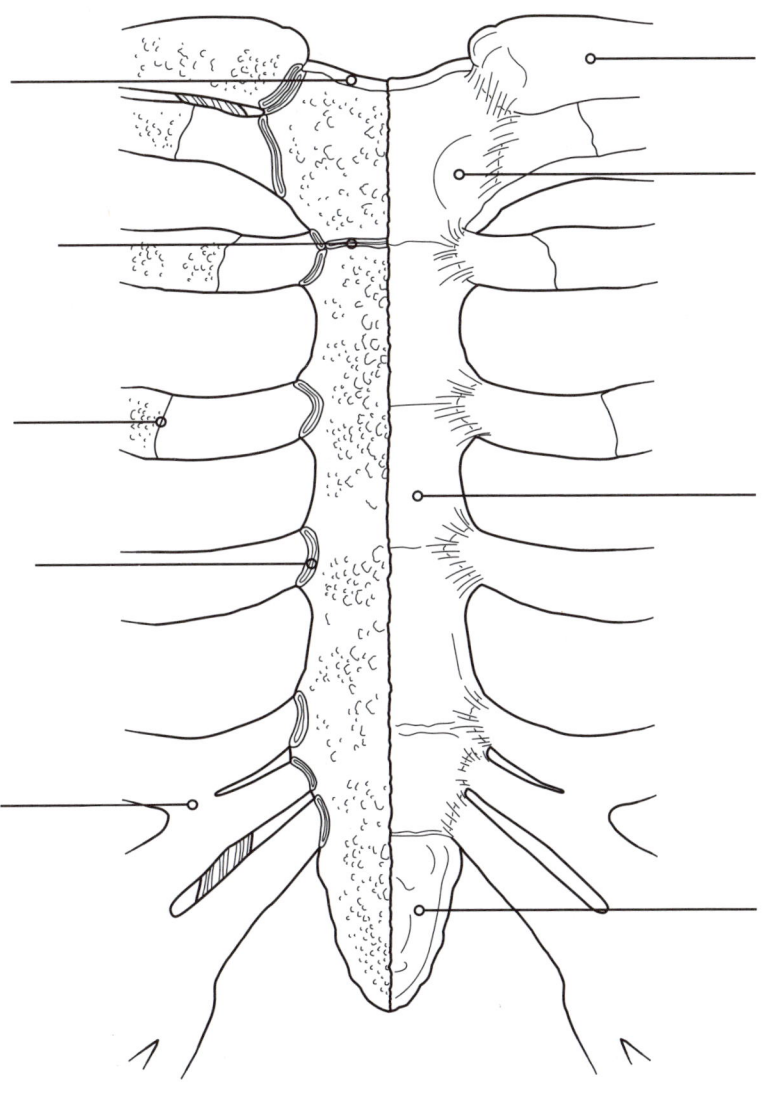

Músculos de la caja torácica

El esqueleto óseo de la caja torácica está envuelto en varias capas de músculos, como por ejemplo los de las extremidades superiores y de la espalda, así como los que actúan solo sobre la caja torácica.

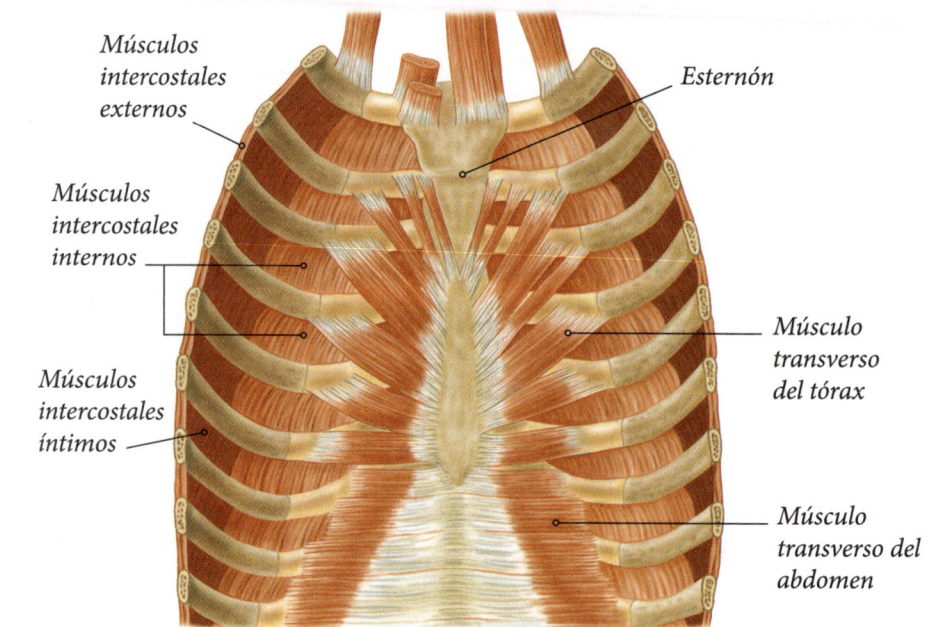

Músculos intercostales externos

Músculos intercostales internos

Músculos intercostales íntimos

Esternón

Músculo transverso del tórax

Músculo transverso del abdomen

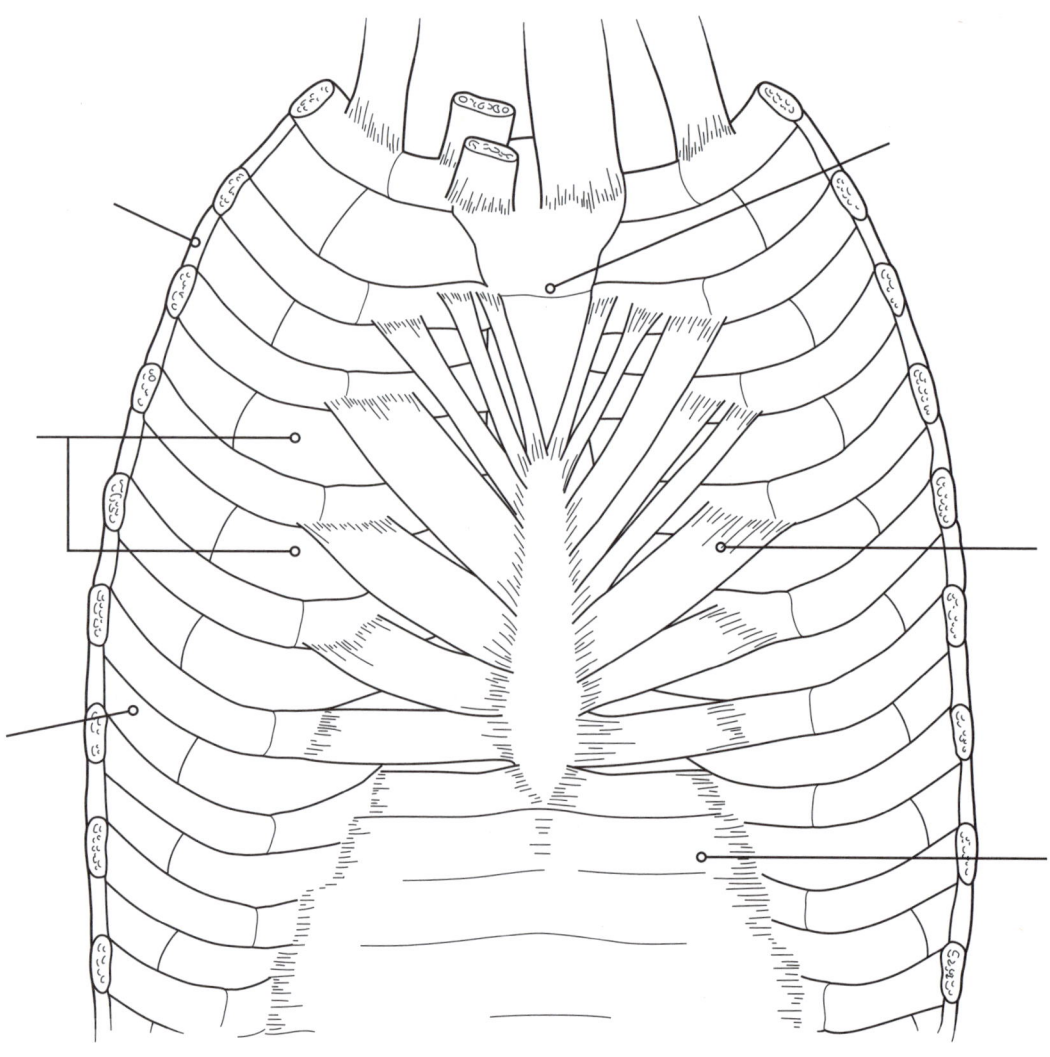

Pecho femenino

La mama experimenta cambios estructurales a lo largo de la vida de la mujer. Los más evidentes se producen durante el embarazo, cuando la mama se prepara para nutrir con leche al bebé.

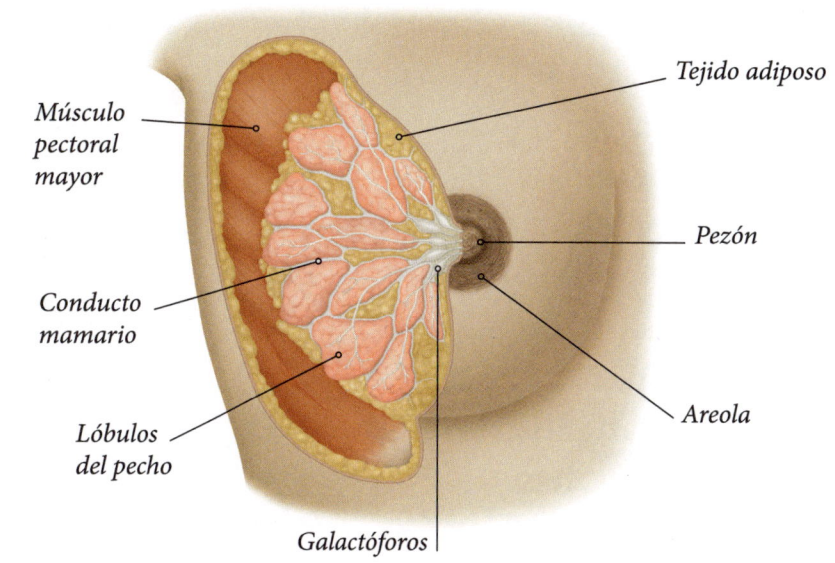

Músculo pectoral mayor

Tejido adiposo

Conducto mamario

Pezón

Lóbulos del pecho

Areola

Galactóforos

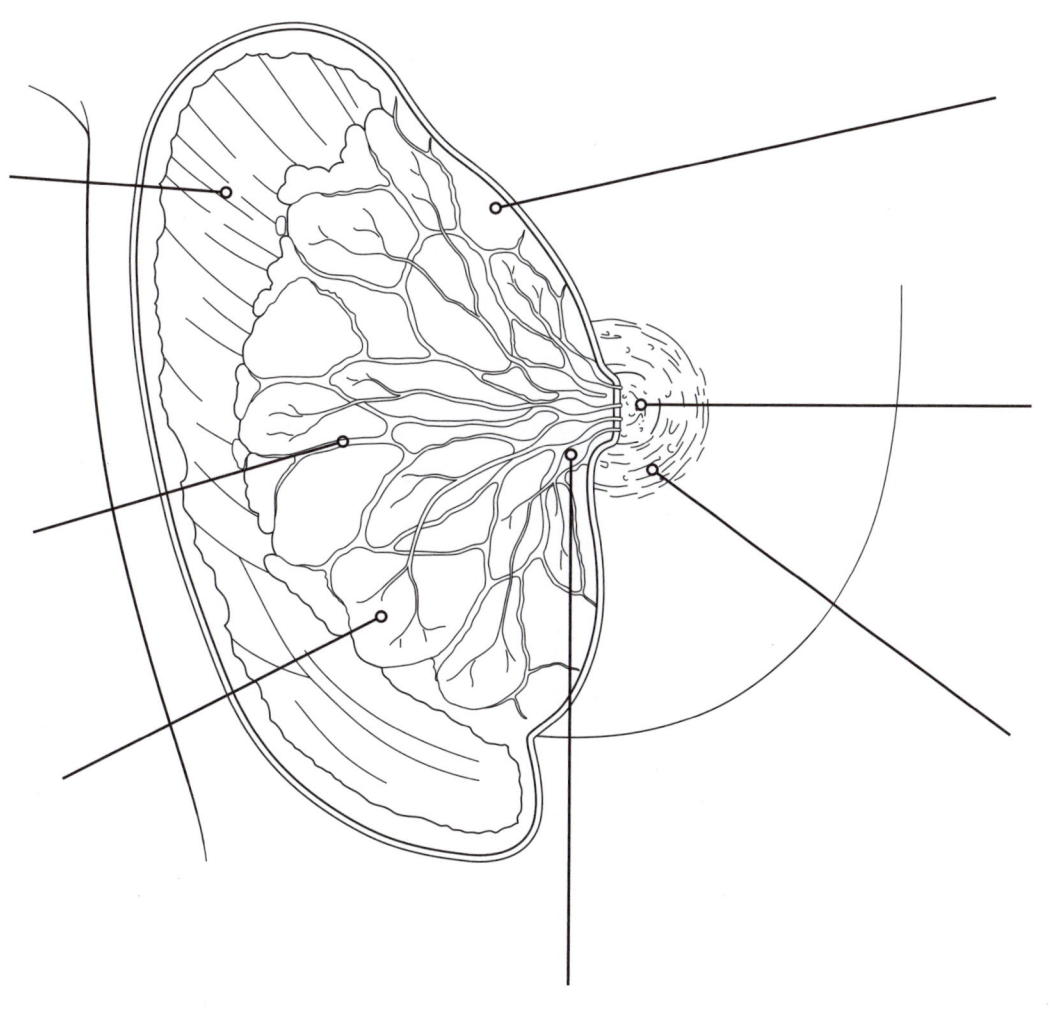

Drenaje linfático del pecho

La linfa, el líquido
que sale de los vasos
sanguíneos hacia los
espacios entre las
células, es devuelto a la
circulación sanguínea
por el sistema linfático.
La linfa pasa por
una serie de ganglios
linfáticos, que actúan
como filtros para
eliminar bacterias,
células y otras partículas.

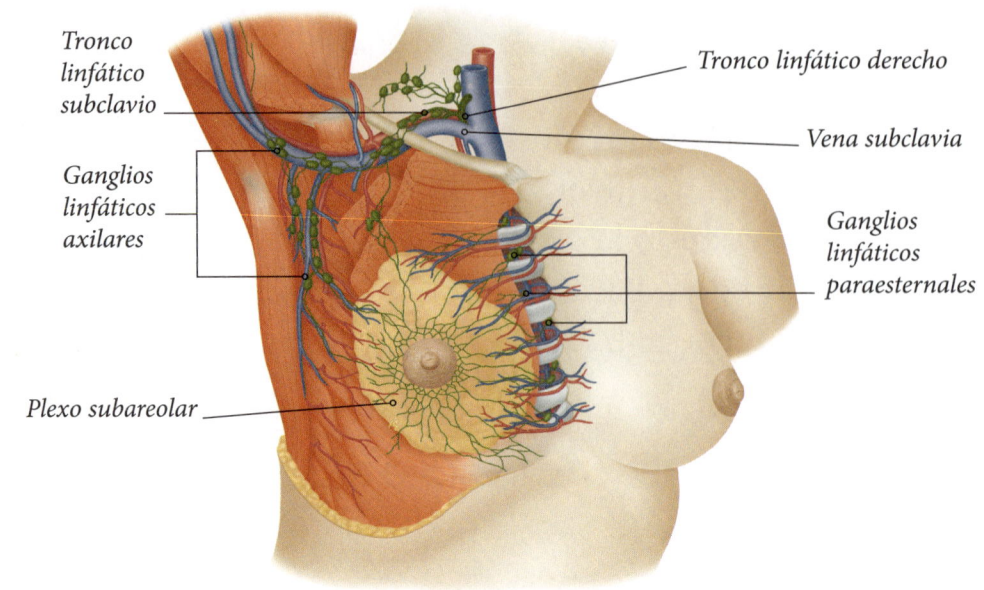

Tronco linfático subclavio

Tronco linfático derecho

Vena subclavia

Ganglios linfáticos axilares

Ganglios linfáticos paraesternales

Plexo subareolar

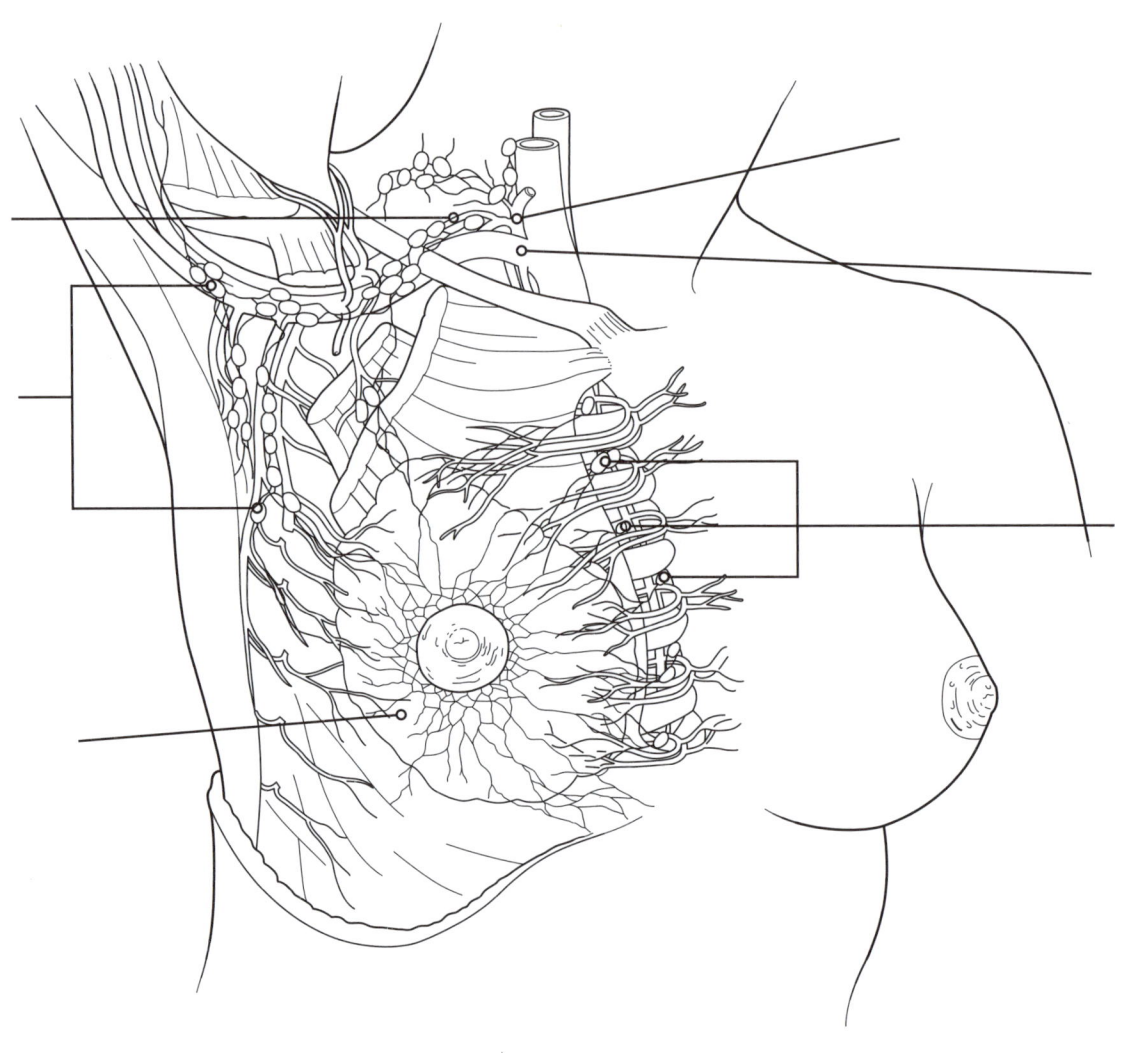

Diafragma

El diafragma es una lámina muscular que separa el tórax de la cavidad abdominal. Es esencial para la respiración, ya que su contracción expande la cavidad torácica, permitiendo la entrada de aire.

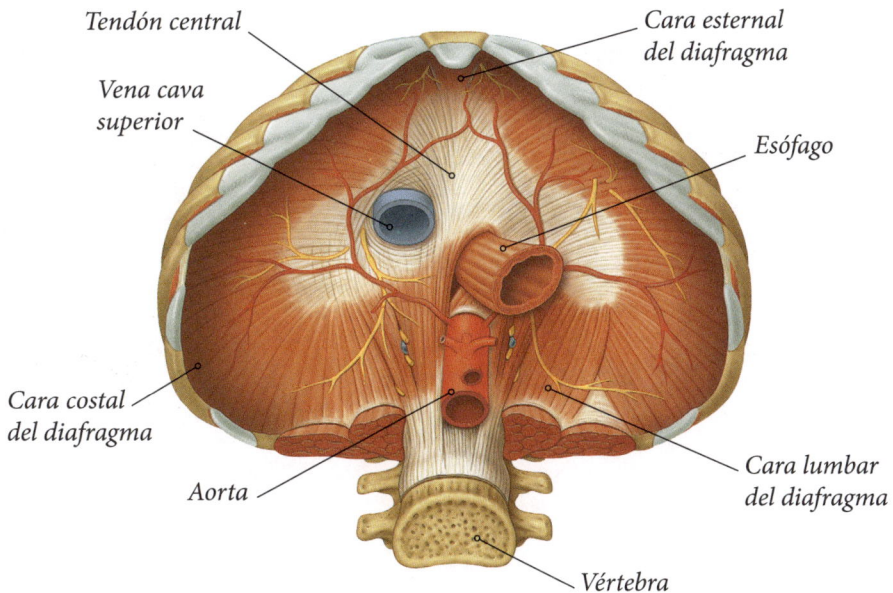

Tendón central

Cara esternal del diafragma

Vena cava superior

Esófago

Cara costal del diafragma

Cara lumbar del diafragma

Aorta

Vértebra

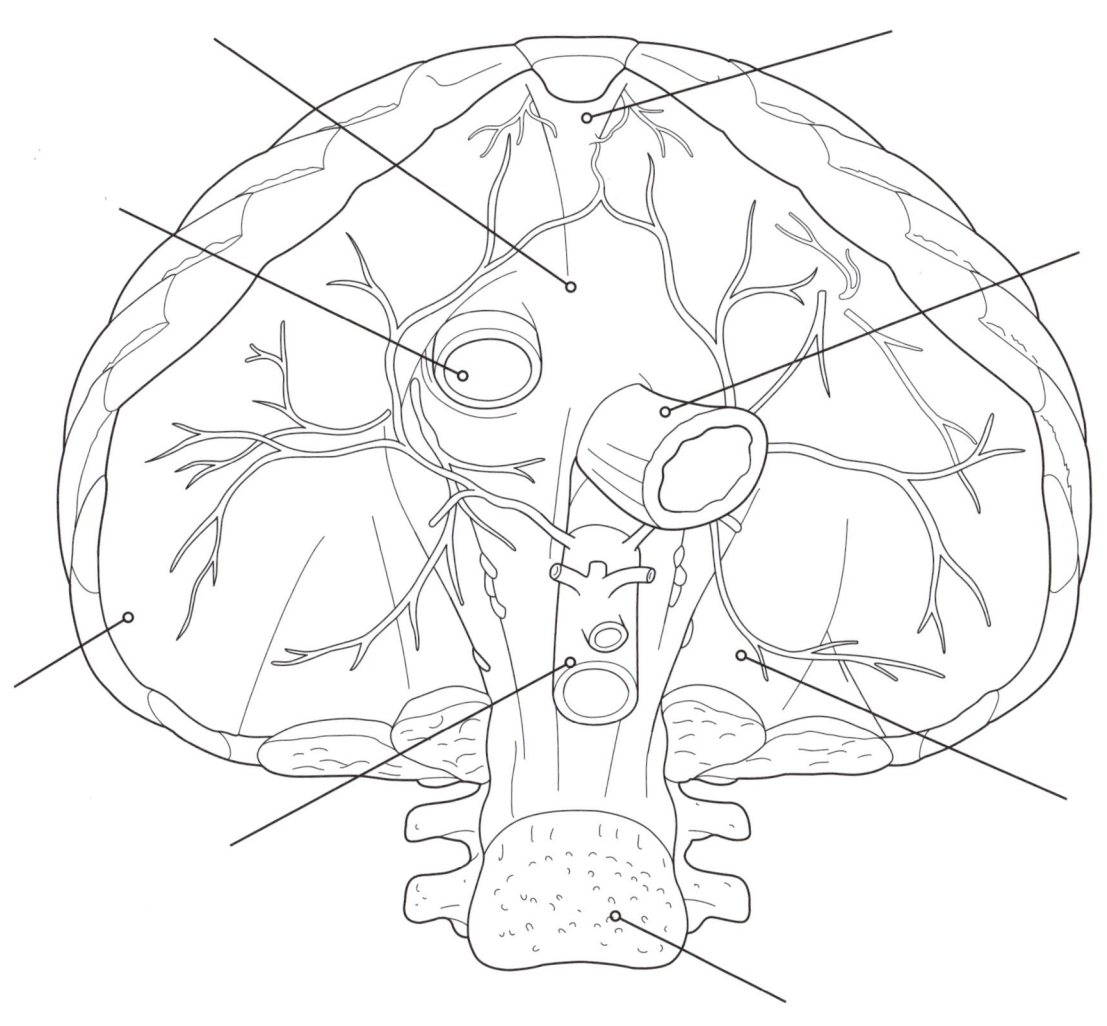

Superficie torácica del diafragma

La cara superior del diafragma es convexa y forma el suelo de la cavidad torácica (tórax). Está perforado por grandes vasos y estructuras que deben atravesar la lámina muscular para llegar al abdomen.

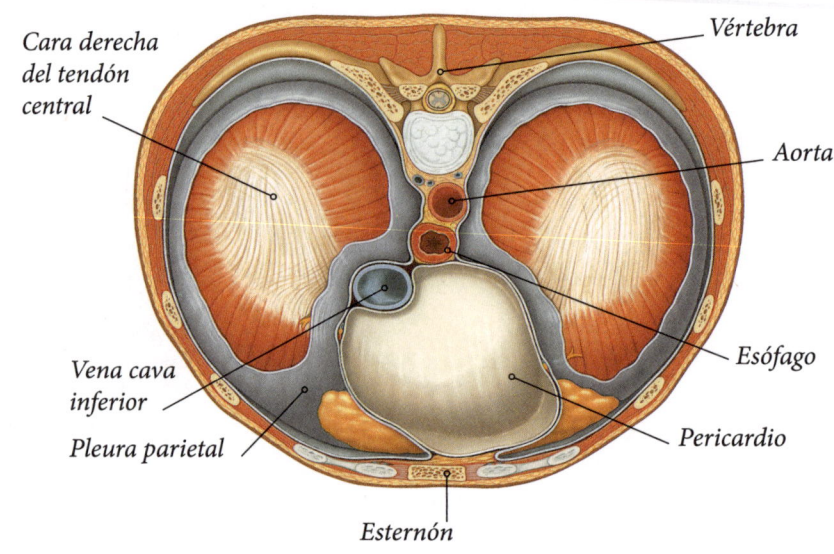

Cara derecha del tendón central

Vértebra

Aorta

Esófago

Pericardio

Vena cava inferior

Pleura parietal

Esternón

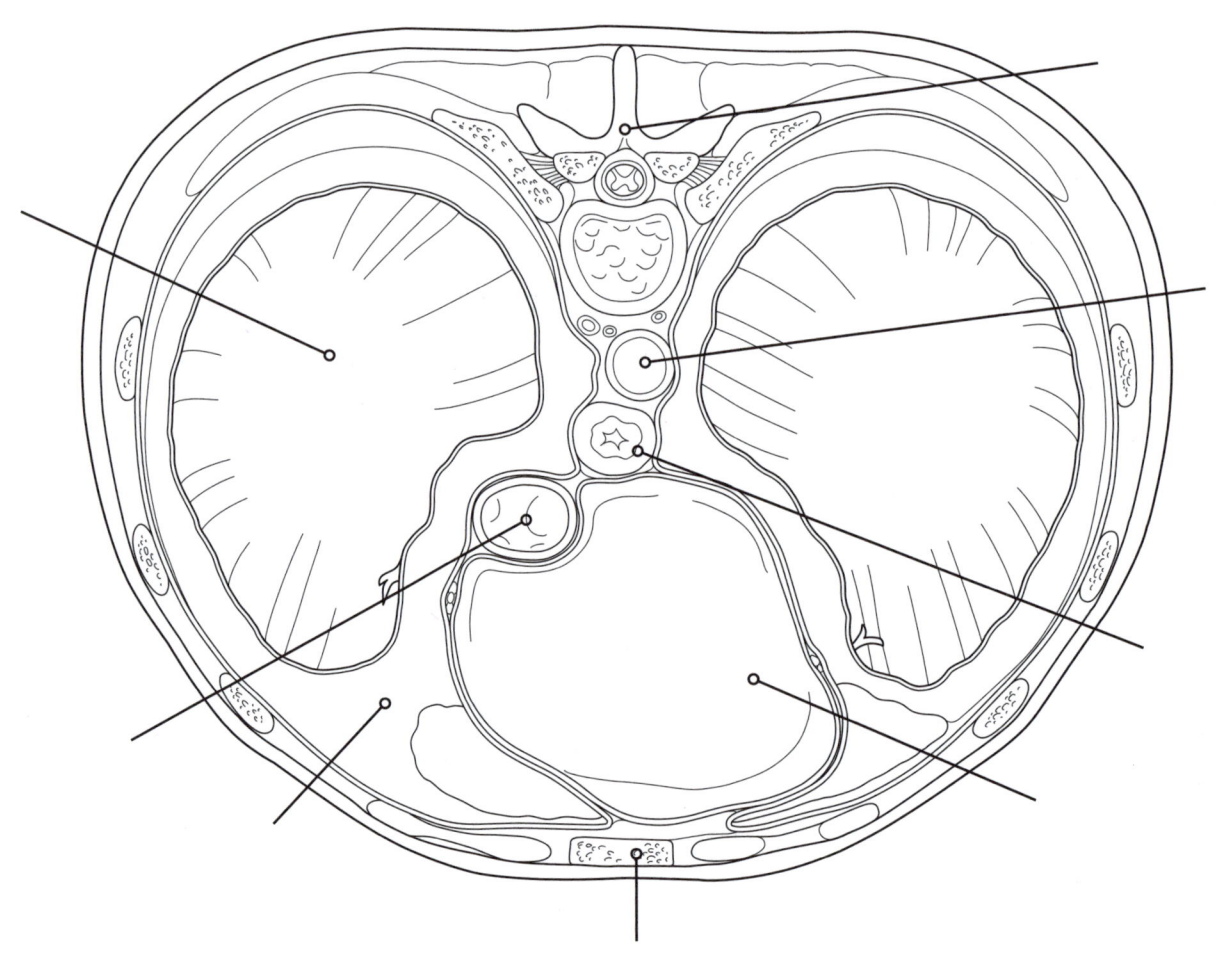

Pulmones

Los pulmones son órganos respiratorios de forma cónica que ocupan la cavidad torácica, situados a ambos lados del corazón, de los grandes vasos sanguíneos y de otras estructuras del mediastino central.

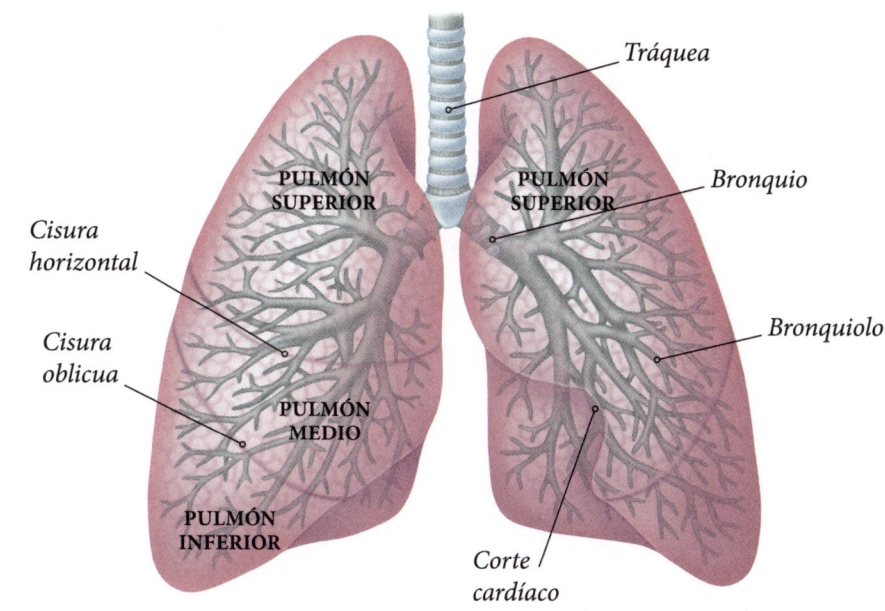

Tráquea

Bronquio

Bronquiolo

PULMÓN SUPERIOR

PULMÓN SUPERIOR

Cisura horizontal

Cisura oblicua

PULMÓN MEDIO

PULMÓN INFERIOR

Corte cardíaco

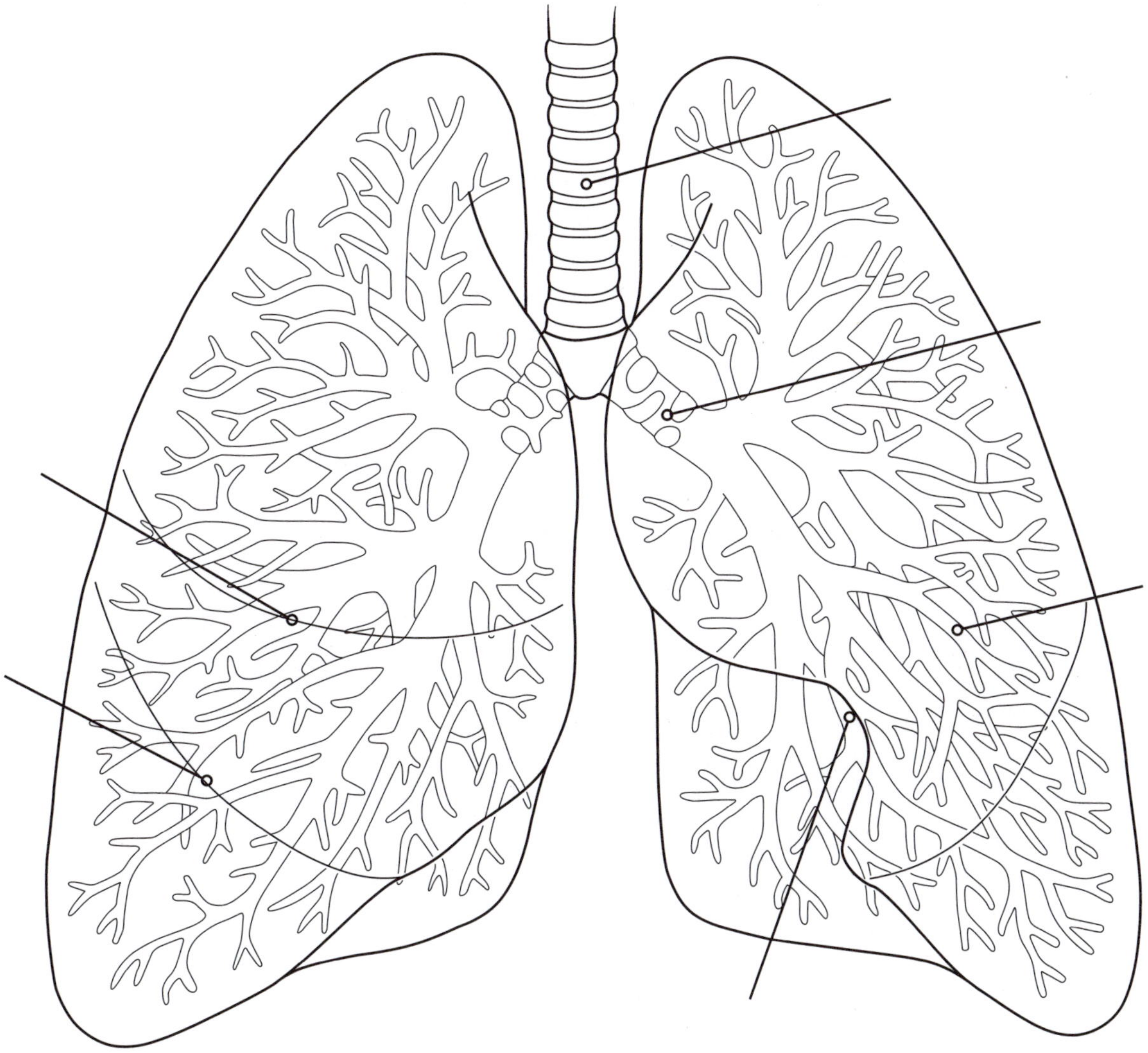

Pleura

Los pulmones están cubiertos por una fina membrana denominada pleura. La pleura envuelve tanto la superficie externa del pulmón como la superficie interna de la caja torácica.

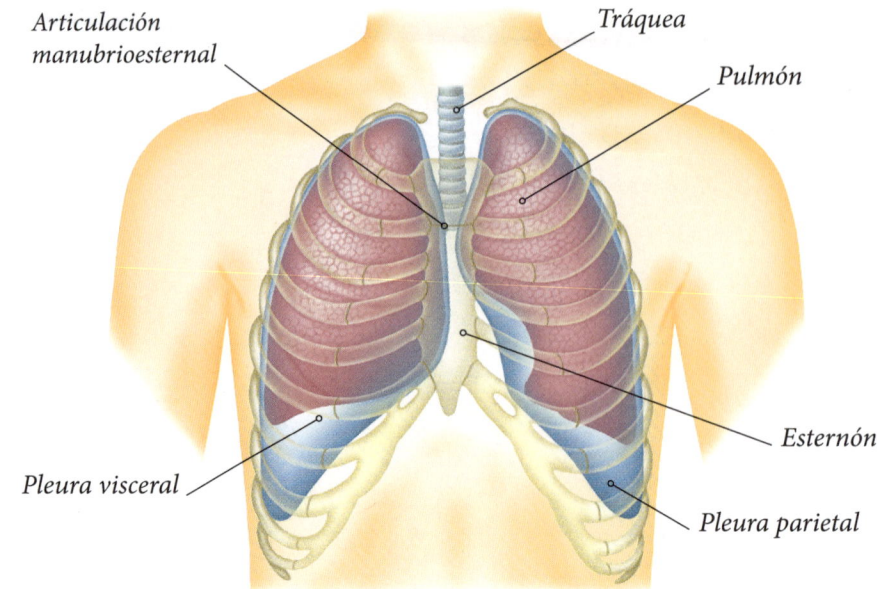

Articulación manubrioesternal

Tráquea

Pulmón

Esternón

Pleura visceral

Pleura parietal

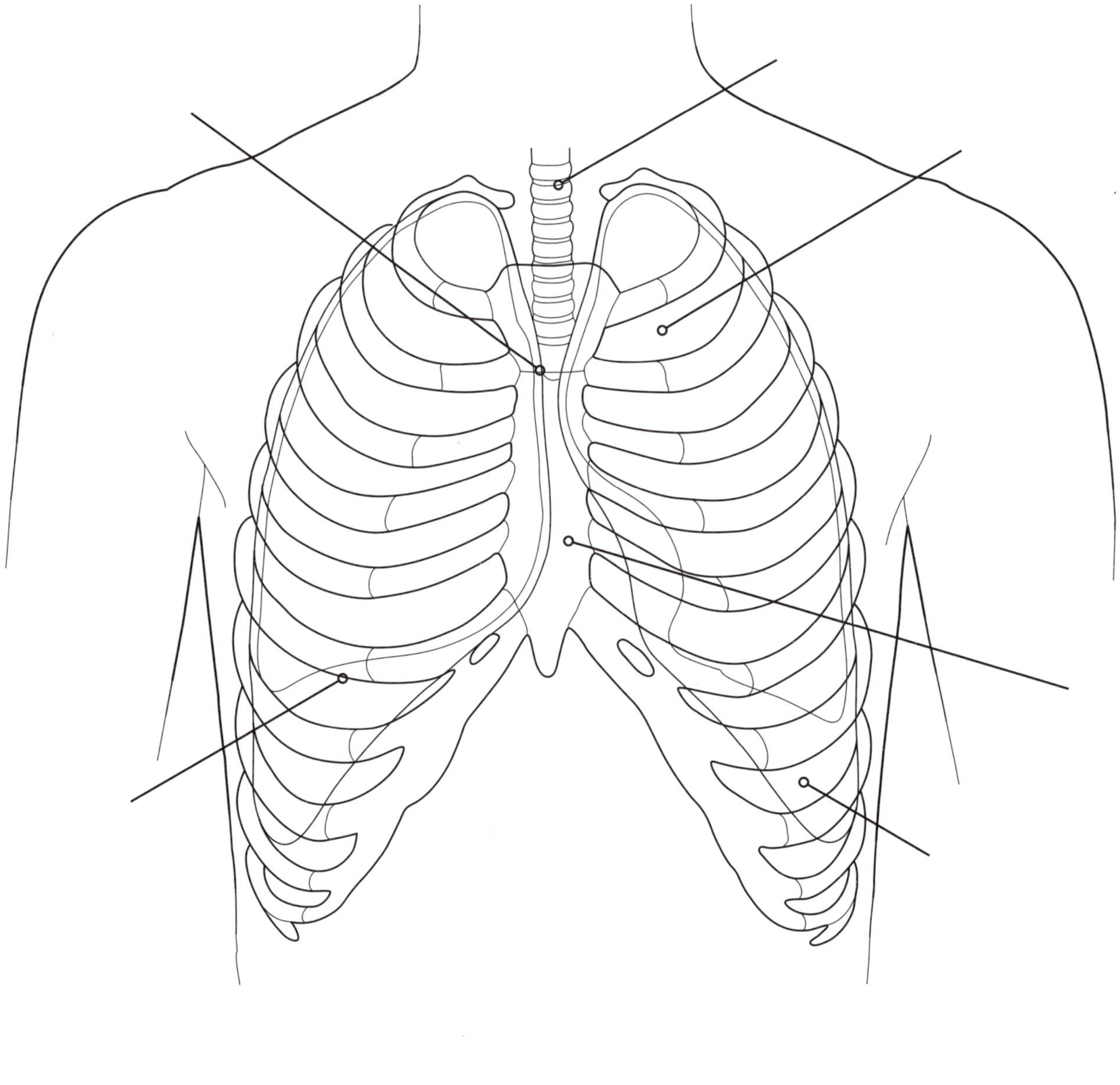

Vías respiratorias

Las vías respiratorias forman una red
a lo largo de la cual el aire viaja hacia,
desde y por dentro de los pulmones.
Las vías respiratorias se ramifican
repetidamente, y cada rama se va
estrechando hasta llegar a los terminales
finales, los alvéolos.

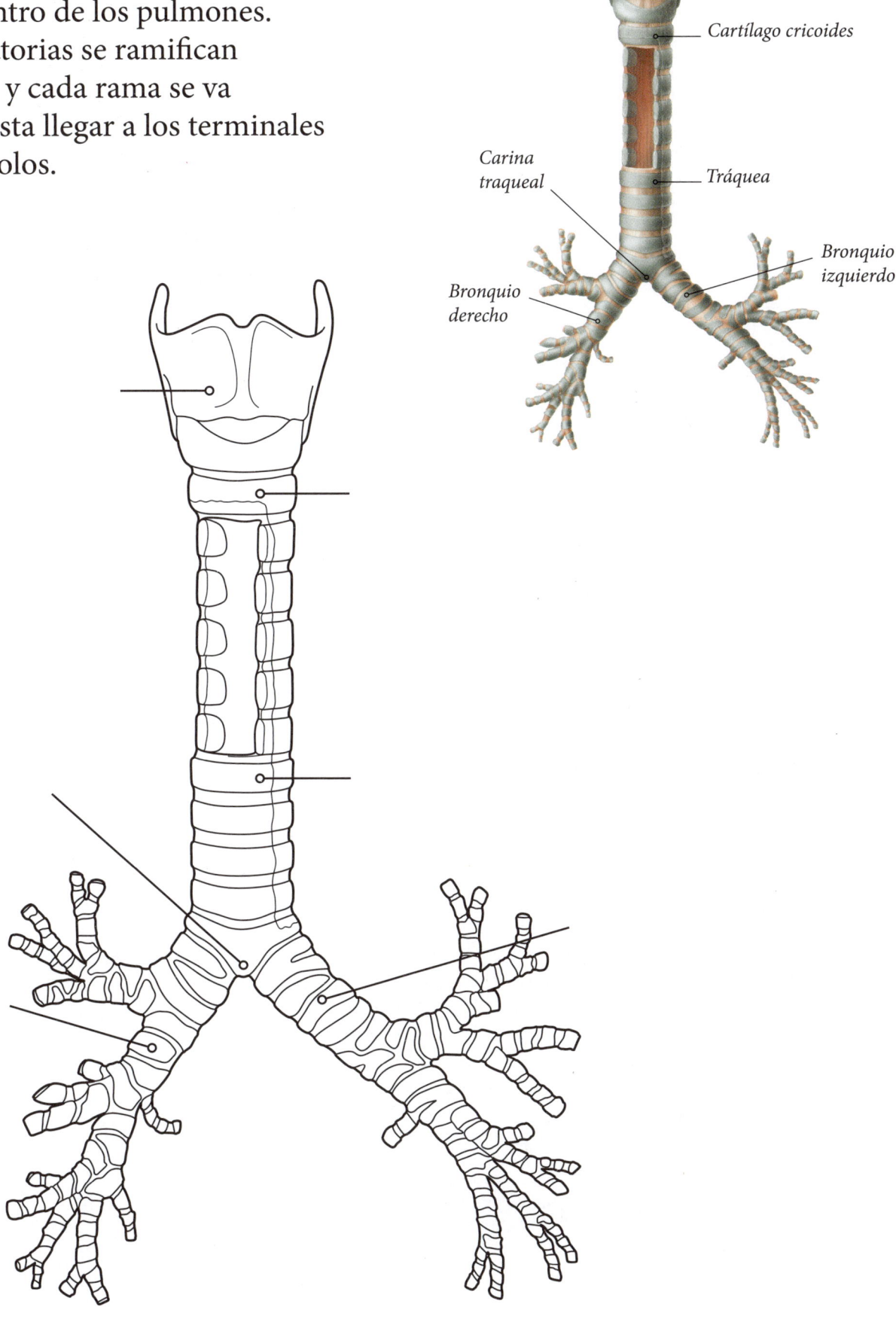

Laringe

Cartílago cricoides

Carina
traqueal

Tráquea

Bronquio
izquierdo

Bronquio
derecho

Vías respiratorias más pequeñas y alvéolos

Al entrar en el pulmón, el
bronquio principal se divide una
y otra vez, formando el árbol
bronquial, que lleva el aire a
todas las partes del pulmón.

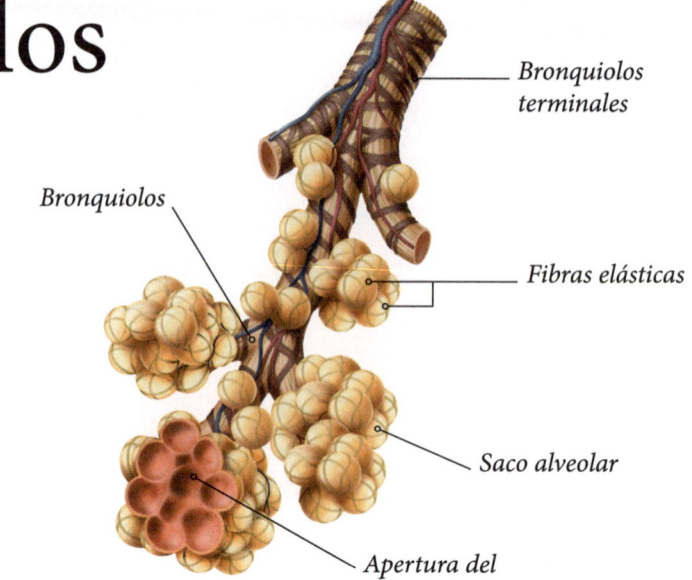

*Bronquiolos
terminales*

Bronquiolos

Fibras elásticas

Saco alveolar

*Apertura del
conducto alveolar*

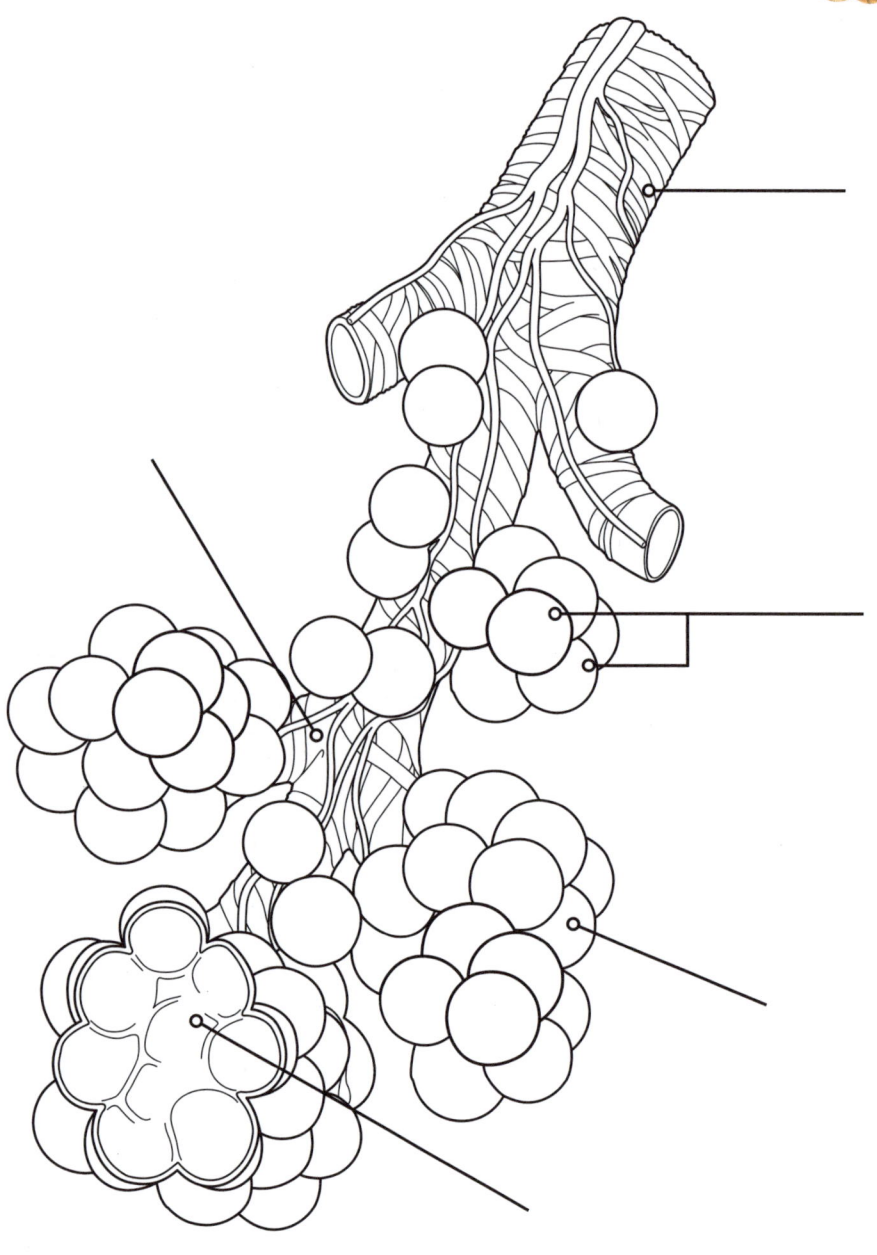

Vasos pulmonares

La función principal de los pulmones es reoxigenar la sangre utilizada por los tejidos del cuerpo y eliminar el dióxido de carbono acumulado. Esto se ejecuta a través de la circulación sanguínea pulmonar.

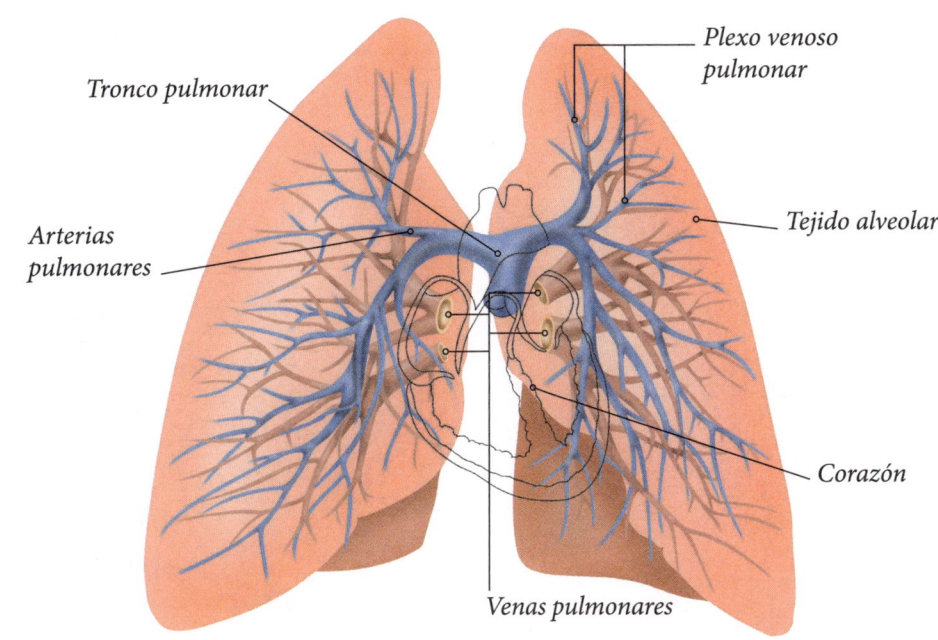

Tronco pulmonar

Plexo venoso pulmonar

Arterias pulmonares

Tejido alveolar

Corazón

Venas pulmonares

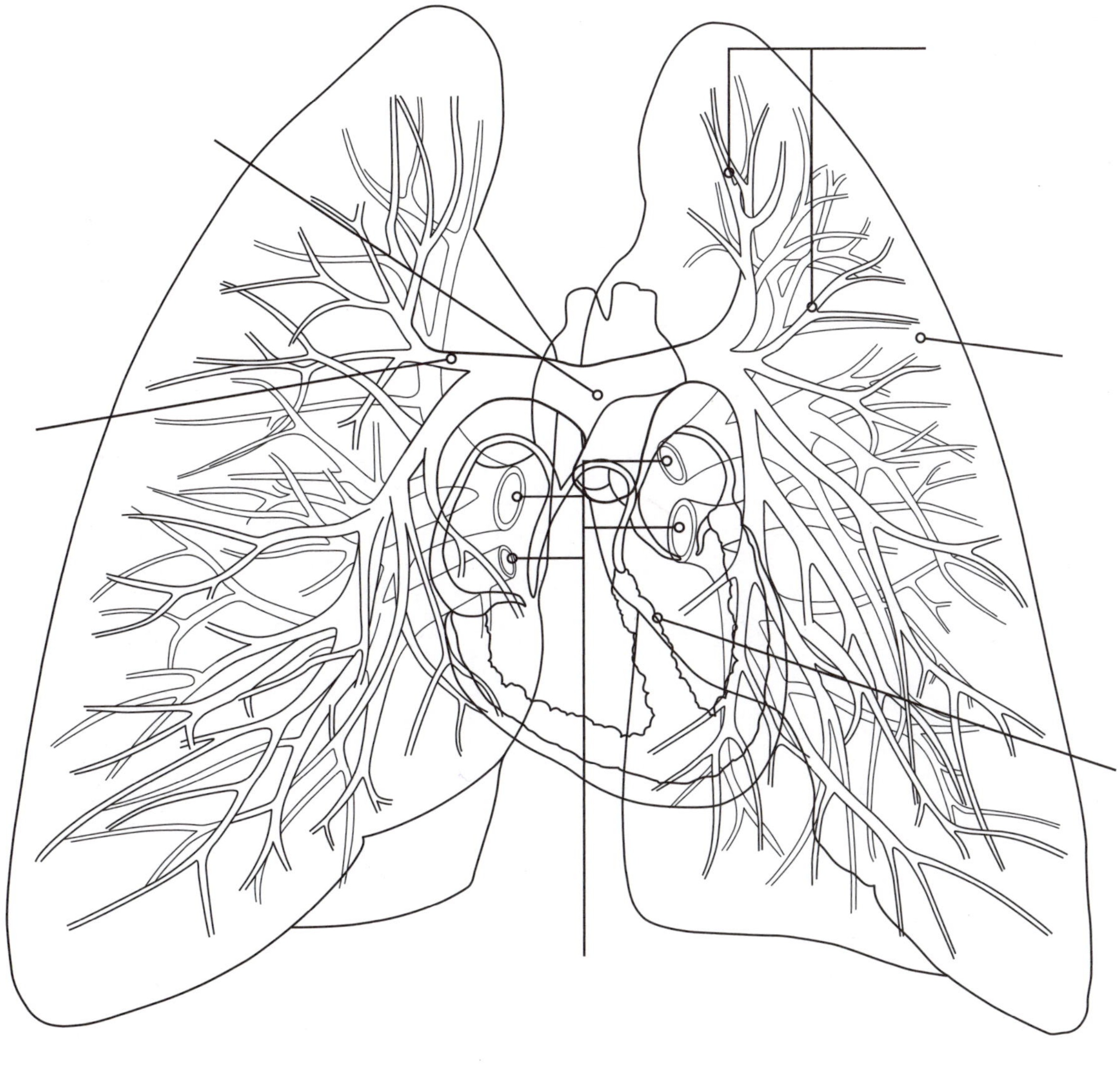

Vasos linfáticos pulmonares

El drenaje linfático del pulmón se origina en dos redes principales o plexos: el plexo superficial (subpleural) y el plexo linfático profundo, que se comunican libremente entre sí.

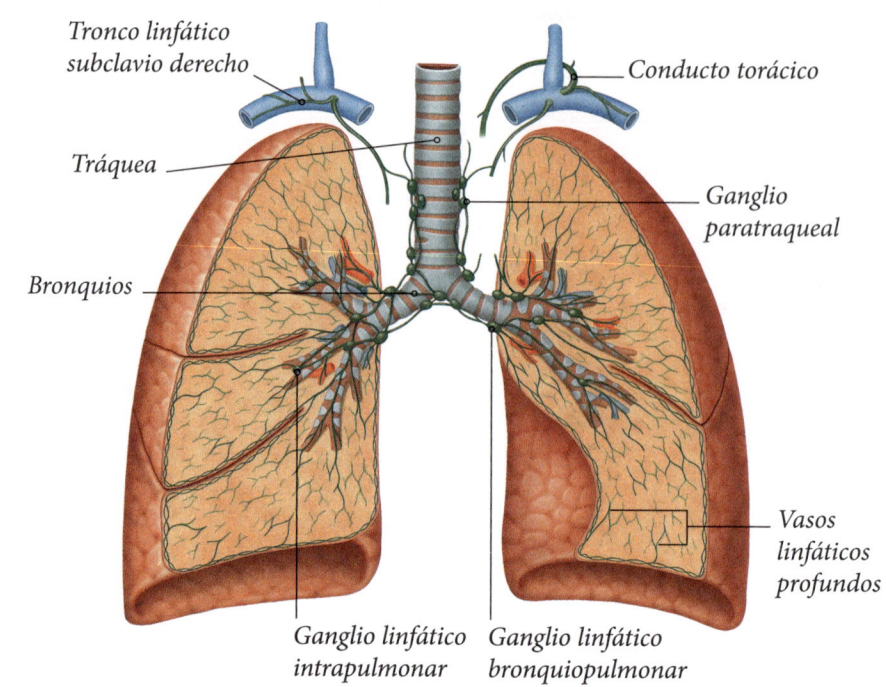

Tronco linfático subclavio derecho

Conducto torácico

Tráquea

Ganglio paratraqueal

Bronquios

Vasos linfáticos profundos

Ganglio linfático intrapulmonar

Ganglio linfático bronquiopulmonar

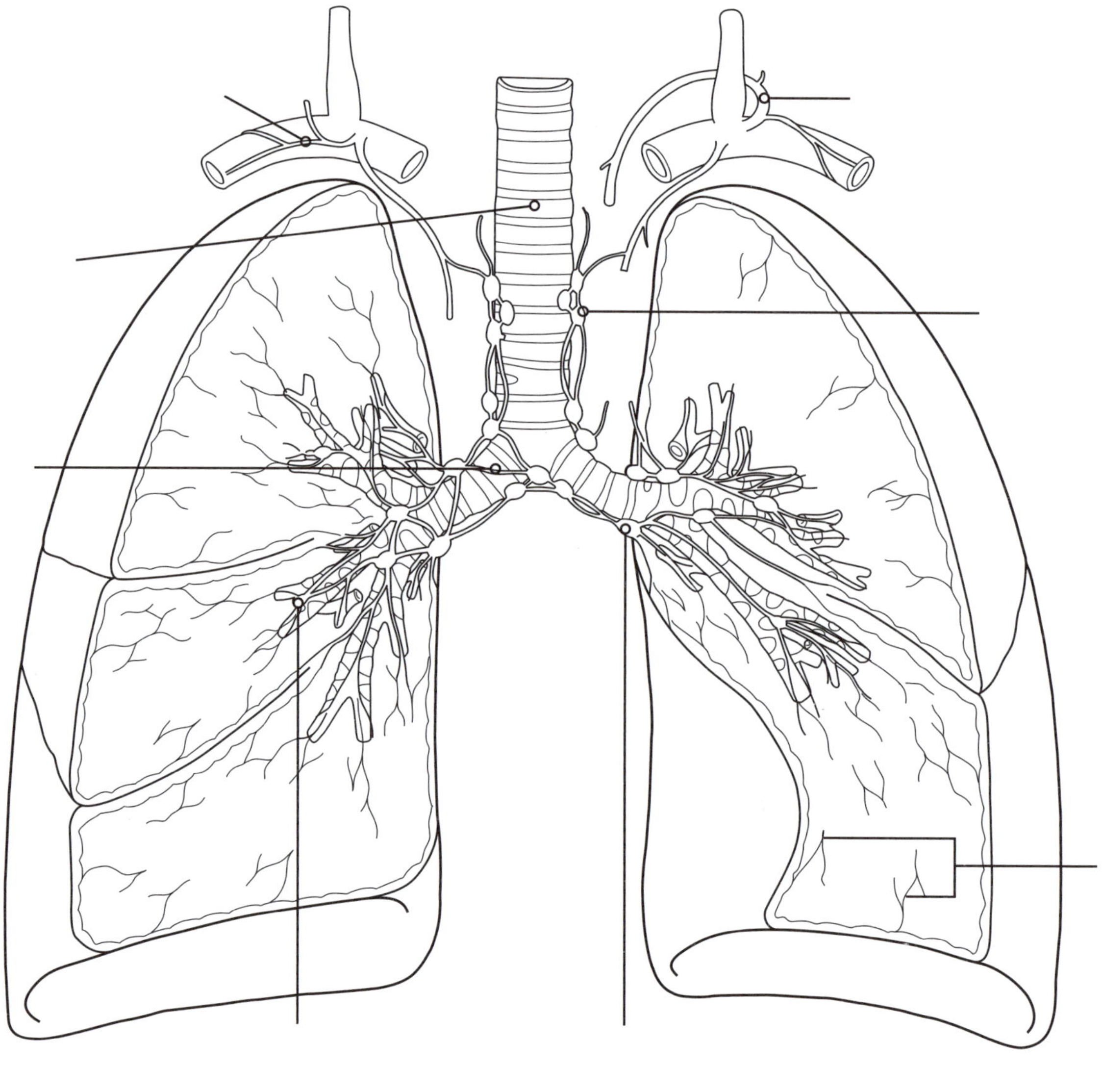

Corazón

El corazón adulto tiene
el tamaño aproximado
de un puño cerrado
y se encuentra en
el mediastino de la
cavidad torácica. Se
apoya en el tendón
central del diafragma y
está flanqueado por los
pulmones.

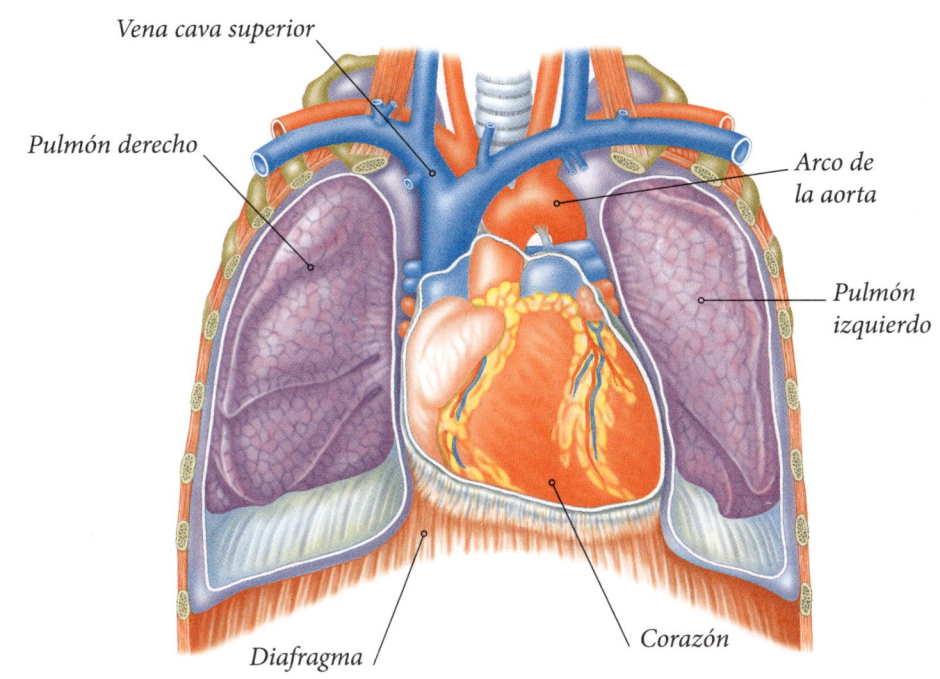

Vena cava superior

Pulmón derecho

Arco de
la aorta

Pulmón
izquierdo

Diafragma

Corazón

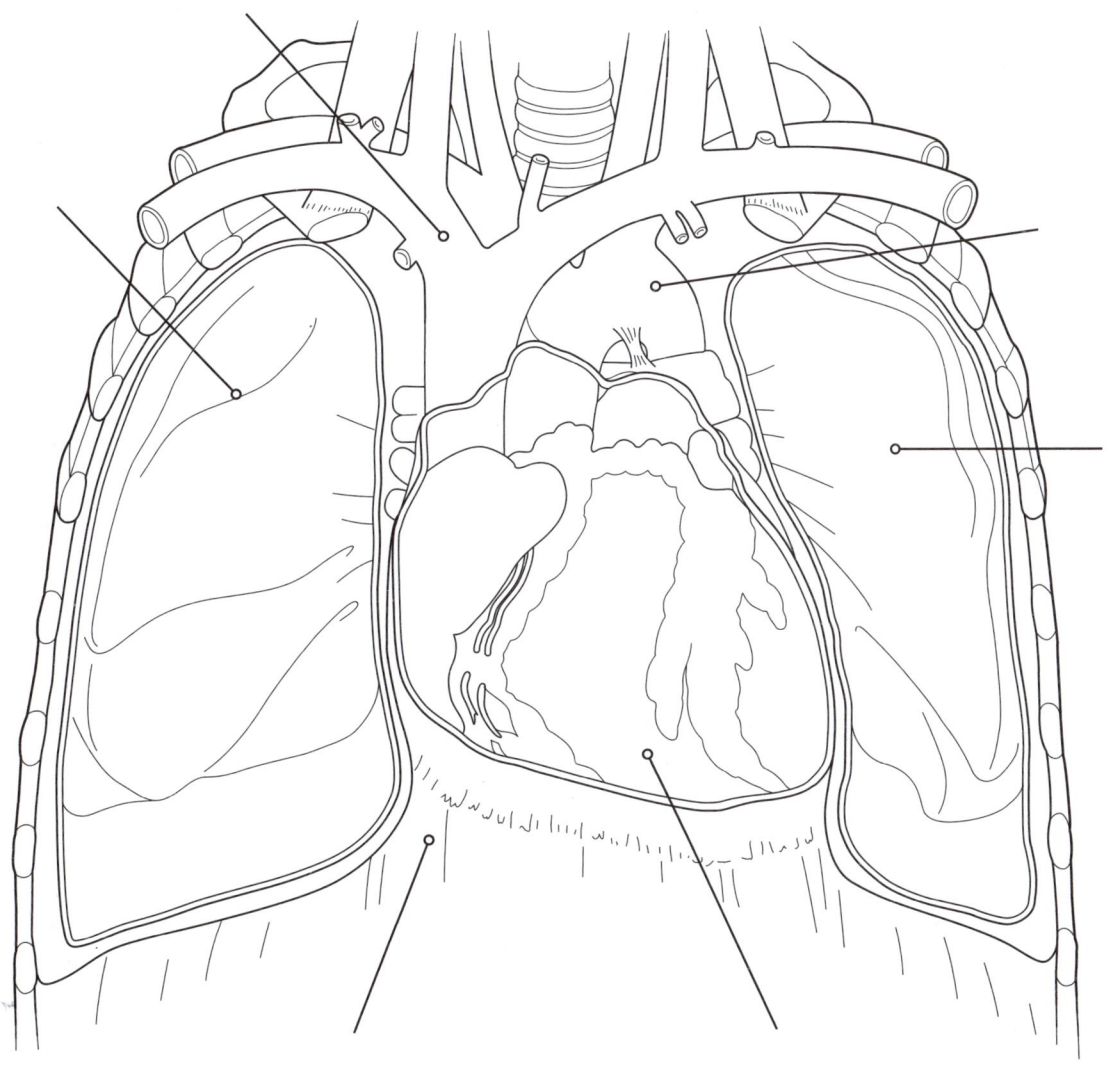

Pericardio

El corazón está rodeado de una bolsa protectora de triple pared de tejido conjuntivo denominada pericardio. Se compone de dos partes: el pericardio fibroso y el pericardio seroso.

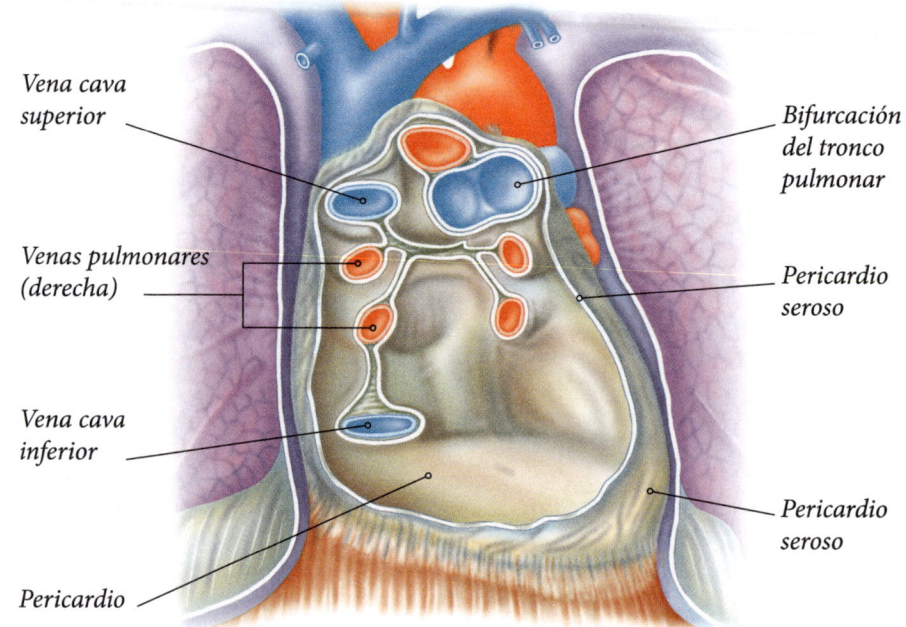

Vena cava superior

Venas pulmonares (derecha)

Vena cava inferior

Pericardio

Bifurcación del tronco pulmonar

Pericardio seroso

Pericardio seroso

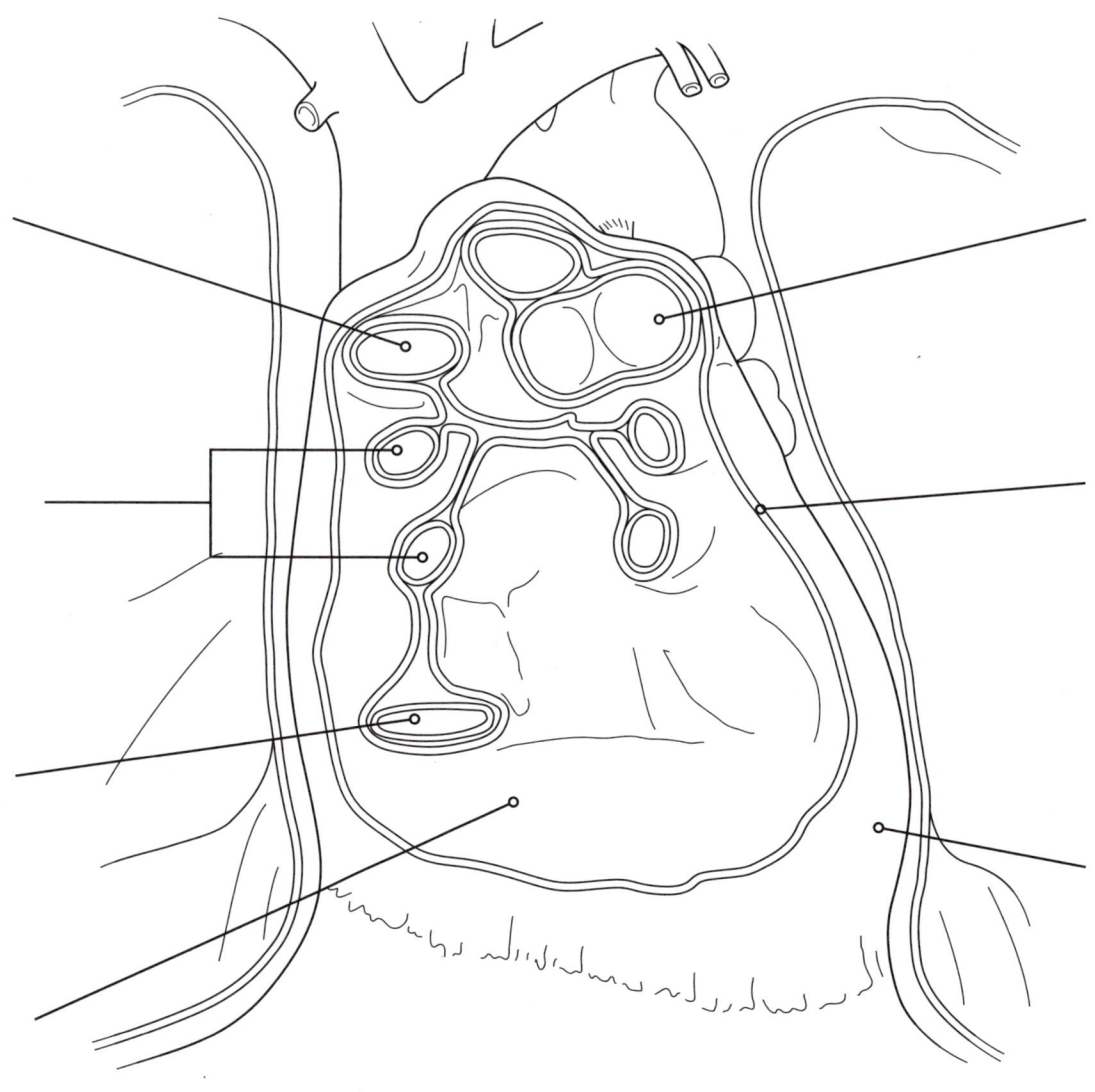

Cámaras del corazón

El corazón se divide en cuatro cavidades: dos aurículas de paredes finas, que reciben la sangre venosa, y dos ventrículos más grandes y de paredes gruesas, que bombean la sangre al sistema arterial.

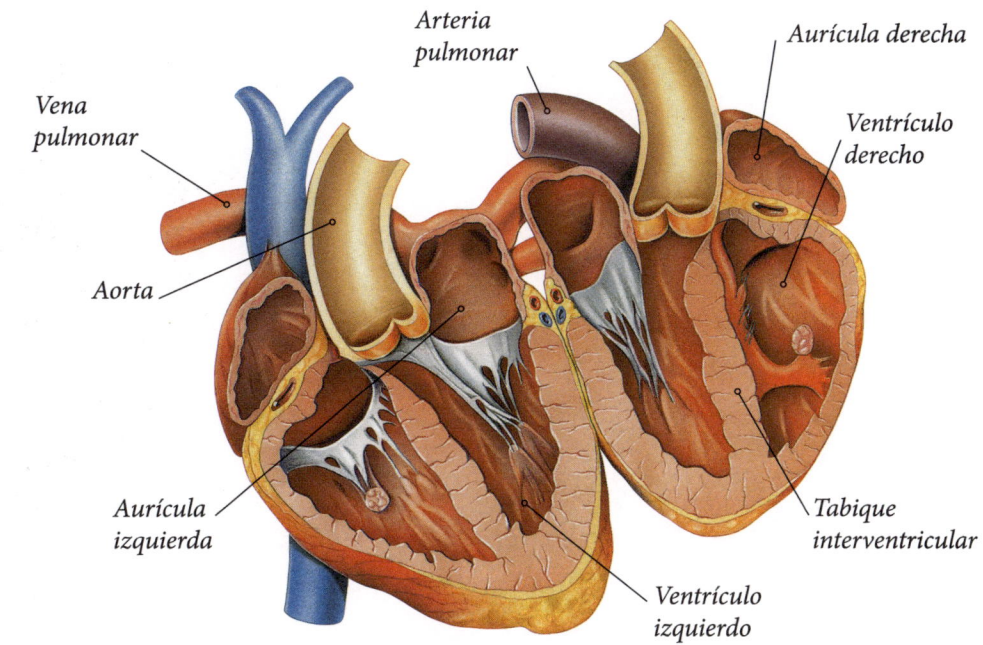

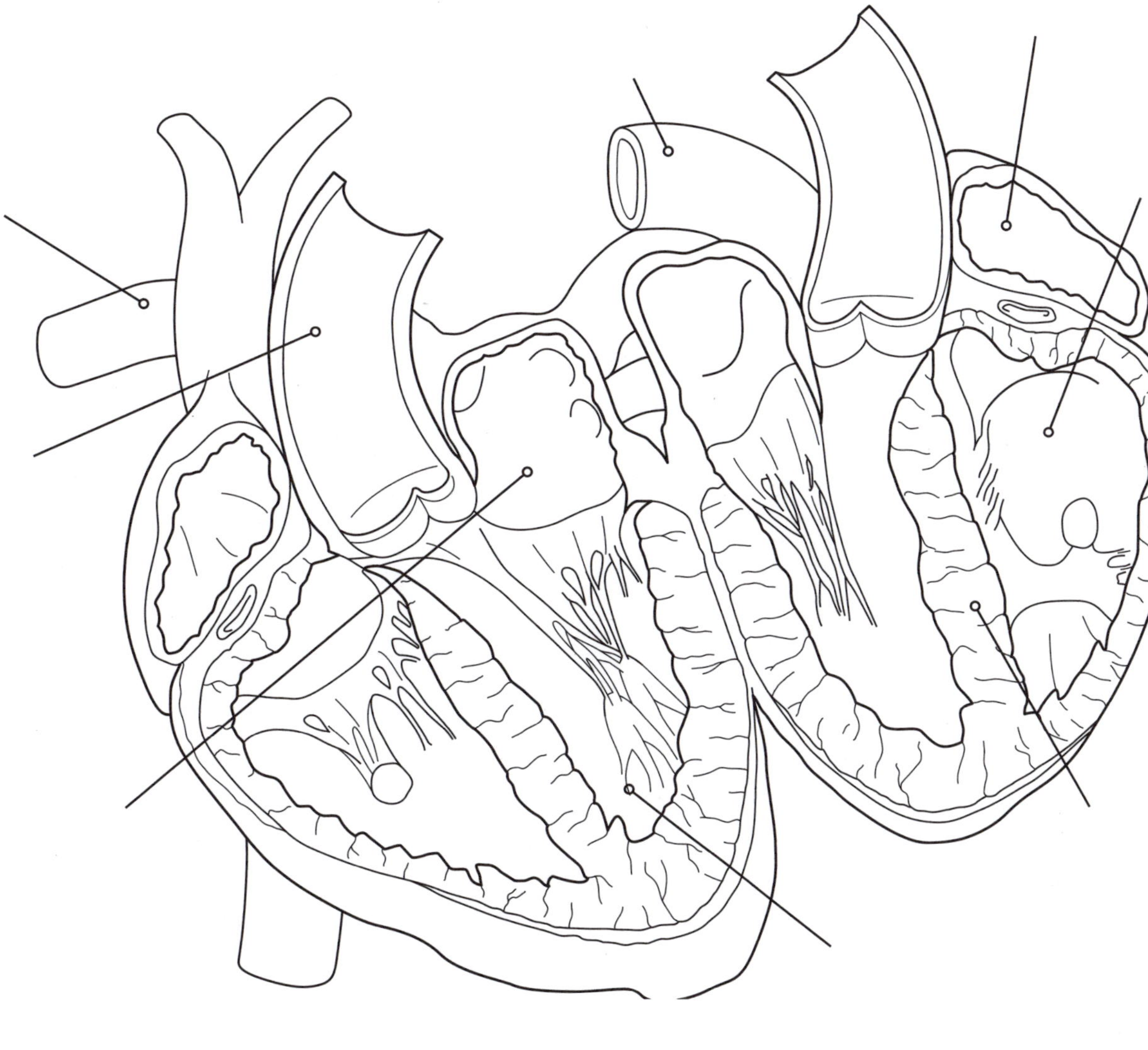

Vena pulmonar

Arteria pulmonar

Aurícula derecha

Ventrículo derecho

Aorta

Aurícula izquierda

Ventrículo izquierdo

Ventrículo derecho

Tabique interventricular

Aurículas

Las aurículas son las dos cavidades más pequeñas del corazón, de paredes finas. Están situadas encima de los ventrículos y separadas por las válvulas auriculoventriculares.

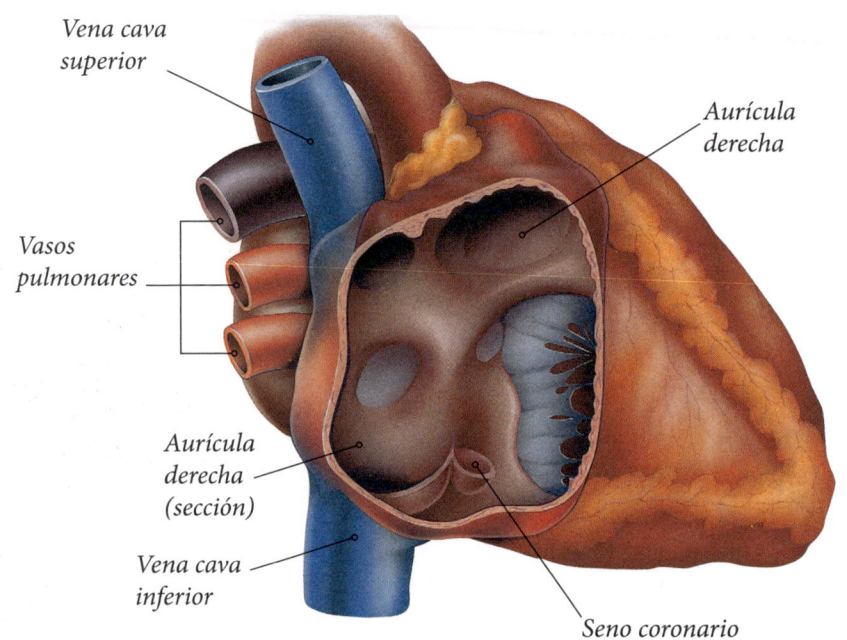

Vena cava superior

Aurícula derecha

Vasos pulmonares

Aurícula derecha (sección)

Vena cava inferior

Seno coronario

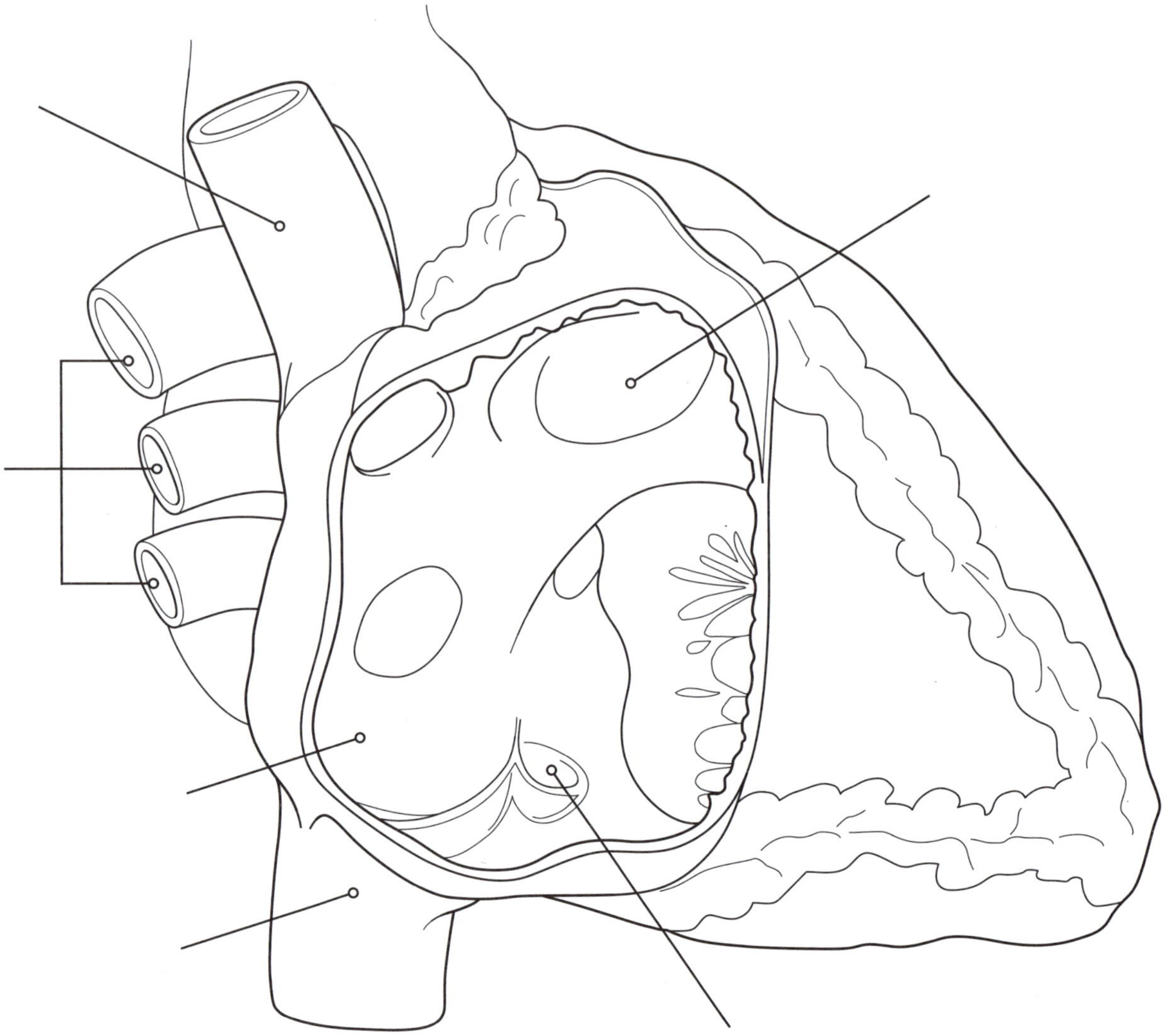

Válvulas del corazón

El corazón es una potente bomba muscular a través de la cual la sangre fluye hacia delante. Las cuatro válvulas cardíacas, que desempeñan un papel vital en el mantenimiento de la circulación, impiden que la sangre retroceda.

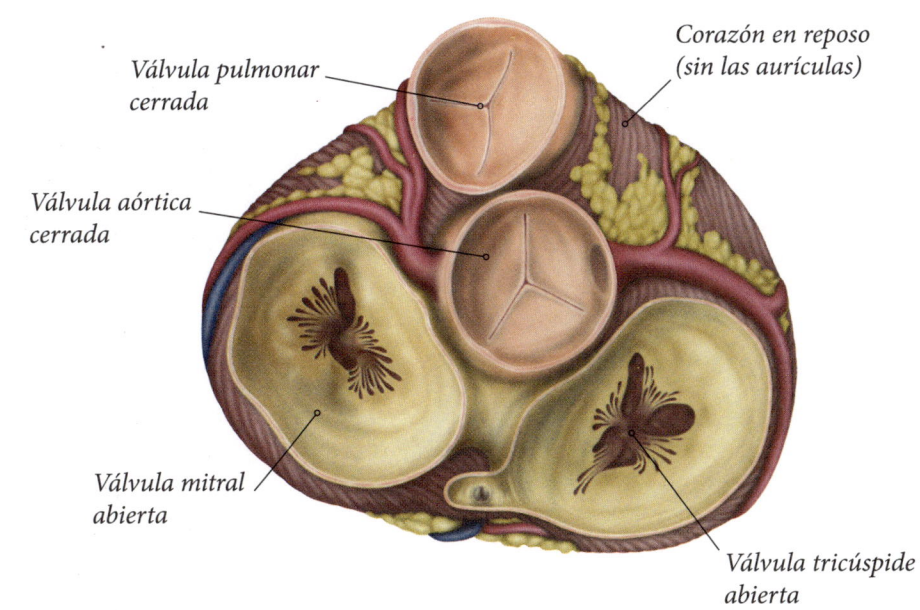

Válvula pulmonar cerrada

Corazón en reposo (sin las aurículas)

Válvula aórtica cerrada

Válvula mitral abierta

Válvula tricúspide abierta

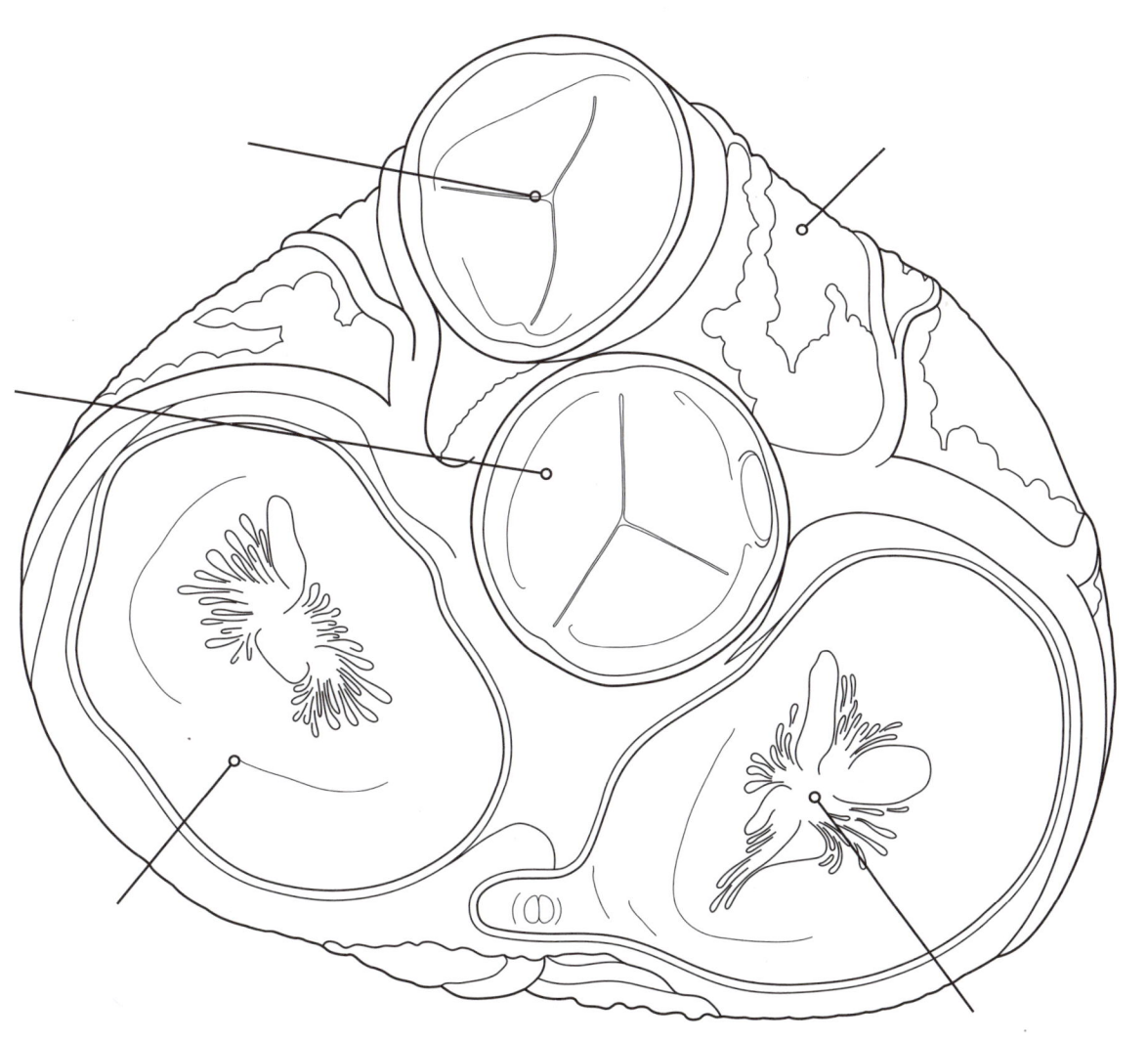

Válvulas aórticas y pulmonares

Las válvulas pulmonar y aórtica también se conocen como válvulas semilunares. Protegen la ruta de salida de la sangre del corazón, impidiendo el reflujo de sangre hacia los ventrículos cuando estos se relajan tras una contracción.

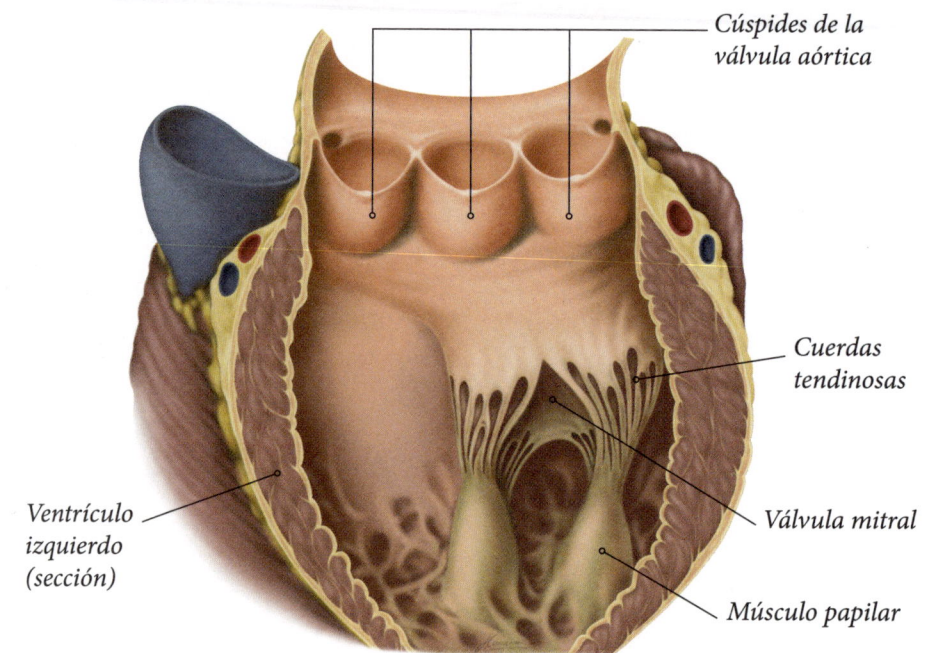

Cúspides de la válvula aórtica

Cuerdas tendinosas

Válvula mitral

Músculo papilar

Ventrículo izquierdo (sección)

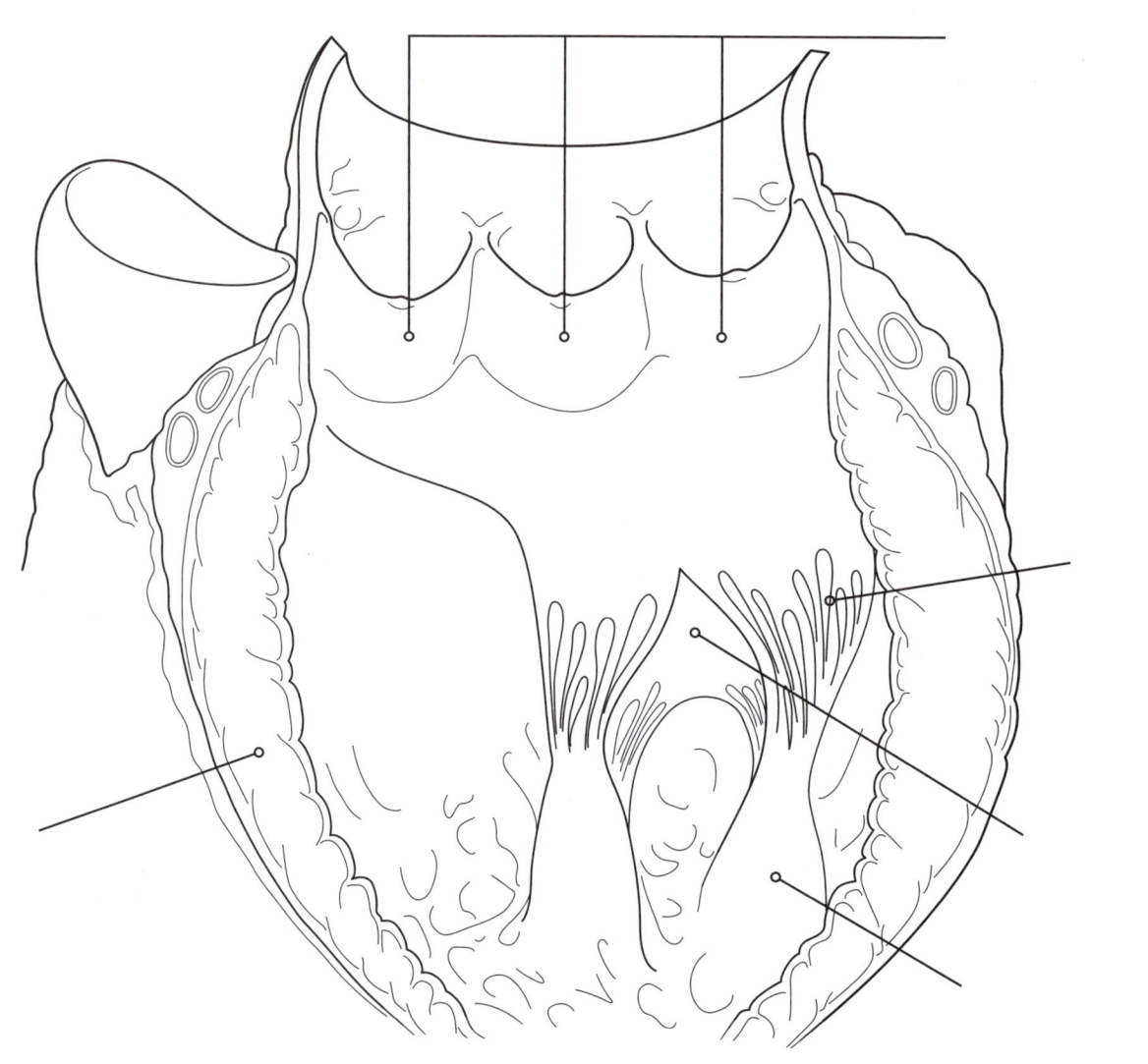

Vasos del corazón

La sangre llega al corazón a
través de dos grandes venas
–las venas cavas superior
e inferior– y es bombeada
hacia la aorta. Las venas
cavas y la aorta se conocen
como los grandes vasos.

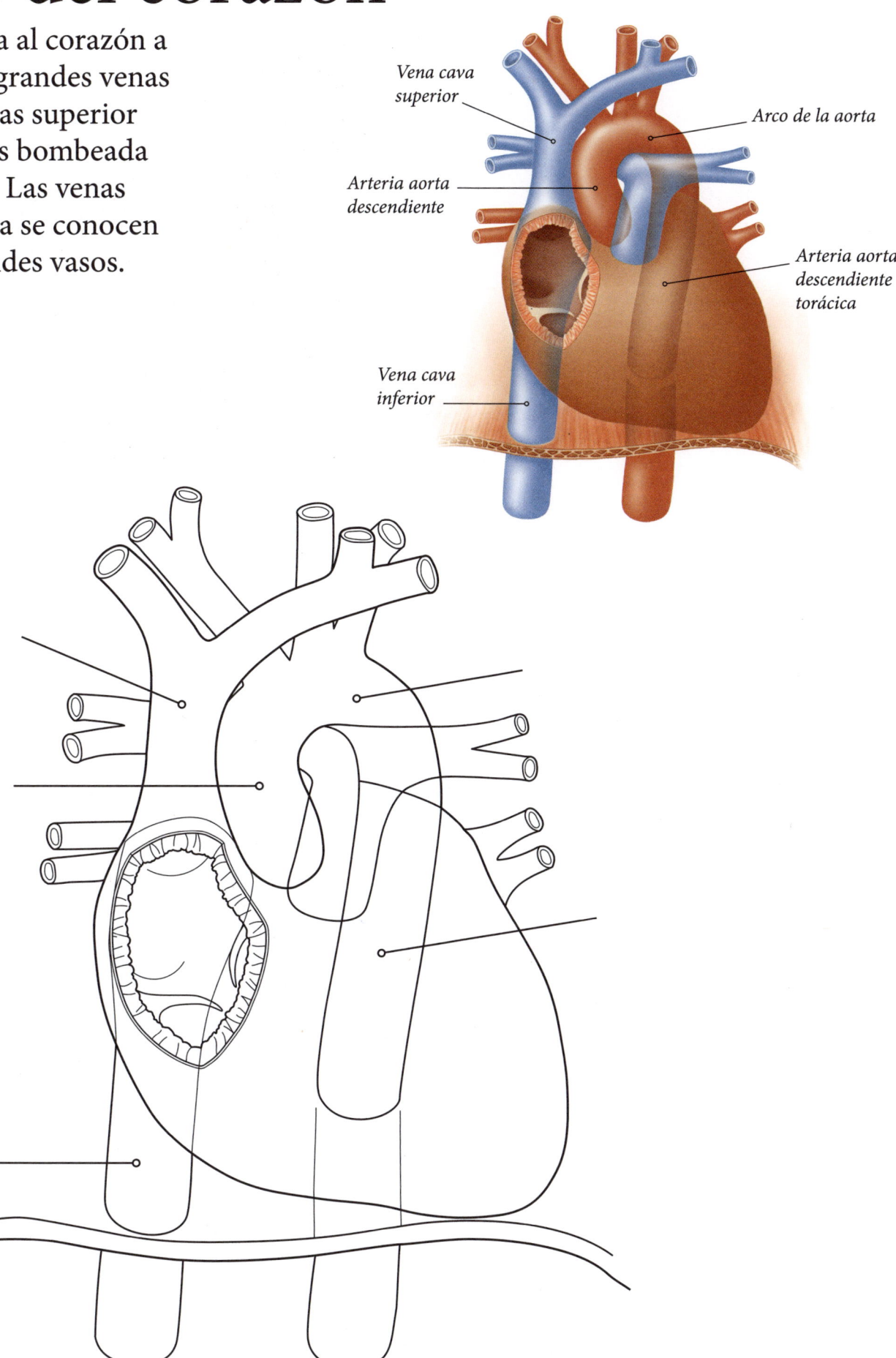

Vena cava
superior

Arco de la aorta

Arteria aorta
descendiente

Arteria aorta
descendiente
torácica

Vena cava
inferior

Suministro de sangre al corazón

El propio músculo
cardíaco y las
membranas que lo
recubren necesitan un
riego sanguíneo propio,
que procede de las
arterias coronarias.

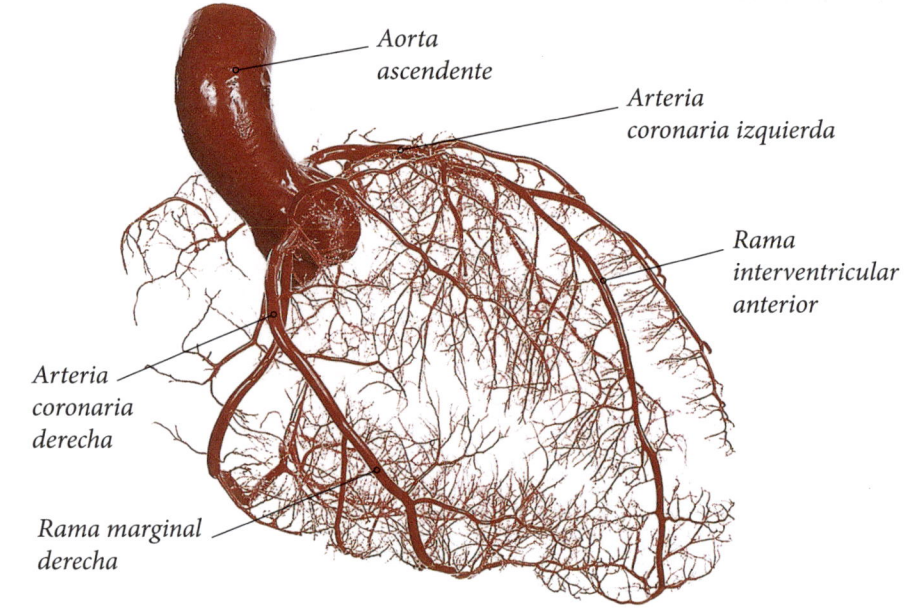

Aorta
ascendente

Arteria
coronaria izquierda

Rama
interventricular
anterior

Arteria
coronaria
derecha

Rama marginal
derecha

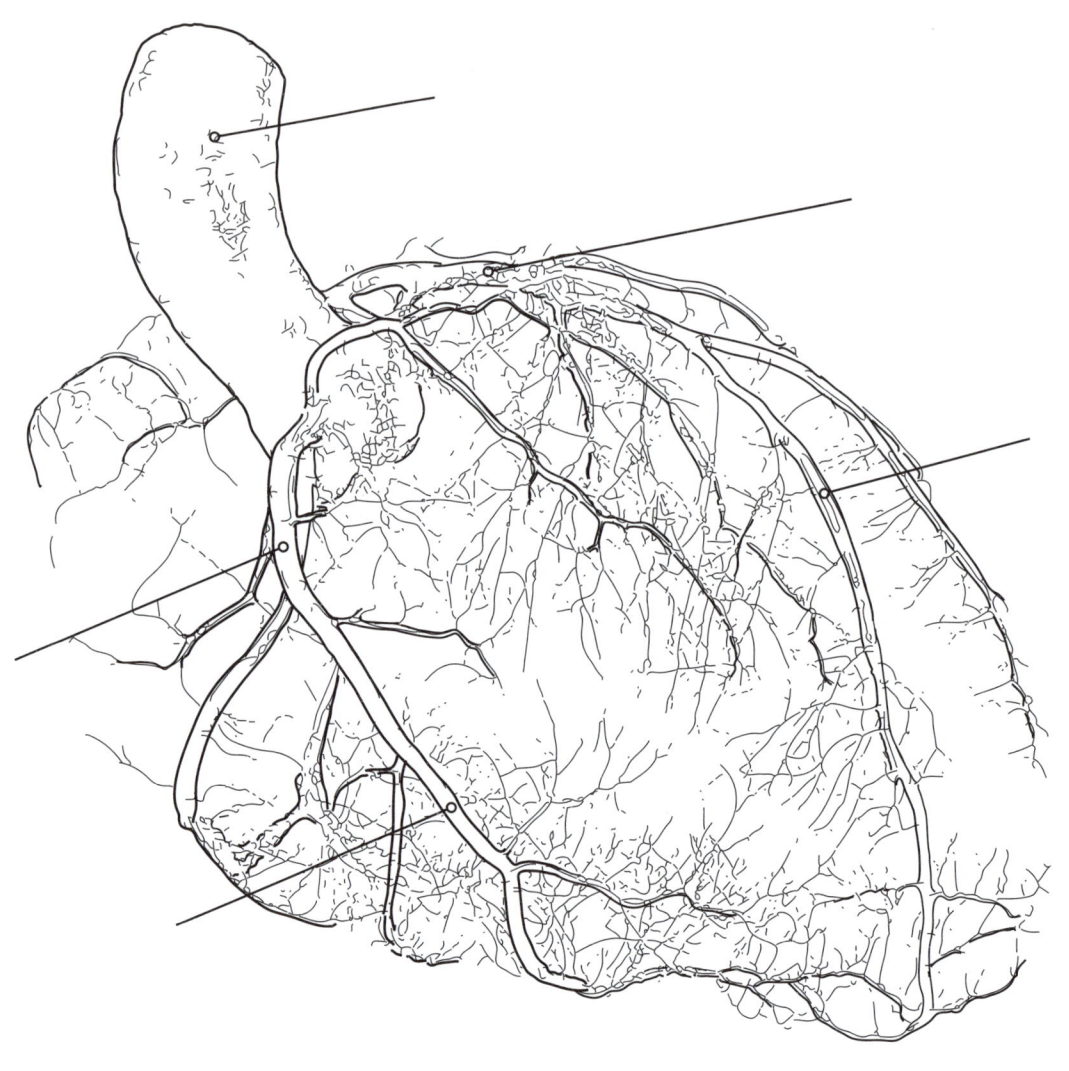

Sistema conductor del corazón

Cuando el cuerpo está en reposo, el corazón late a una frecuencia de entre 70 y 80 latidos por minuto. Dentro de sus paredes musculares, un sistema de conducción marca el ritmo y se encarga de que el músculo se contraiga de forma coordinada.

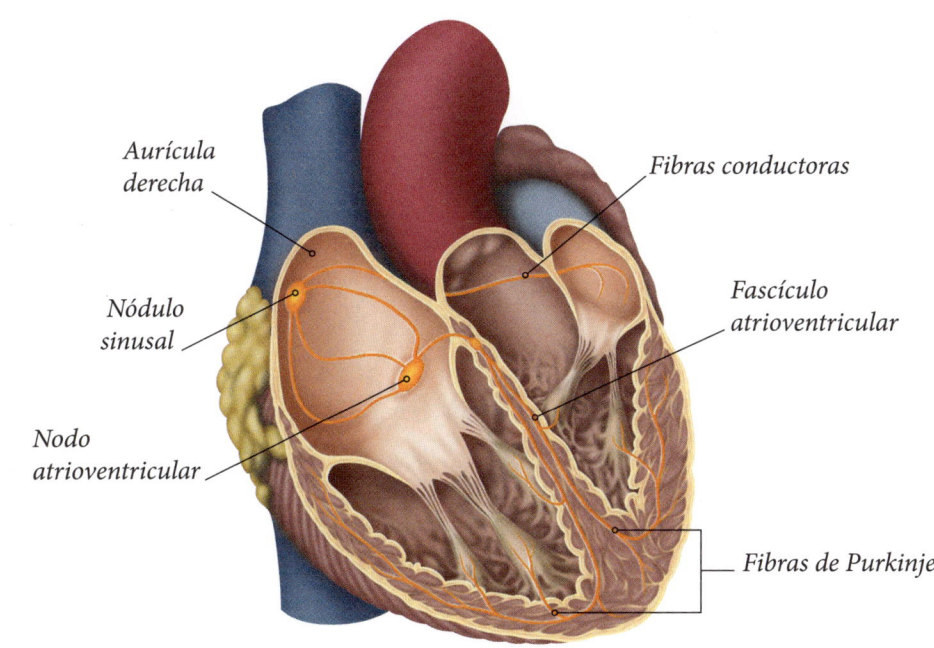

Aurícula derecha

Fibras conductoras

Nódulo sinusal

Fascículo atrioventricular

Nodo atrioventricular

Fibras de Purkinje

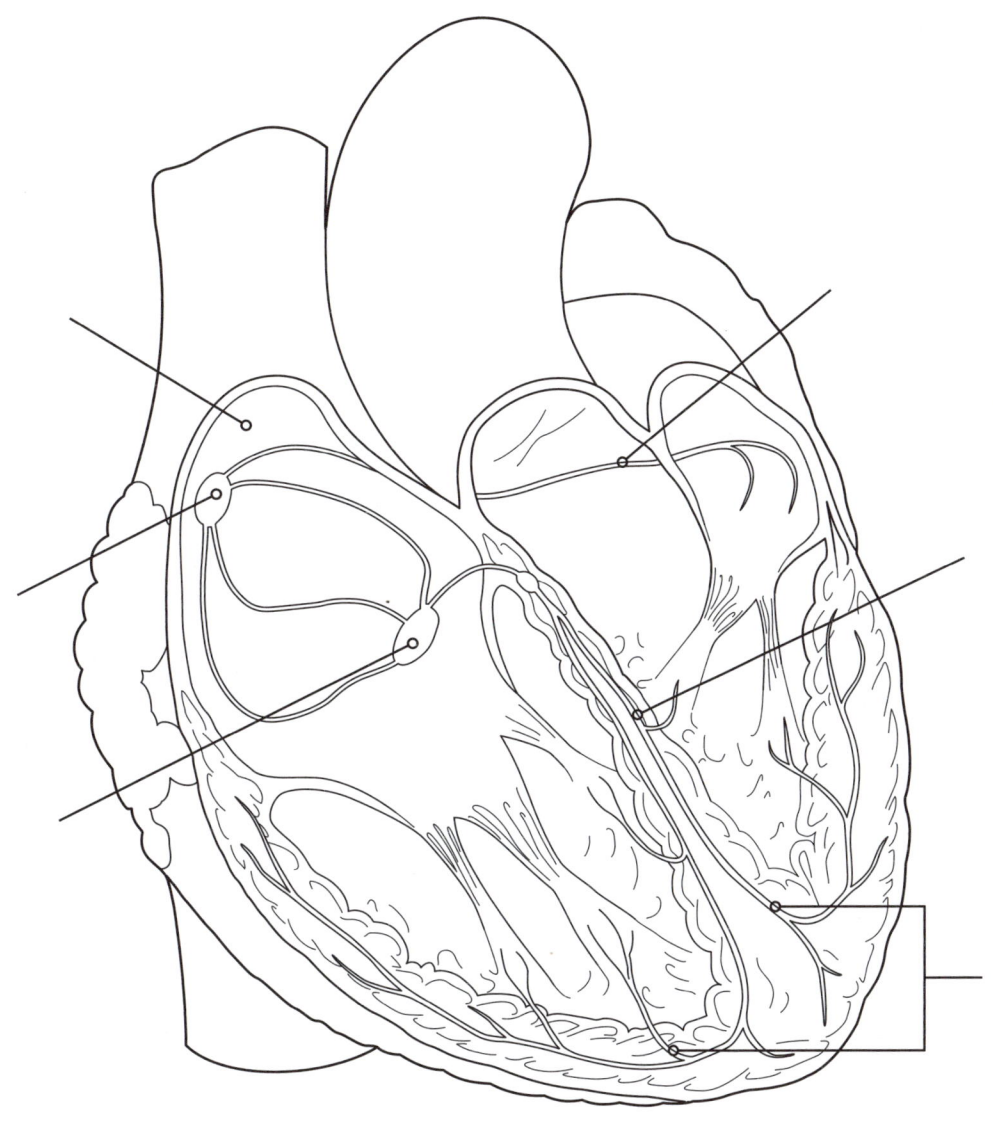

Ciclo cardíaco

El ciclo cardíaco es la serie de cambios que se producen en el corazón y que hacen que la sangre sea bombeada por todo el cuerpo. Se divide en un periodo en el que el músculo cardíaco se contrae, al que denominamos sístole, y otro en el que se relaja, conocido como diástole.

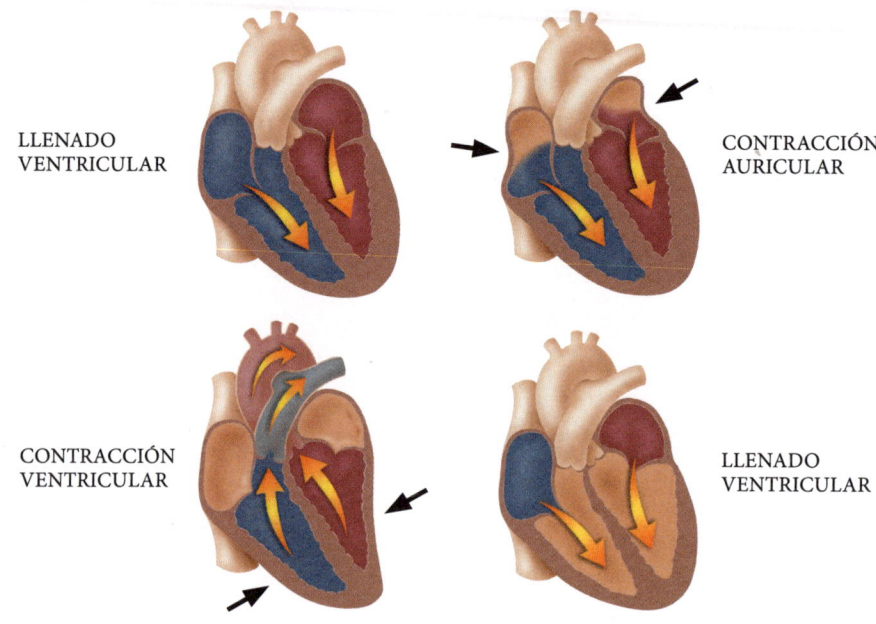

LLENADO VENTRICULAR

CONTRACCIÓN AURICULAR

CONTRACCIÓN VENTRICULAR

LLENADO VENTRICULAR

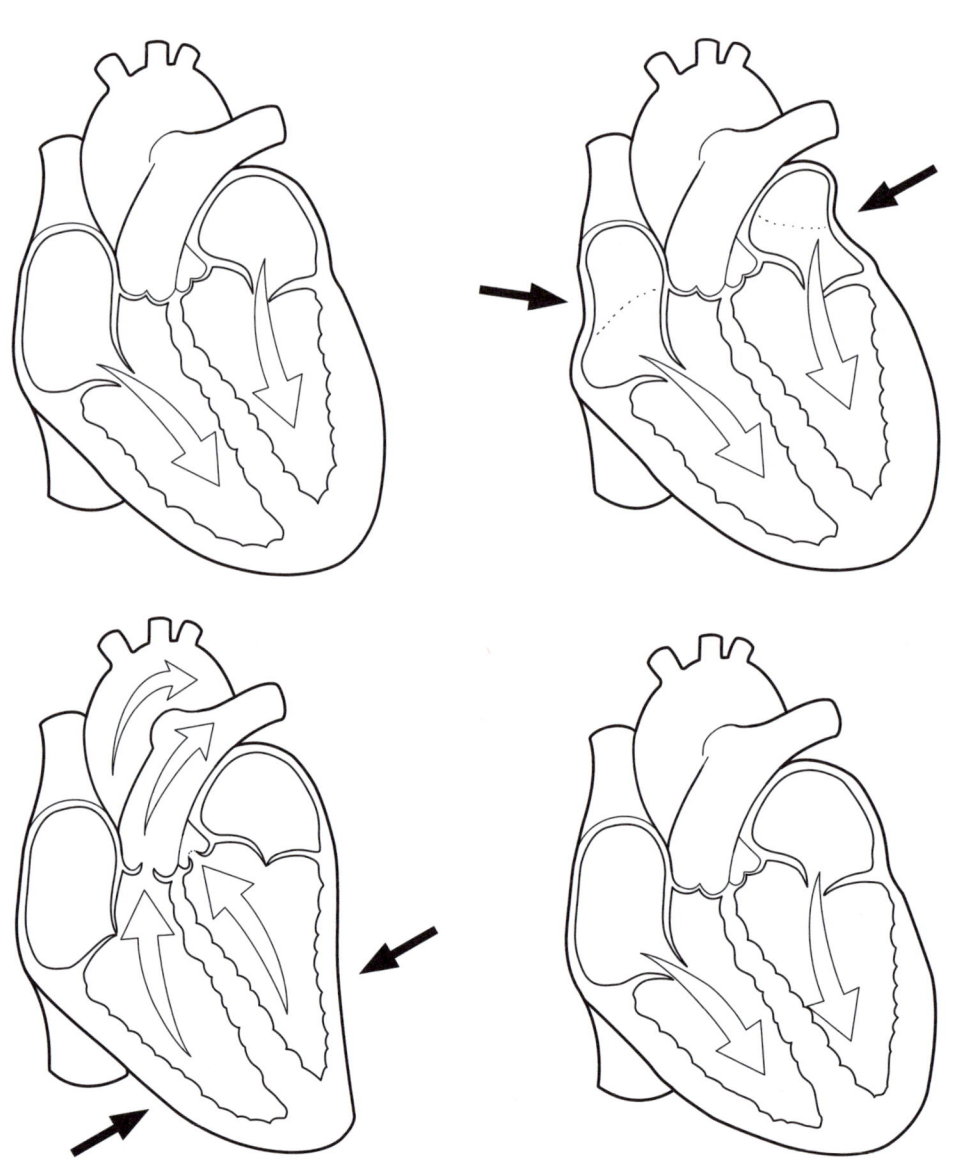

Articulación del hombro

La articulación del hombro, o glenohumeral, es una articulación esférica situada en el punto de unión del húmero y la escápula, que permite al brazo una amplia gama de movimientos.

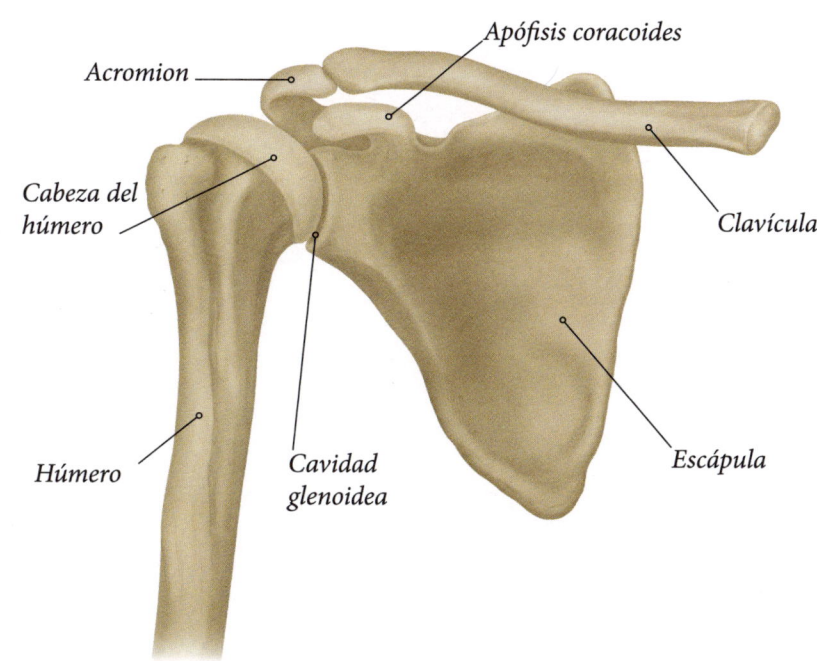

Acromion

Apófisis coracoides

Cabeza del húmero

Clavícula

Húmero

Cavidad glenoidea

Escápula

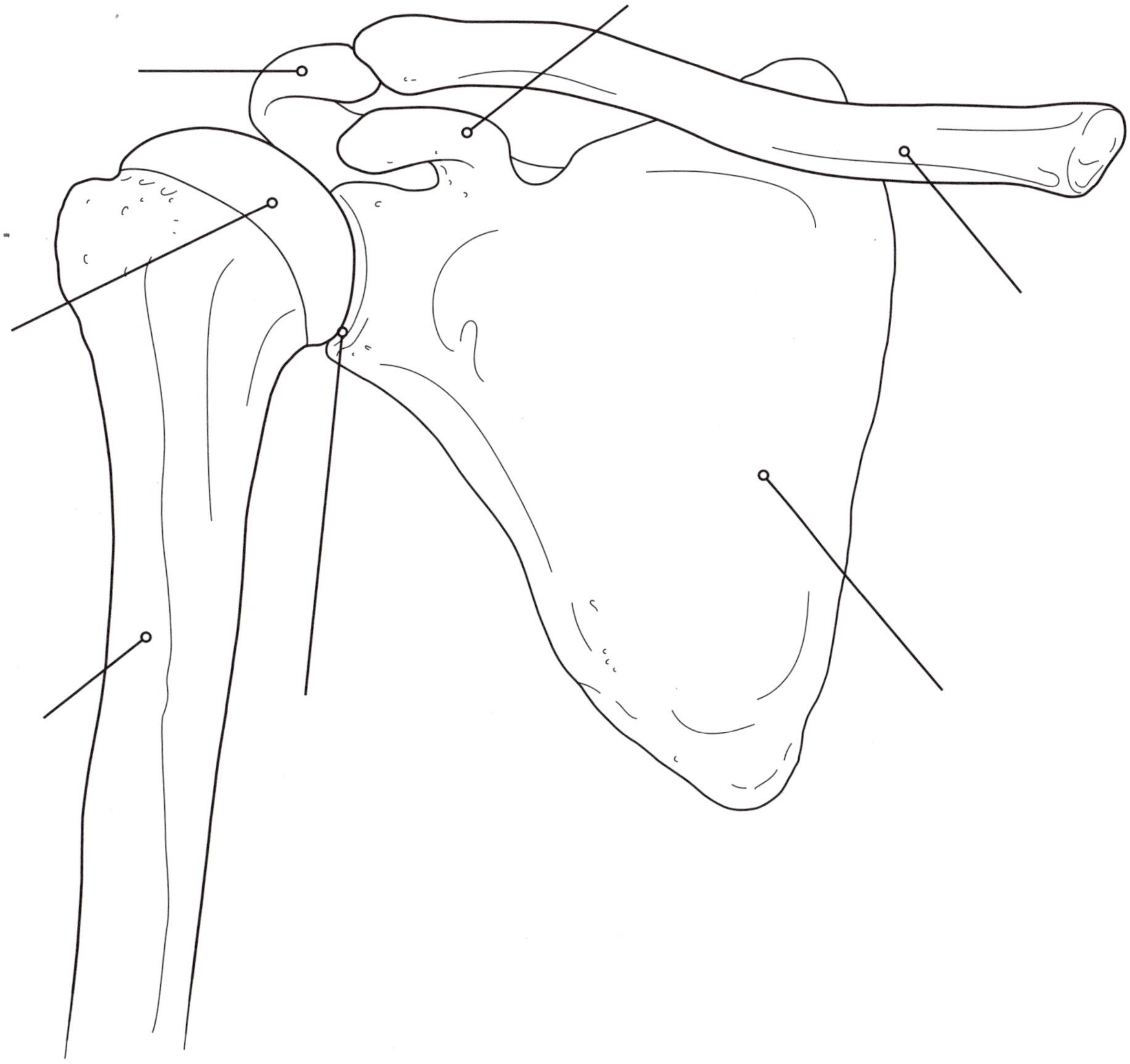

Ligamentos del hombro

Los ligamentos de la articulación del hombro, junto con los músculos que la rodean, resultan cruciales para la estabilidad de esta articulación esférica y poco profunda.

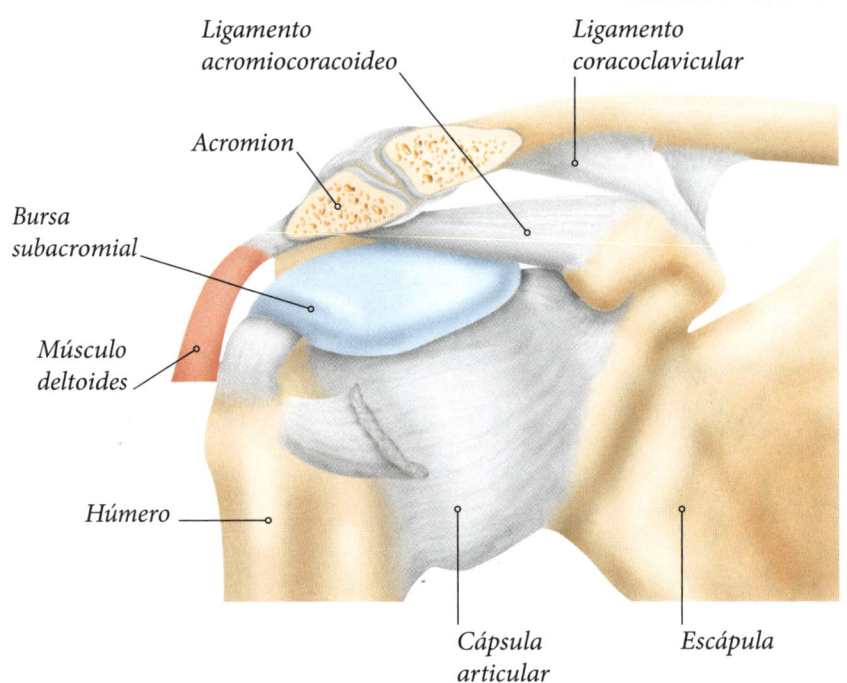

Ligamento acromiocoracoideo

Ligamento coracoclavicular

Acromion

Bursa subacromial

Músculo deltoides

Húmero

Cápsula articular

Escápula

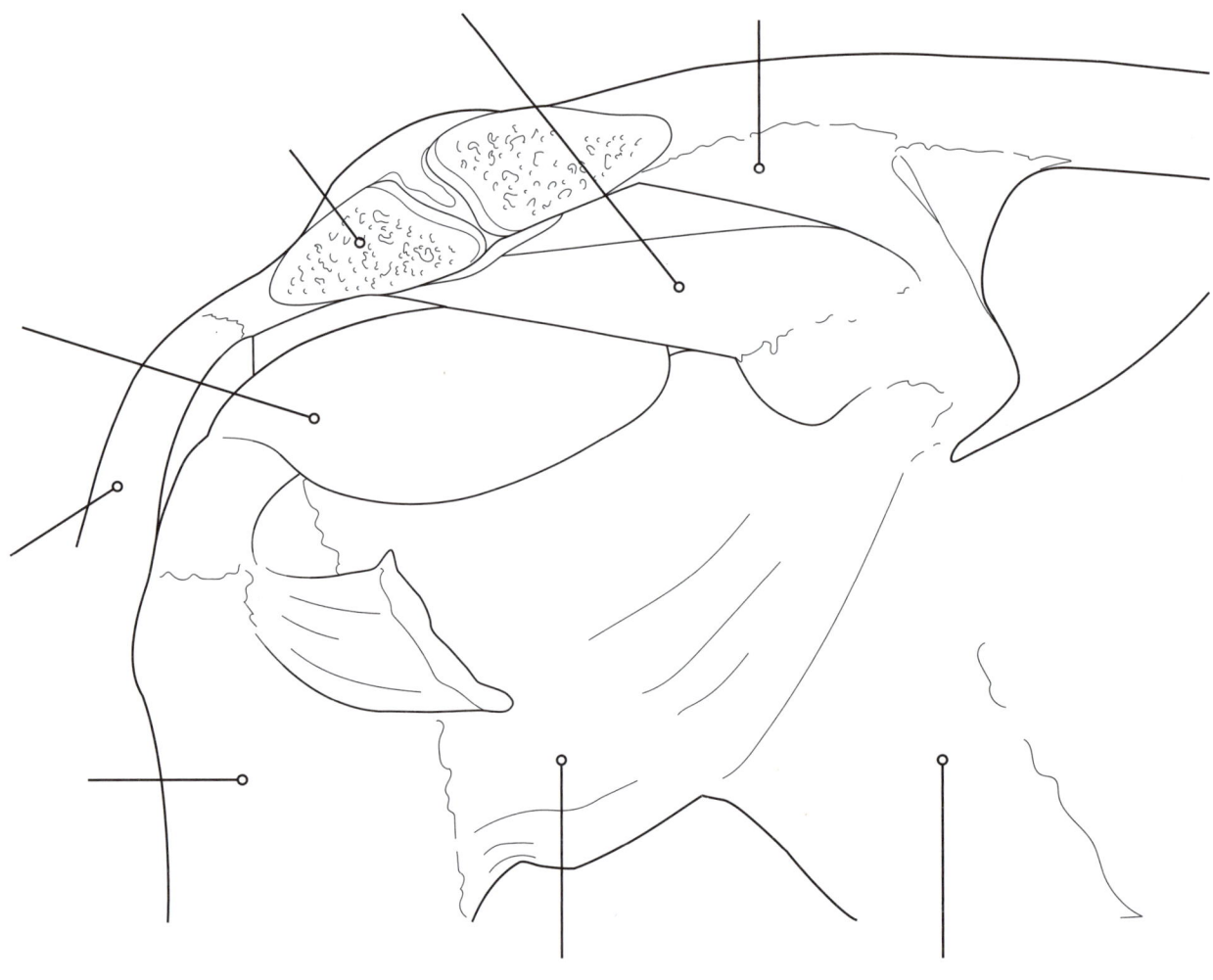

Movimientos del hombro

La articulación del hombro
ofrece 360° de movimiento para
ofrecer la máxima flexibilidad.
Además de permitir estos
movimientos, los músculos
de la cintura pectoral aportan
estabilidad.

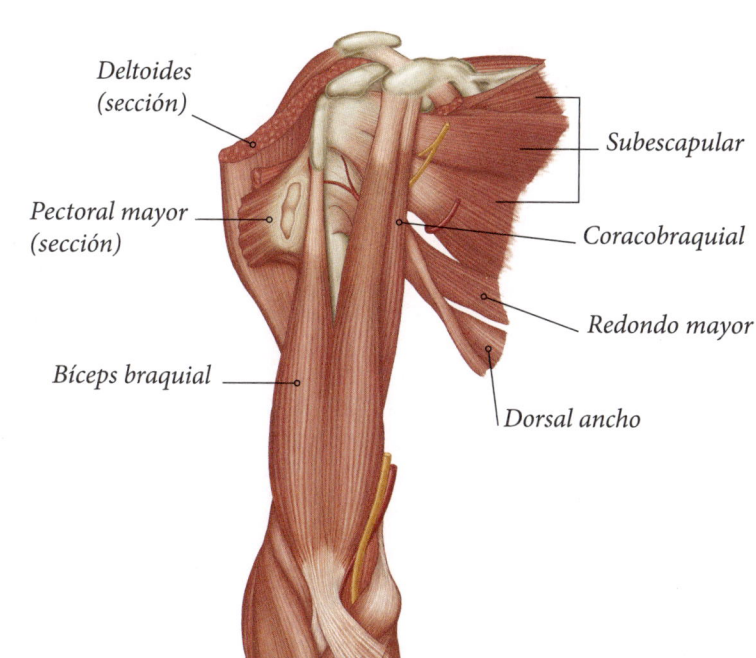

Deltoides
(sección)

Subescapular

Pectoral mayor
(sección)

Coracobraquial

Redondo mayor

Bíceps braquial

Dorsal ancho

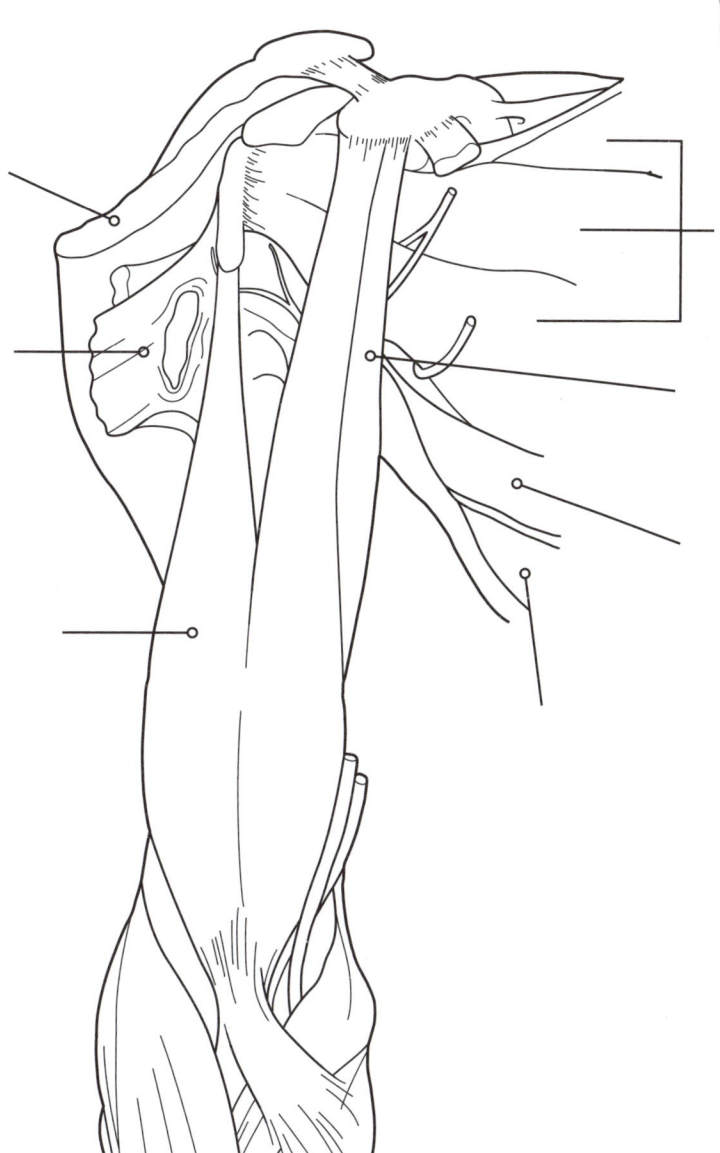

Rotación del brazo y manguito de los rotadores

Los músculos del manguito rotador son el subescapular, el supraespinoso, el infraespinoso y el redondo menor. Estos músculos trabajan para fortalecer y aumentar la estabilidad de la articulación del hombro. También actúan para mover el húmero y la parte superior del brazo.

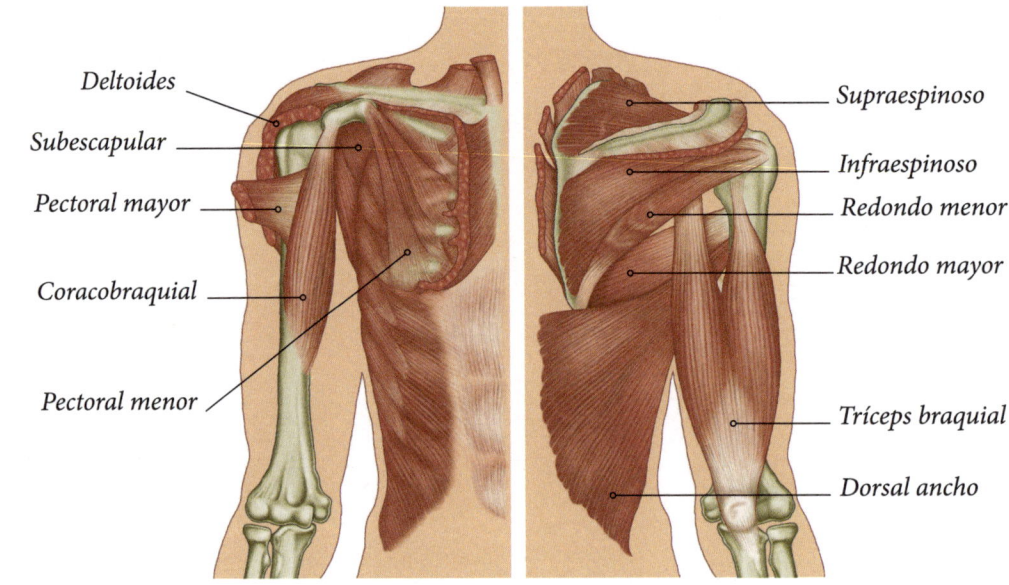

Deltoides
Subescapular
Pectoral mayor
Coracobraquial
Pectoral menor

Supraespinoso
Infraespinoso
Redondo menor
Redondo mayor
Tríceps braquial
Dorsal ancho

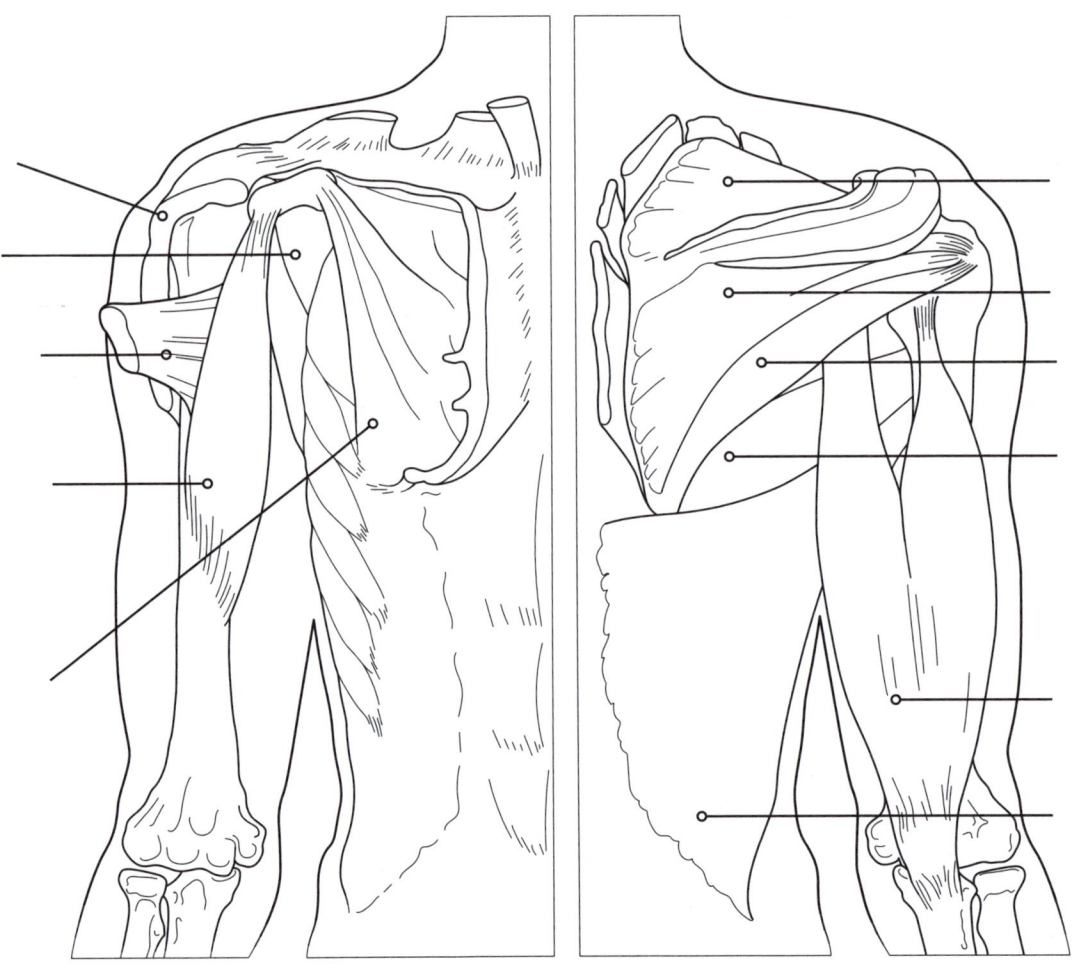

Axila

La axila es un espacio de
forma piramidal donde la
parte superior del brazo
se une al tórax. Contiene
una serie de estructuras
importantes, como vasos
sanguíneos y nervios que
van y vienen desde y hacia
la extremidad superior.

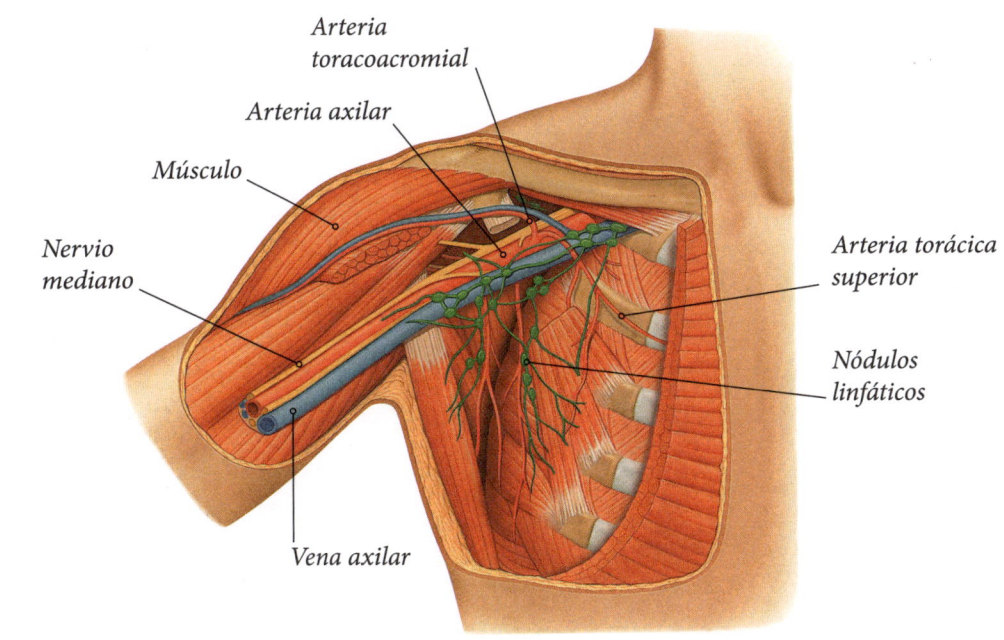

*Arteria
toracoacromial*

Arteria axilar

Músculo

*Nervio
mediano*

*Arteria torácica
superior*

*Nódulos
linfáticos*

Vena axilar

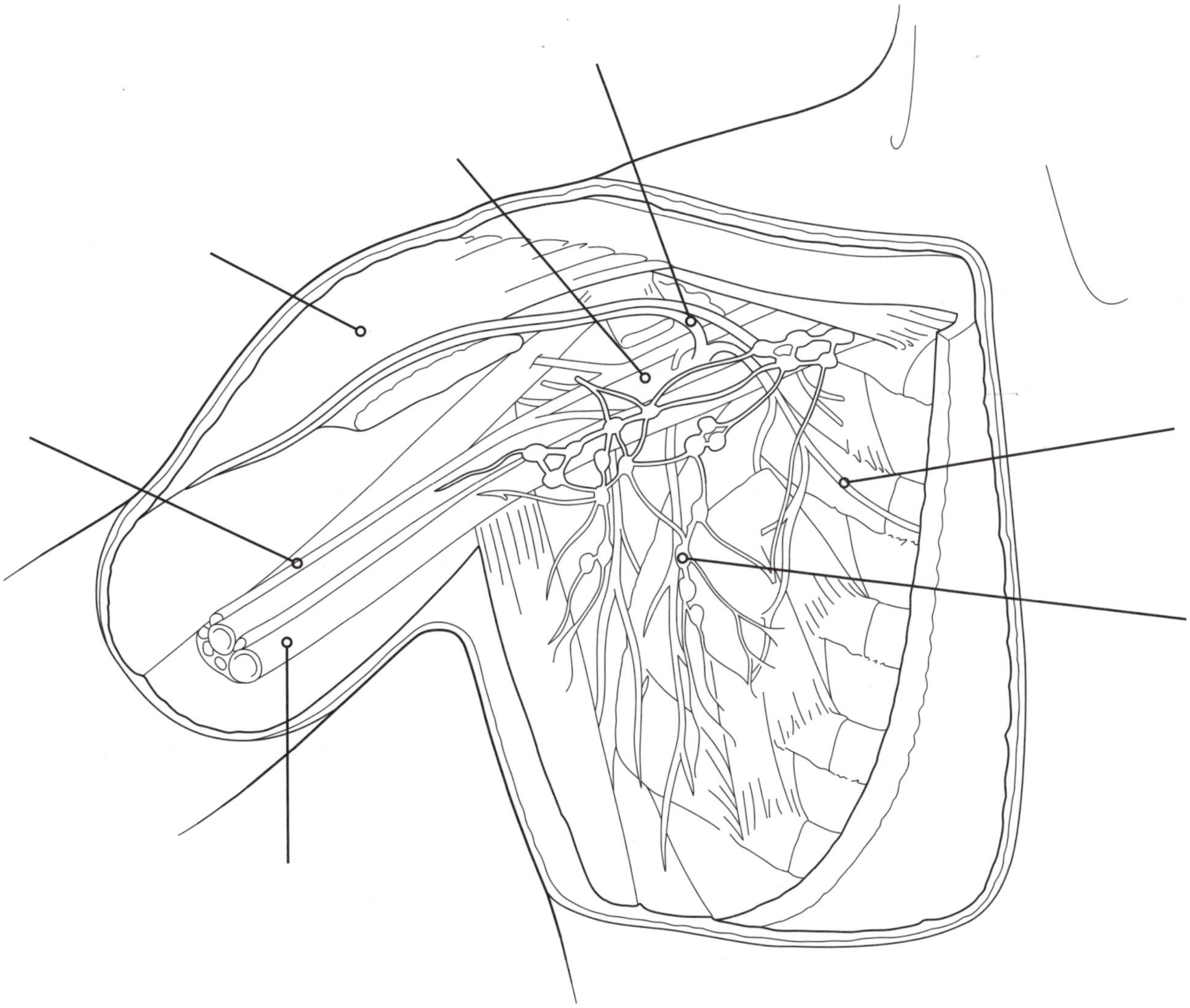

Estructura del húmero

El húmero, un ejemplo de «hueso largo», se encuentra en la parte superior del brazo. Tiene un eje largo con extremos ensanchados que conectan con la escápula en la articulación del hombro y con el radio y el cúbito en el codo.

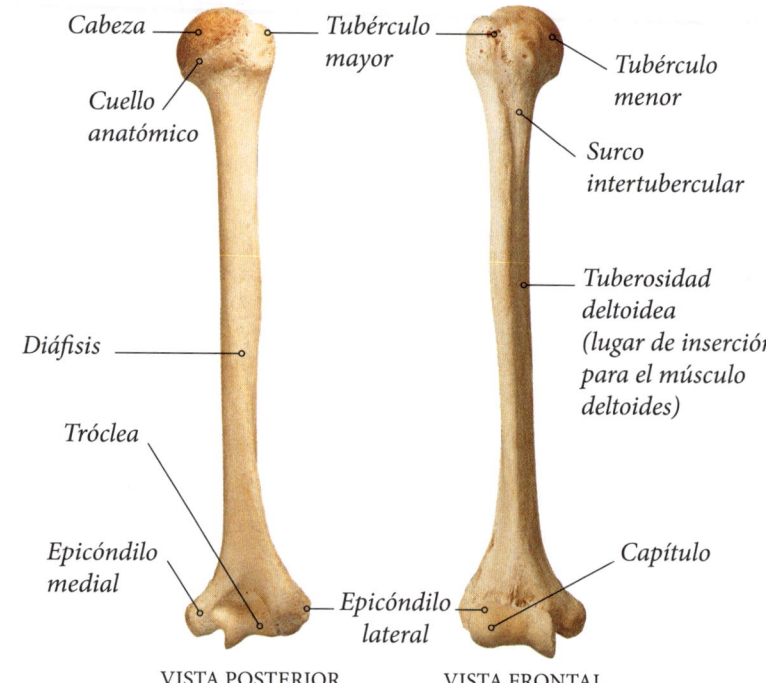

Cabeza

Cuello anatómico

Tubérculo mayor

Tubérculo menor

Surco intertubercular

Tuberosidad deltoidea (lugar de inserción para el músculo deltoides)

Diáfisis

Tróclea

Epicóndilo medial

Epicóndilo lateral

Capítulo

VISTA POSTERIOR

VISTA FRONTAL

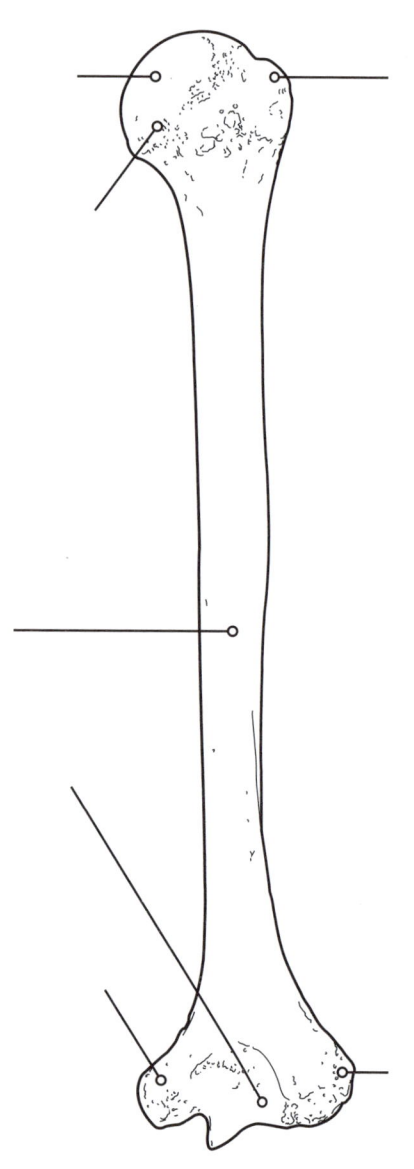

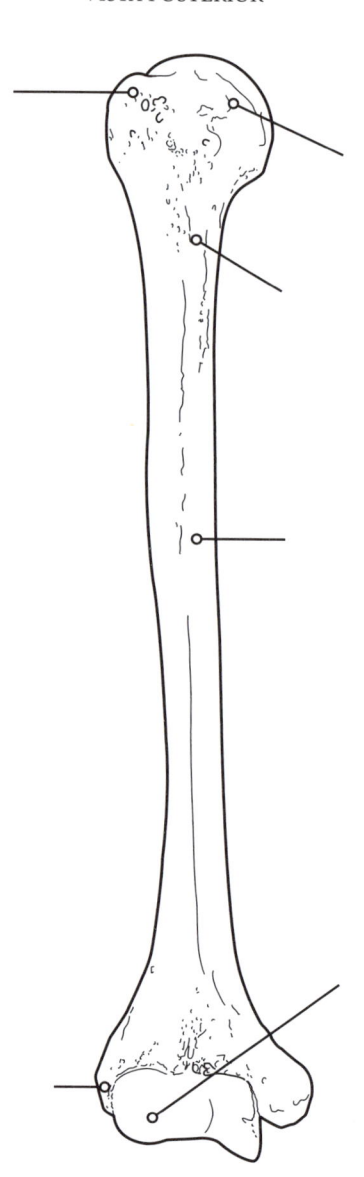

Interior del húmero

La estructura del húmero es típica de los huesos largos. El hueso se divide en la diáfisis (eje) y la epífisis (cabeza) en cada extremo.

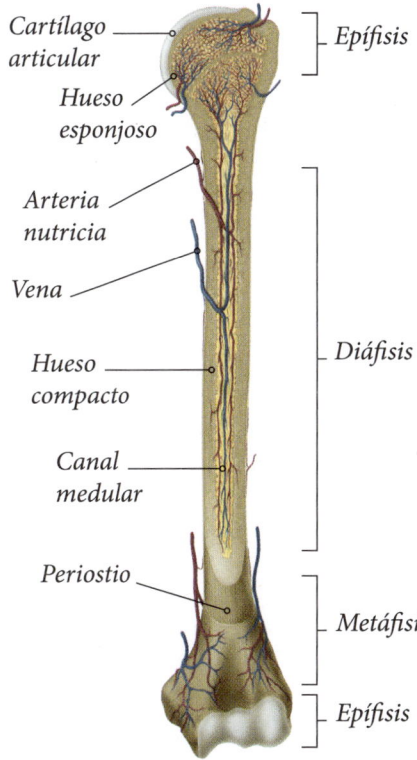

Cartílago articular

Hueso esponjoso

Epífisis

Arteria nutricia

Vena

Hueso compacto

Diáfisis

Canal medular

Periostio

Metáfisis

Epífisis

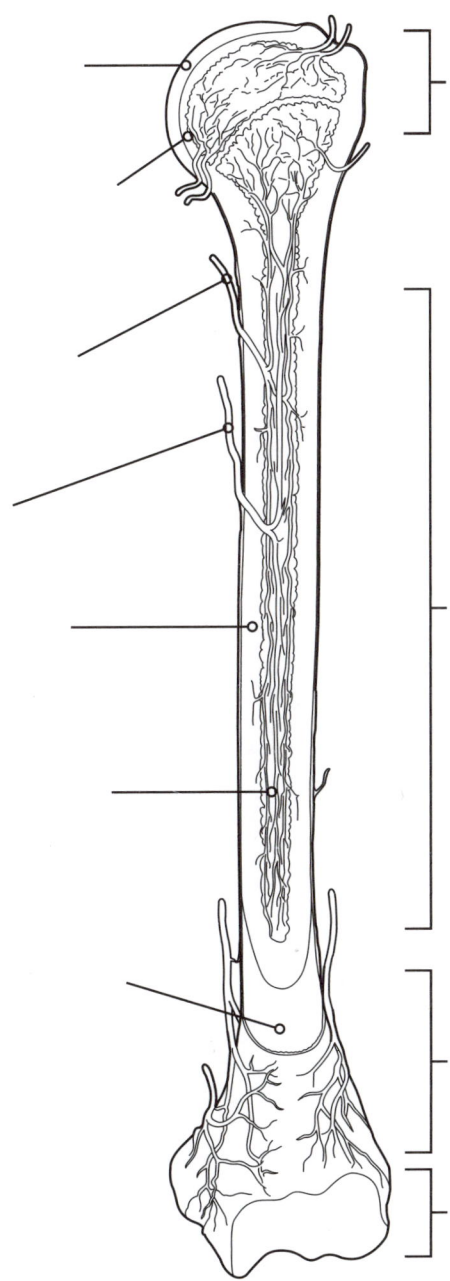

Cúbito

El cúbito y el radio son los huesos largos del antebrazo. Se articulan con el húmero y los huesos de la muñeca y están especialmente adaptados para permitir la rotación de la mano y el antebrazo.

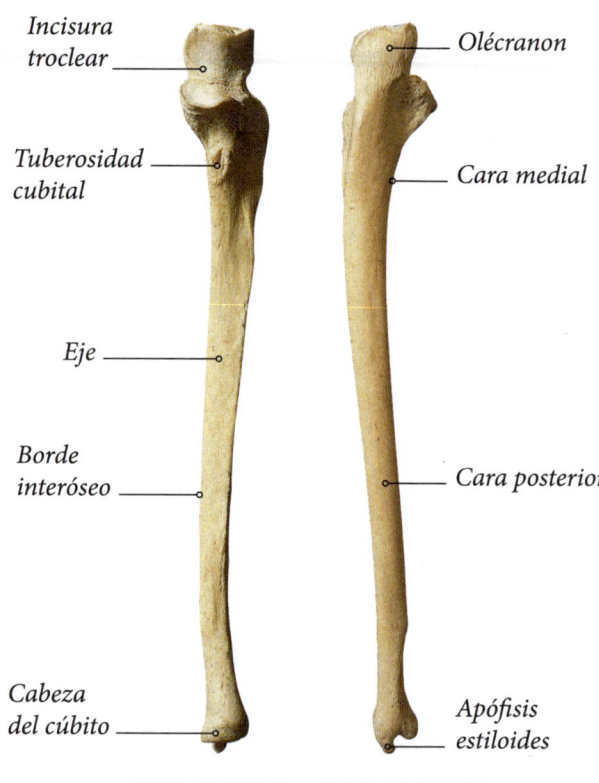

Incisura troclear

Tuberosidad cubital

Eje

Borde interóseo

Cabeza del cúbito

Olécranon

Cara medial

Cara posterior

Apófisis estiloides

VISTA FRONTAL   VISTA POSTERIOR

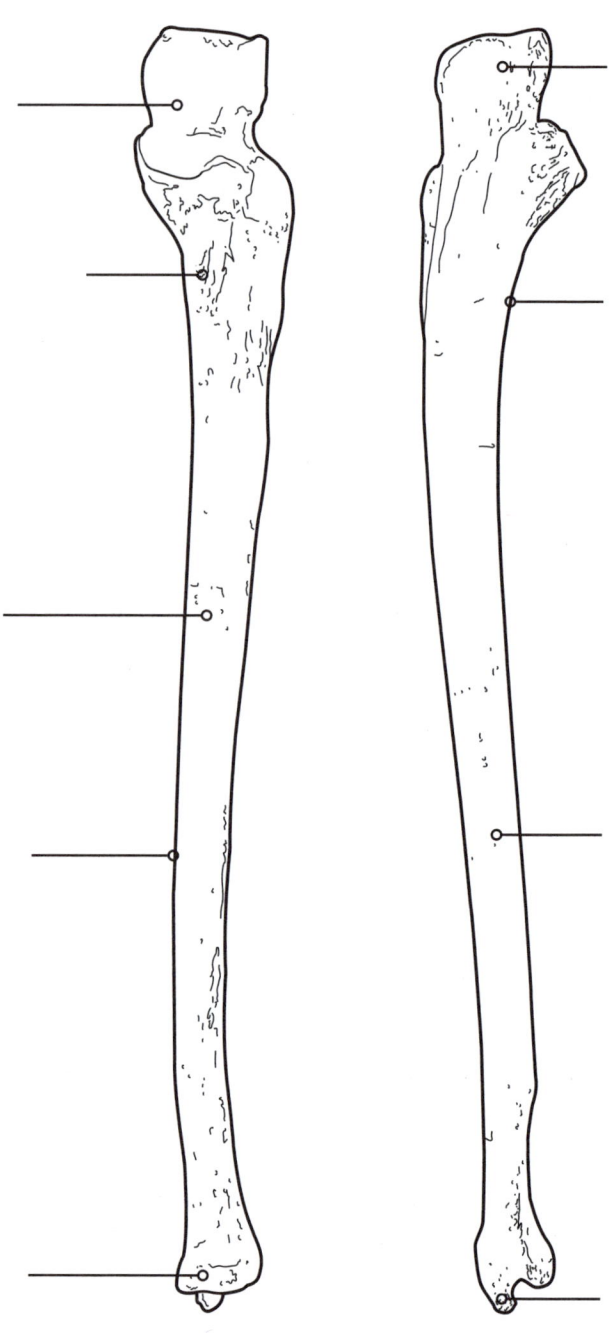

Radio

El radio es el más corto de los dos huesos del antebrazo y se articula con la muñeca. Está unido al cúbito por una capa dura de tejido conjuntivo.

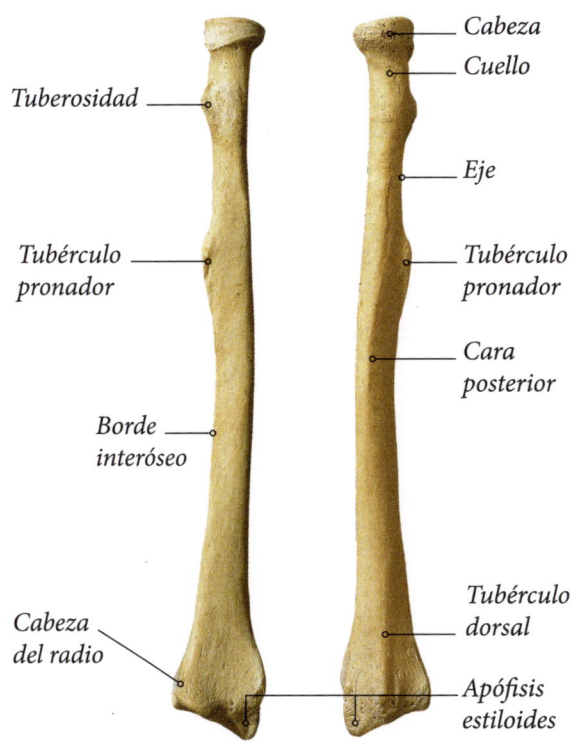

Cabeza
Cuello
Tuberosidad
Eje
Tubérculo pronador
Tubérculo pronador
Cara posterior
Borde interóseo
Tubérculo dorsal
Cabeza del radio
Apófisis estiloides

VISTA FRONTAL   VISTA POSTERIOR

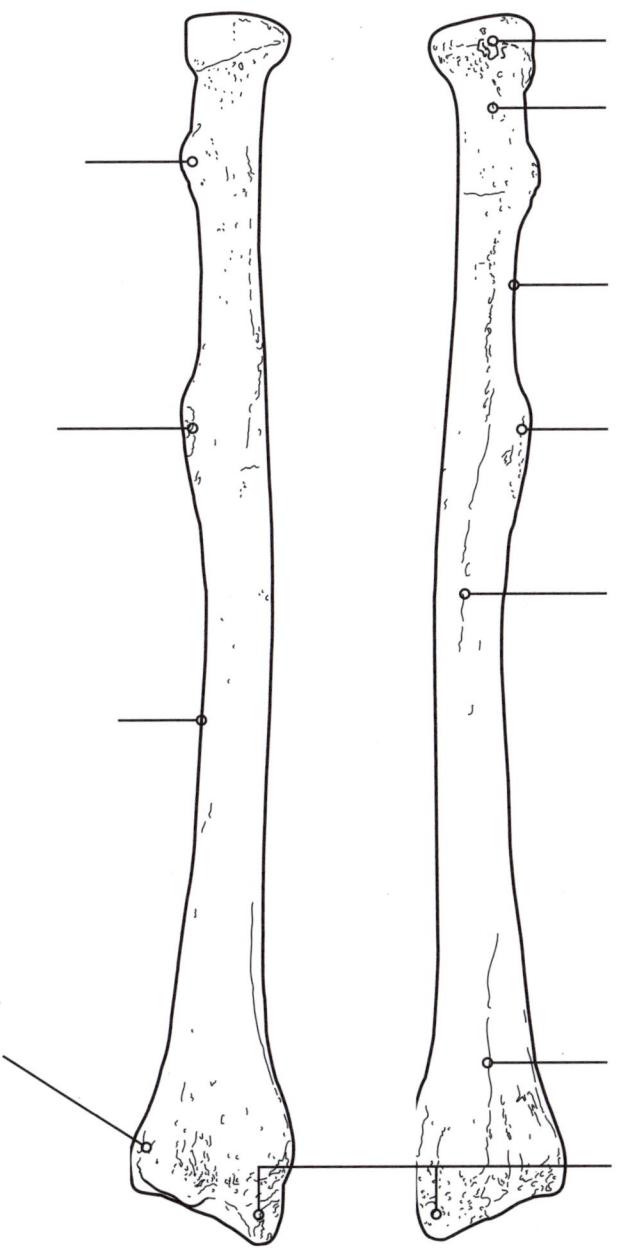

Codo

El codo es una articulación con líquido sinovial donde se articulan el húmero de la parte superior del brazo y el radio y el cúbito del antebrazo. La estructura de la articulación solo permite movimientos de bisagra, pero resulta muy estable.

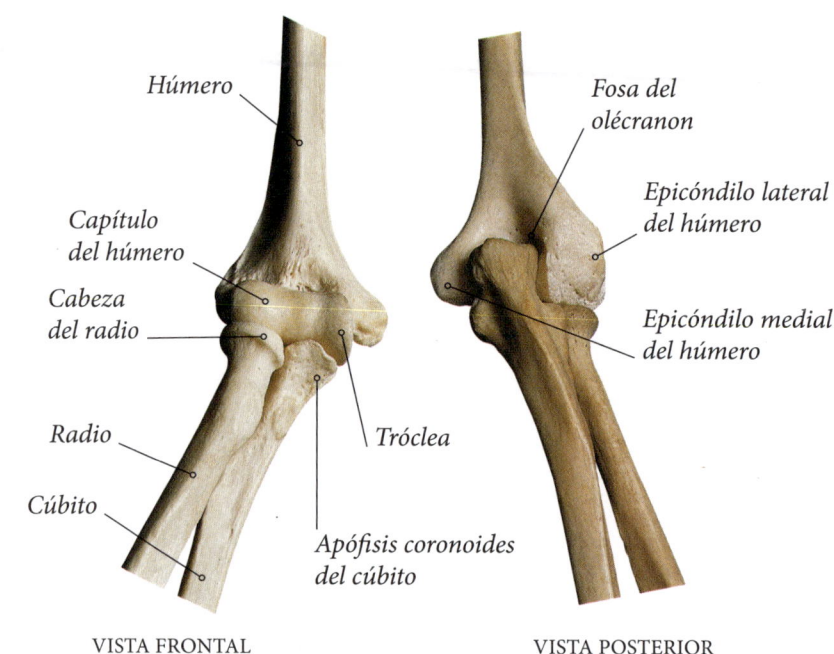

Húmero

Capítulo del húmero

Cabeza del radio

Radio

Cúbito

Tróclea

Apófisis coronoides del cúbito

VISTA FRONTAL

Fosa del olécranon

Epicóndilo lateral del húmero

Epicóndilo medial del húmero

VISTA POSTERIOR

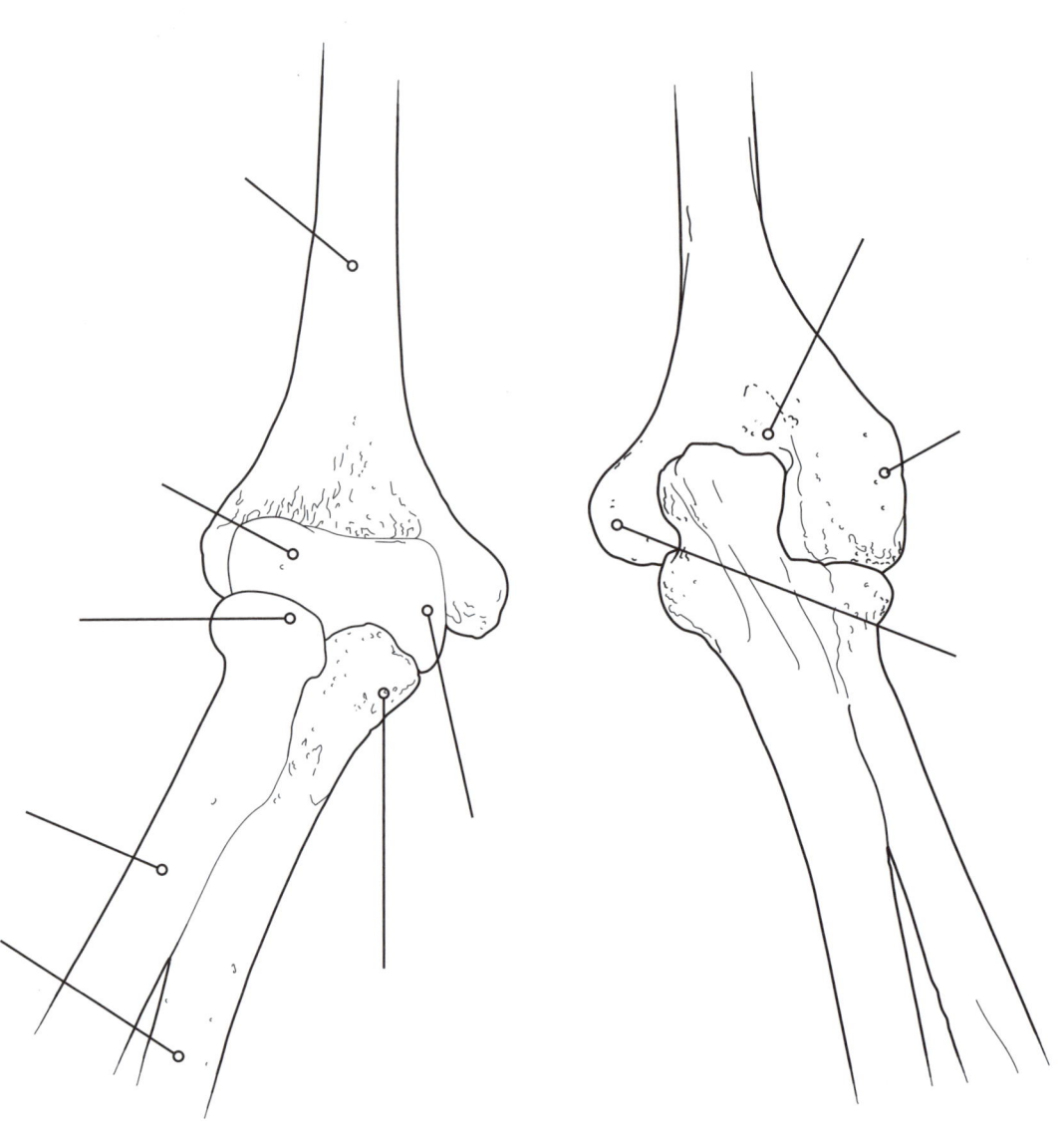

Ligamentos del codo

El codo está sostenido
y reforzado a cada lado
por fuertes ligamentos
colaterales. Son
engrosamientos de la
cápsula articular.

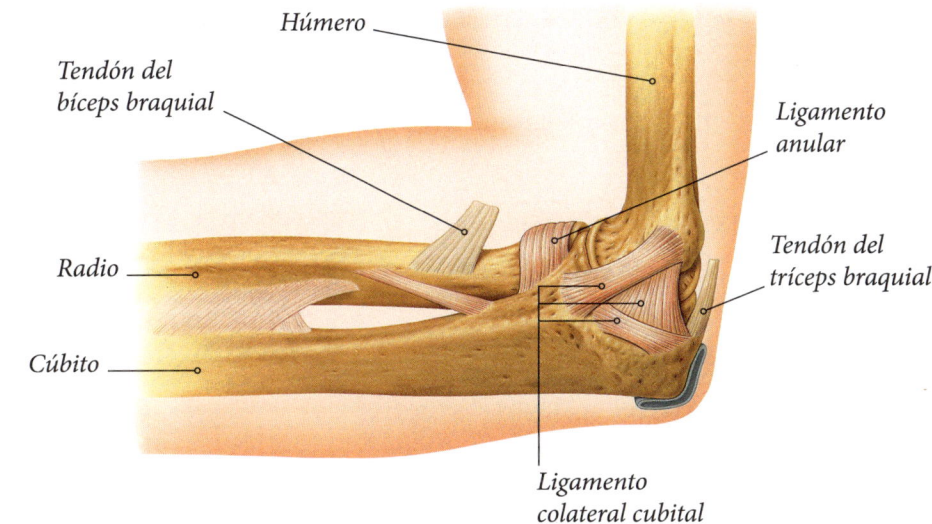

Húmero

Tendón del
bíceps braquial

Ligamento
anular

Radio

Tendón del
tríceps braquial

Cúbito

Ligamento
colateral cubital

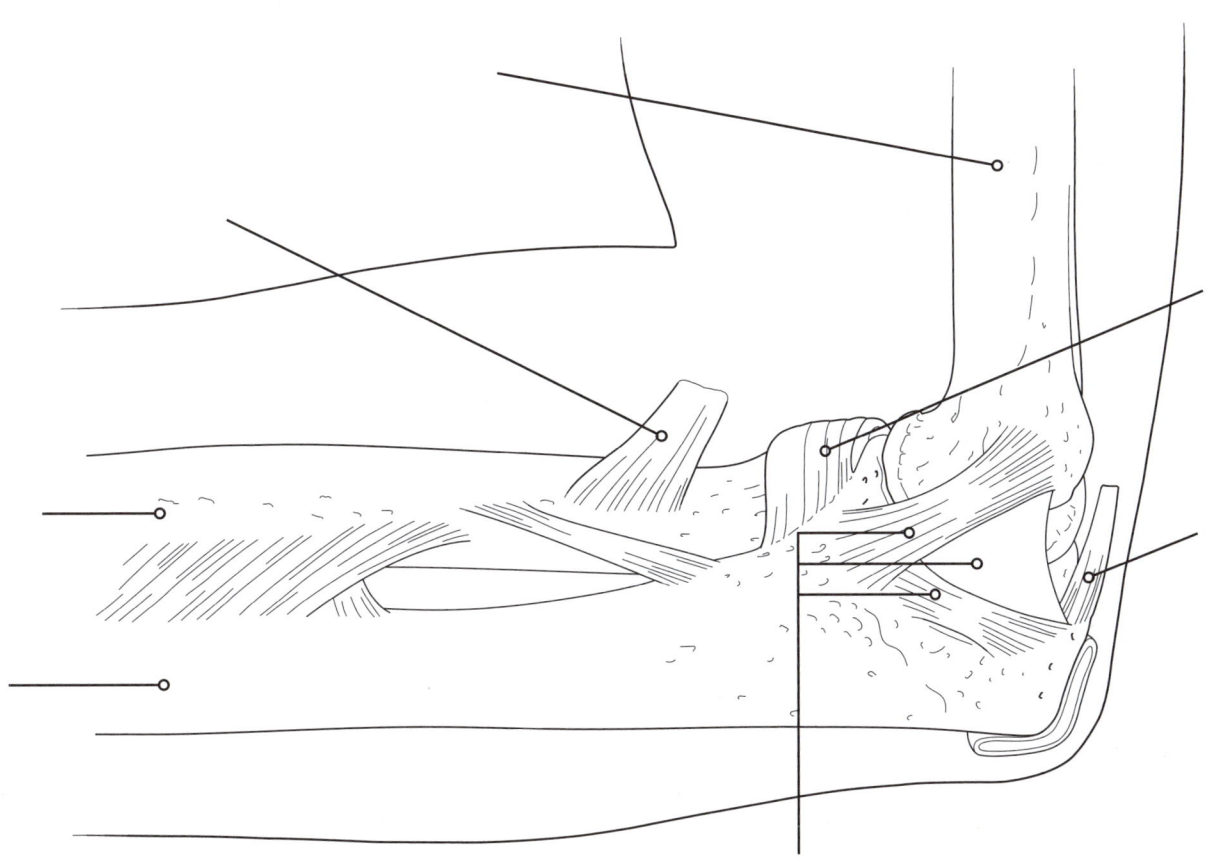

Músculos del brazo

La musculatura del brazo se divide en dos compartimentos distintos. Los músculos del compartimento anterior trabajan para flexionar el brazo y los músculos del compartimento posterior lo extienden.

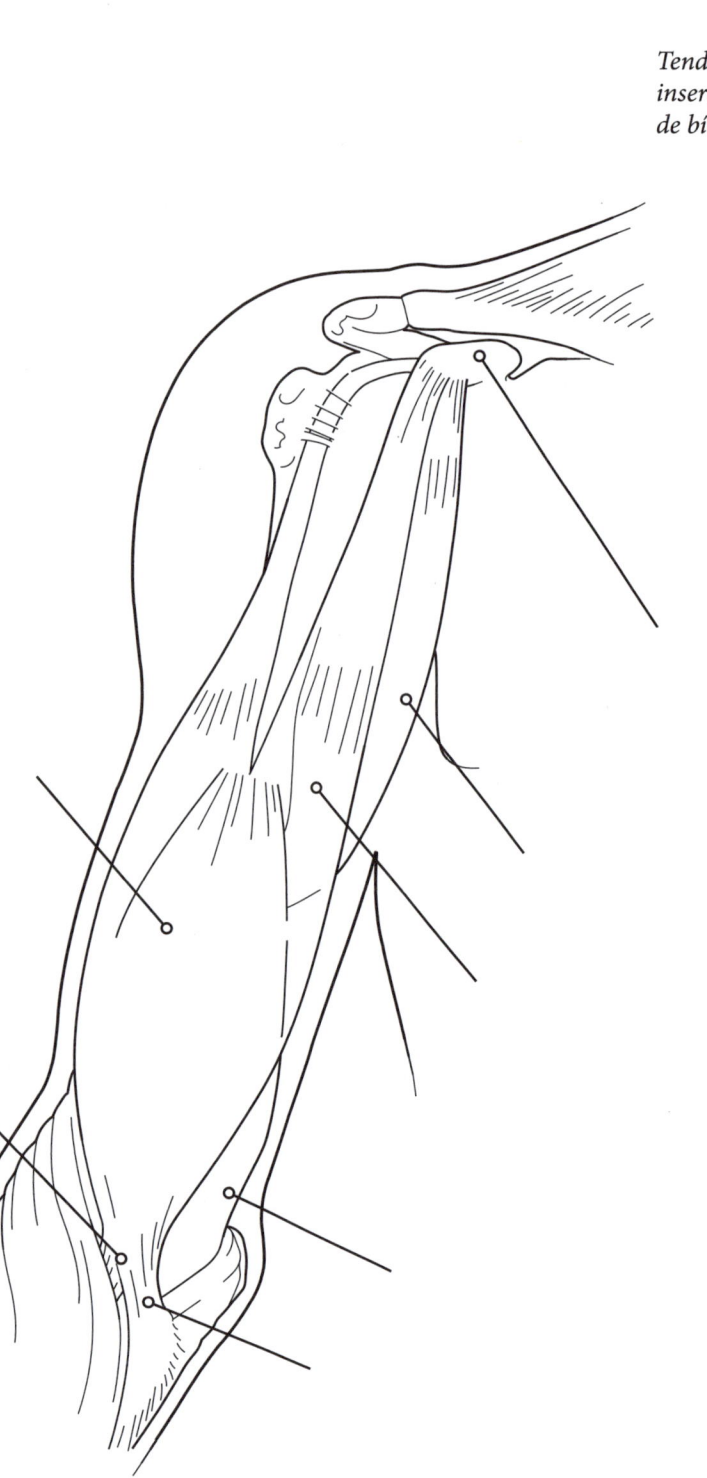

Bíceps braquial

Apófisis coracoides

Coracobraquial

Tendón de inserción de bíceps

Cabeza corta del bíceps

Braquial

Aponeurosis bicipital

Músculos del compartimento posterior

Los músculos de la parte posterior del brazo sirven para extender el codo, enderezando así el antebrazo con la parte superior del brazo.

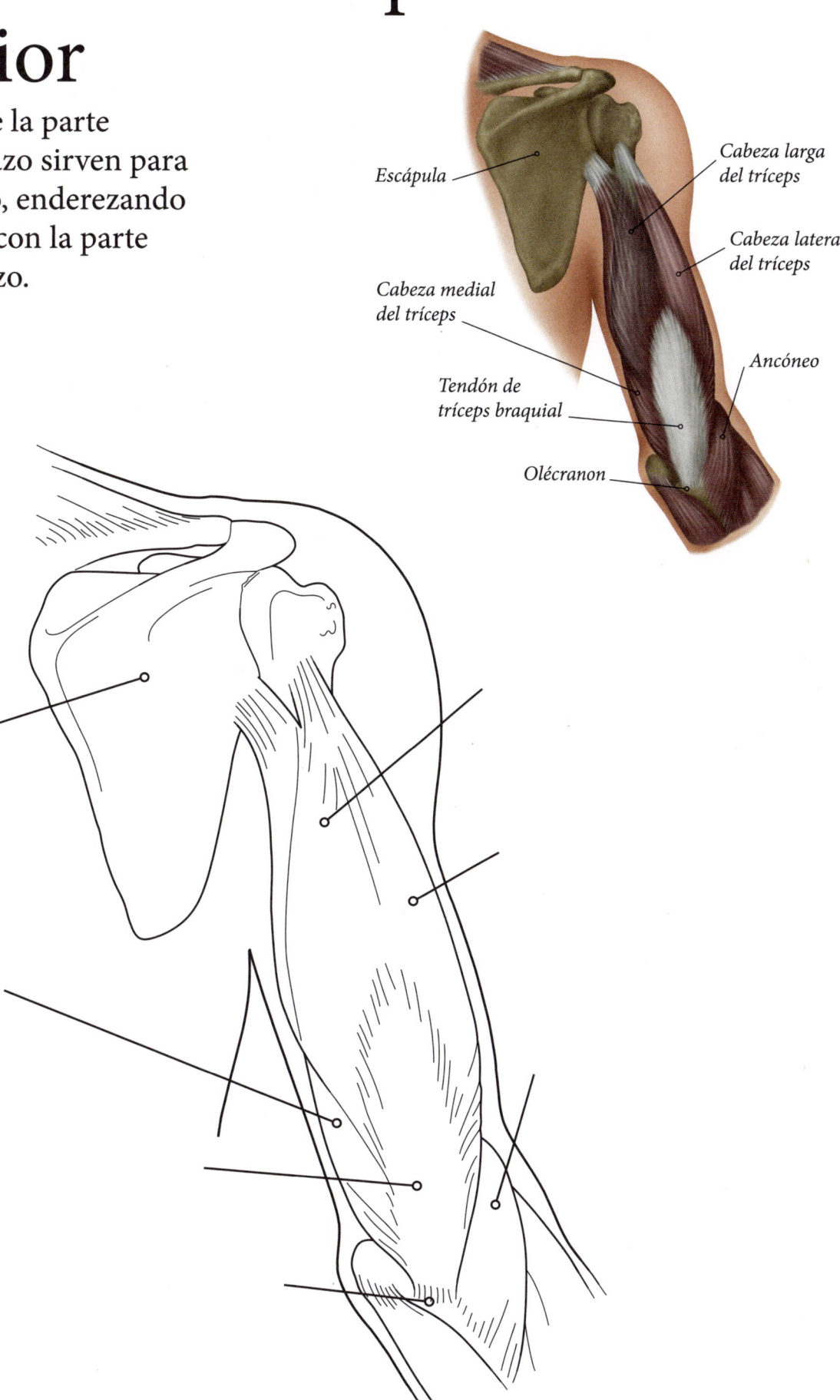

Escápula

Cabeza larga del tríceps

Cabeza lateral del tríceps

Cabeza medial del tríceps

Ancóneo

Tendón de tríceps braquial

Olécranon

Músculos del antebrazo

Los músculos flexores del
compartimento anterior
del antebrazo sirven
para flexionar la mano,
la muñeca y los dedos.
Se dividen en músculos
superficiales y profundos de
los compartimentos flexor y
extensor.

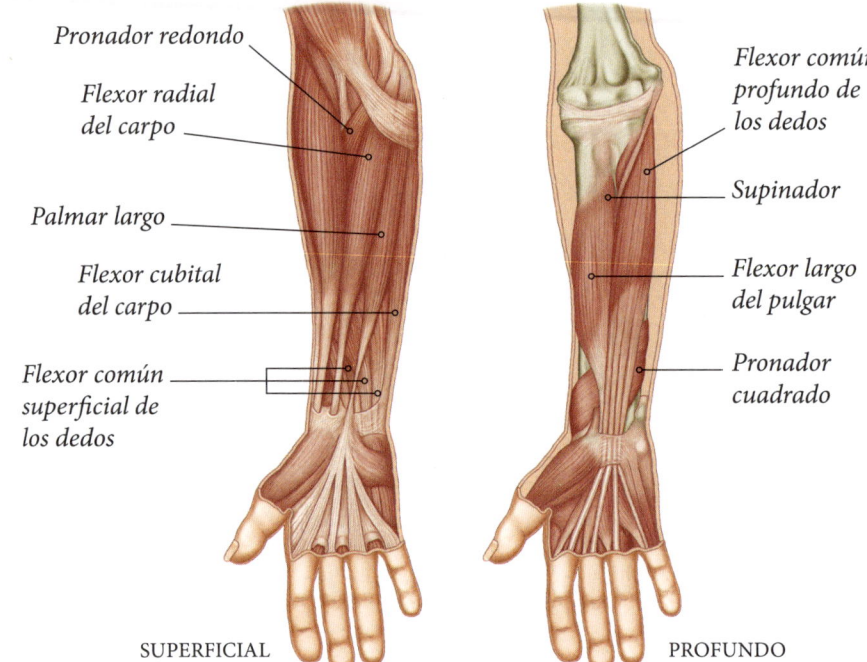

Pronador redondo

*Flexor radial
del carpo*

Palmar largo

*Flexor cubital
del carpo*

*Flexor común
superficial de
los dedos*

*Flexor común
profundo de
los dedos*

Supinador

*Flexor largo
del pulgar*

*Pronador
cuadrado*

SUPERFICIAL

PROFUNDO

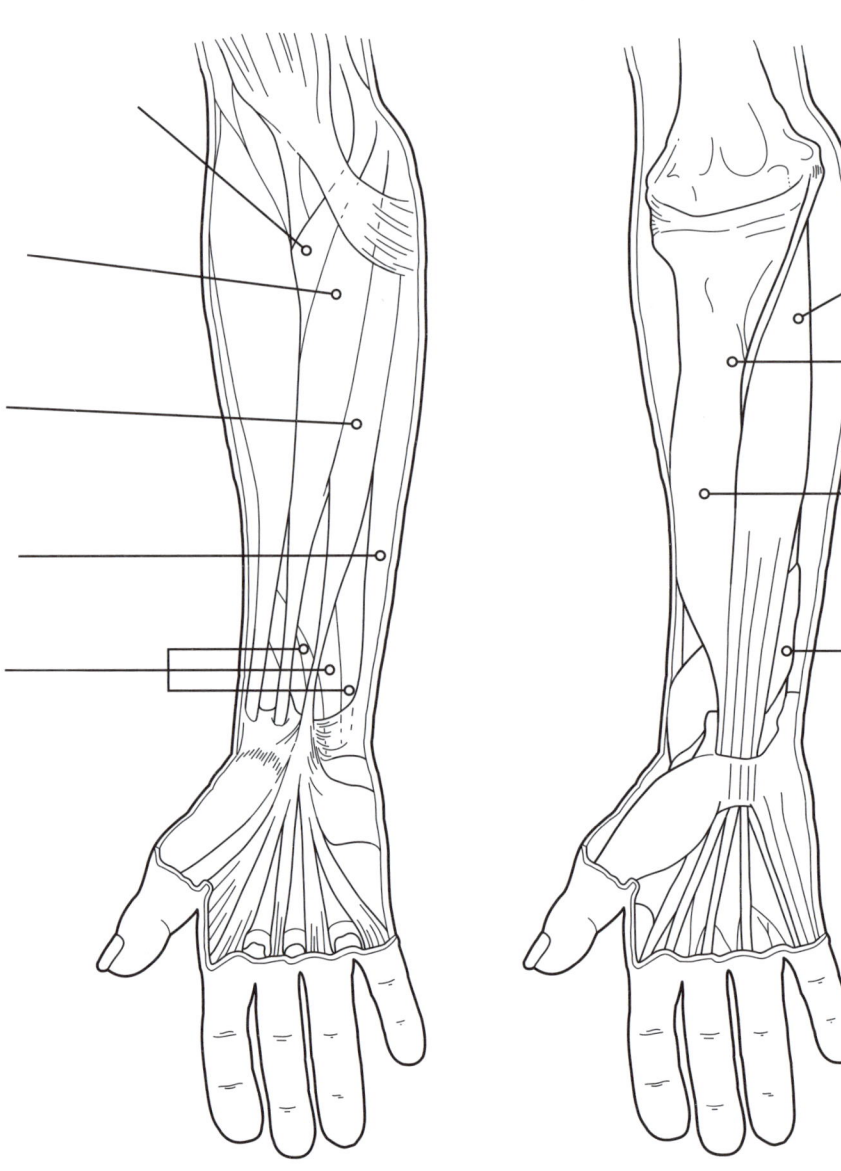

Flexión de la mano

Los músculos del antebrazo se dividen en compartimentos anterior y posterior. Los músculos flexores anteriores flexionan la muñeca y los dedos, y los músculos extensores posteriores trabajan para enderezarlos de nuevo.

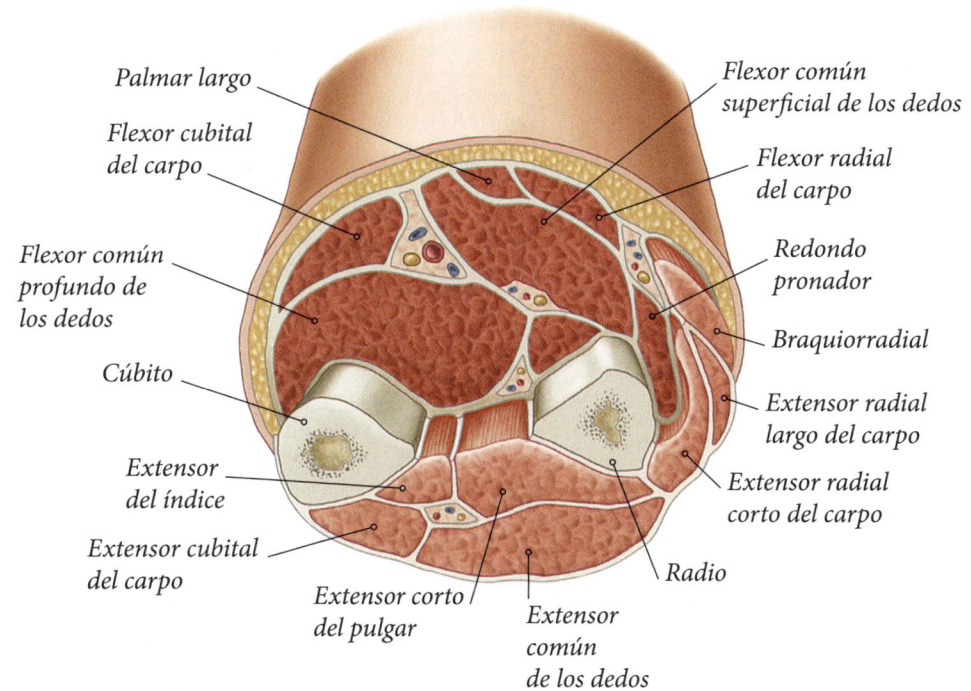

Palmar largo

Flexor cubital del carpo

Flexor común profundo de los dedos

Cúbito

Extensor del índice

Extensor cubital del carpo

Extensor corto del pulgar

Extensor común de los dedos

Radio

Extensor radial corto del carpo

Extensor radial largo del carpo

Braquiorradial

Redondo pronador

Flexor radial del carpo

Flexor común superficial de los dedos

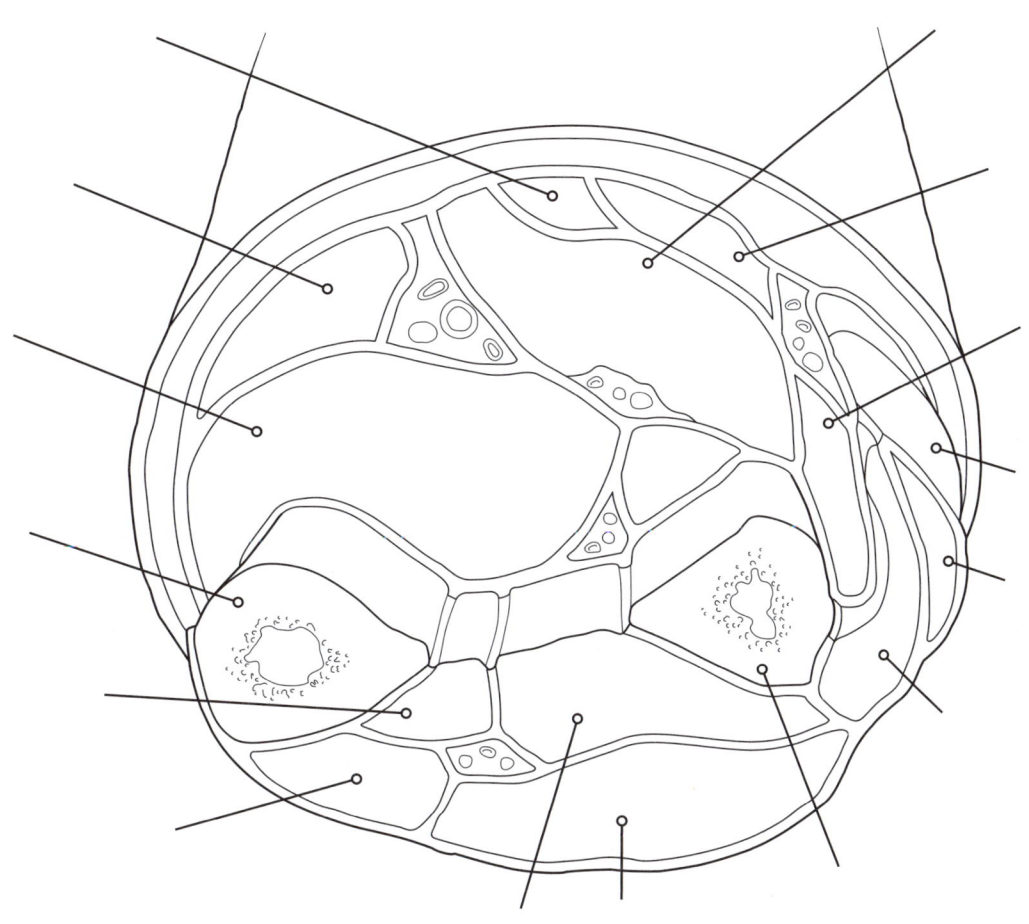

Vasos sanguíneos del brazo

Las arterias del brazo suministran
sangre a los tejidos blandos y los
huesos. Las arterias principales se
dividen para formar muchos vasos
más pequeños que se comunican
en redes –anastomosis– en el codo
y la muñeca.

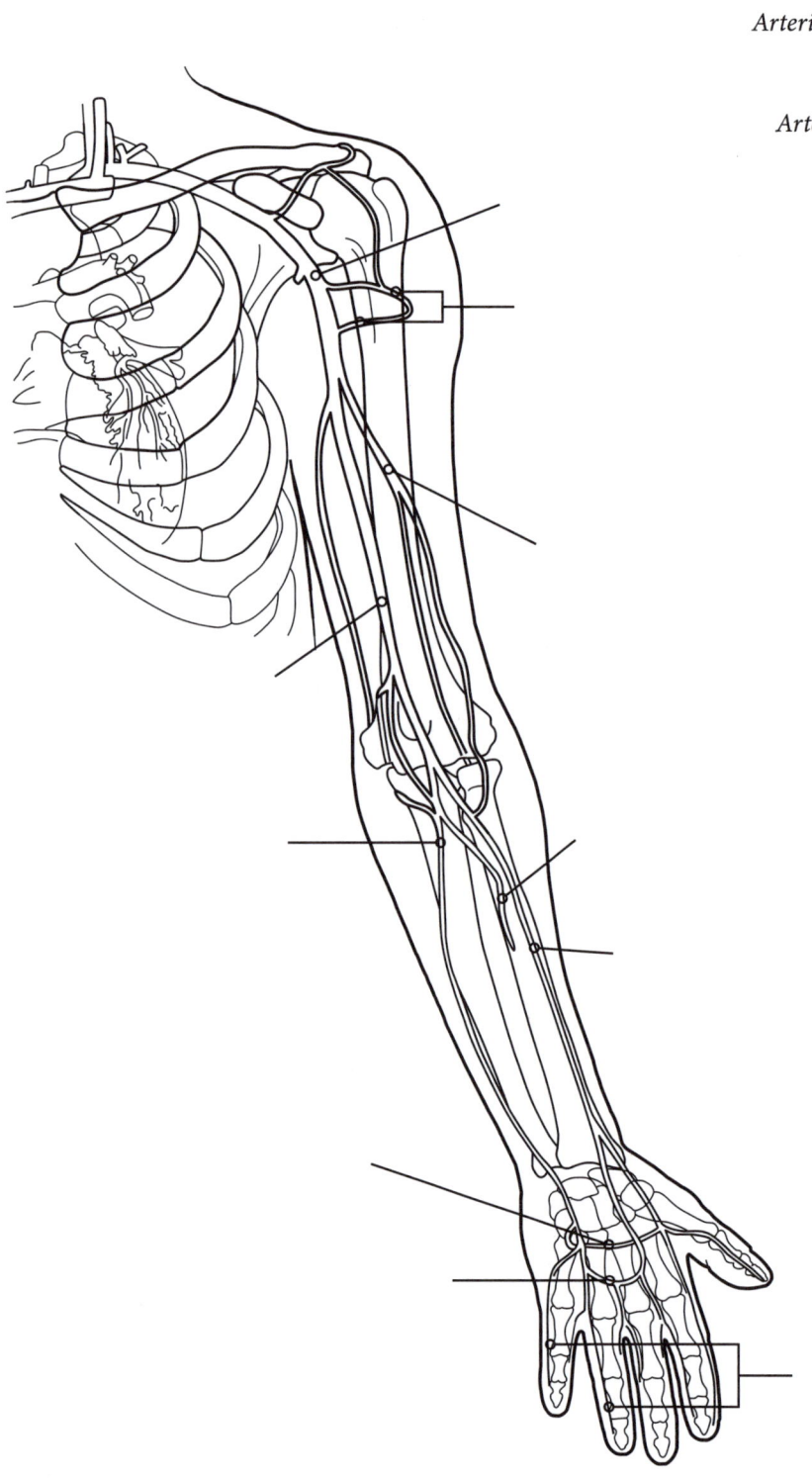

Arteria axilar

Arterias circunflejas
anterior y posterior

Arteria profunda
del brazo

Arteria braquial

Arteria
interósea común

Arteria cubital

Arteria radial

Arco
palmar
superficial

Arco palmar
superficial

Arterias
digitales

Venas del brazo

Las venas del brazo se dividen
en profundas y superficiales. Las
superficiales se encuentran cerca
de la piel y suelen resultar fáciles
de detectar a simple vista.

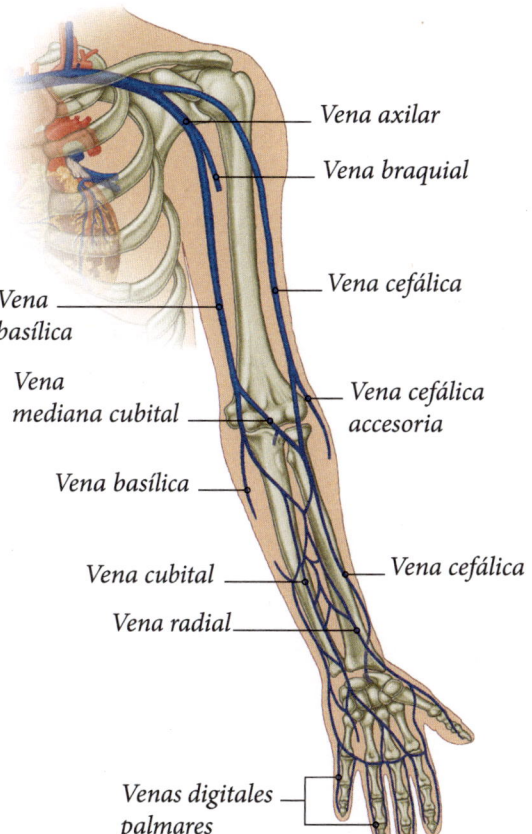

Vena axilar

Vena braquial

Vena cefálica

Vena basílica

Vena mediana cubital

Vena cefálica accesoria

Vena basílica

Vena cubital

Vena cefálica

Vena radial

Venas digitales palmares

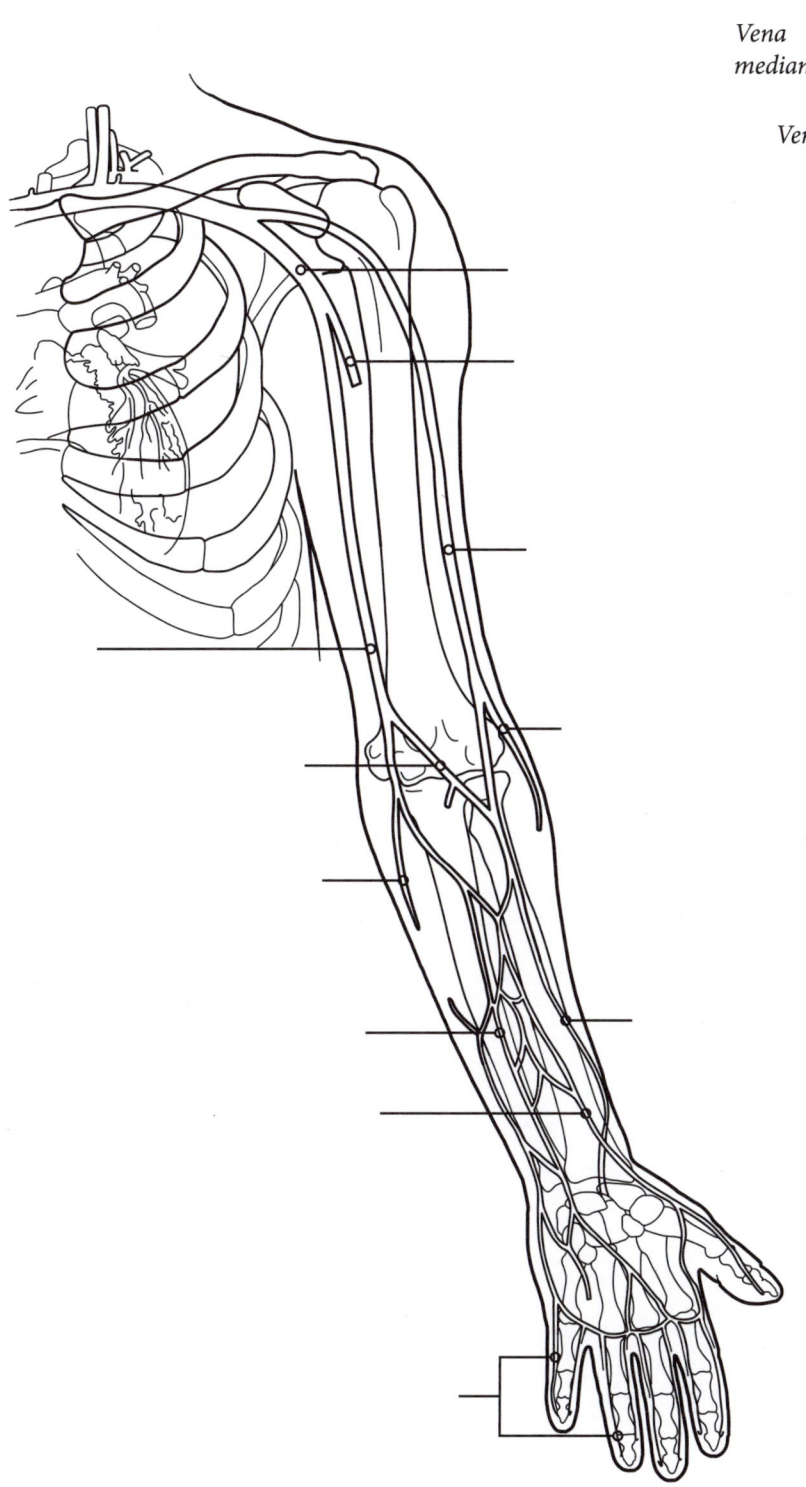

Nervios del brazo

Los nervios del brazo inervan la piel y los músculos del antebrazo y la mano. Hay cuatro nervios principales en el brazo: el radial, el musculocutáneo, el mediano y el cubital.

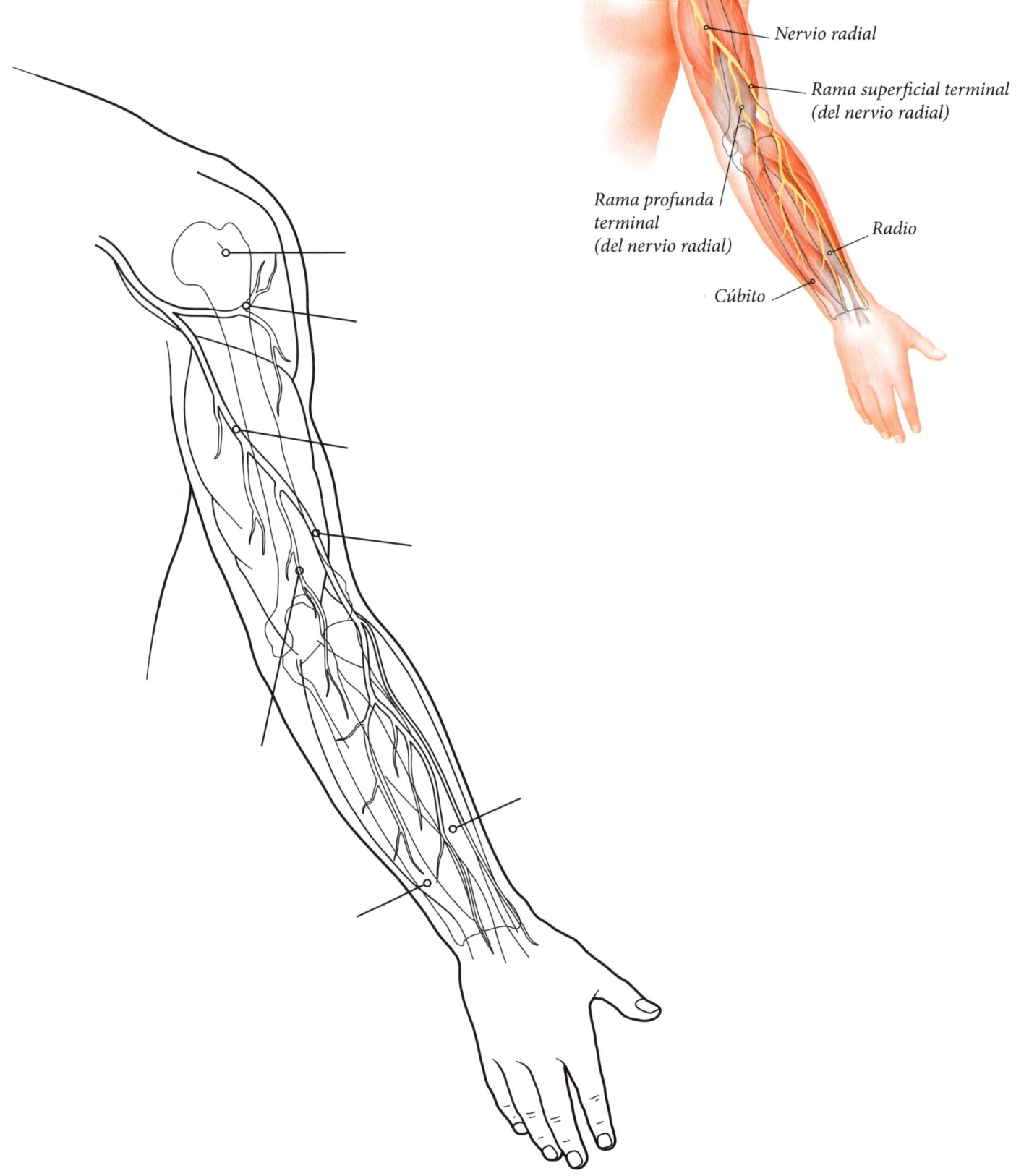

Húmero

Nervio axilar

Nervio radial

Rama superficial terminal (del nervio radial)

Rama profunda terminal (del nervio radial)

Radio

Cúbito

Nervios mediano y cubital

El nervio mediano inerva los músculos del antebrazo, y permite las acciones de flexión y pronación. El nervio cubital pasa por detrás del codo –donde podemos sentirlo si se golpea el «hueso de la risa»– para inervar algunos de los pequeños músculos de la mano.

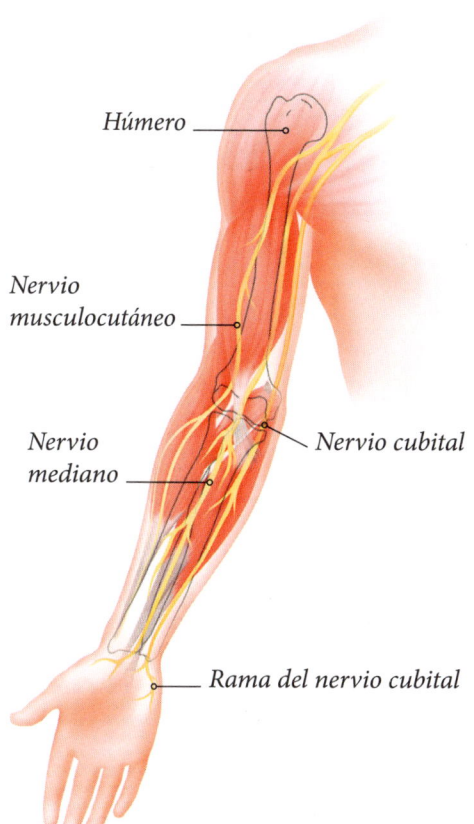

Húmero

Nervio musculocutáneo

Nervio mediano

Nervio cubital

Rama del nervio cubital

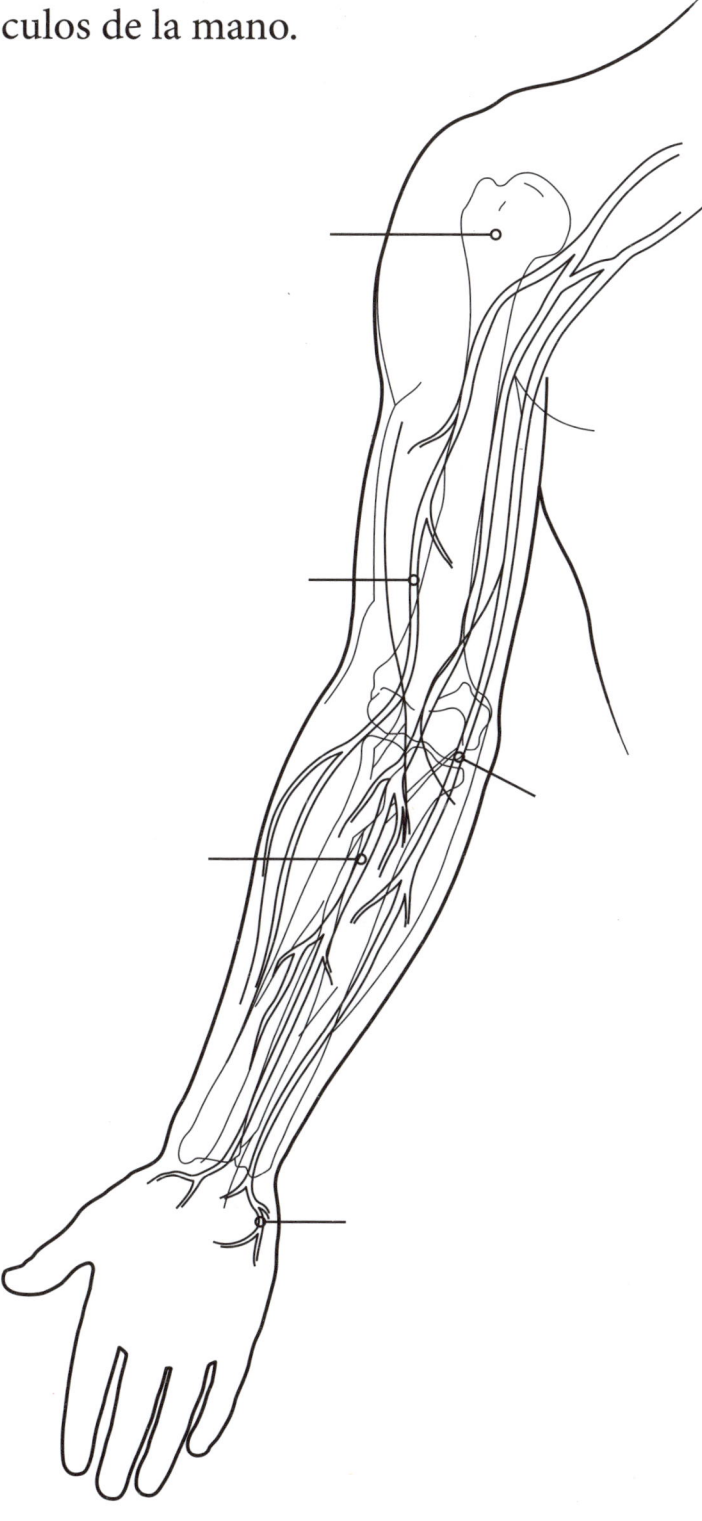

Huesos de la muñeca

La muñeca se encuentra entre el radio y el cúbito del antebrazo y los huesos de los dedos. Está formada por ocho huesos del tamaño de una canica que se sincronizan para permitir la flexibilidad de la muñeca y de la mano.

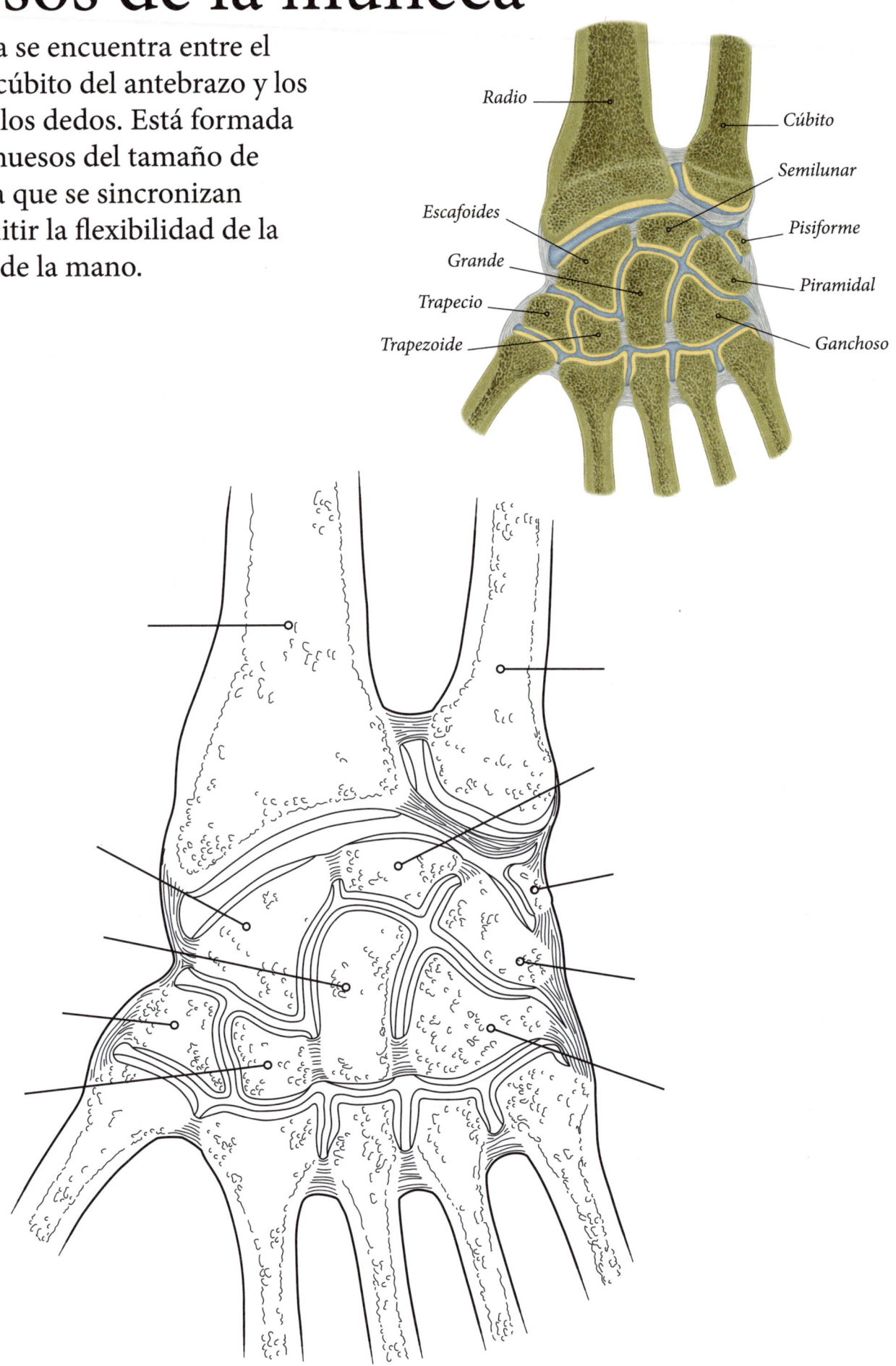

Radio

Cúbito

Escafoides

Semilunar

Pisiforme

Grande

Piramidal

Trapecio

Trapezoide

Ganchoso

Túnel carpiano

Unos ligamentos fuertes en la muñeca unen los huesos carpianos, y proporcionan estabilidad y flexibilidad. Dentro de la muñeca hay una banda fibrosa por la que pasan tendones y nervios: el túnel carpiano.

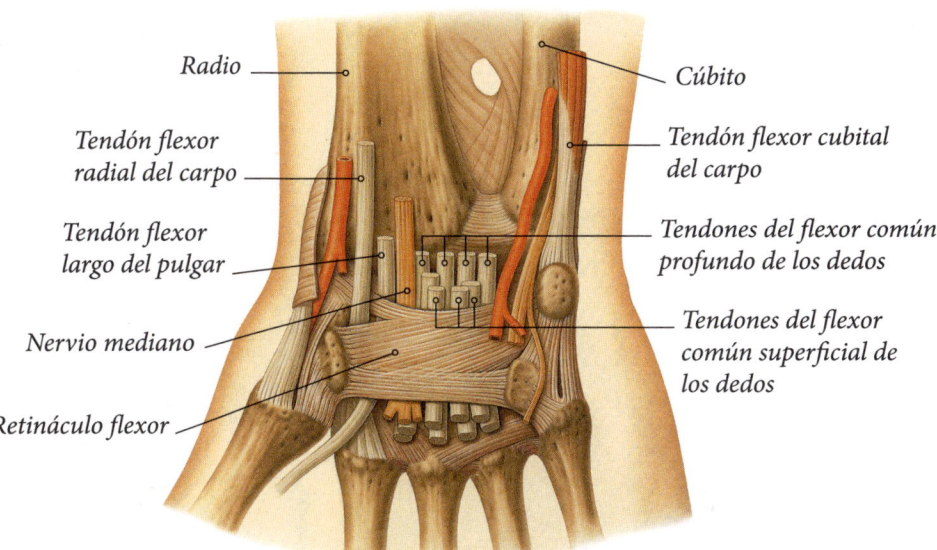

Radio

Cúbito

Tendón flexor radial del carpo

Tendón flexor cubital del carpo

Tendón flexor largo del pulgar

Tendones del flexor común profundo de los dedos

Nervio mediano

Tendones del flexor común superficial de los dedos

Retináculo flexor

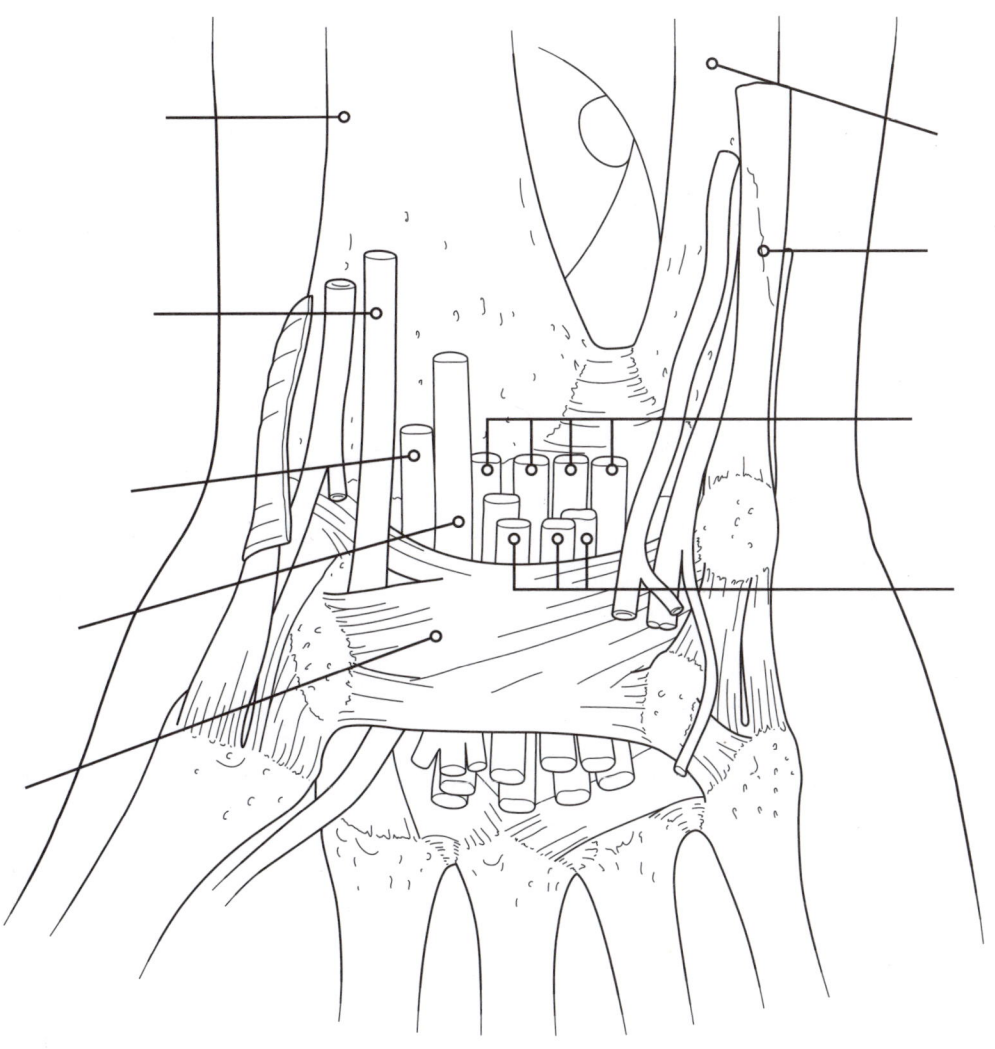

Ligamentos de la muñeca

Los ligamentos de la articulación de la muñeca son partes de la cápsula articular que ayudan a unir la muñeca a los extremos inferiores del radio y el cúbito.

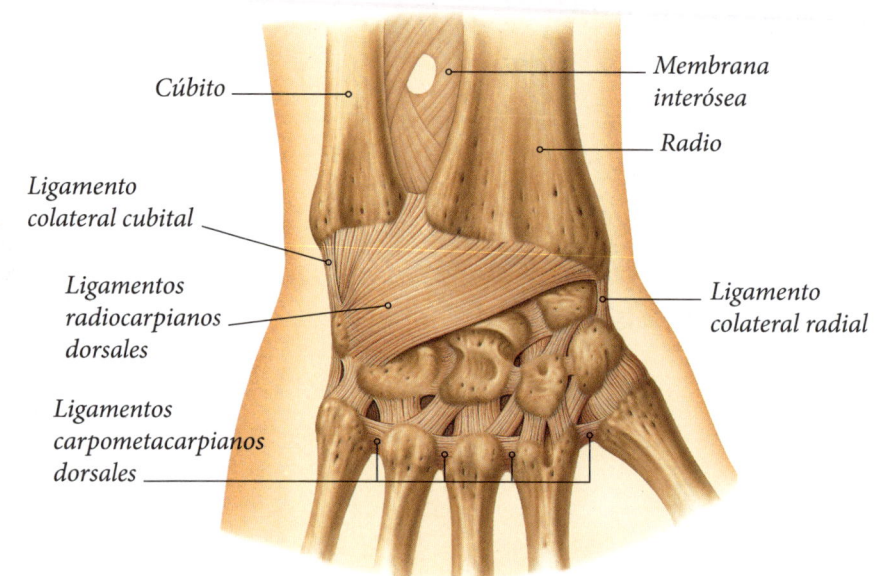

Cúbito

Membrana interósea

Radio

Ligamento colateral cubital

Ligamentos radiocarpianos dorsales

Ligamento colateral radial

Ligamentos carpometacarpianos dorsales

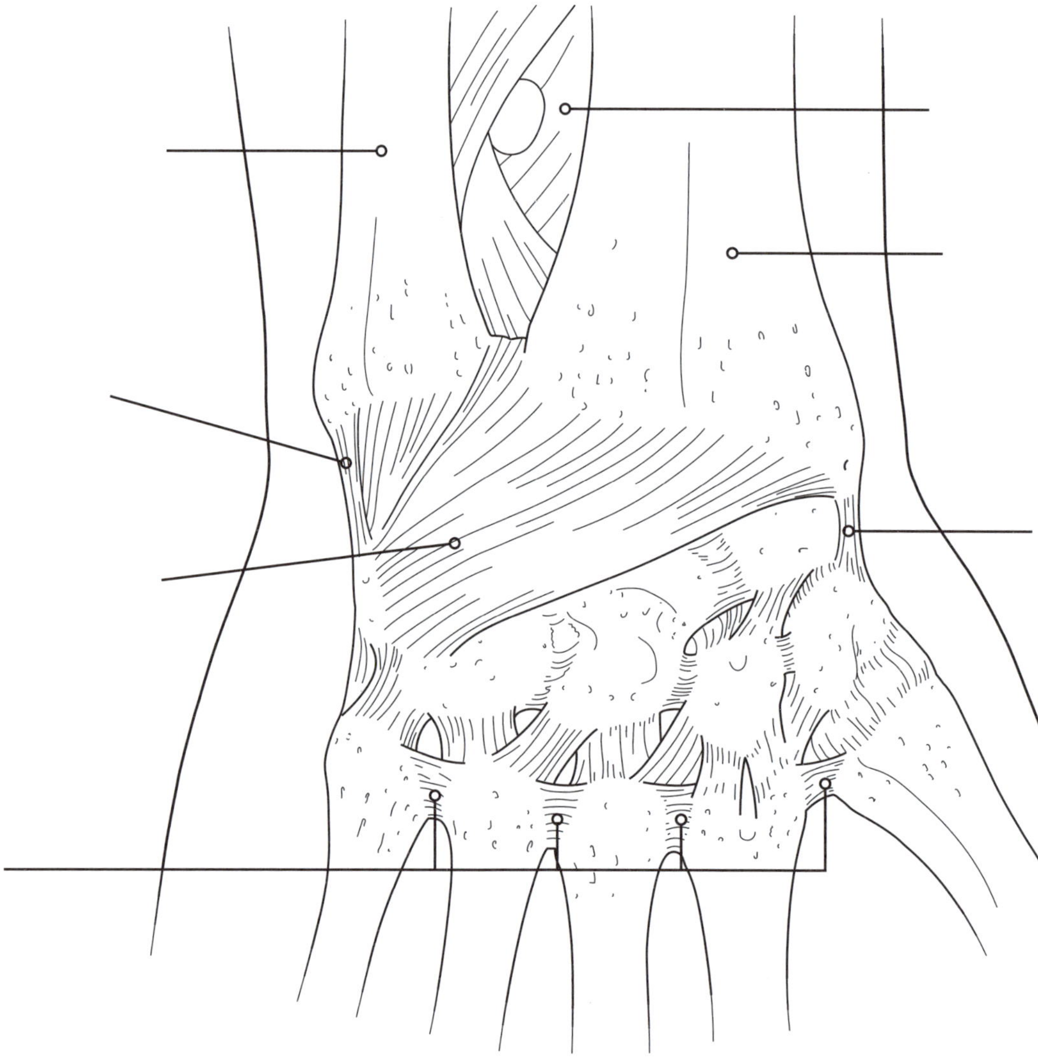

Huesos de la mano

Los huesos de la mano se dividen en los metacarpianos, que sostienen la palma, y las falanges o huesos de los dedos. Las articulaciones de estos huesos permiten una gran movilidad a los dedos y al pulgar.

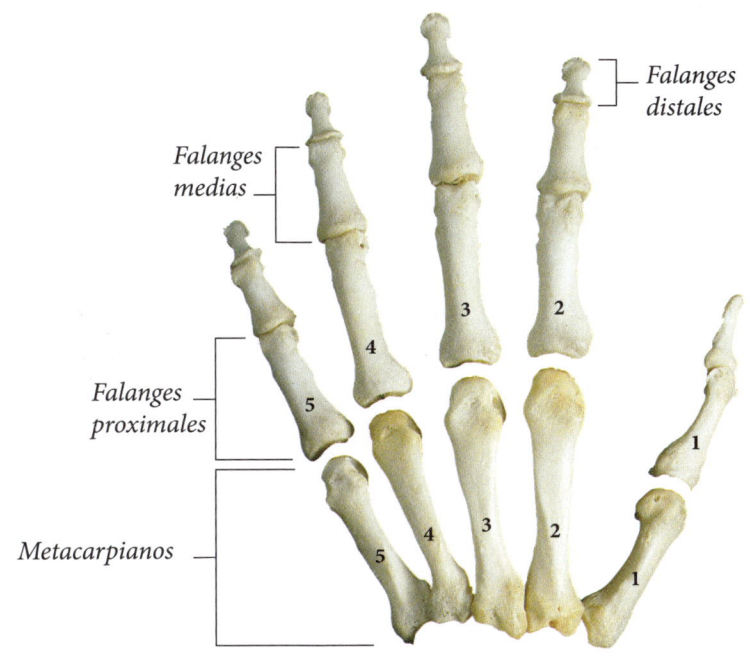

Falanges distales

Falanges medias

Falanges proximales

Metacarpianos

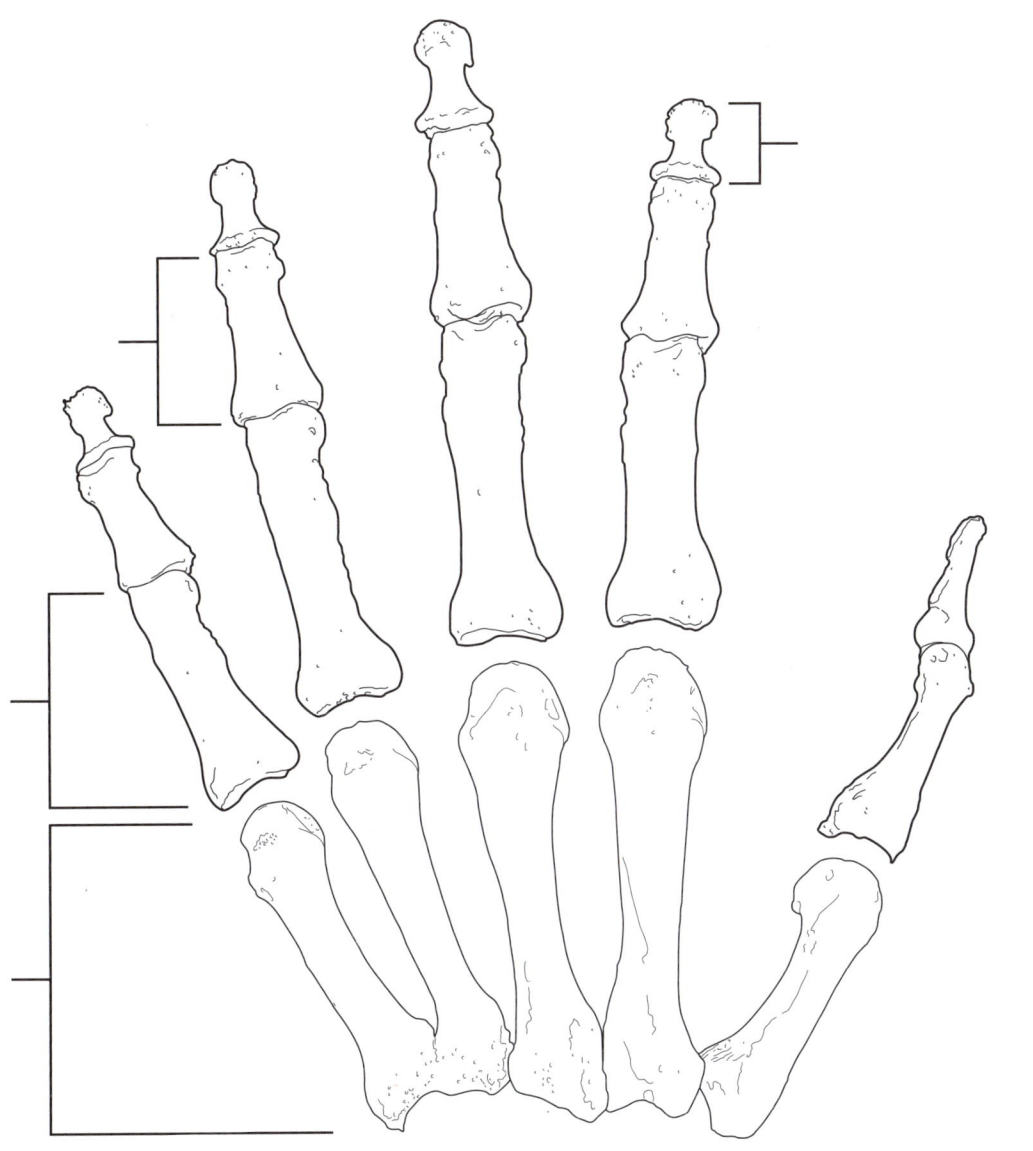

Articulaciones del dedo

Las articulaciones entre las falanges están rodeadas de cápsulas fibrosas, revestidas de membrana sinovial y sujetas por unos fuertes ligamentos colaterales.

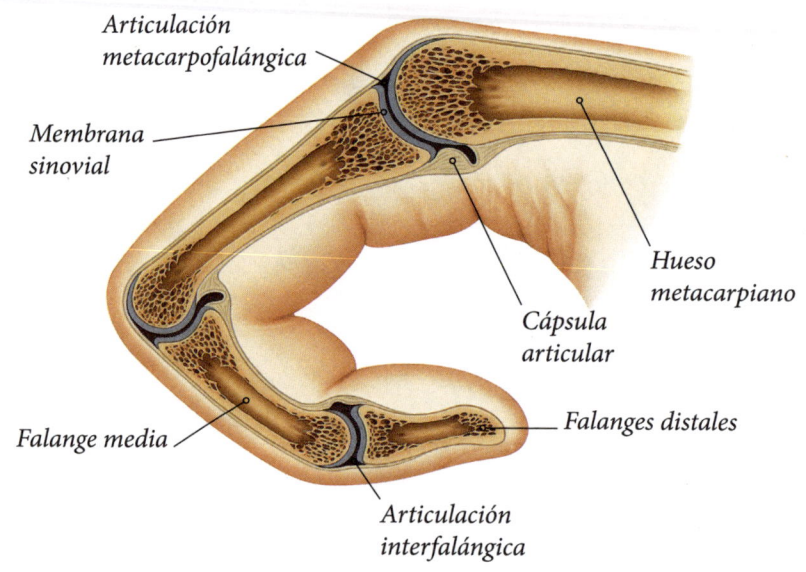

Articulación metacarpofalángica

Membrana sinovial

Hueso metacarpiano

Cápsula articular

Falanges distales

Falange media

Articulación interfalángica

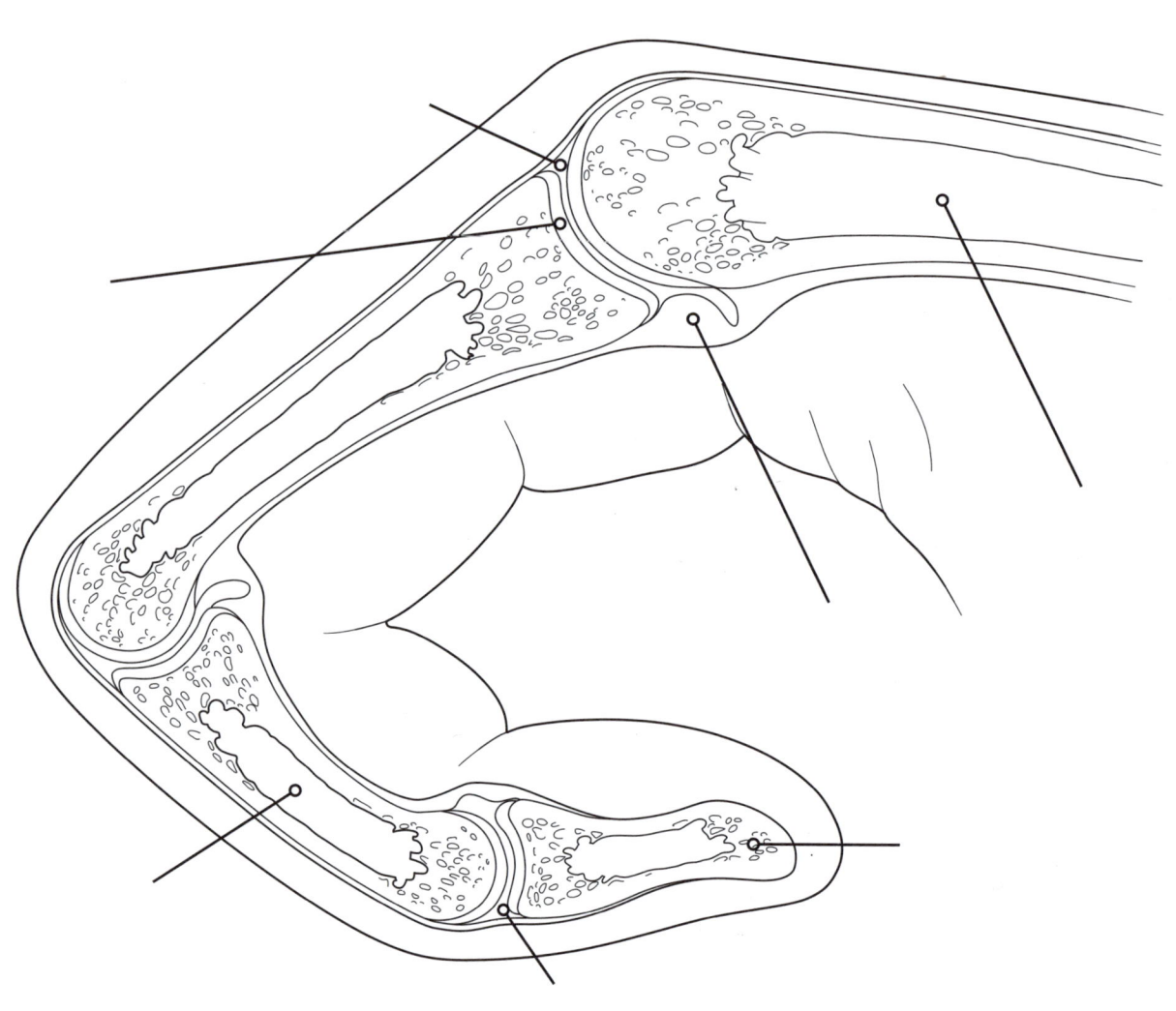

Músculos de la mano

La mano humana es una estructura excepcionalmente versátil, capaz de generar tanto movimientos enérgicos como delicados. Estos se producen por las acciones e interacciones de los diversos músculos que actúan sobre ella.

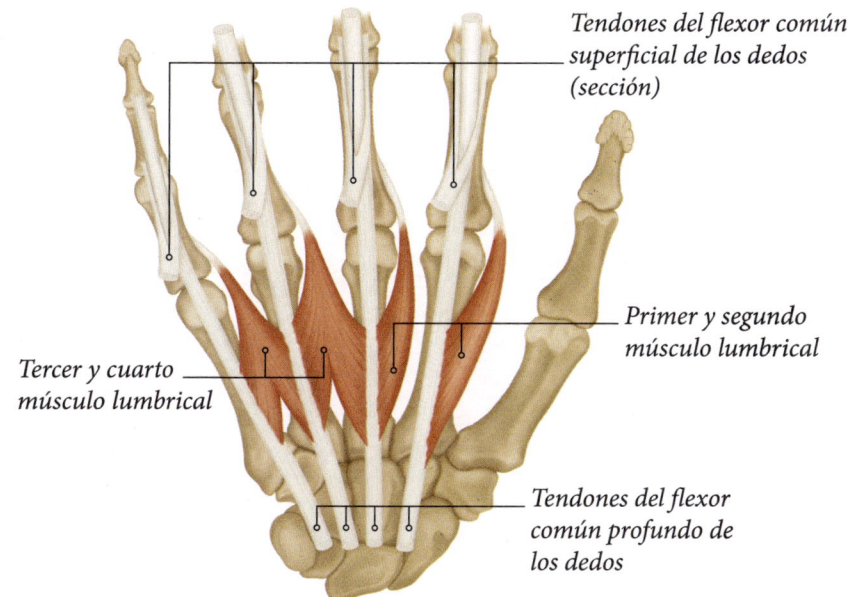

Tendones del flexor común superficial de los dedos (sección)

Primer y segundo músculo lumbrical

Tercer y cuarto músculo lumbrical

Tendones del flexor común profundo de los dedos

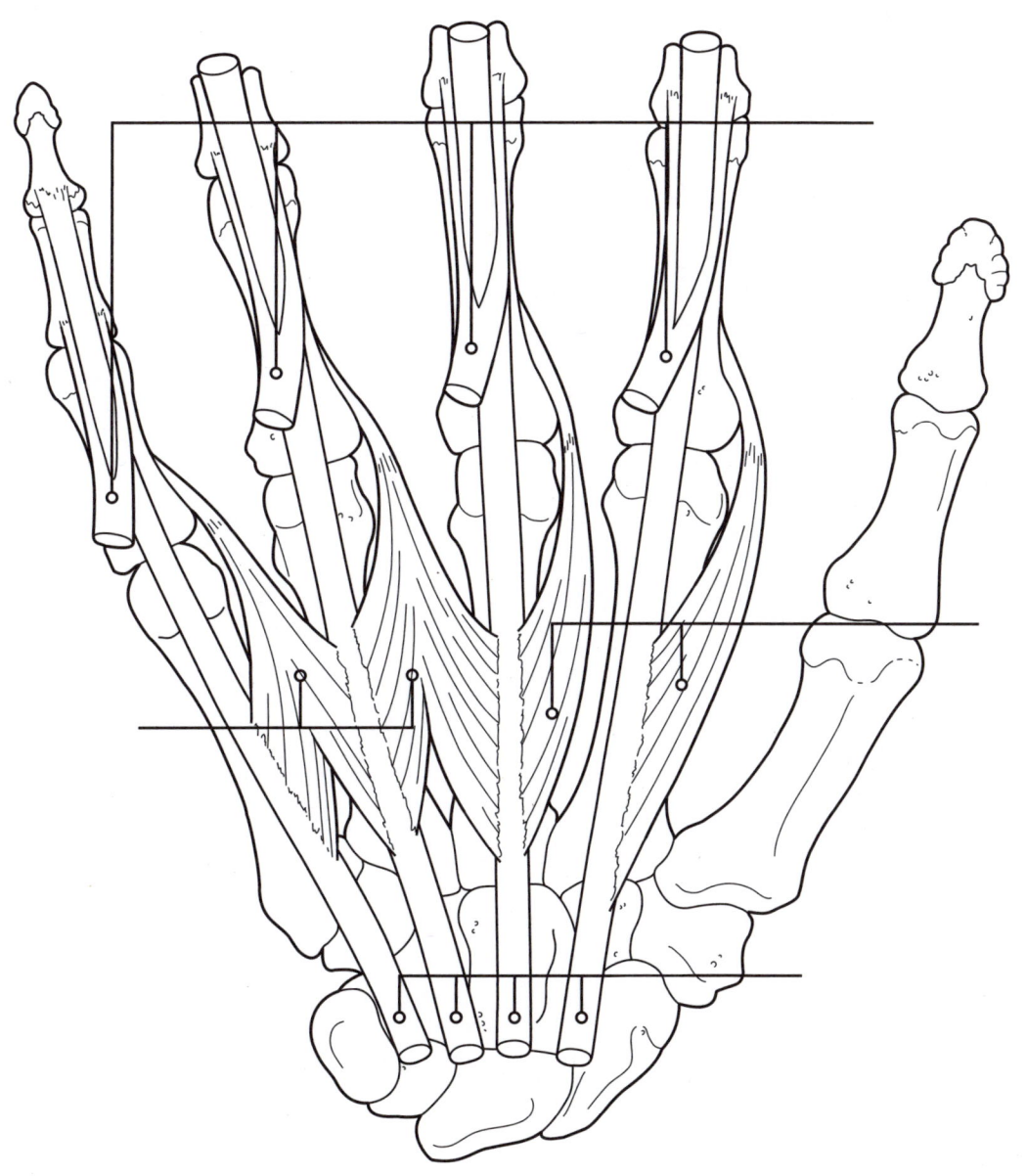

Movimiento de pulgar y meñique

Los músculos que mueven el pulgar están en la eminencia tenar, en la base del pulgar; los que mueven el meñique se encuentran en la eminencia hipotenar, entre el meñique y la muñeca.

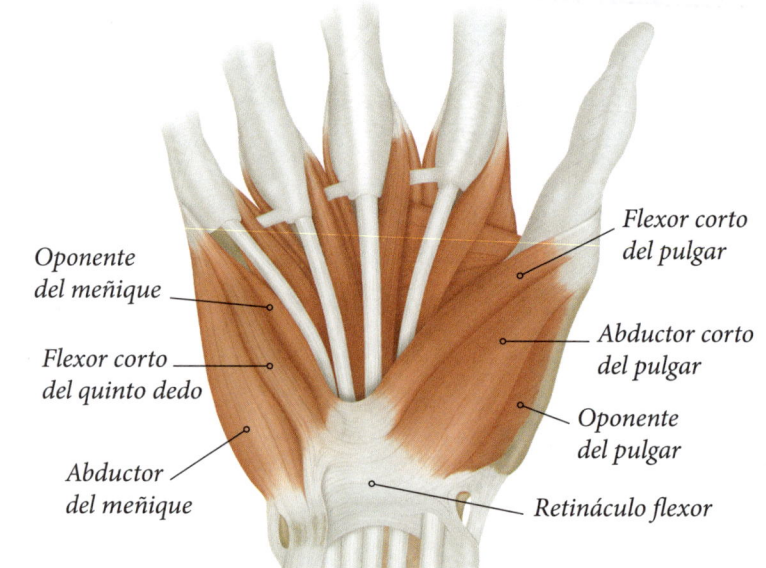

Oponente del meñique

Flexor corto del quinto dedo

Abductor del meñique

Flexor corto del pulgar

Abductor corto del pulgar

Oponente del pulgar

Retináculo flexor

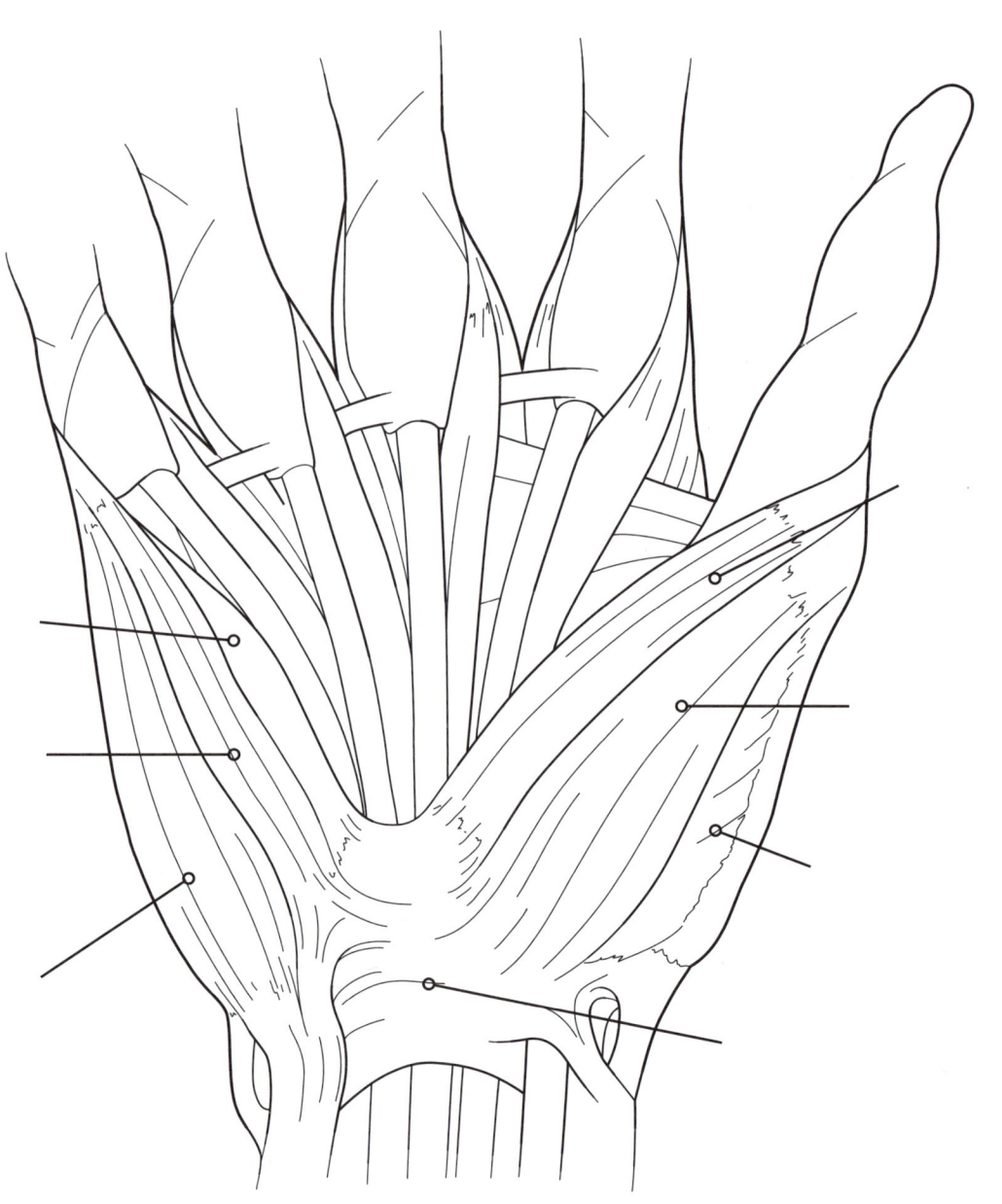

Vasos sanguíneos de la mano

La mano está irrigada por un gran número de arterias y venas. Estas se unen para formar redes de pequeños vasos sanguíneos interconectados que garantizan un buen riego sanguíneo a todos los dedos, incluso si una arteria está dañada.

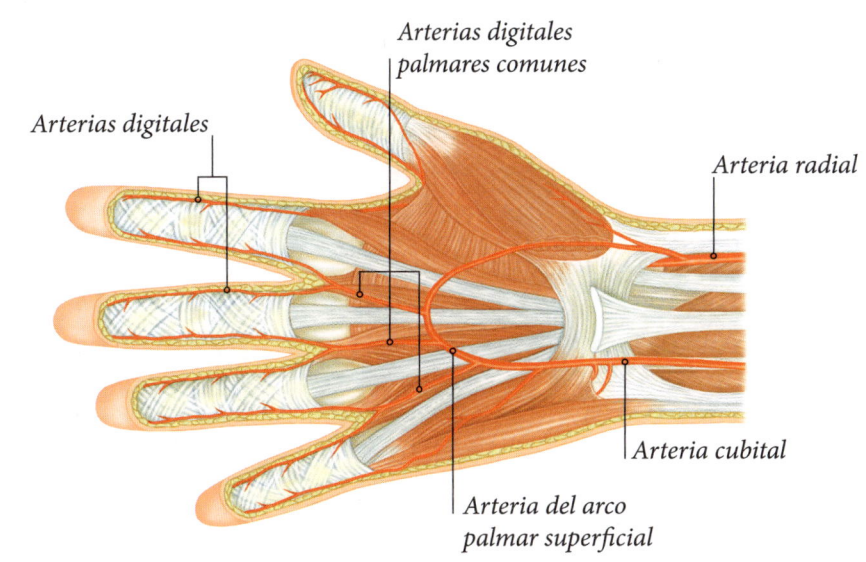

Arterias digitales

Arterias digitales palmares comunes

Arteria radial

Arteria cubital

Arteria del arco palmar superficial

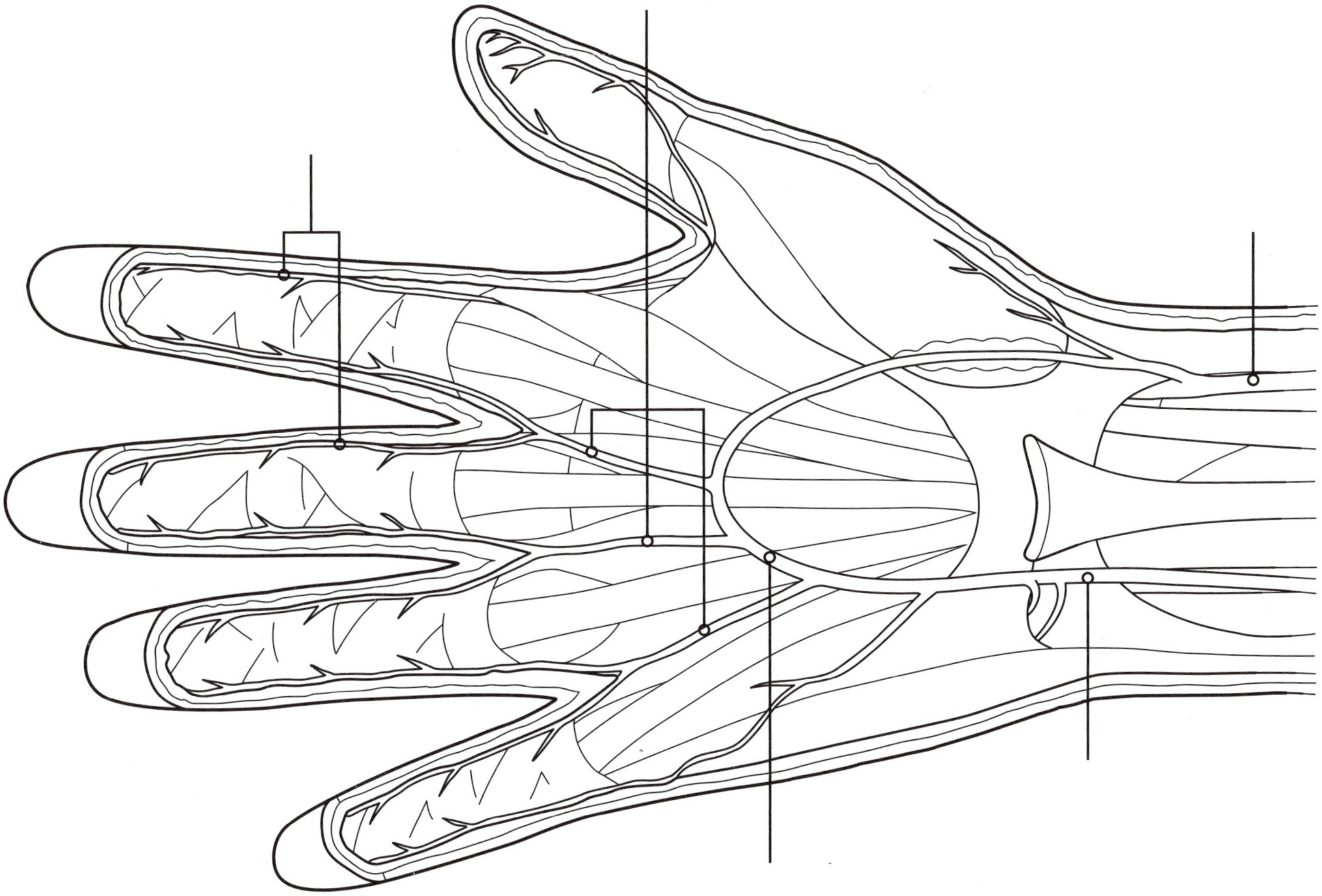

Nervios de la mano

Las estructuras de la mano se inervan mediante ramas terminales de los tres nervios principales de la extremidad superior: los nervios mediano, cubital y radial.

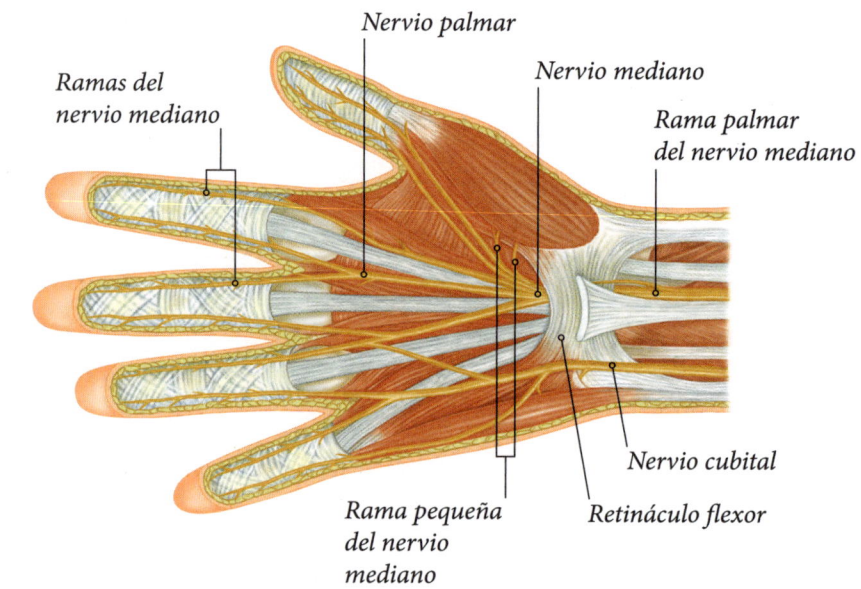

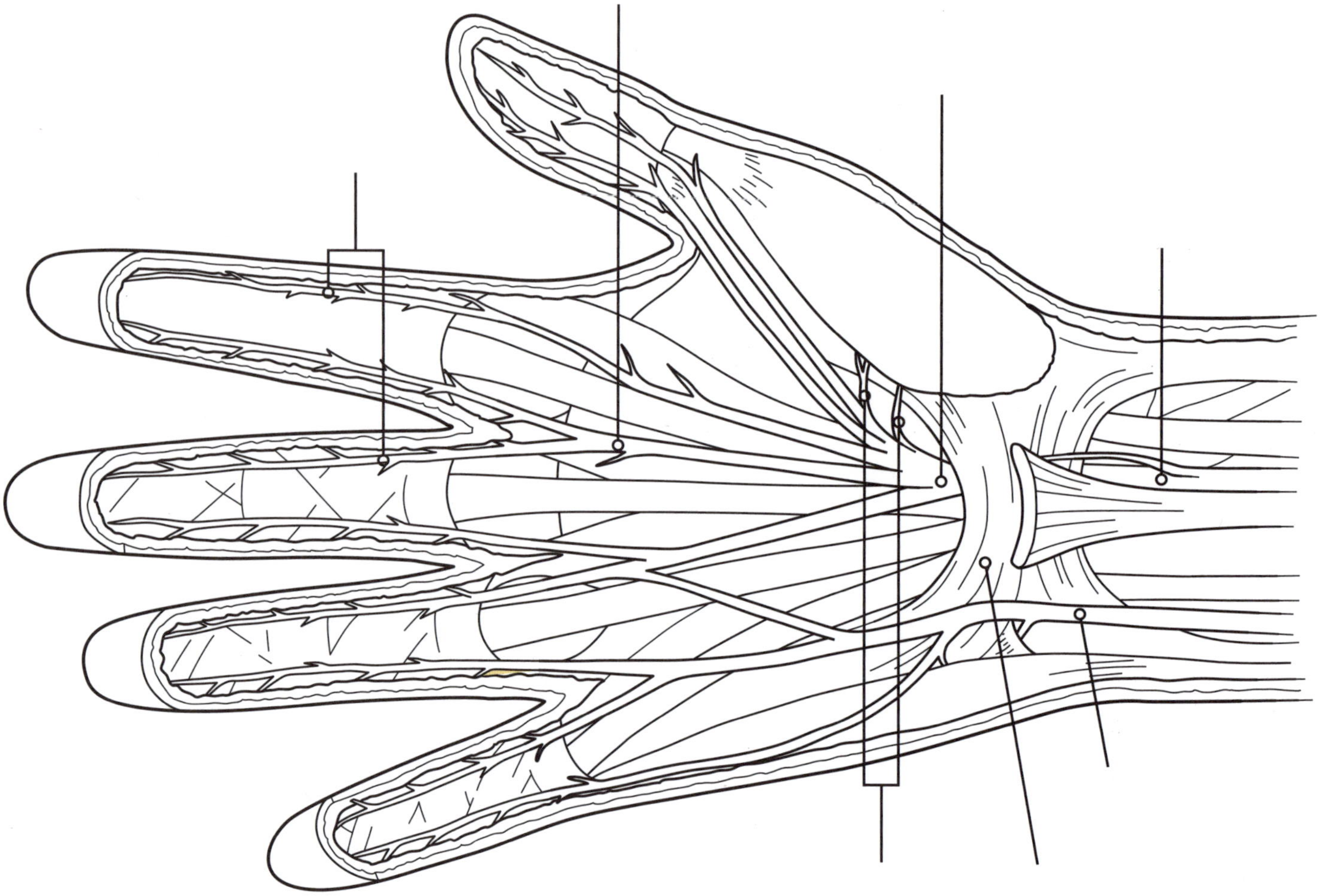

Ramas del
nervio mediano

Nervio palmar

Nervio mediano

Rama palmar
del nervio mediano

Nervio cubital

Retináculo flexor

Rama pequeña
del nervio
mediano

Vista general del abdomen

El abdomen es la parte del tronco situada entre el tórax (arriba) y la pelvis (abajo). El contenido de la cavidad abdominal se sostiene mediante un armazón óseo y la pared abdominal.

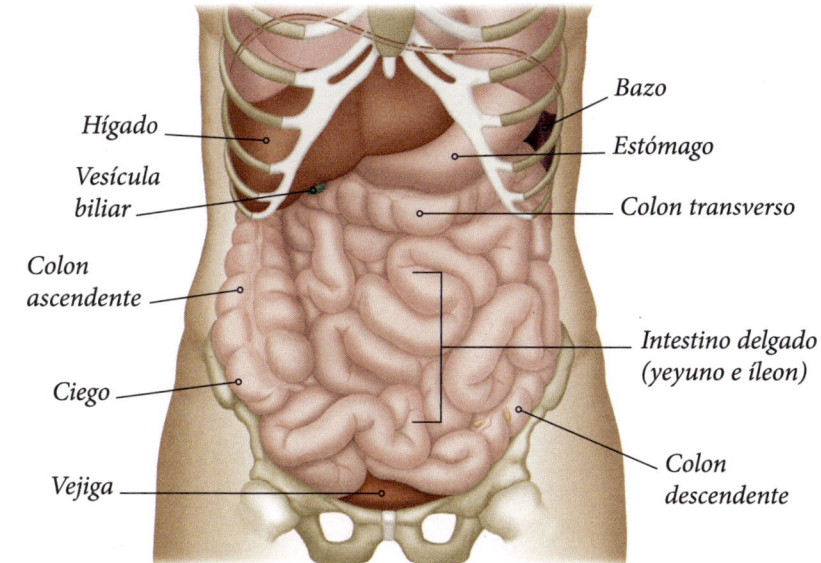

Hígado

Vesícula biliar

Colon ascendente

Ciego

Vejiga

Bazo

Estómago

Colon transverso

Intestino delgado (yeyuno e íleon)

Colon descendente

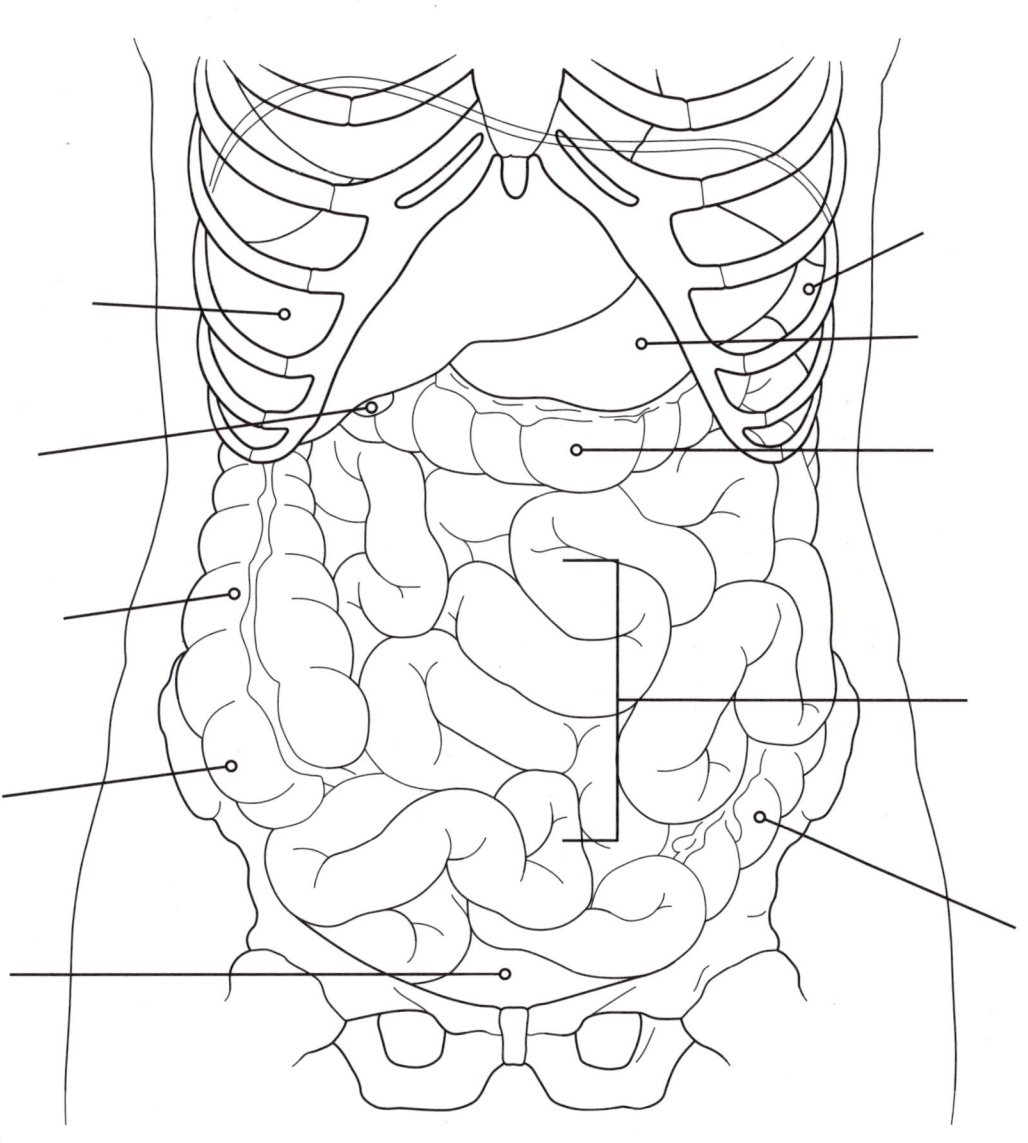

Pared abdominal

La cavidad abdominal se encuentra entre el diafragma y la pelvis. La pared abdominal delantera y lateral está formada por capas musculares que rodean y sostienen la cavidad.

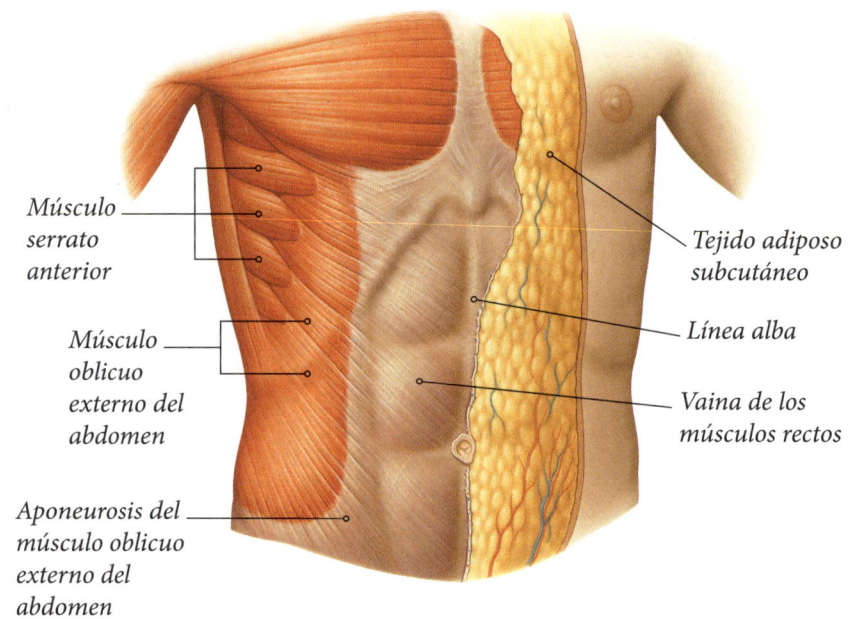

Músculo serrato anterior

Músculo oblicuo externo del abdomen

Aponeurosis del músculo oblicuo externo del abdomen

Tejido adiposo subcutáneo

Línea alba

Vaina de los músculos rectos

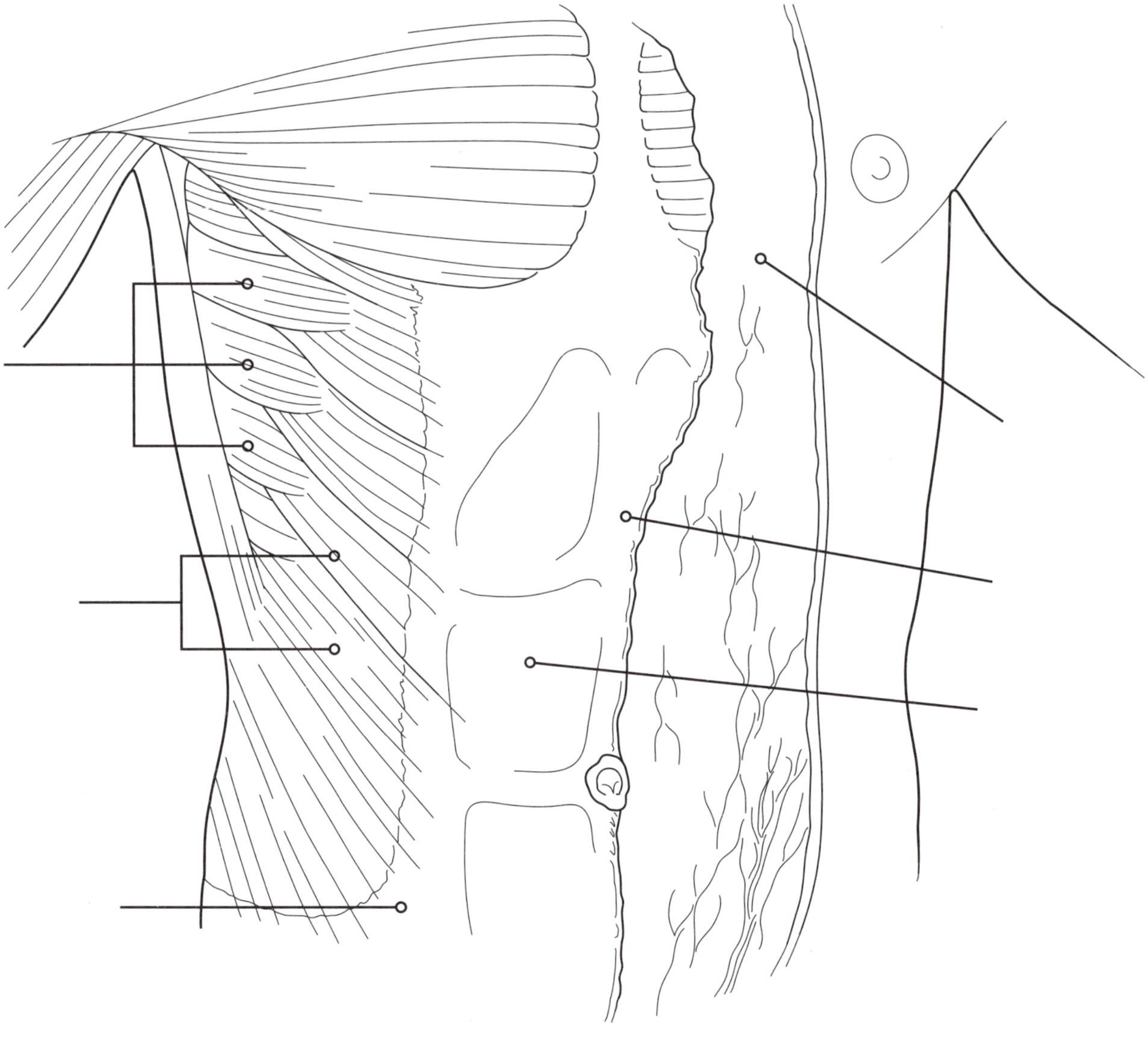

Músculos profundos de la pared abdominal

Debajo del gran músculo oblicuo externo hay otras dos capas de músculo en forma de lámina, el oblicuo interno y el transverso abdominal. Además, el recto abdominal va de arriba a abajo por el centro de la pared abdominal.

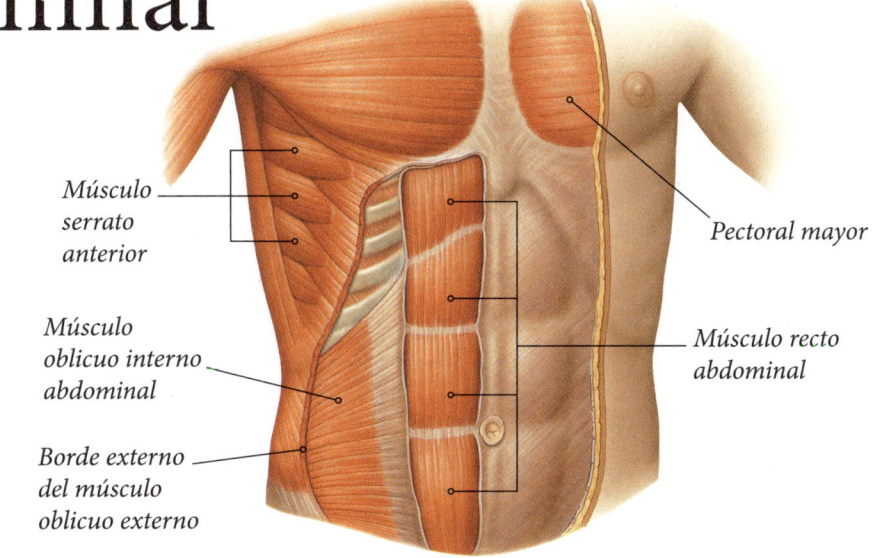

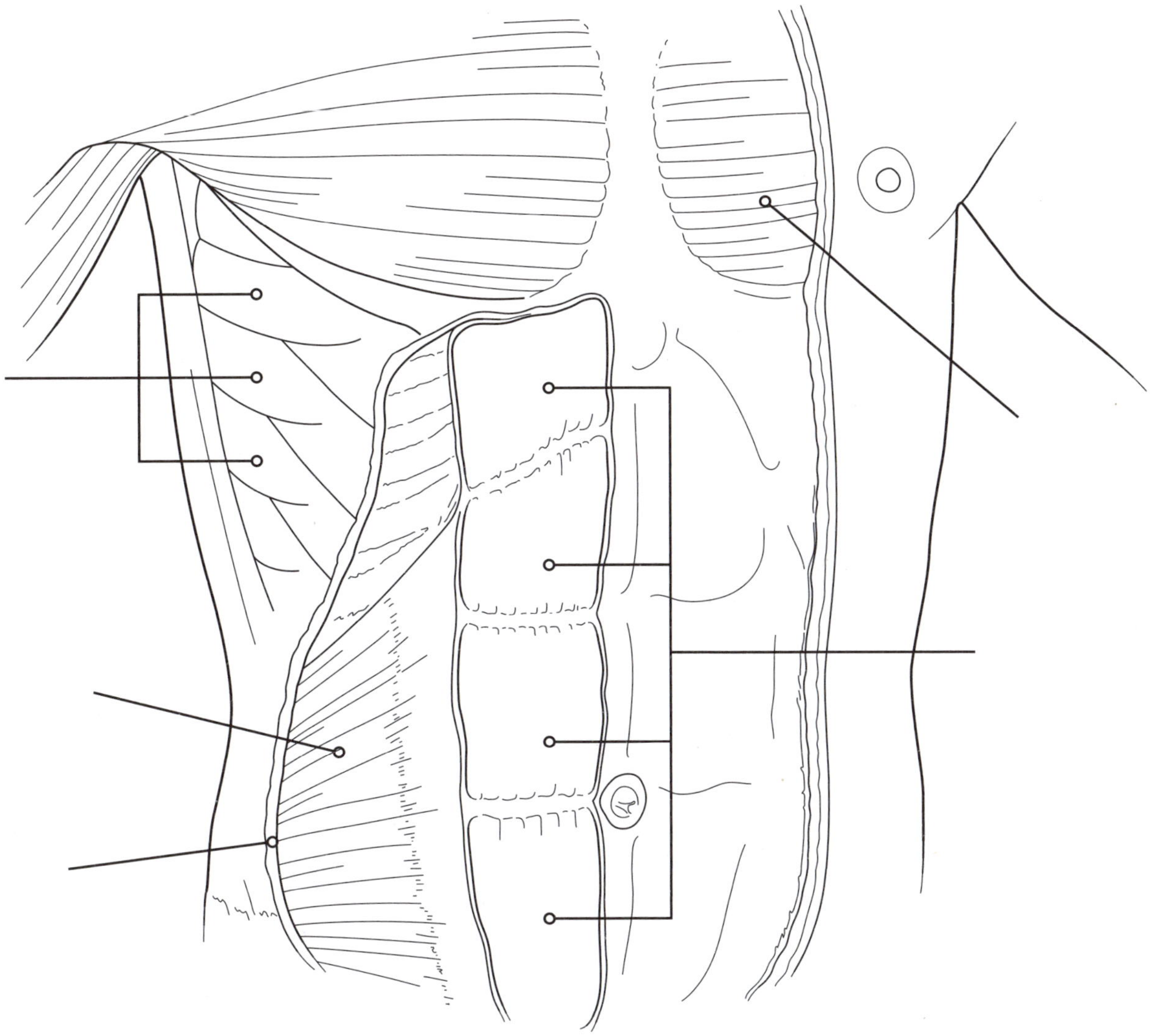

Músculo serrato anterior

Pectoral mayor

Músculo oblicuo interno abdominal

Músculo recto abdominal

Borde externo del músculo oblicuo externo

Esófago

El esófago es una conexión tubular entre la faringe y el estómago. Sirve en exclusiva para el paso de los alimentos y no interviene en la digestión ni en la absorción.

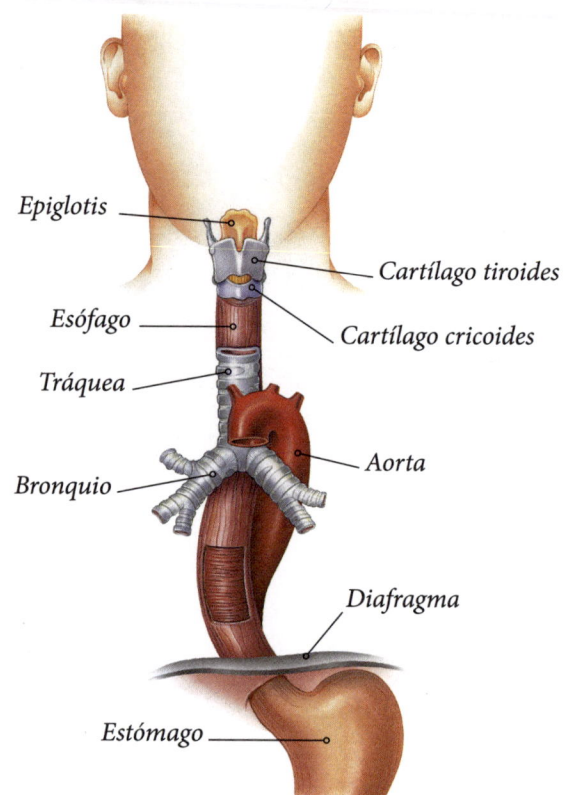

Epiglotis

Cartílago tiroides

Esófago

Cartílago cricoides

Tráquea

Aorta

Bronquio

Diafragma

Estómago

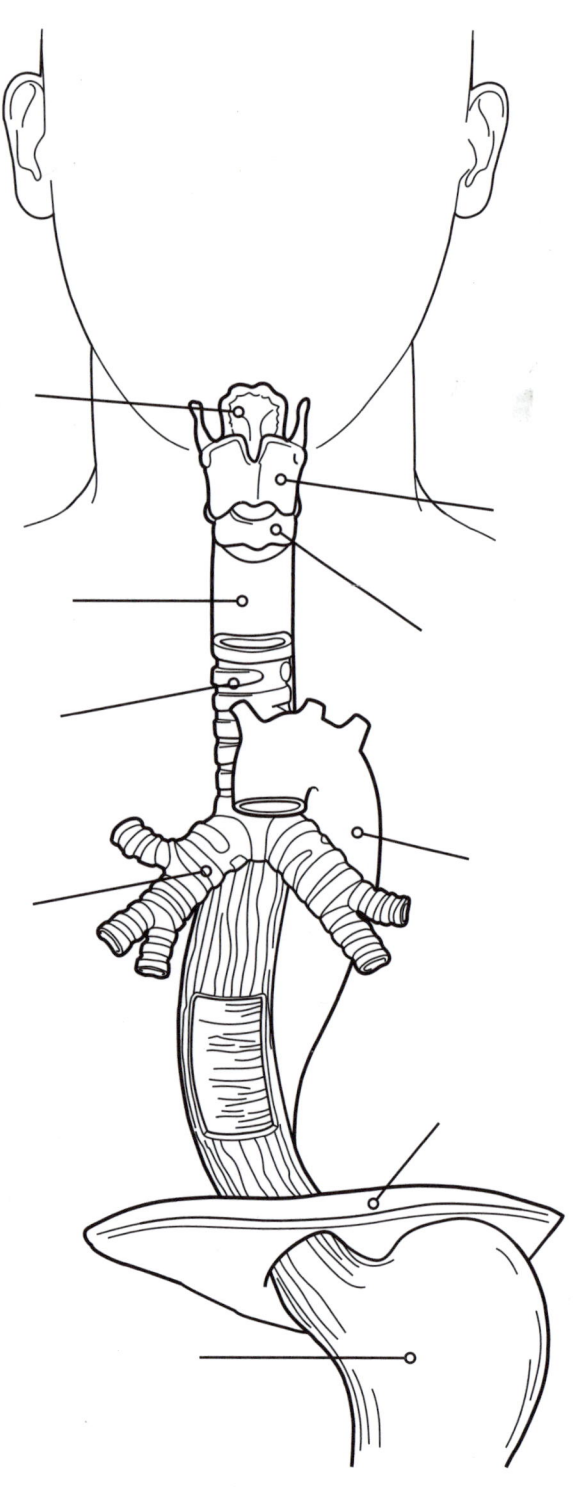

Vasos sanguíneos y nervios del esófago

La irrigación arterial del esófago procede de ramas de la aorta y la arteria subclavia. Como ocurre en gran parte del cuerpo, las venas que drenan la sangre del esófago discurren junto a las arterias.

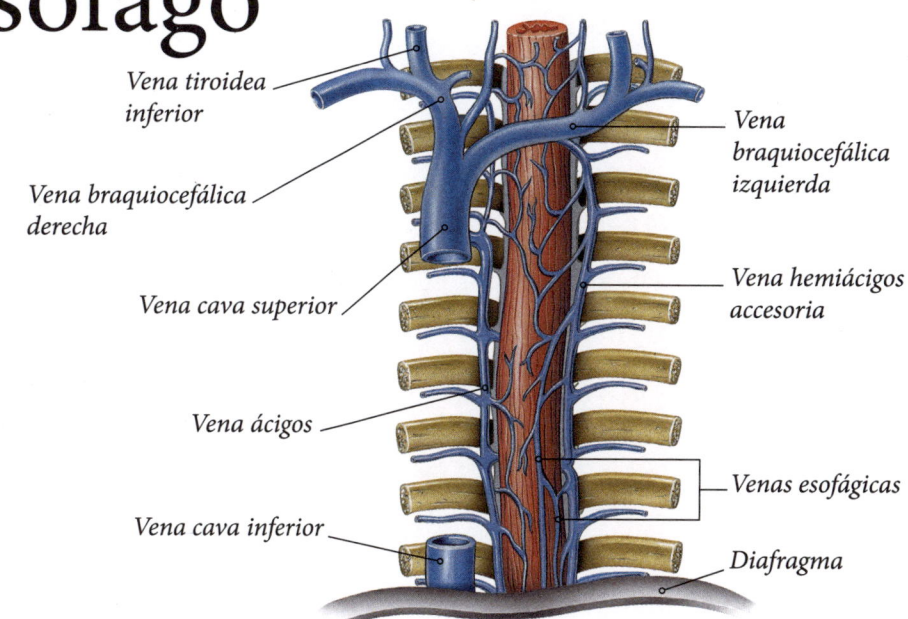

Vena tiroidea inferior

Vena braquiocefálica derecha

Vena cava superior

Vena ácigos

Vena cava inferior

Vena braquiocefálica izquierda

Vena hemiácigos accesoria

Venas esofágicas

Diafragma

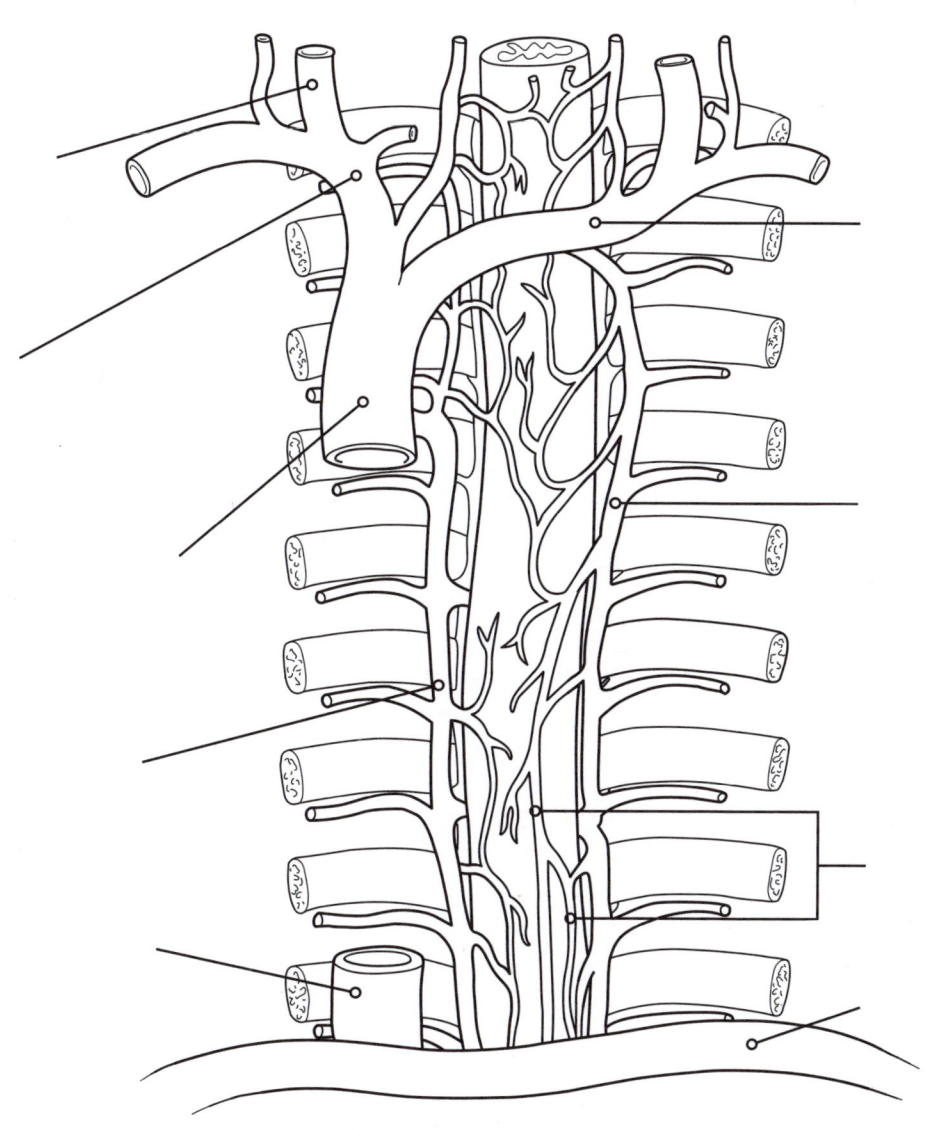

Estómago

El estómago es una parte dilatada del tubo digestivo que recibe del esófago los alimentos ingeridos. Los alimentos se almacenan aquí antes de ser impulsados hacia el intestino delgado a medida que continúa la digestión.

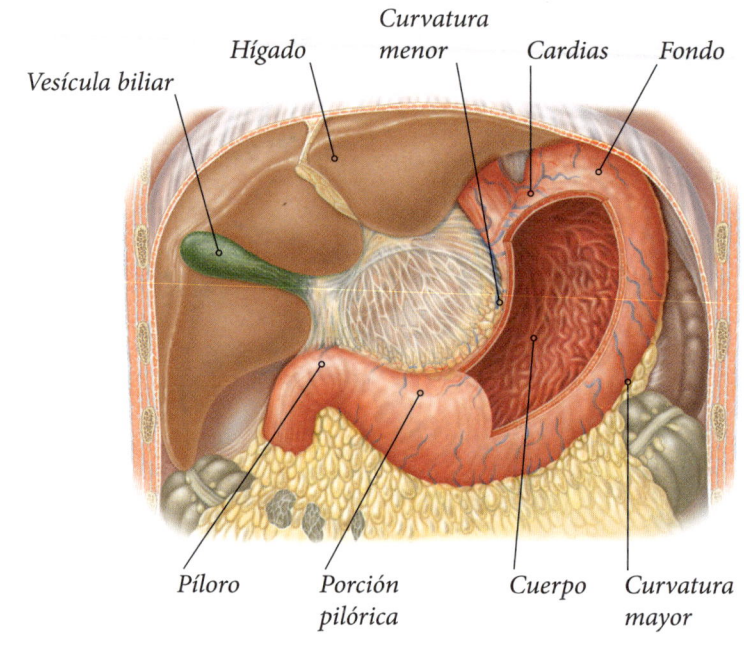

Vesícula biliar   Hígado   Curvatura menor   Cardias   Fondo

Píloro   Porción pilórica   Cuerpo   Curvatura mayor

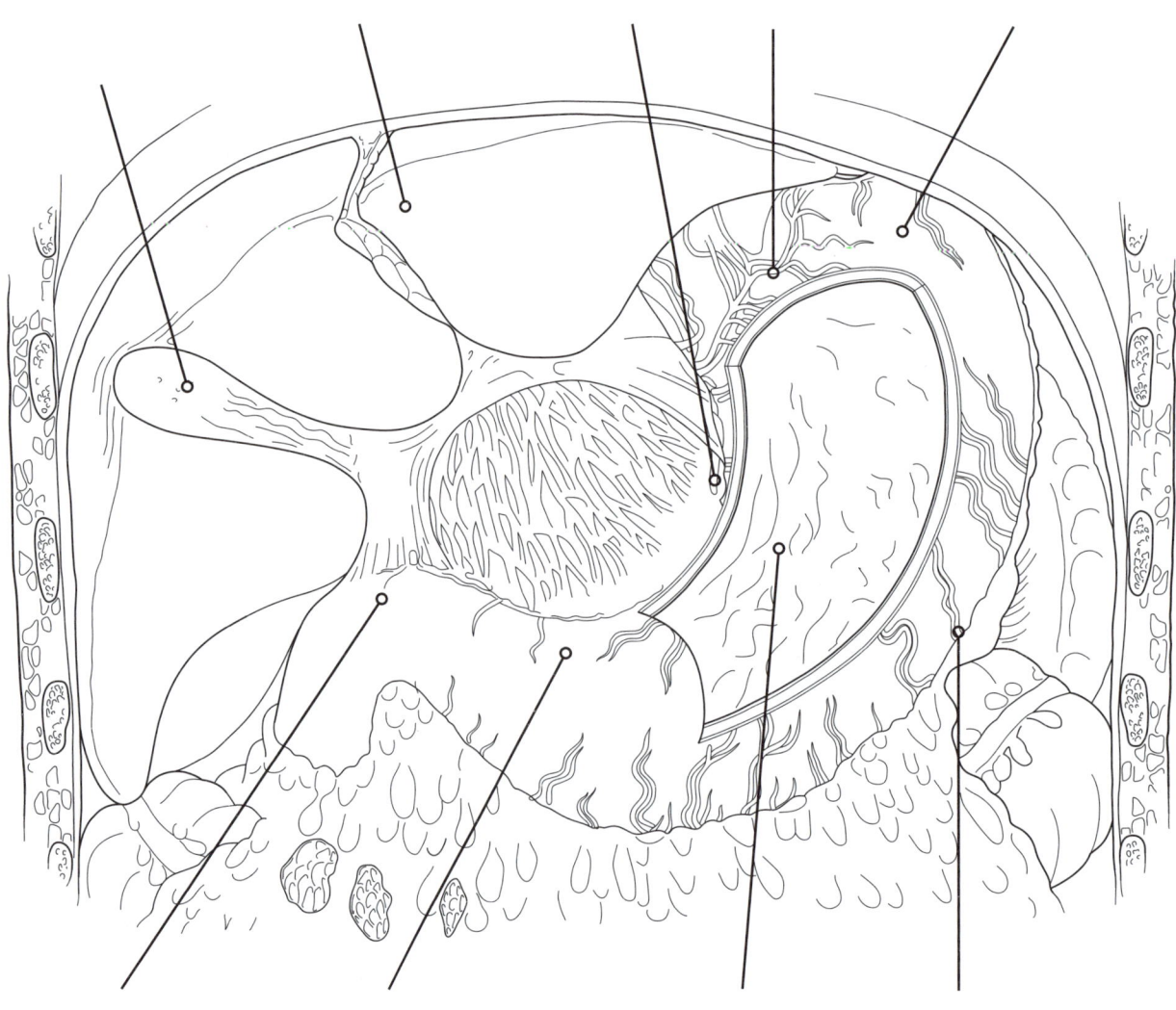

Irrigación sanguínea del estómago

El estómago tiene una
abundante irrigación sanguínea,
que procede de diferentes ramas
del tronco celíaco.

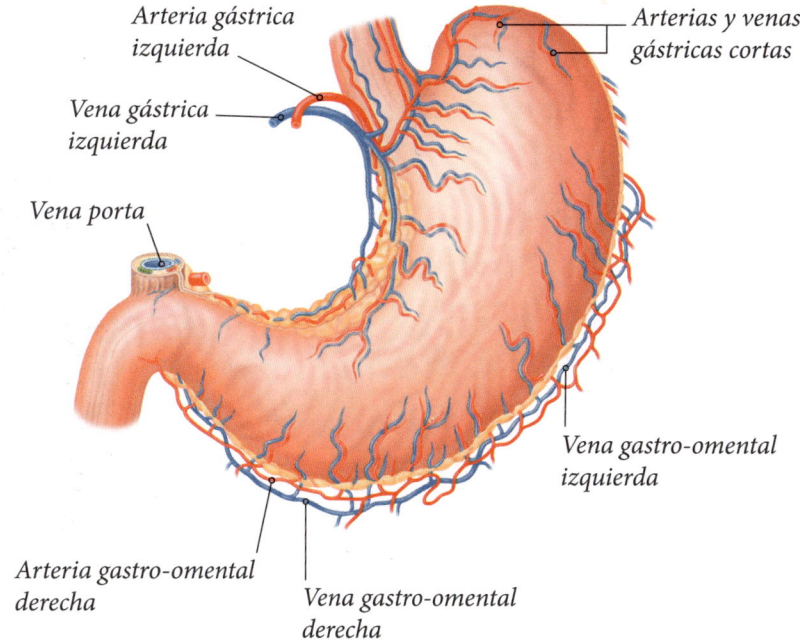

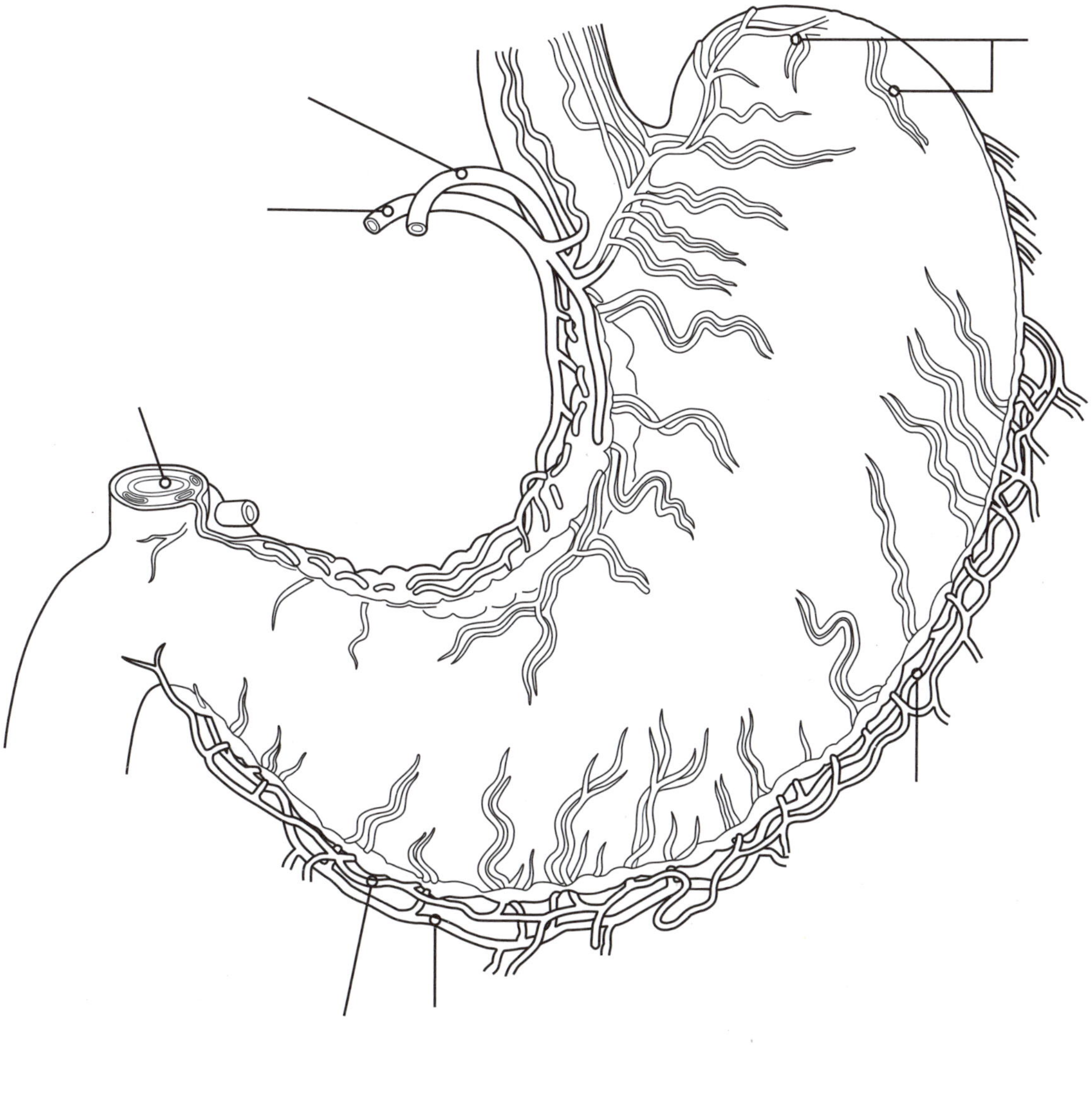

Arteria gástrica
izquierda

Arterias y venas
gástricas cortas

Vena gástrica
izquierda

Vena porta

Vena gastro-omental
izquierda

Arteria gastro-omental
derecha

Vena gastro-omental
derecha

Intestino delgado

El intestino delgado
se extiende desde el
estómago hasta la unión
con el intestino grueso.
Consta de tres partes y
es el principal lugar del
cuerpo donde se digieren
y absorben los alimentos.

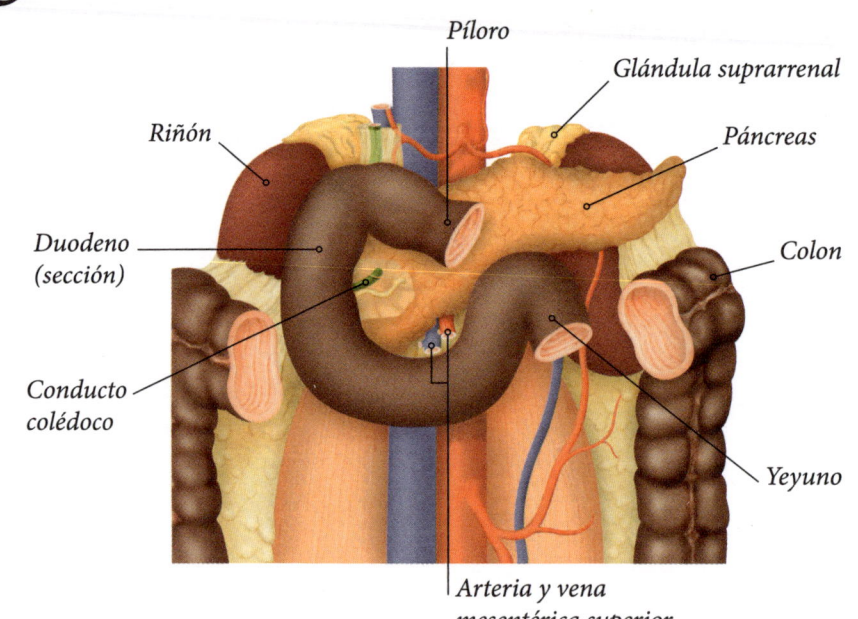

Píloro

Glándula suprarrenal

Riñón

Páncreas

*Duodeno
(sección)*

Colon

*Conducto
colédoco*

Yeyuno

*Arteria y vena
mesentérica superior*

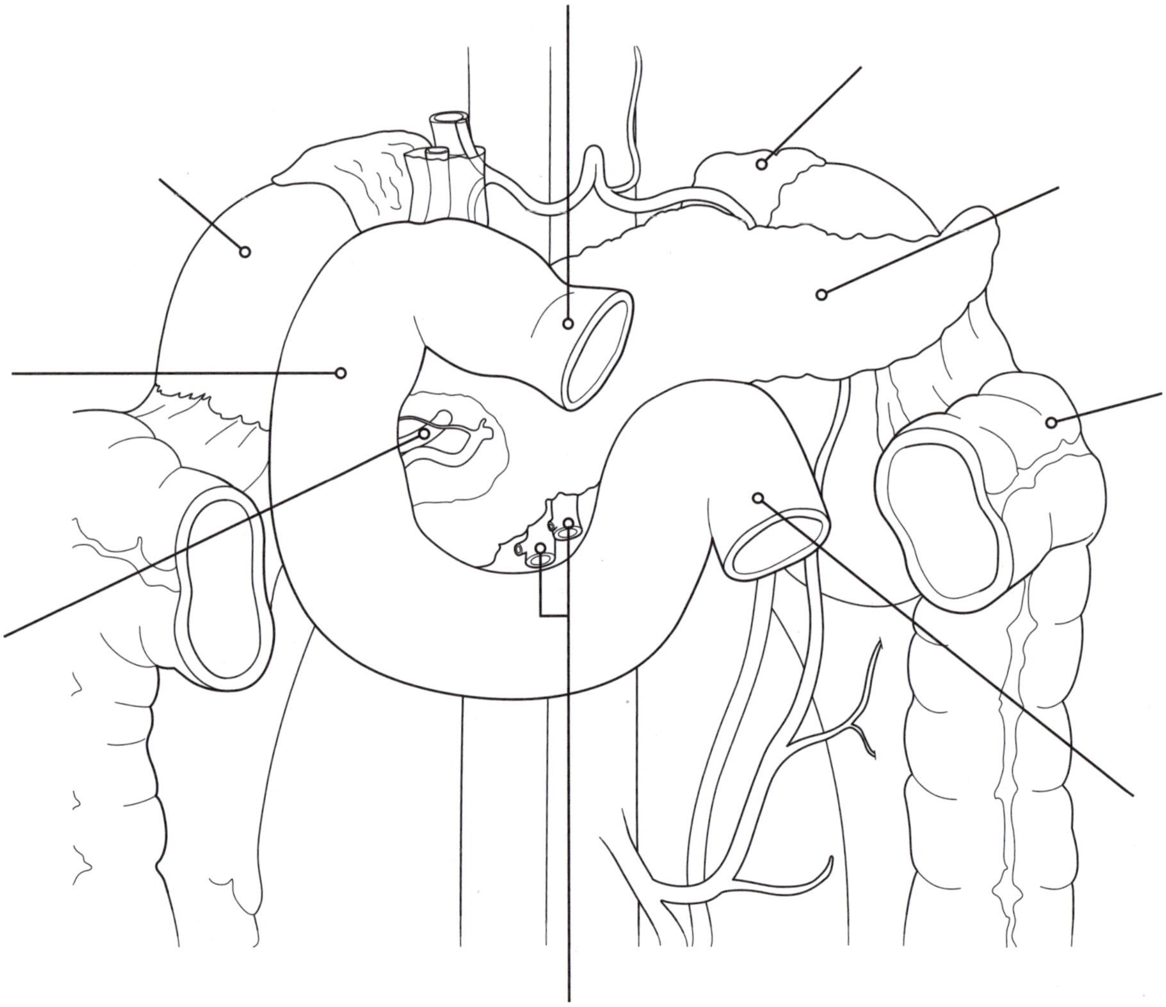

Yeyuno e íleon

El yeyuno y el íleon forman
juntos la parte más larga del
intestino delgado. A diferencia
del duodeno, pueden moverse
dentro del abdomen.

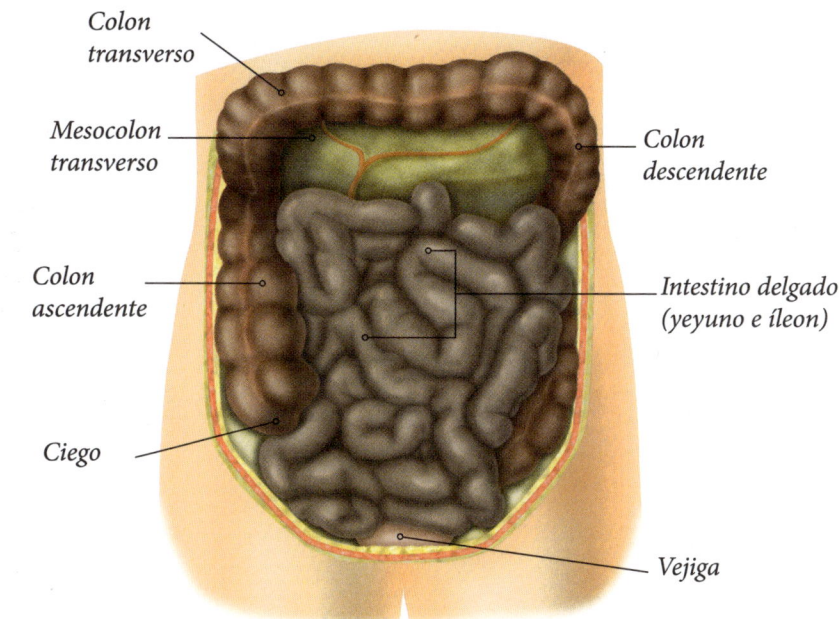

Colon
transverso

Mesocolon
transverso

Colon
ascendente

Ciego

Colon
descendente

Intestino delgado
(yeyuno e íleon)

Vejiga

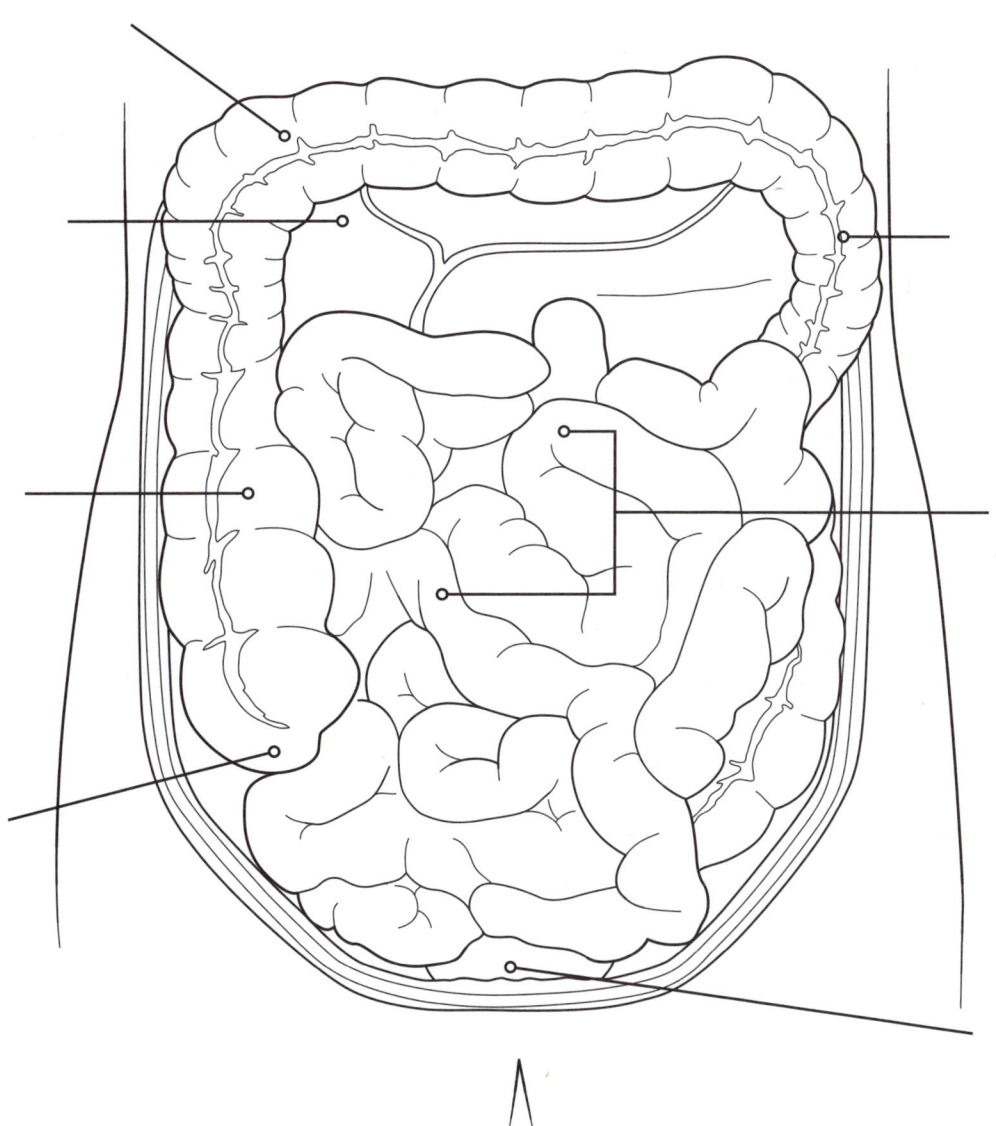

Hígado

El hígado es el órgano abdominal más grande, con un peso aproximado de 1,5 kg en los adultos. Desempeña un papel importante en la digestión y también produce bilis, que se segrega en el duodeno.

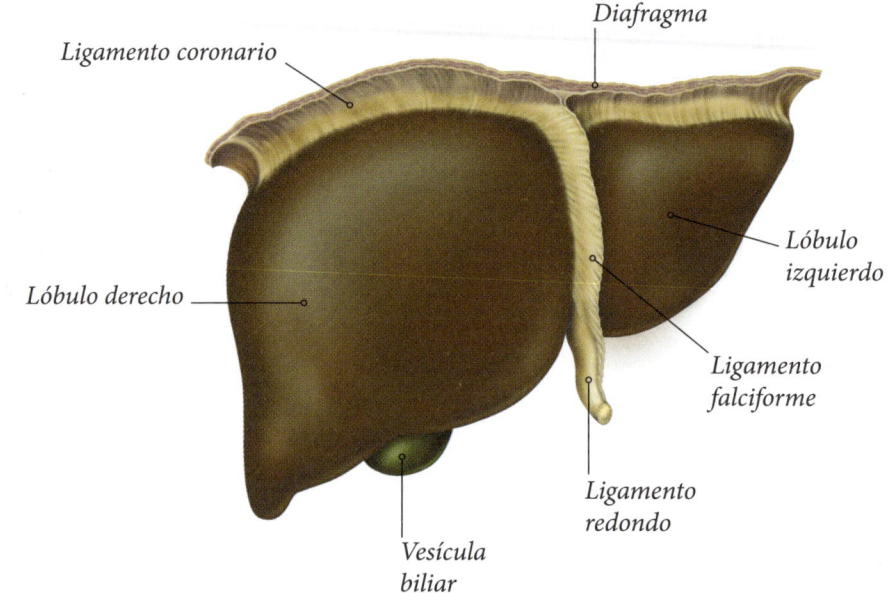

Ligamento coronario

Diafragma

Lóbulo izquierdo

Lóbulo derecho

Ligamento falciforme

Ligamento redondo

Vesícula biliar

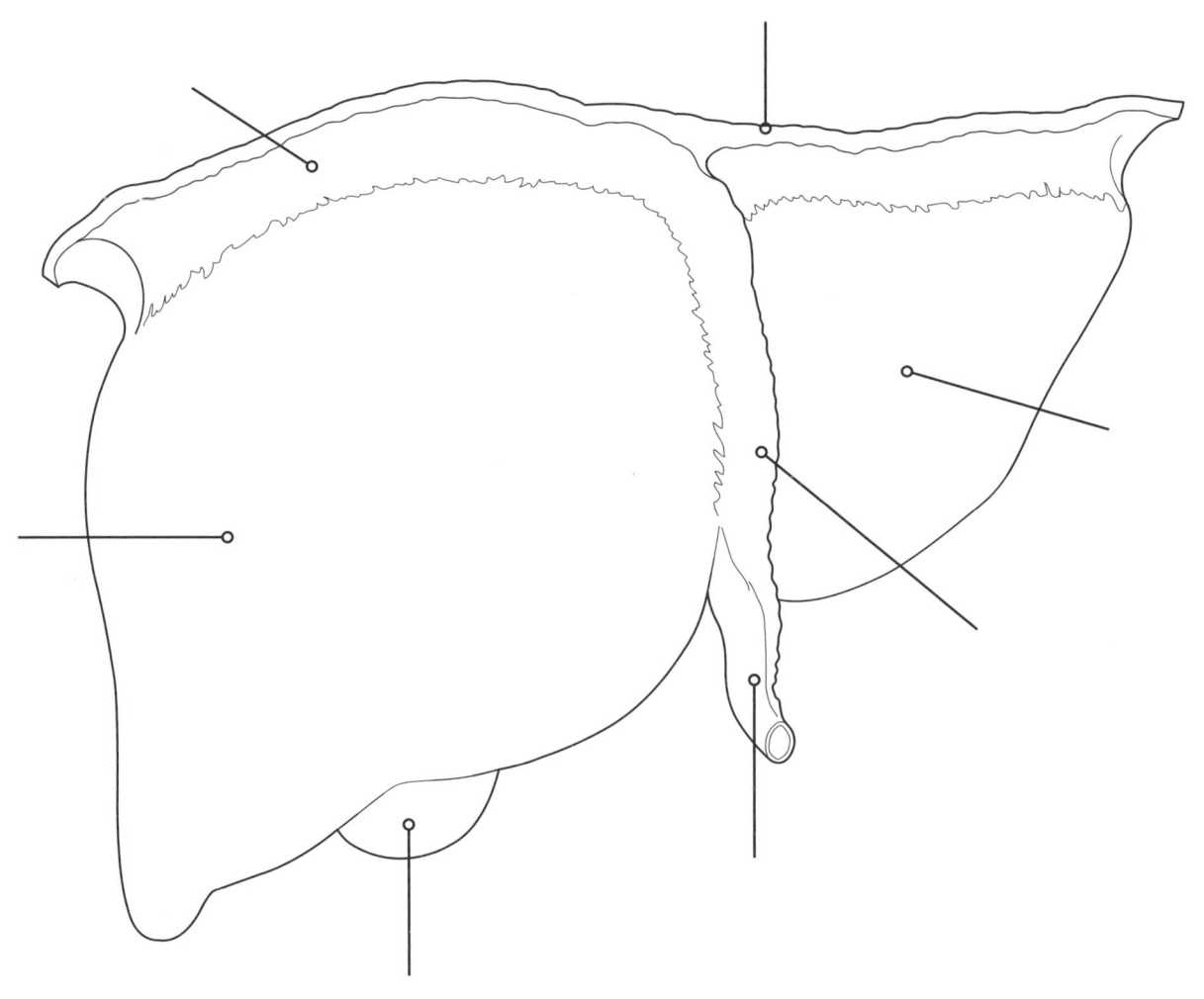

Cara visceral del hígado

La cara inferior del hígado se denomina como cara visceral, ya que se encuentra contra los órganos abdominales o vísceras. Pueden verse las marcas de los órganos adyacentes, los vasos relacionados y las posiciones de la vena cava inferior y la vesícula biliar.

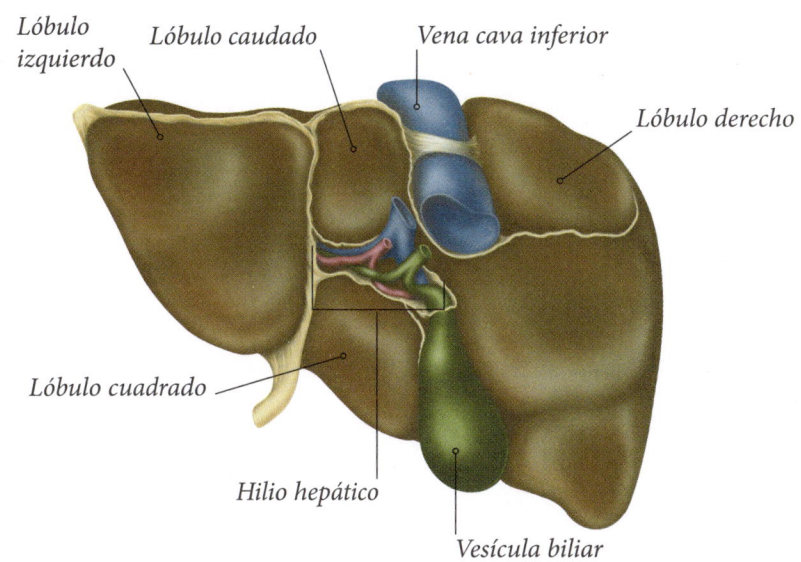

Lóbulo izquierdo

Lóbulo caudado

Vena cava inferior

Lóbulo derecho

Lóbulo cuadrado

Hilio hepático

Vesícula biliar

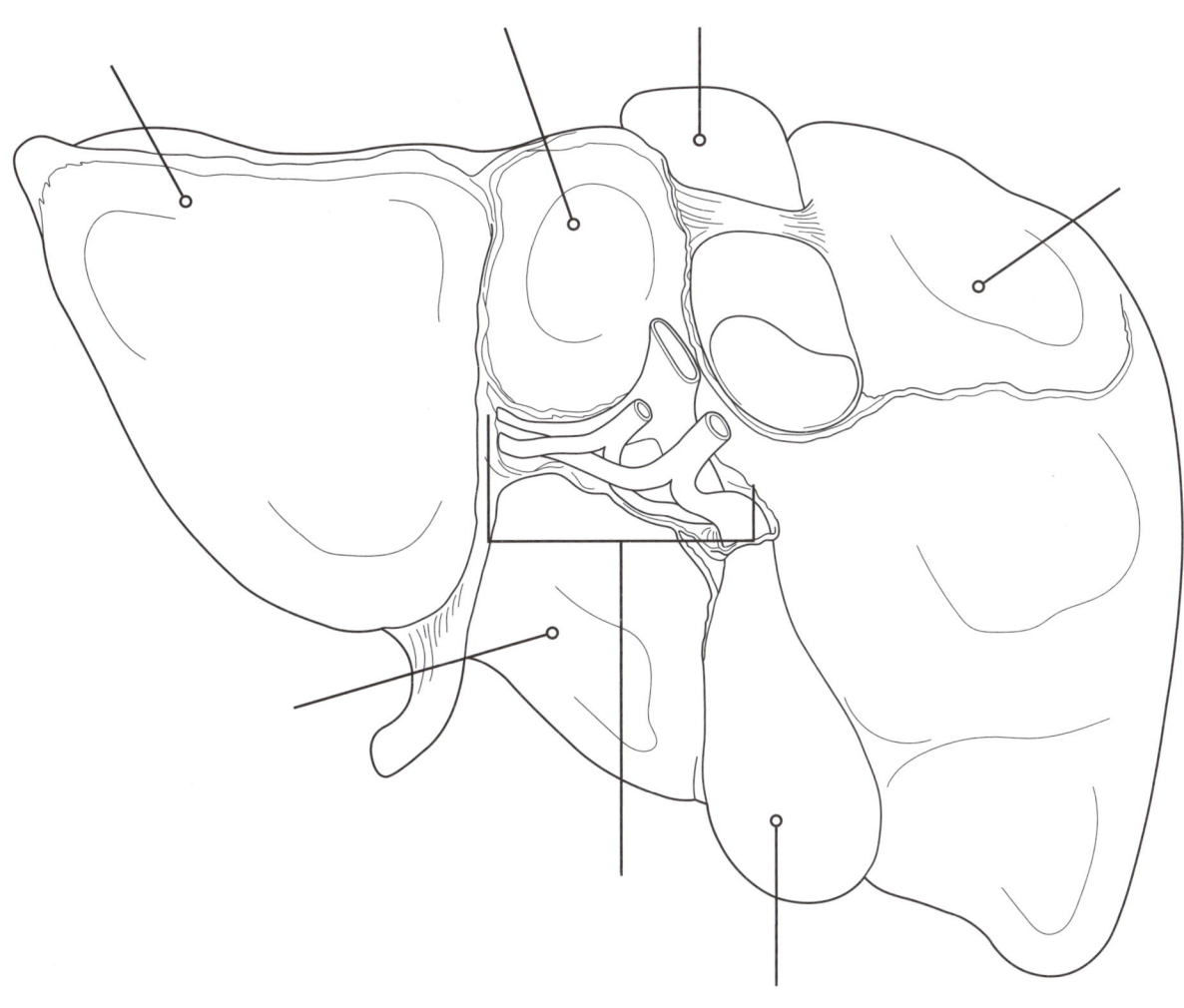

Ciego

El ciego y el apéndice se
encuentran en la unión del
intestino grueso y delgado,
una zona también conocida
como región ileocecal.
El ciego, del cual surge el
apéndice, recibe los alimentos
del intestino delgado.

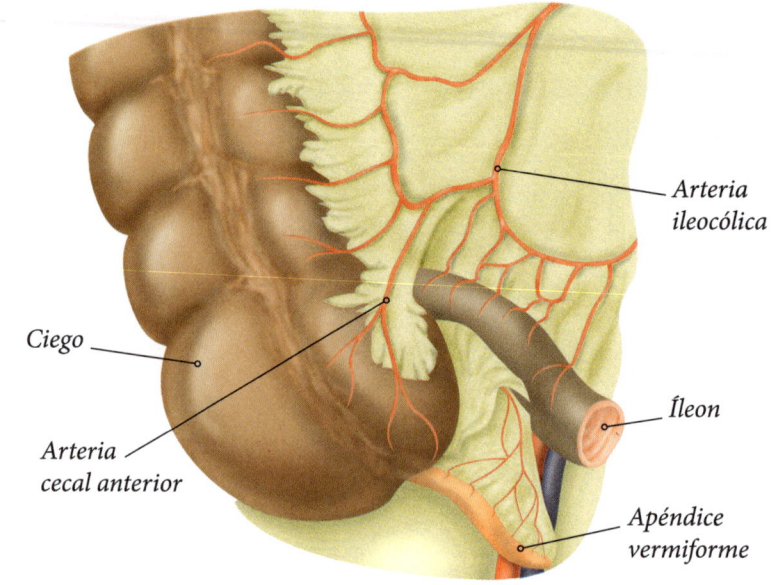

Arteria
ileocólica

Ciego

Íleon

Arteria
cecal anterior

Apéndice
vermiforme

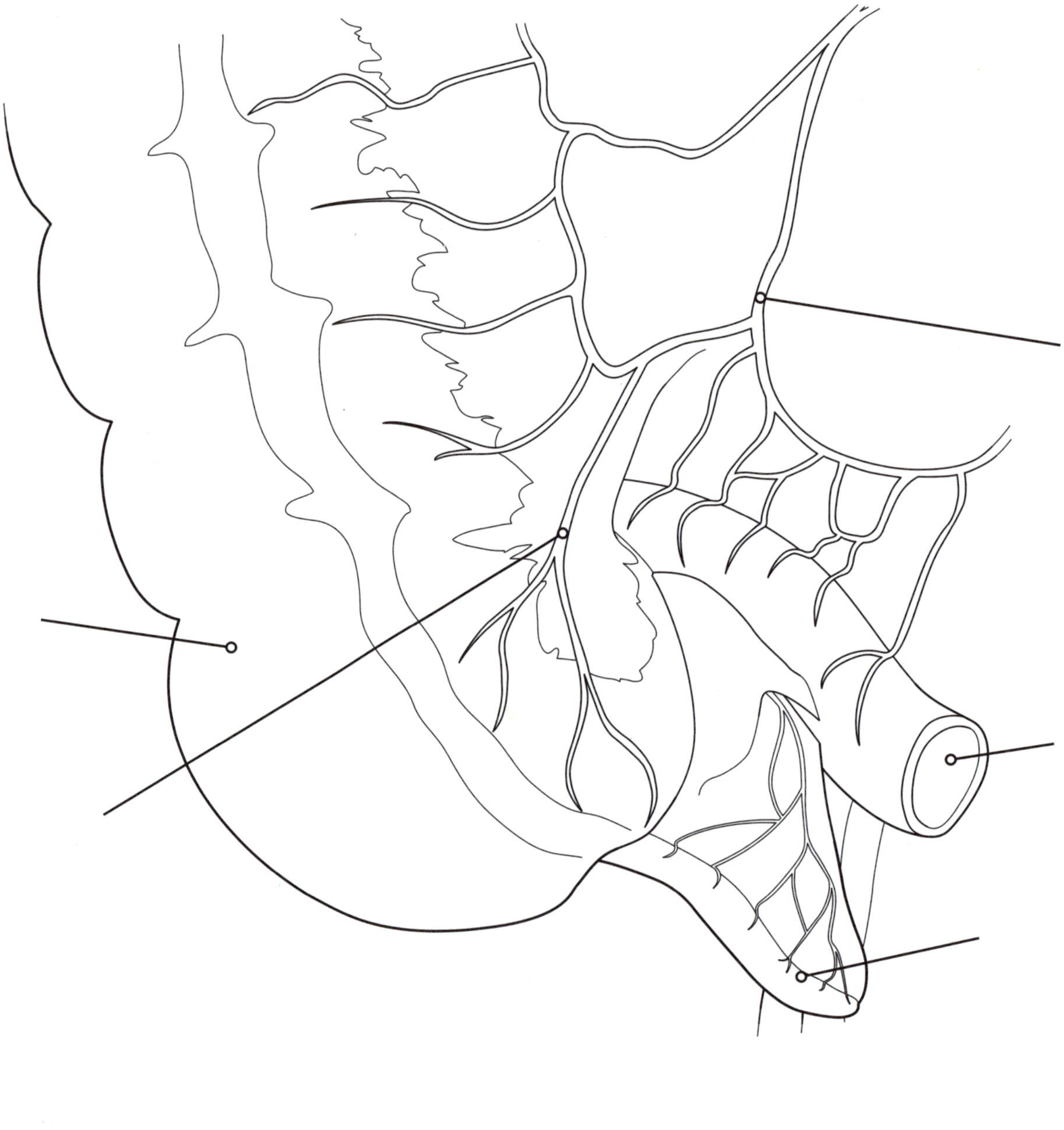

Apéndice

El apéndice es una cavidad muscular y estrecha del ciego. Suele medir entre 6 y 10 cm, aunque puede ser mucho más largo o más corto. Surge de la parte posterior del ciego y su extremo inferior es libre y móvil.

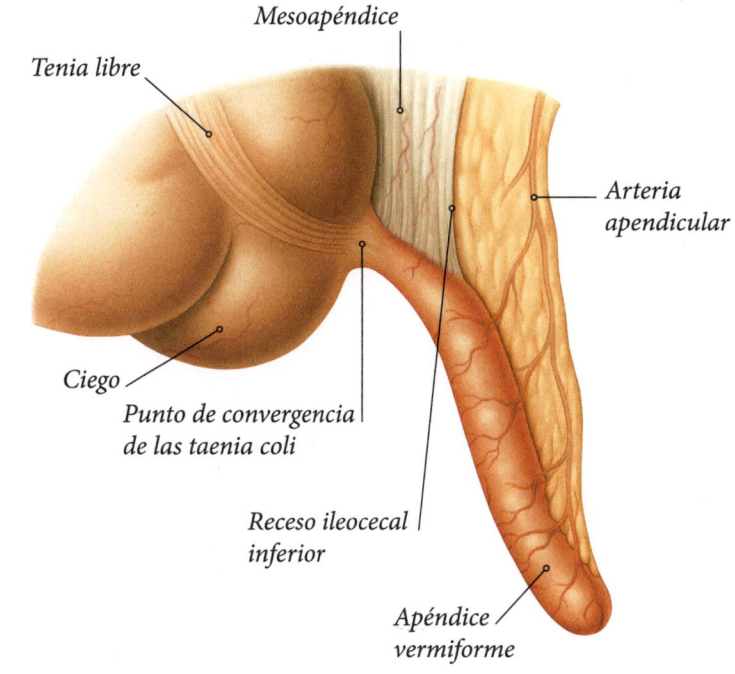

Mesoapéndice

Tenia libre

Arteria apendicular

Ciego

Punto de convergencia de las taenia coli

Receso ileocecal inferior

Apéndice vermiforme

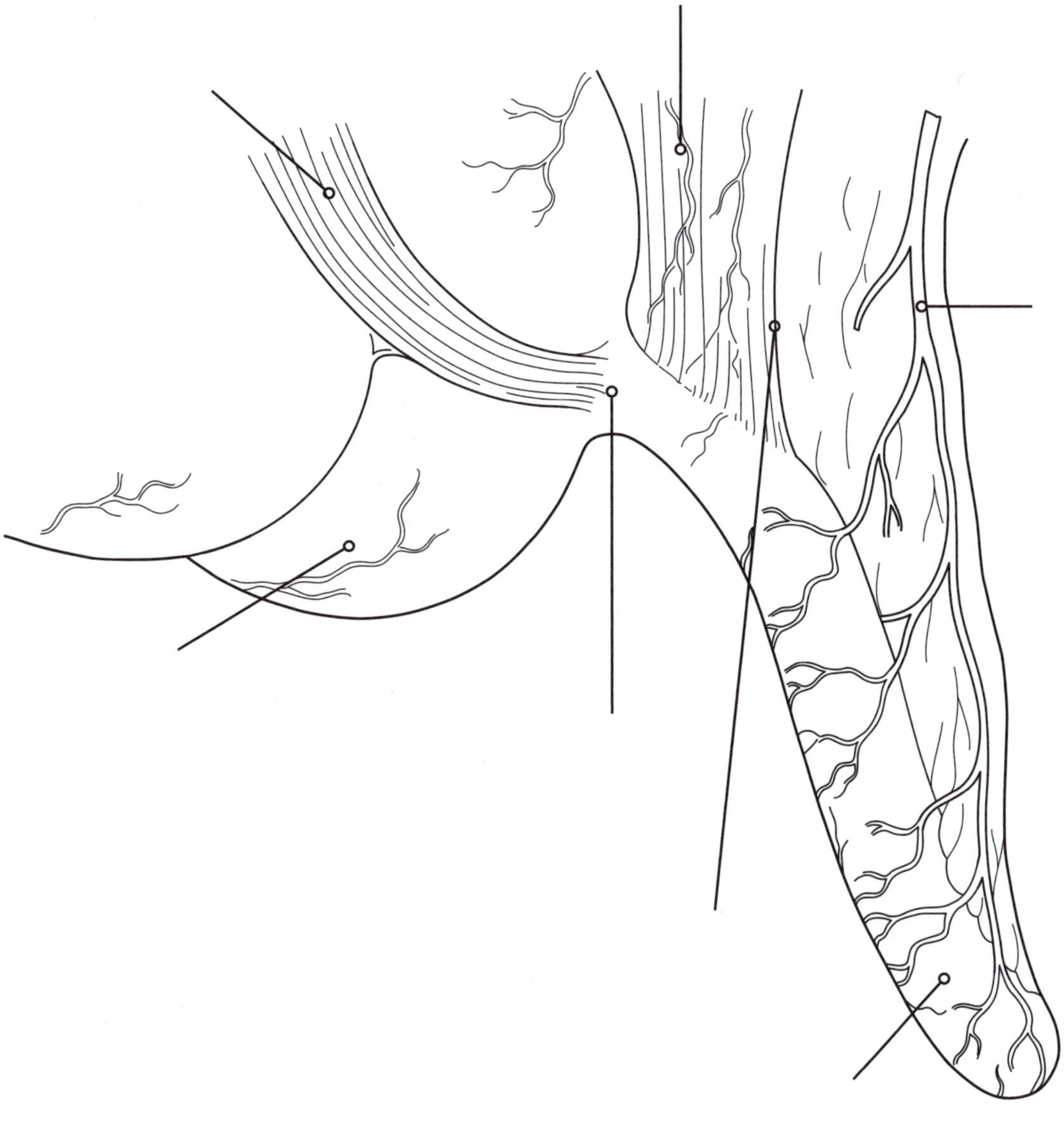

Colon

El colon constituye la parte
principal del intestino grueso.
Aunque es un tubo continuo,
el colon tiene cuatro partes:
el colon ascendente, el colon
transverso, el colon descendente
y el colon sigmoide.

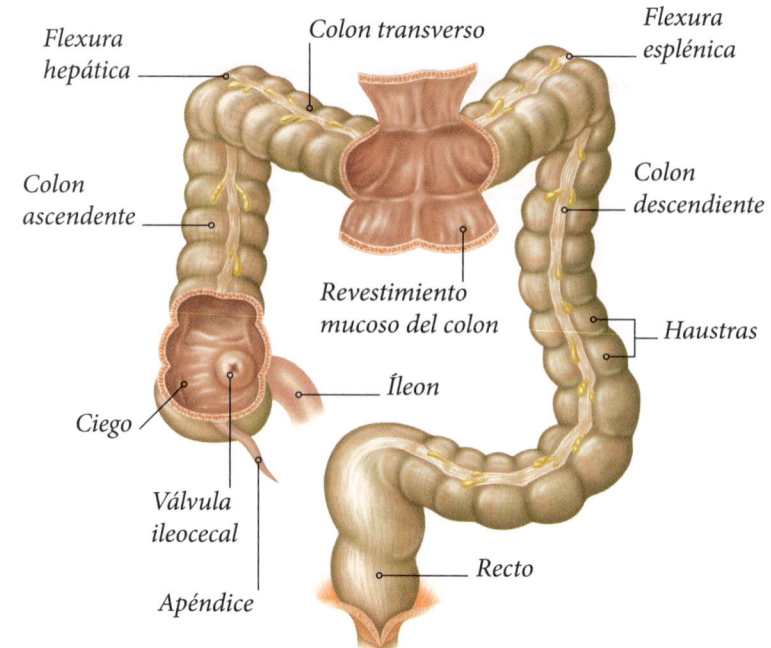

Flexura hepática
Colon transverso
Flexura esplénica
Colon ascendente
Colon descendente
Revestimiento mucoso del colon
Haustras
Ciego
Íleon
Válvula ileocecal
Apéndice
Recto

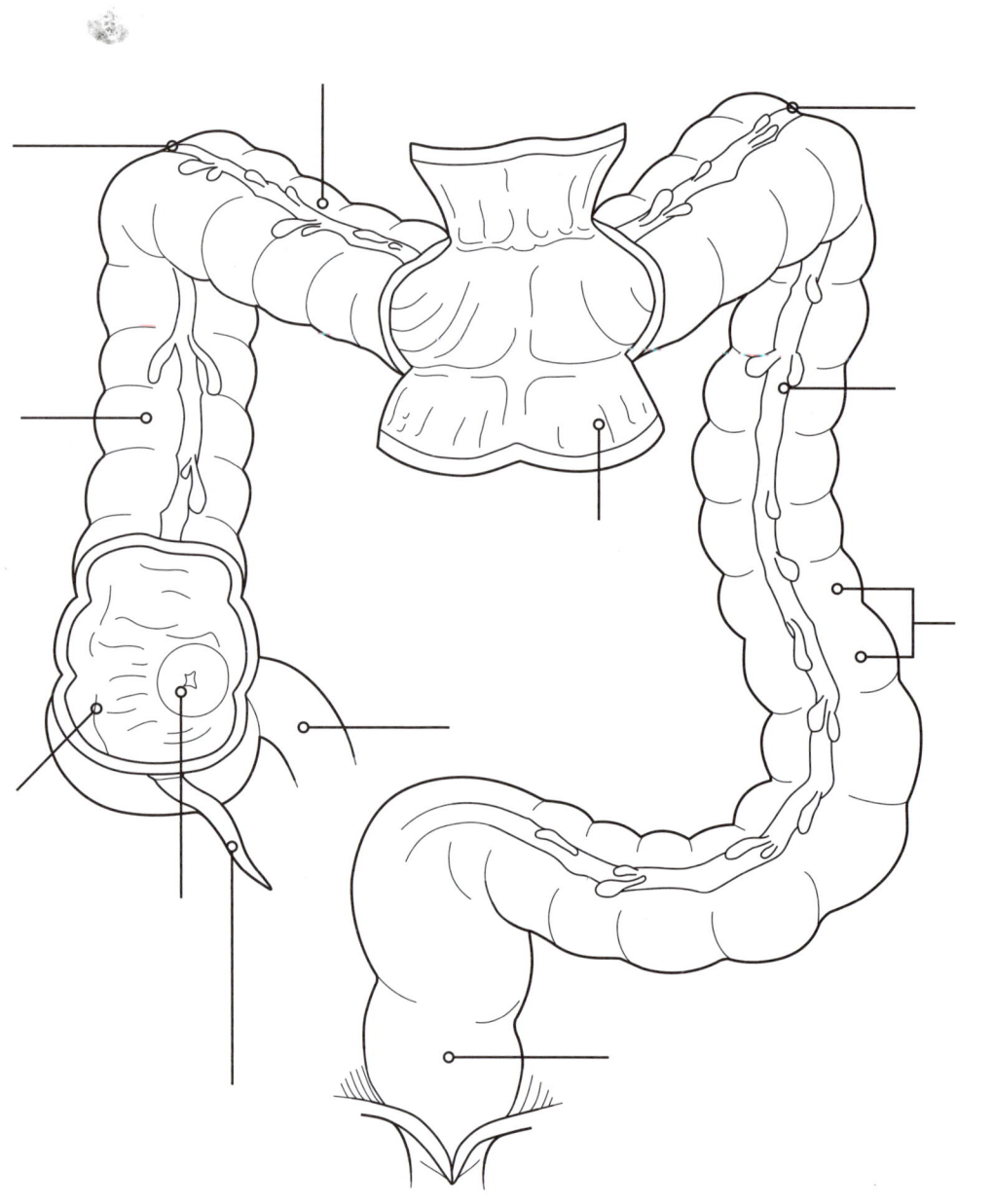

Irrigación sanguínea y drenaje del colon

Al igual que el resto del intestino, cada una de las partes del colon recibe sangre de una red de arterias.

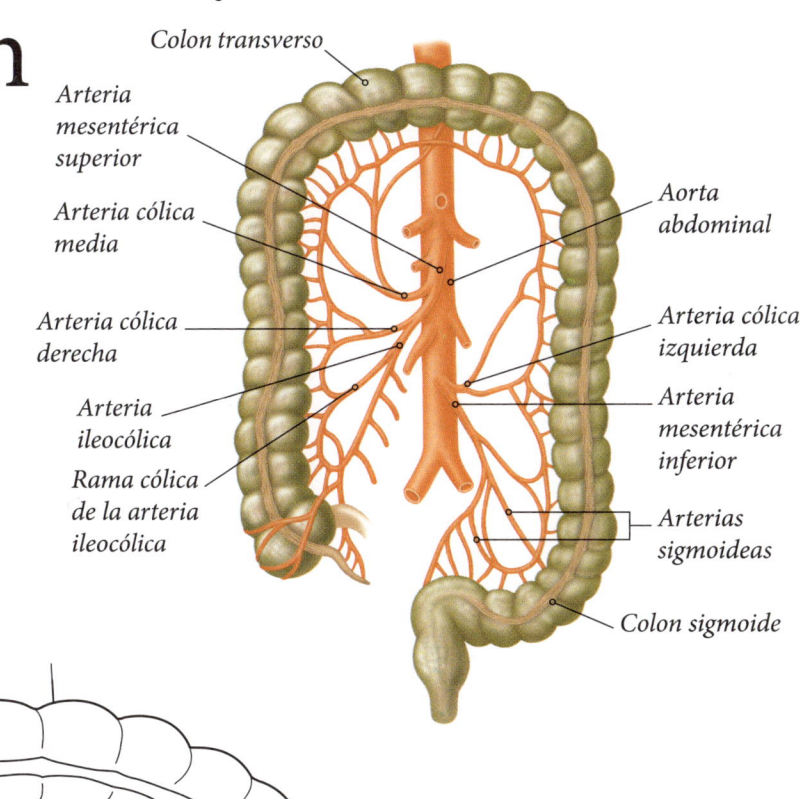

- Colon transverso
- Arteria mesentérica superior
- Arteria cólica media
- Arteria cólica derecha
- Arteria ileocólica
- Rama cólica de la arteria ileocólica
- Aorta abdominal
- Arteria cólica izquierda
- Arteria mesentérica inferior
- Arterias sigmoideas
- Colon sigmoide

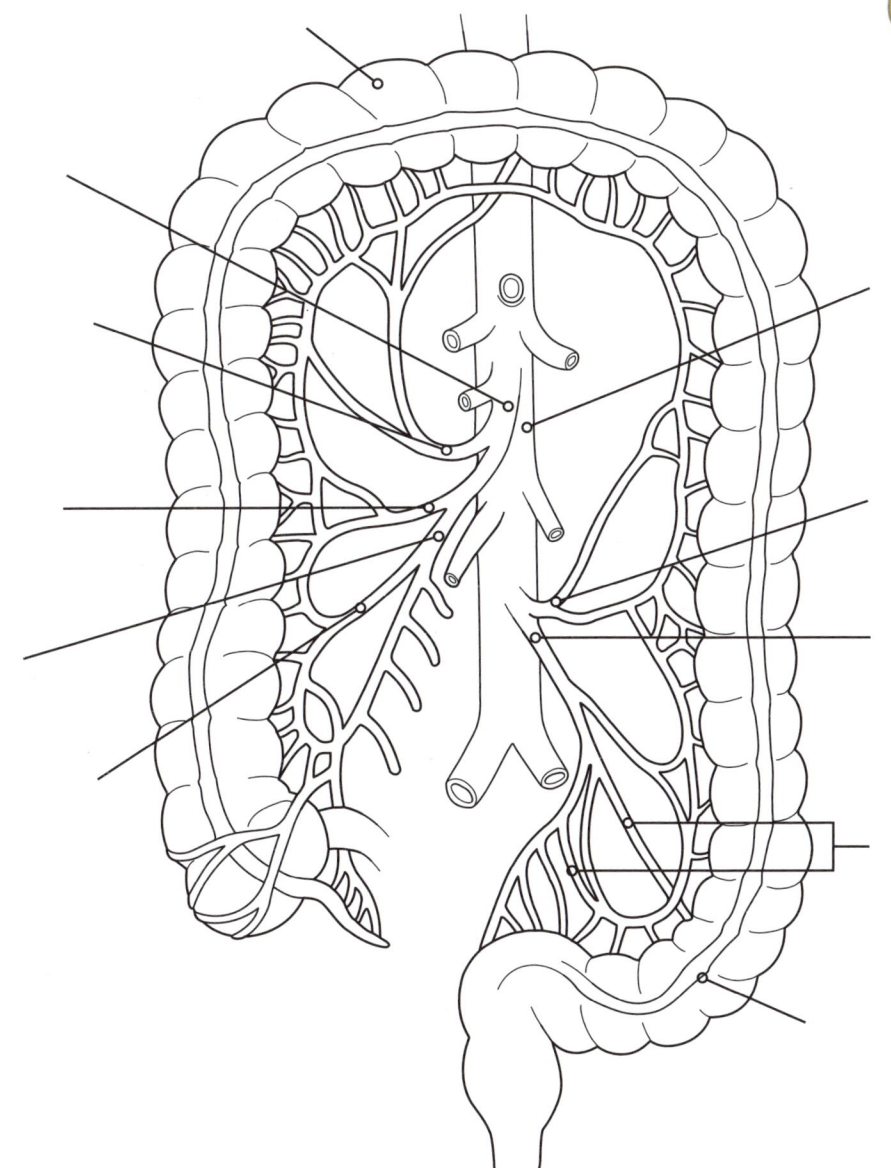

Recto y canal anal

El recto y el canal anal forman juntos la última parte del tracto gastrointestinal. Reciben los desechos en forma de heces y permiten que salgan del organismo.

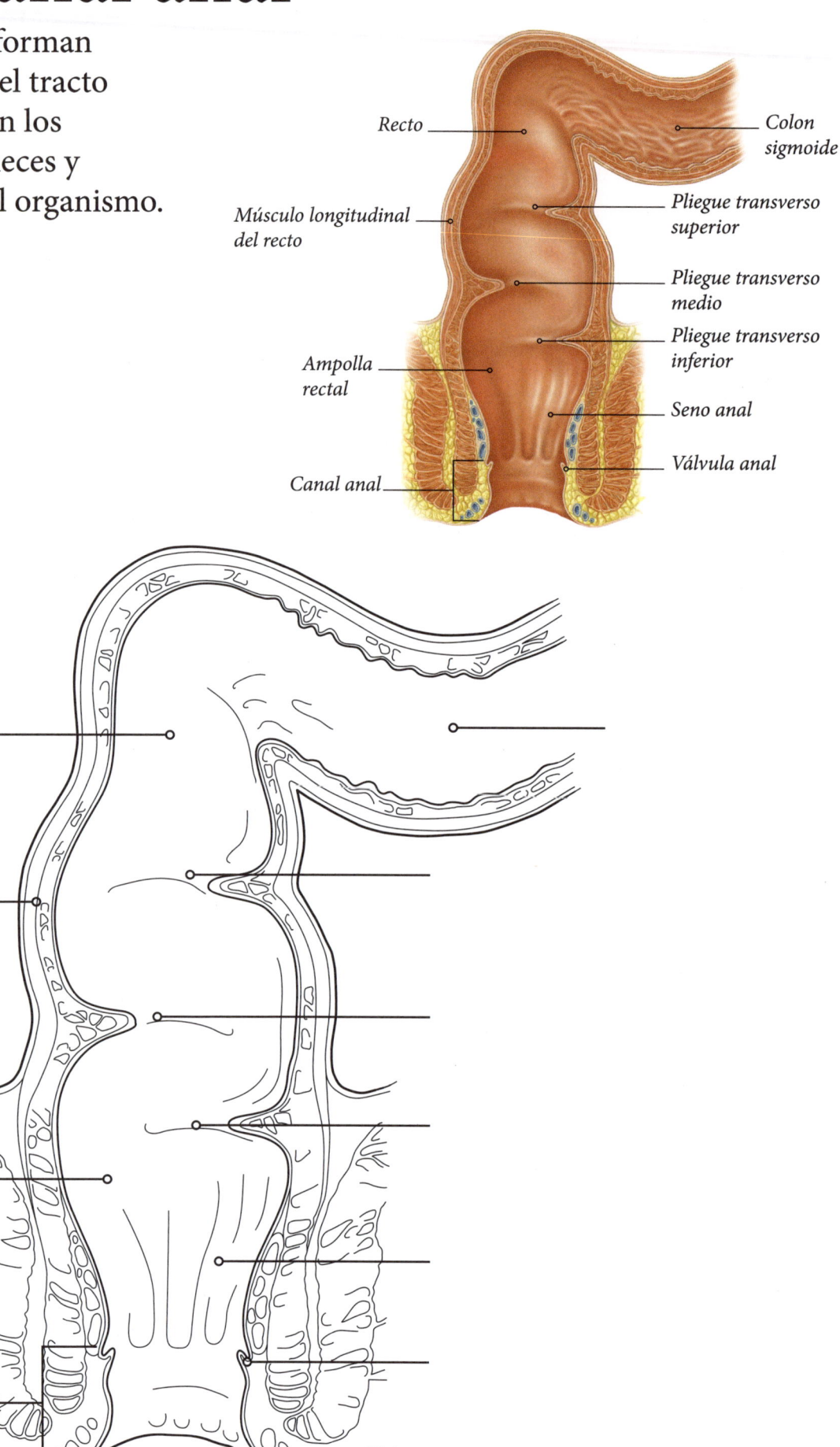

Recto

Colon sigmoide

Músculo longitudinal del recto

Pliegue transverso superior

Pliegue transverso medio

Pliegue transverso inferior

Ampolla rectal

Seno anal

Válvula anal

Canal anal

Vasos del recto y del ano

El recto y el canal anal tienen un abundante riego sanguíneo. Una red de venas drena la sangre de esta zona.

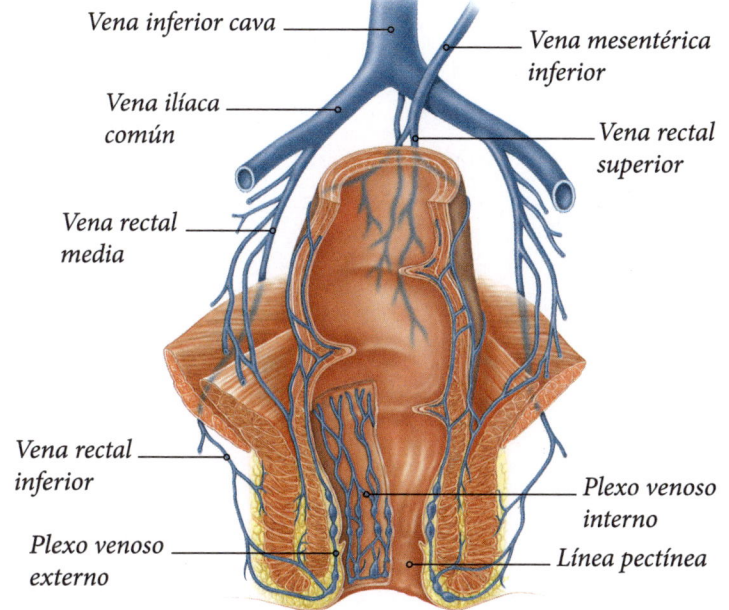

Vena inferior cava

Vena mesentérica inferior

Vena ilíaca común

Vena rectal superior

Vena rectal media

Vena rectal inferior

Plexo venoso interno

Plexo venoso externo

Línea pectínea

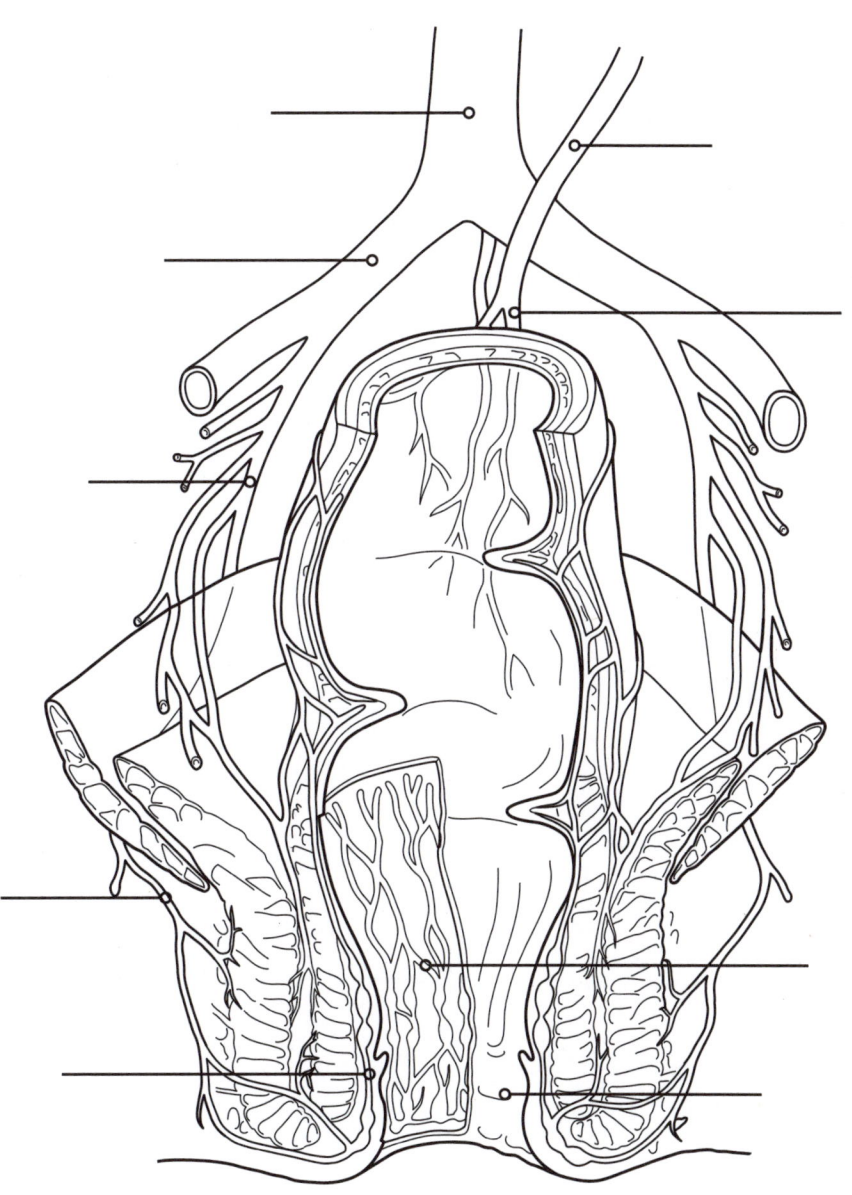

Páncreas

El páncreas es una glándula de gran tamaño que produce enzimas y hormonas. Se encuentra en la parte superior del abdomen, detrás del estómago, con un extremo en la curva del duodeno y el otro tocando el bazo.

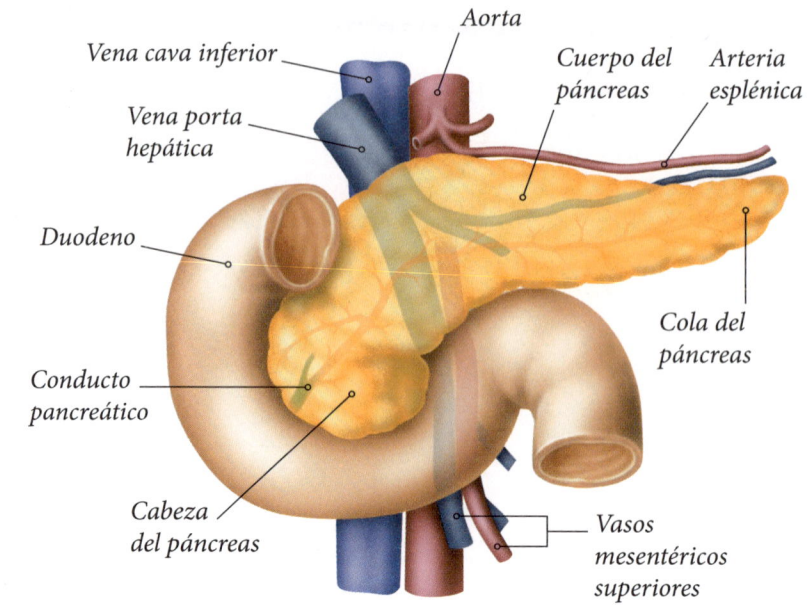

Vena cava inferior

Aorta

Cuerpo del páncreas

Arteria esplénica

Vena porta hepática

Duodeno

Cola del páncreas

Conducto pancreático

Cabeza del páncreas

Vasos mesentéricos superiores

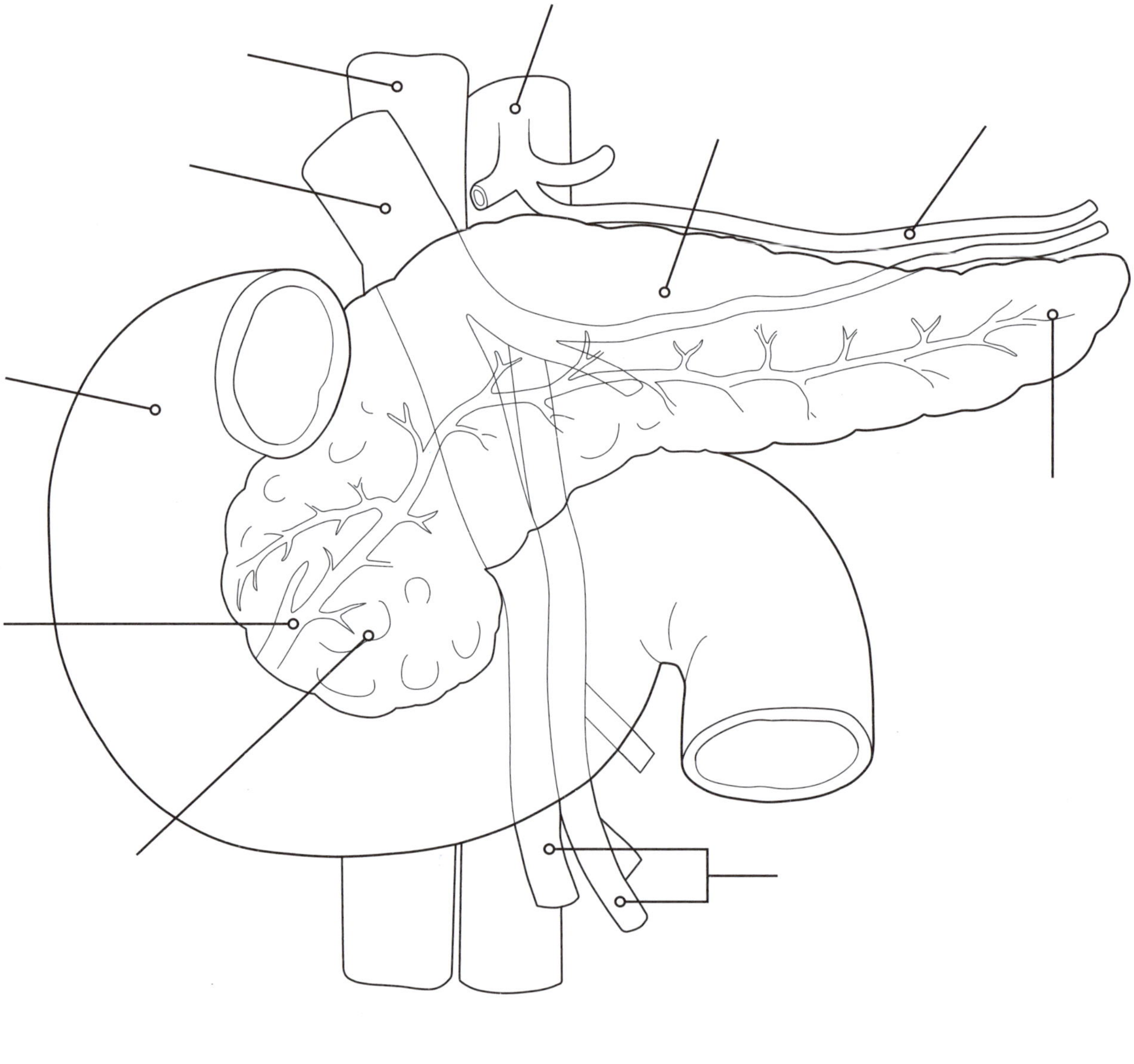

Bazo

El bazo es el mayor de los órganos linfáticos. Es de color púrpura oscuro y se encuentra debajo de las costillas inferiores, en el lado izquierdo de la parte superior del abdomen.

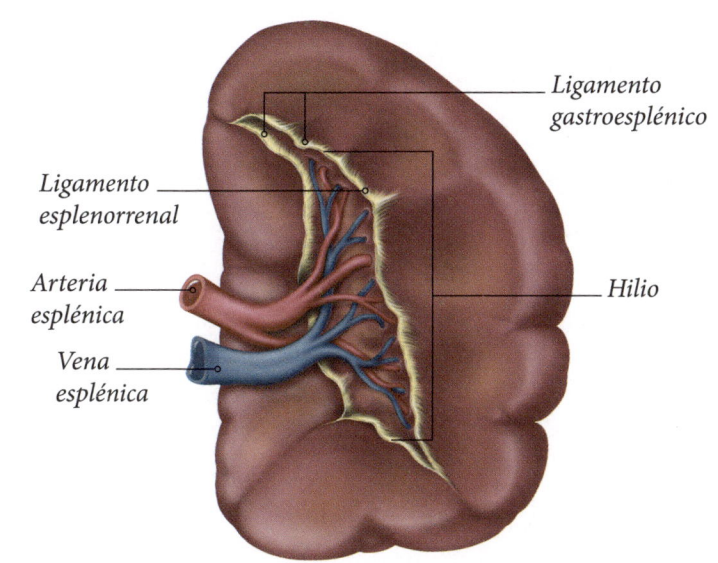

Ligamento gastroesplénico

Ligamento esplenorrenal

Arteria esplénica

Vena esplénica

Hilio

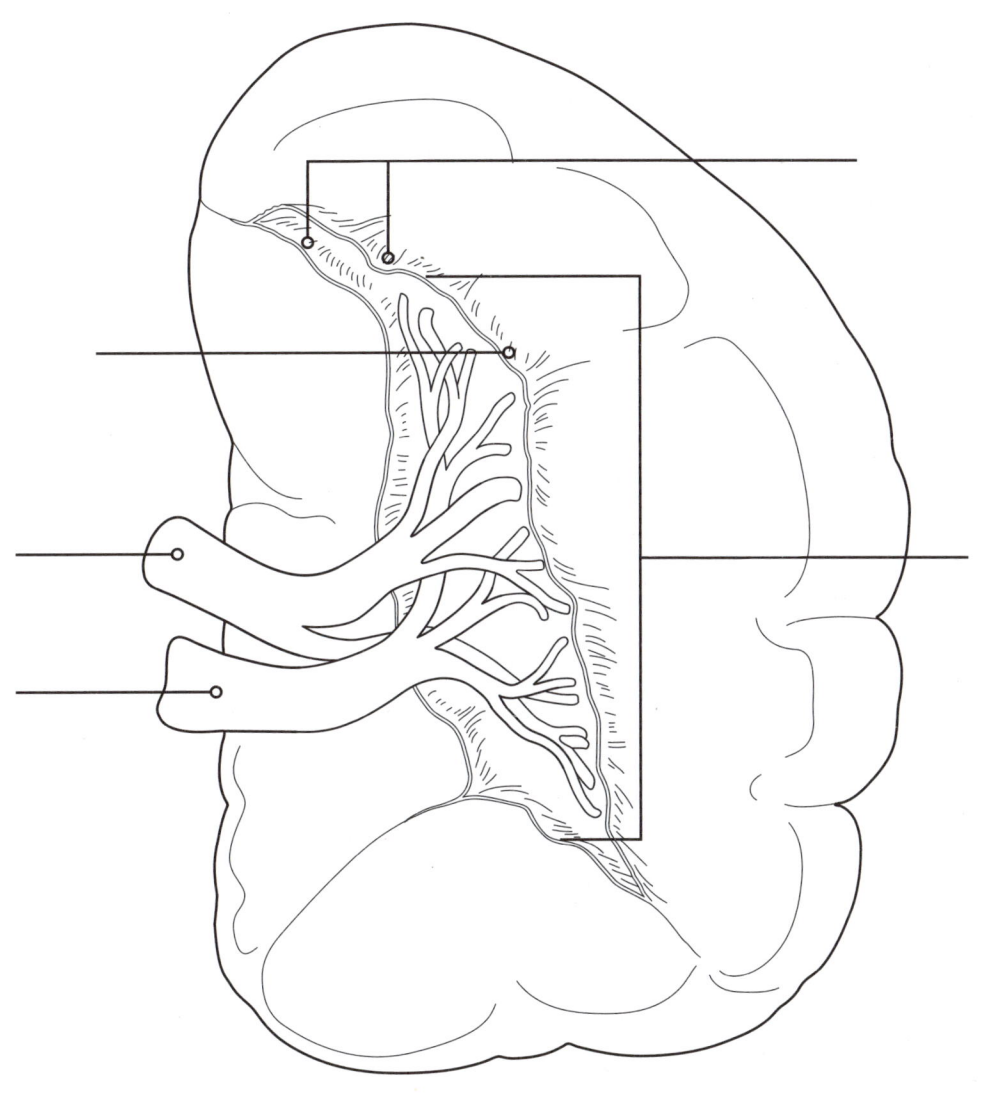

Región inguinal

La región inguinal, más conocida como ingle, es el lugar donde se producen las hernias inguinales. La pared abdominal tiene zonas un tanto débiles, lo cual puede provocar que el contenido abdominal la traspase.

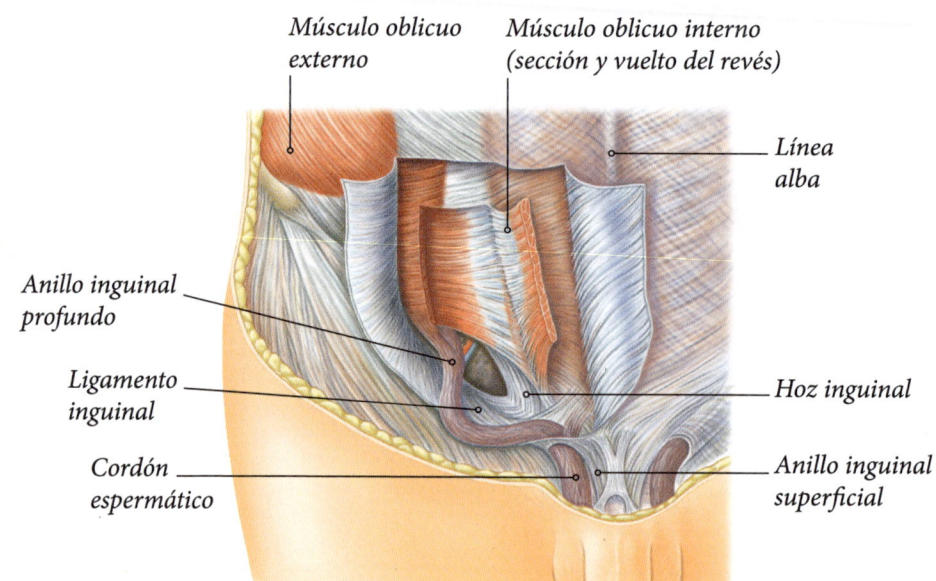

Músculo oblicuo externo

Músculo oblicuo interno (sección y vuelto del revés)

Línea alba

Anillo inguinal profundo

Ligamento inguinal

Hoz inguinal

Cordón espermático

Anillo inguinal superficial

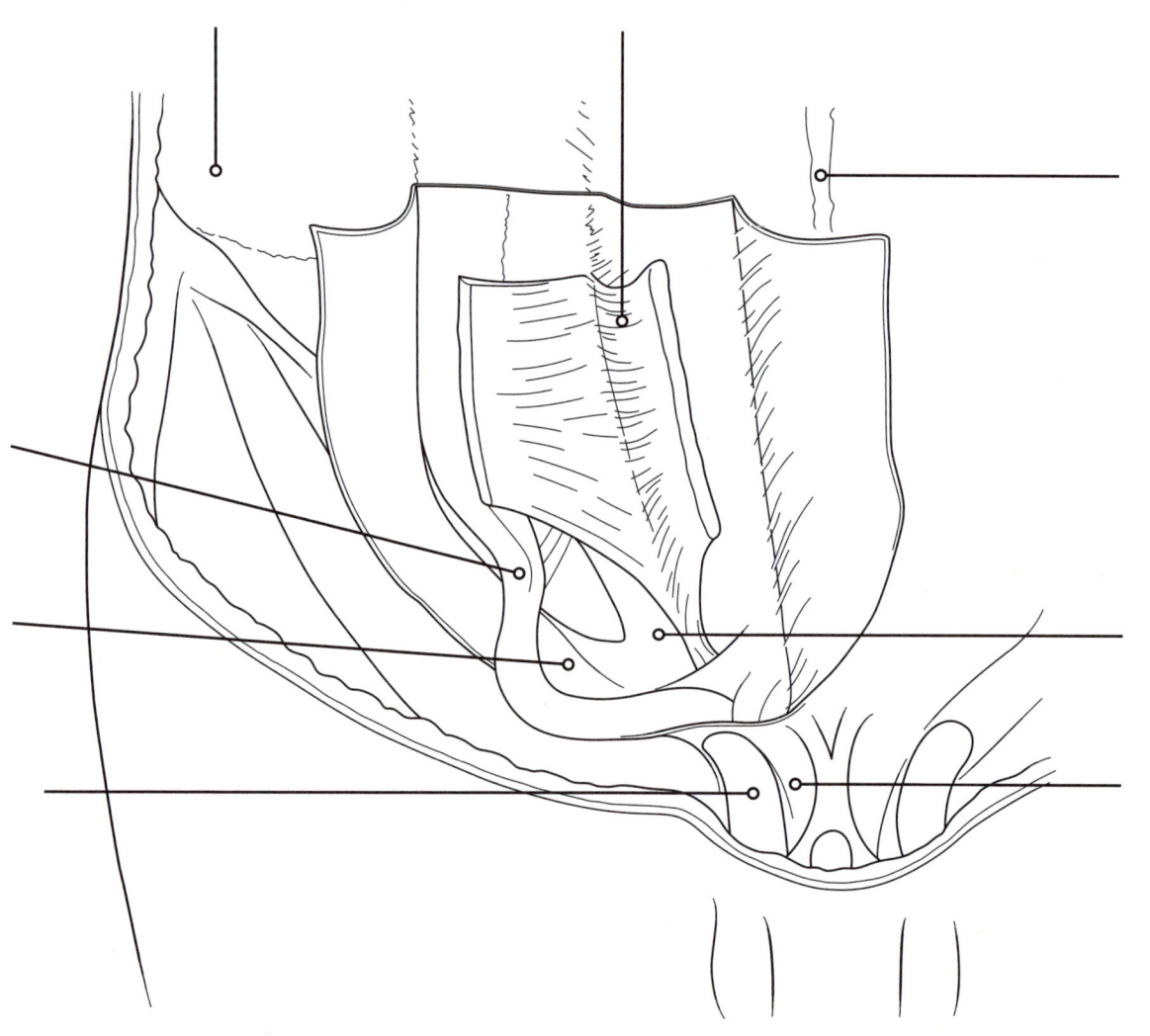

Vista general del tracto urinario

El tracto urinario está formado por los riñones, los uréteres, la vejiga urinaria y la uretra. Juntos, estos órganos son responsables de la producción de orina y su expulsión del cuerpo.

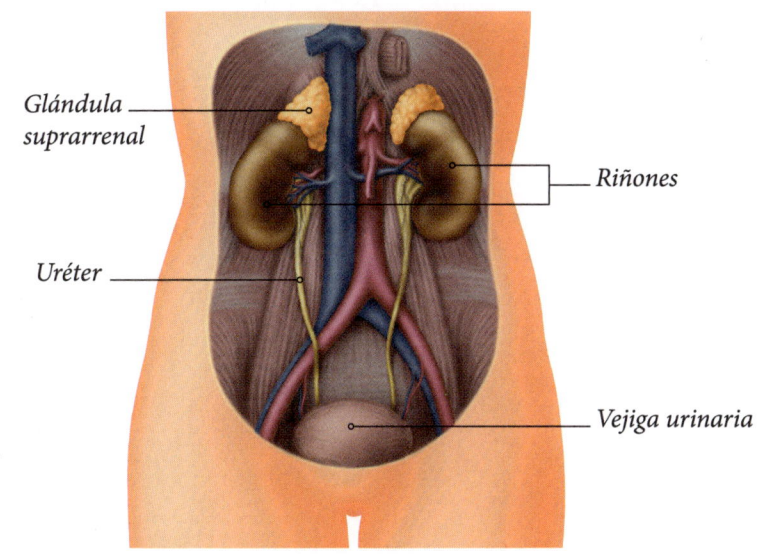

Glándula suprarrenal

Uréter

Riñones

Vejiga urinaria

VISTA ANTERIOR

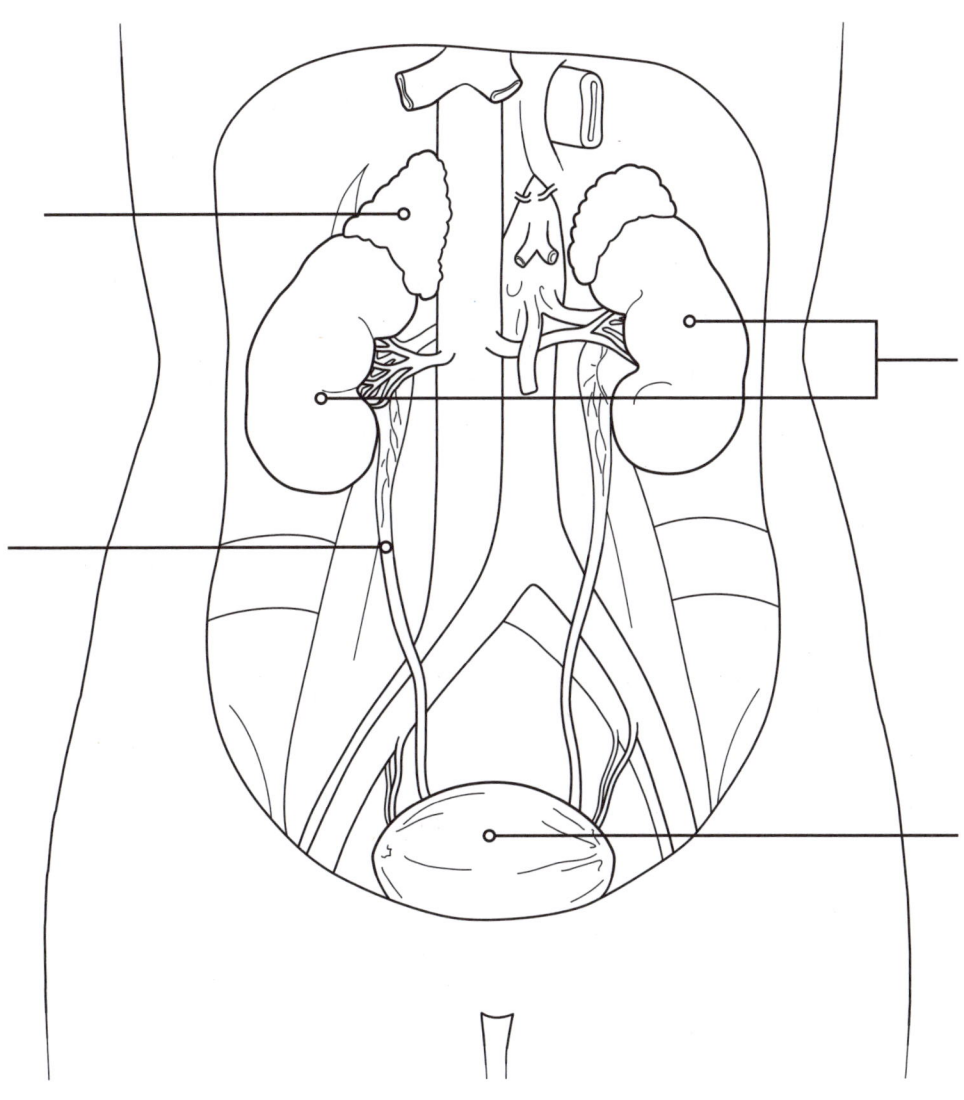

Glándulas suprarrenales

Las glándulas suprarrenales (o adrenales) se sitúan encima de los riñones, pero no forman parte de las vías urinarias. Cada una consta de dos partes separadas: una médula rodeada de una corteza.

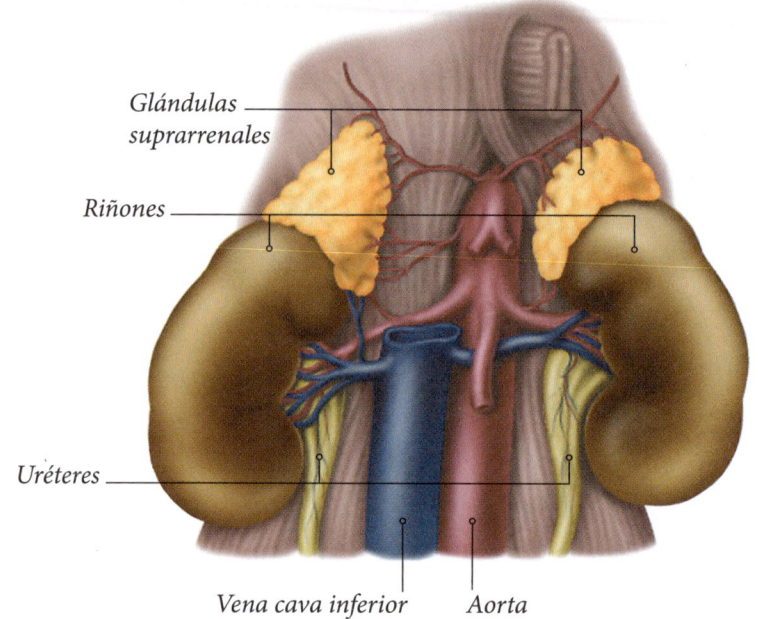

Glándulas suprarrenales

Riñones

Uréteres

Vena cava inferior   Aorta

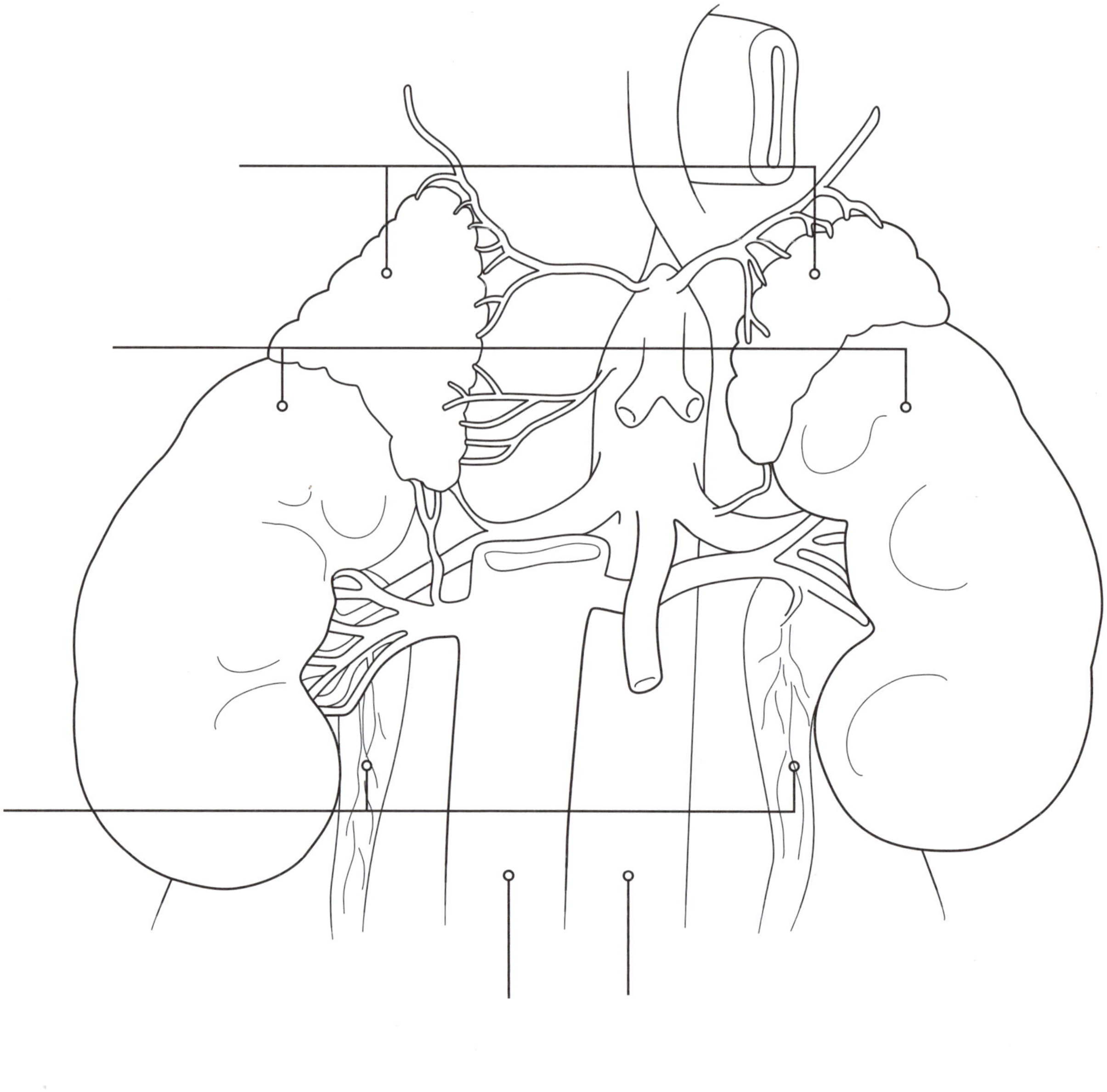

Riñones

Los riñones son un par de órganos situados en la parte posterior del abdomen. Su función es filtrar la sangre y mantener el equilibrio y la composición de los líquidos en el organismo.

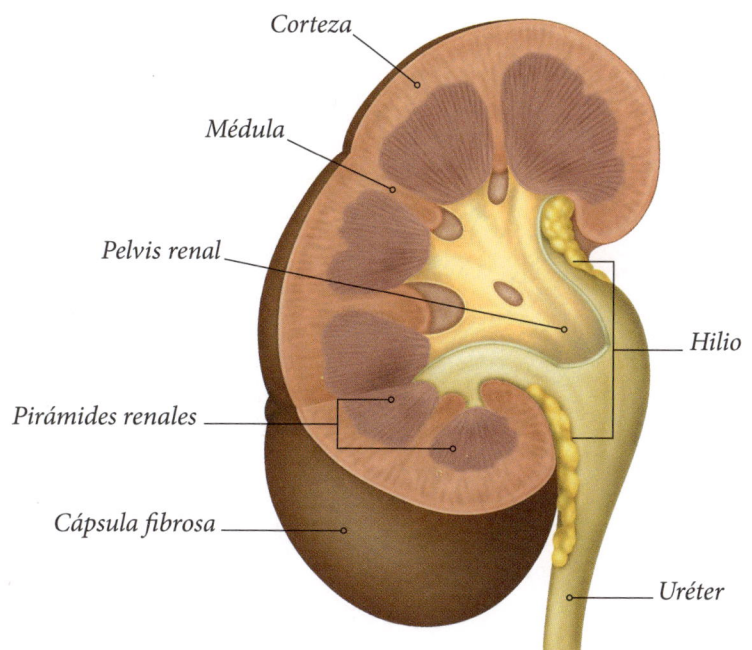

Corteza

Médula

Pelvis renal

Hilio

Pirámides renales

Cápsula fibrosa

Uréter

RIÑÓN DERECHO

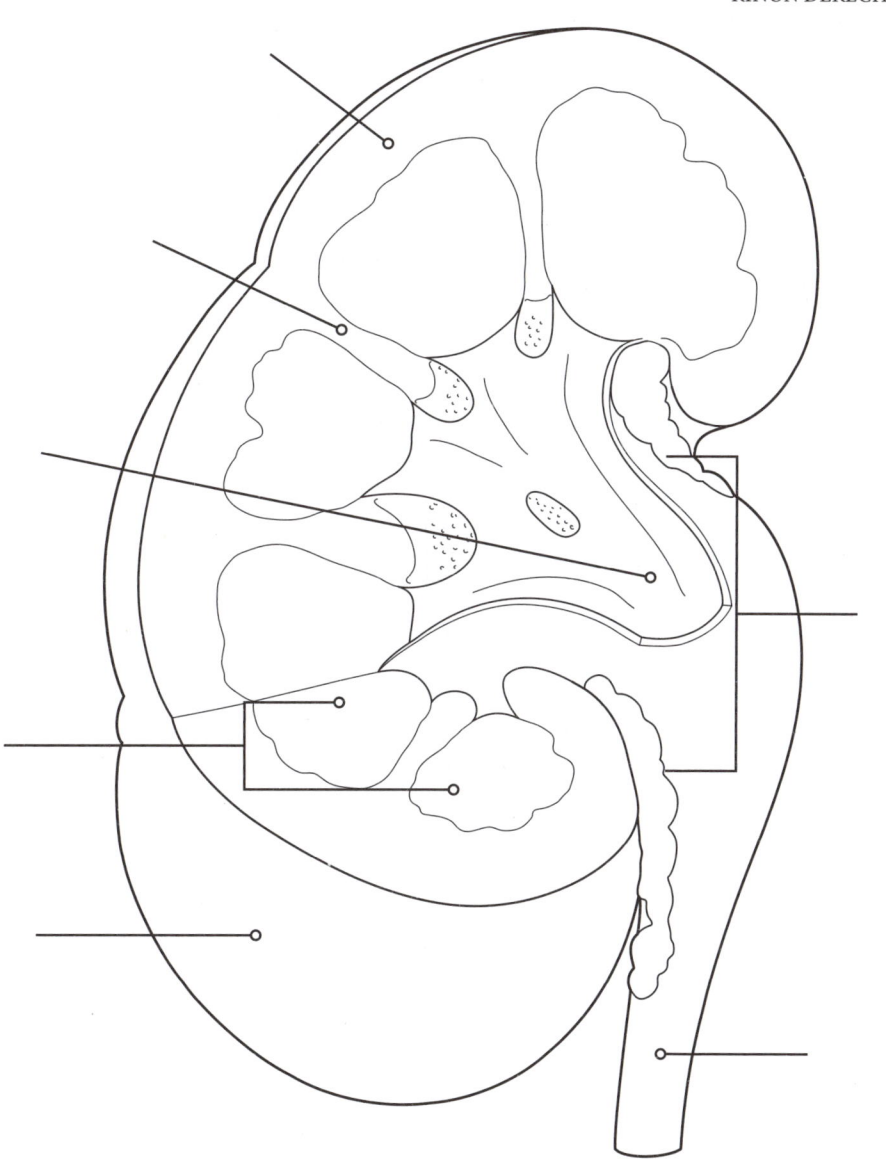

Irrigación sanguínea de los riñones

La función de los riñones es filtrar la sangre, para lo cual reciben un aporte de sangre abundante. Al igual que en otras partes del cuerpo, el dibujo de las venas va en paralelo con el de las arterias.

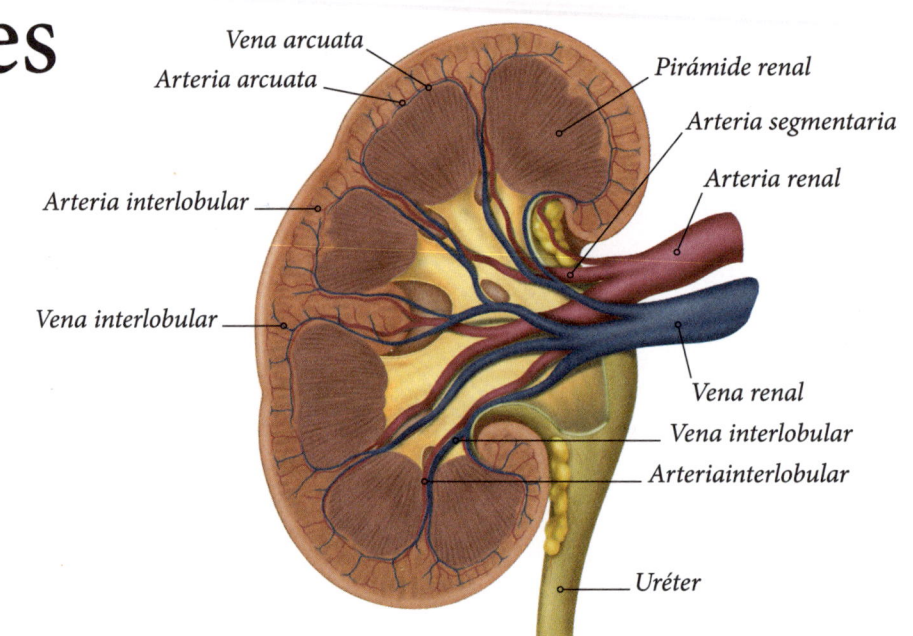

Vena arcuata
Arteria arcuata
Arteria interlobular
Vena interlobular
Pirámide renal
Arteria segmentaria
Arteria renal
Vena renal
Vena interlobular
Arteriainterlobular
Uréter

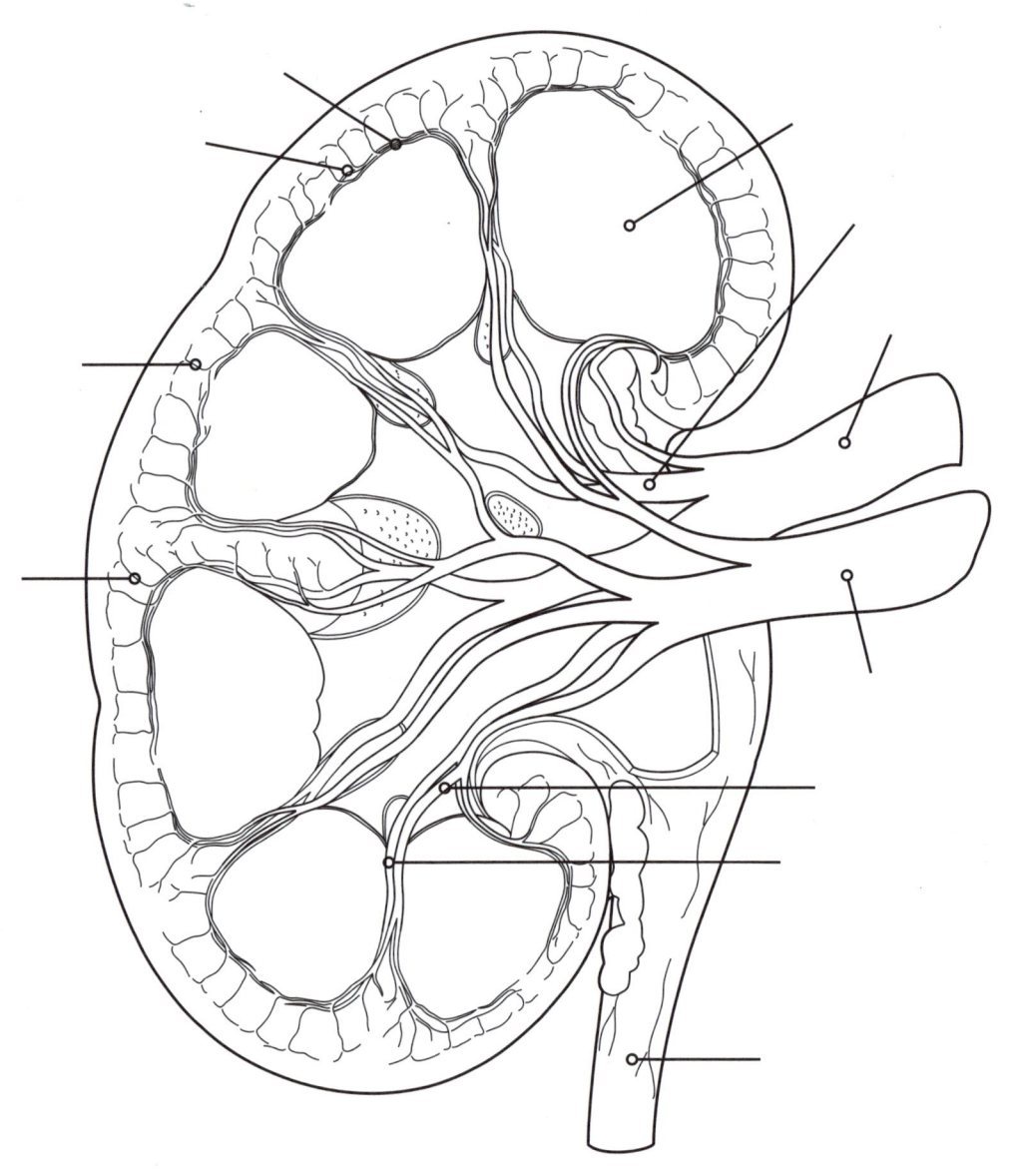

Vejiga

Los uréteres canalizan la orina producida por los riñones a lo largo de toda su longitud hasta la vejiga urinaria. La orina se almacena en la vejiga hasta que es expulsada del cuerpo a través de la uretra.

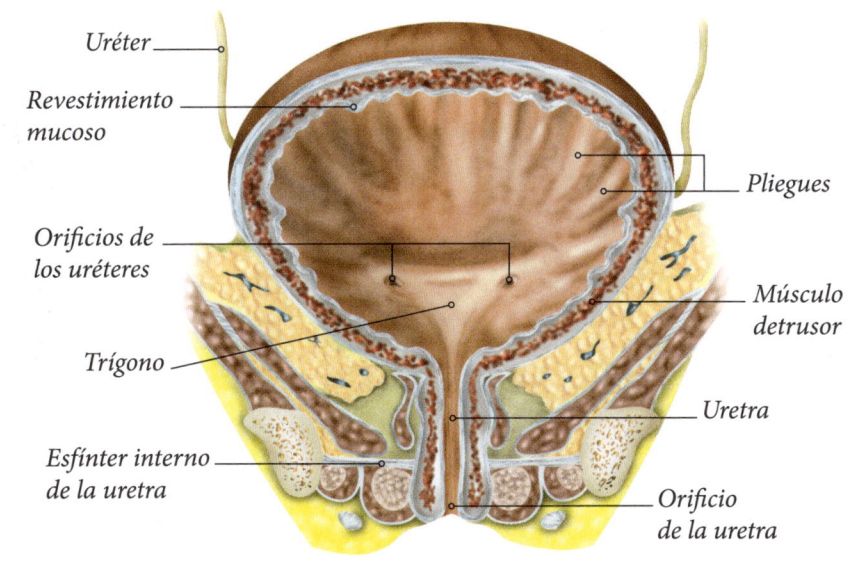

Uréter
Revestimiento mucoso
Orificios de los uréteres
Trígono
Esfínter interno de la uretra
Pliegues
Músculo detrusor
Uretra
Orificio de la uretra

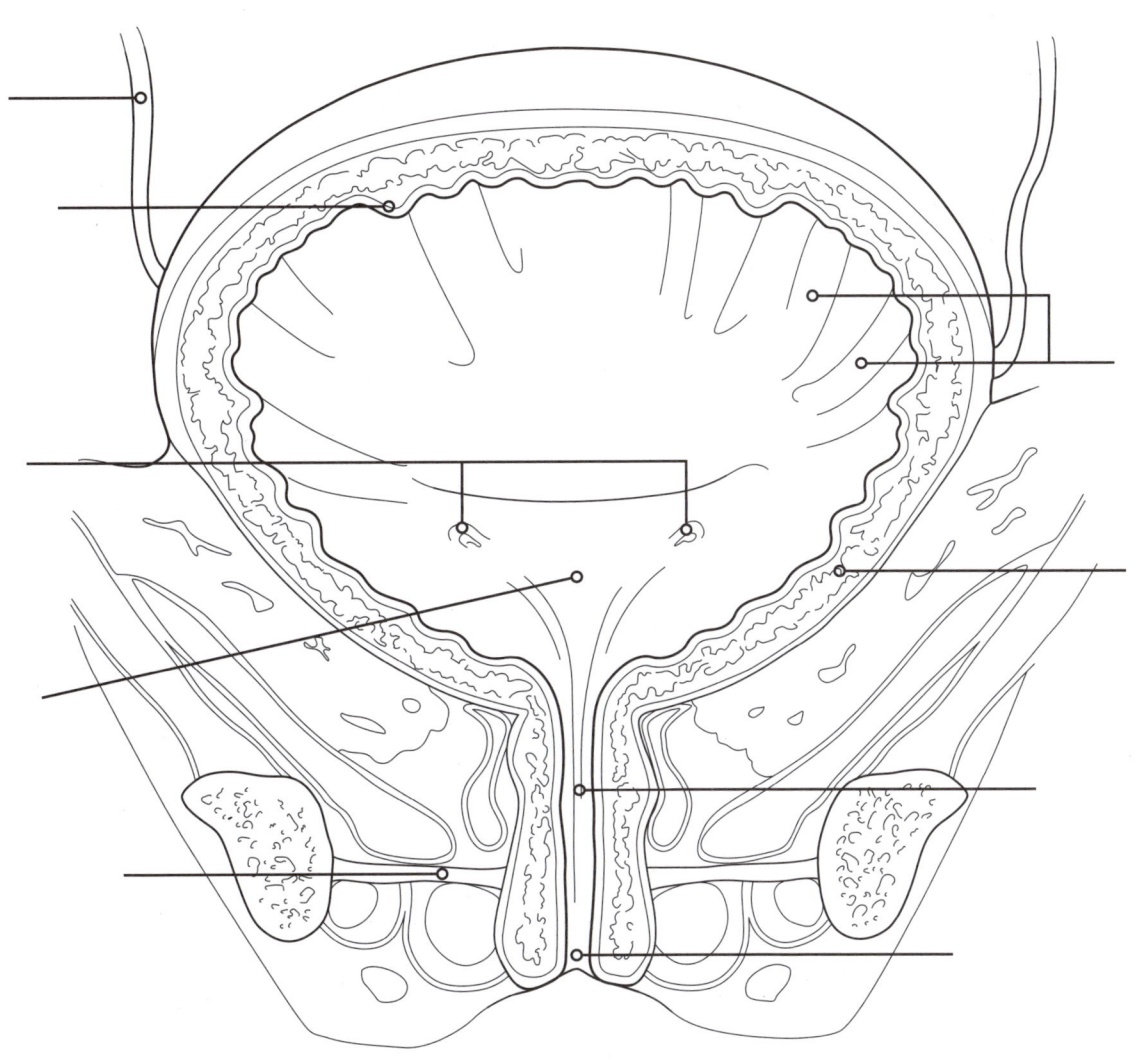

Uréteres

Los uréteres son
tubulares e impulsan
la orina hacia la vejiga.
Cada uréter aprieta y
contrae sus músculos
para favorecer el tránsito
de la orina.

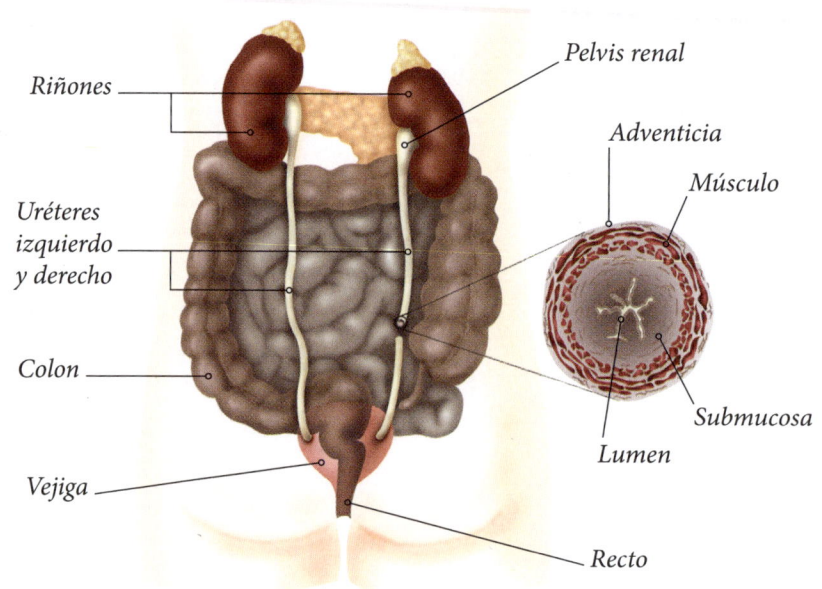

Riñones

Pelvis renal

Adventicia

Músculo

Uréteres
izquierdo
y derecho

Colon

Submucosa

Lumen

Vejiga

Recto

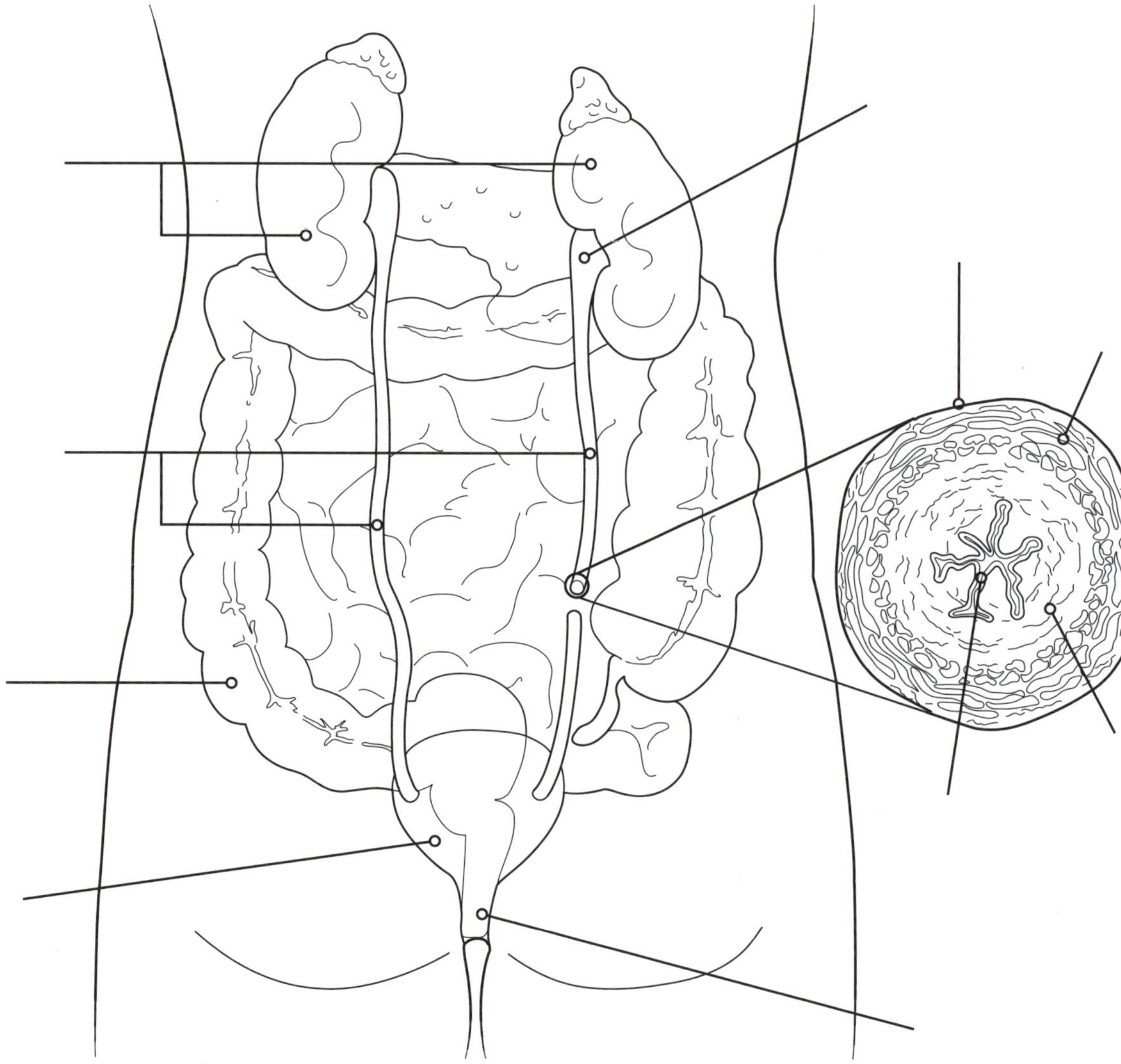

Aparato reproductor masculino

El aparato reproductor masculino comprende el pene, el escroto y los dos testículos (contenidos en el escroto). Las estructuras internas del aparato reproductor se encuentran en la pelvis.

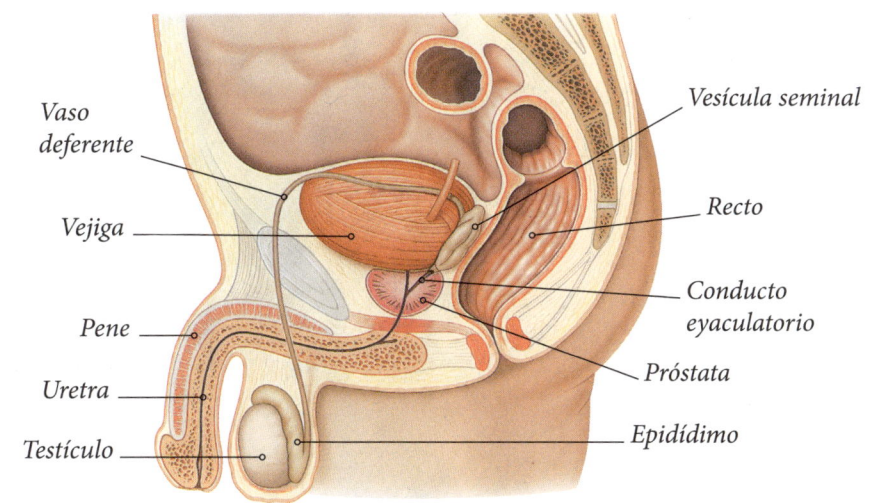

Vaso deferente

Vejiga

Pene

Uretra

Testículo

Vesícula seminal

Recto

Conducto eyaculatorio

Próstata

Epidídimo

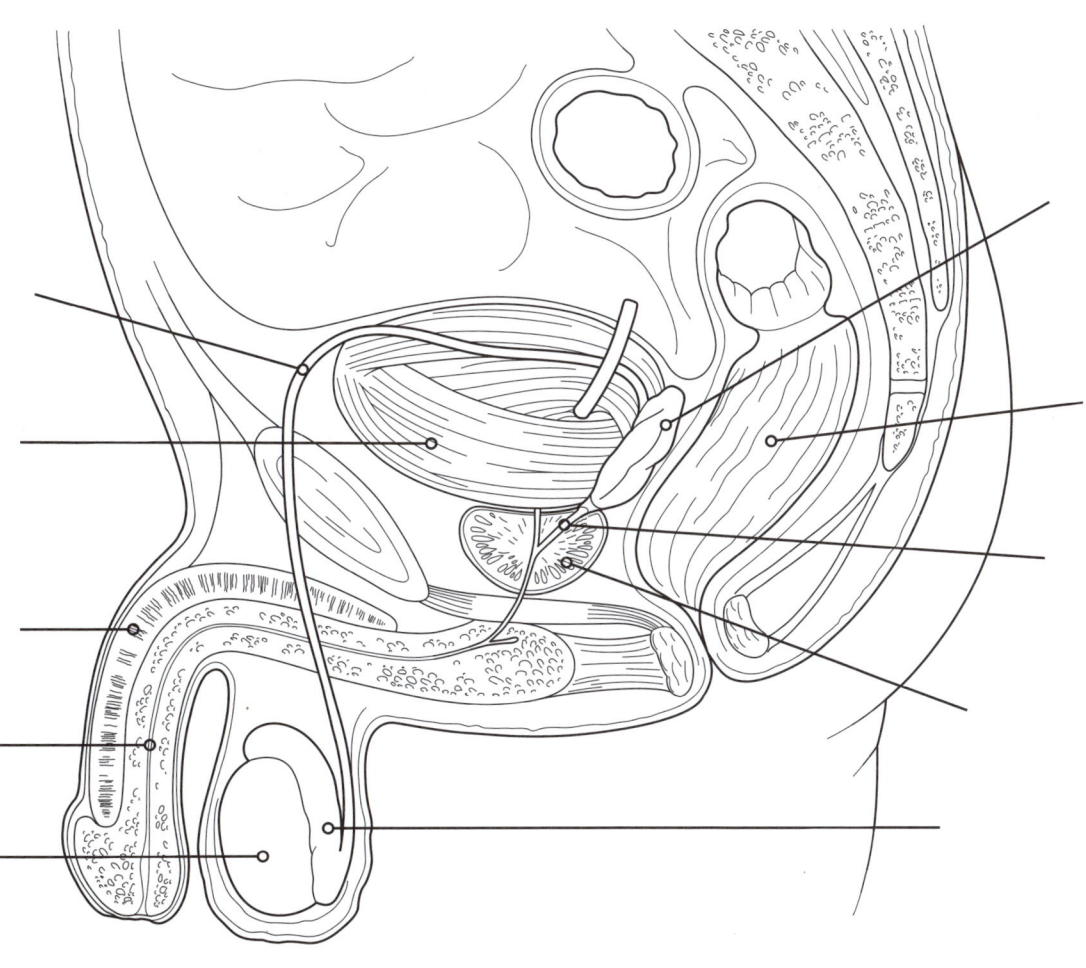

Próstata

La glándula prostática constituye una parte vital del sistema reproductor masculino, ya que proporciona un líquido rico en enzimas y produce hasta un tercio del volumen total del líquido seminal.

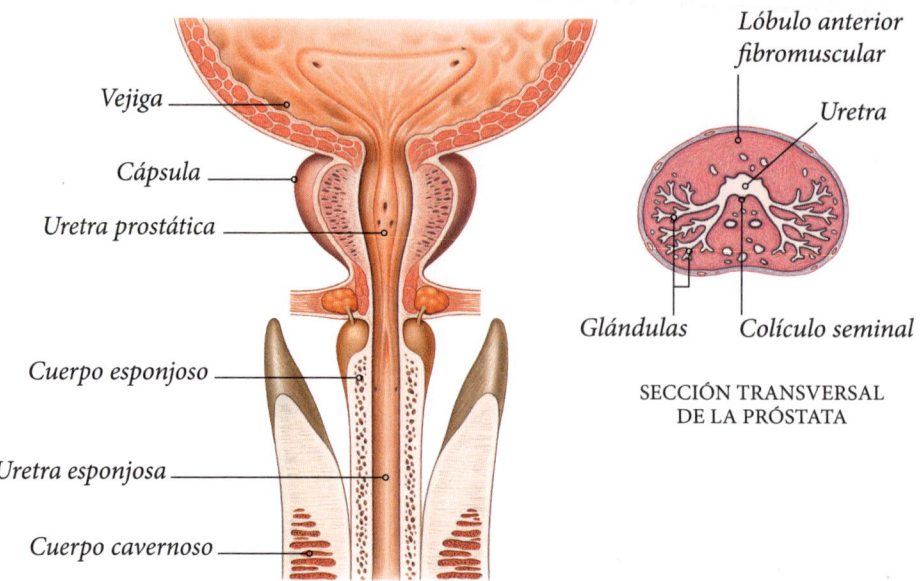

Vejiga

Cápsula

Uretra prostática

Cuerpo esponjoso

Uretra esponjosa

Cuerpo cavernoso

Lóbulo anterior fibromuscular

Uretra

Glándulas

Colículo seminal

SECCIÓN TRANSVERSAL
DE LA PRÓSTATA

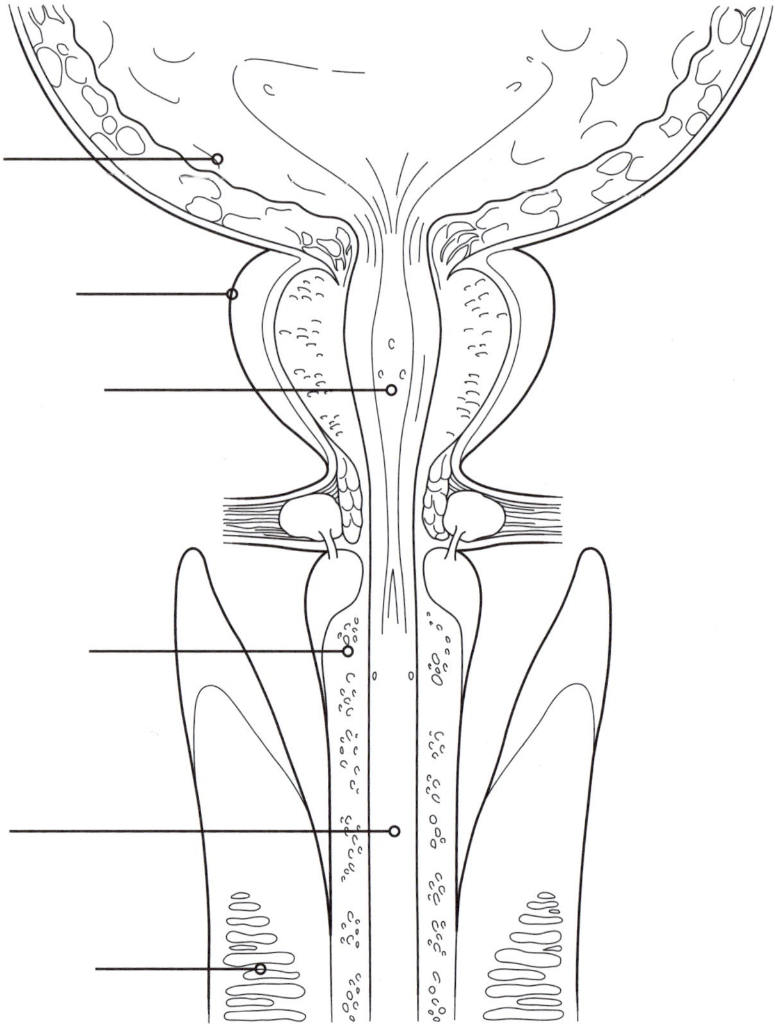

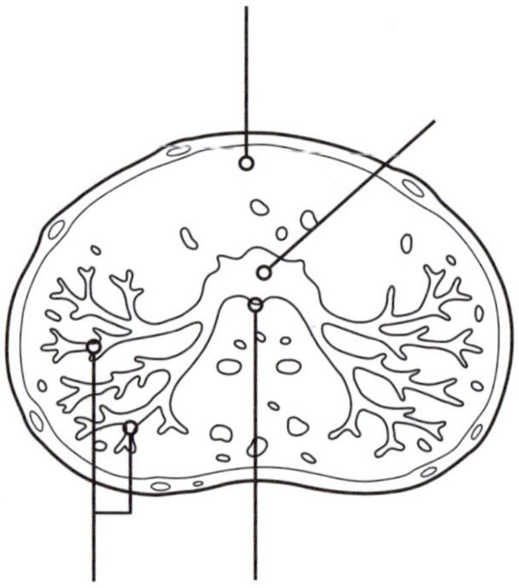

Testículos, escroto y epidídimo

Los testículos, que se encuentran suspendidos en el escroto, son los lugares de producción de esperma. El escroto también contiene los dos epidídimos, unos tubos largos y enrollados que se conectan a los conductos deferentes.

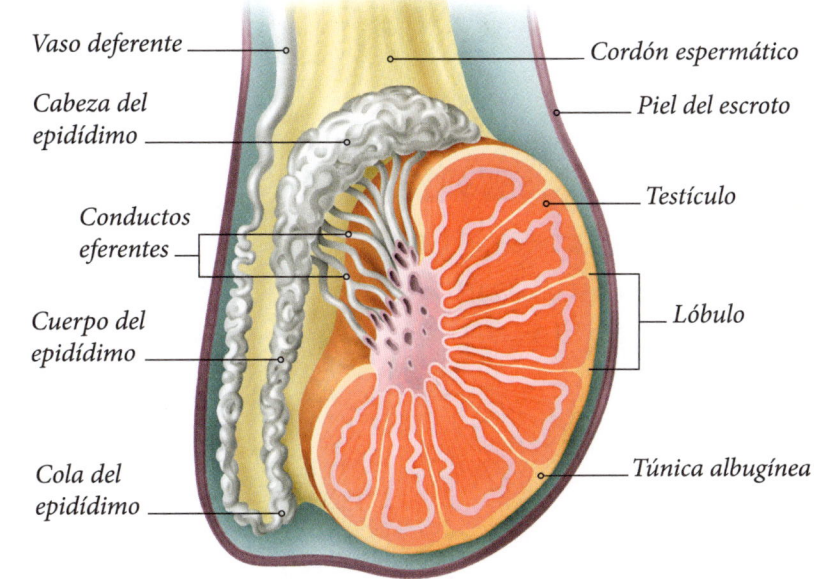

Vaso deferente

Cabeza del epidídimo

Conductos eferentes

Cuerpo del epidídimo

Cola del epidídimo

Cordón espermático

Piel del escroto

Testículo

Lóbulo

Túnica albugínea

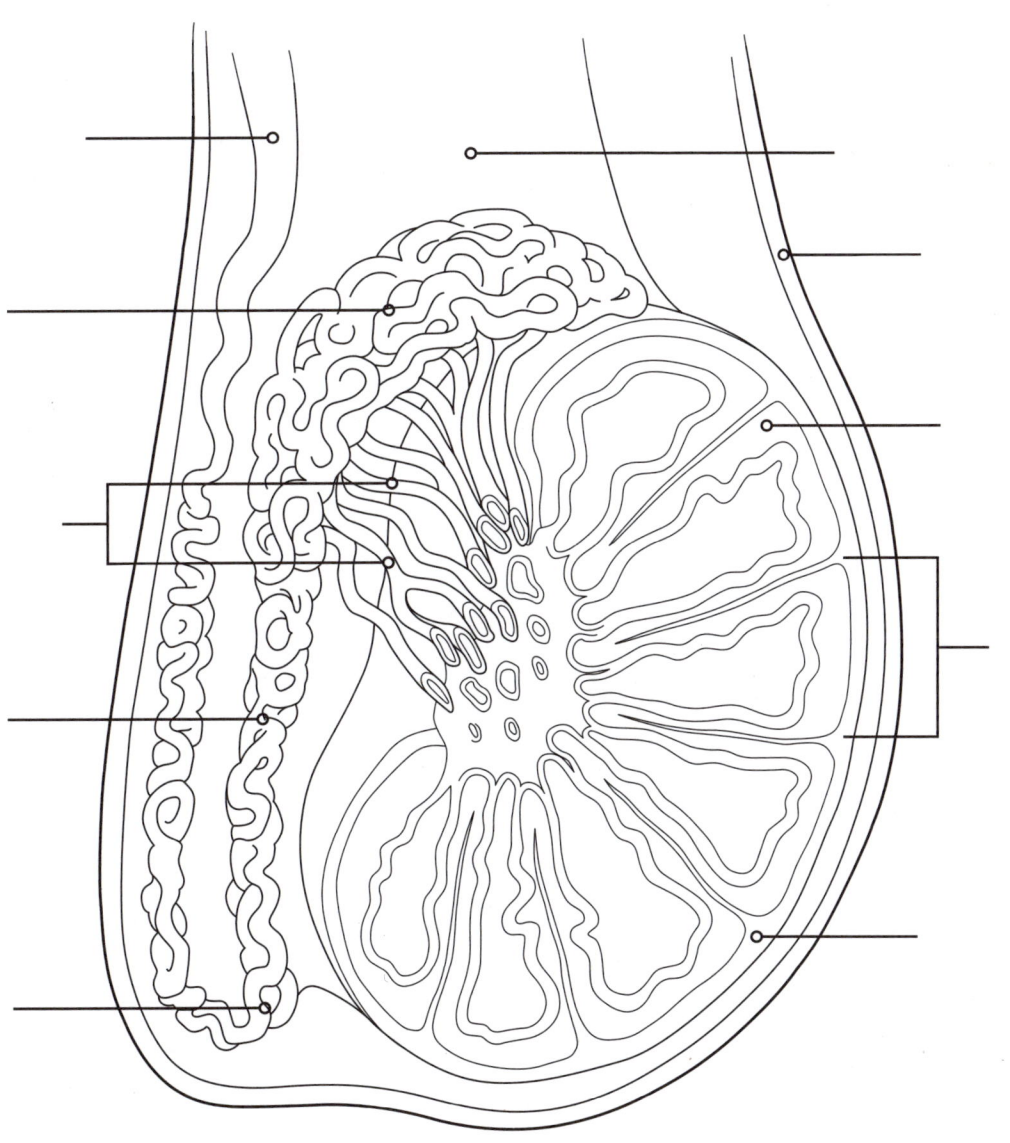

Irrigación sanguínea de los testículos

La irrigación arterial de los testículos procede de la aorta abdominal y desciende hasta el escroto. El drenaje venoso sigue el mismo recorrido en sentido inverso.

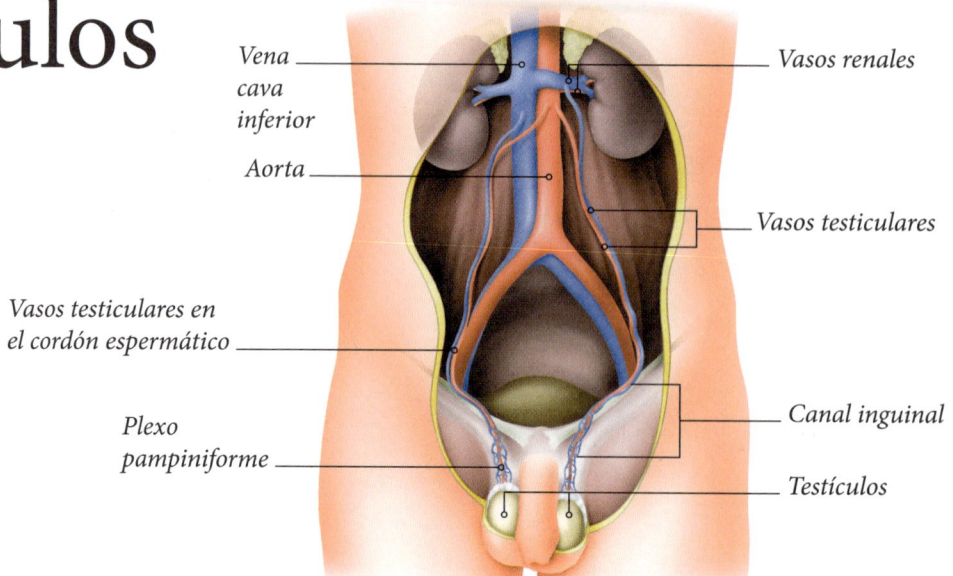

Vena cava inferior

Vasos renales

Aorta

Vasos testiculares

Vasos testiculares en el cordón espermático

Canal inguinal

Plexo pampiniforme

Testículos

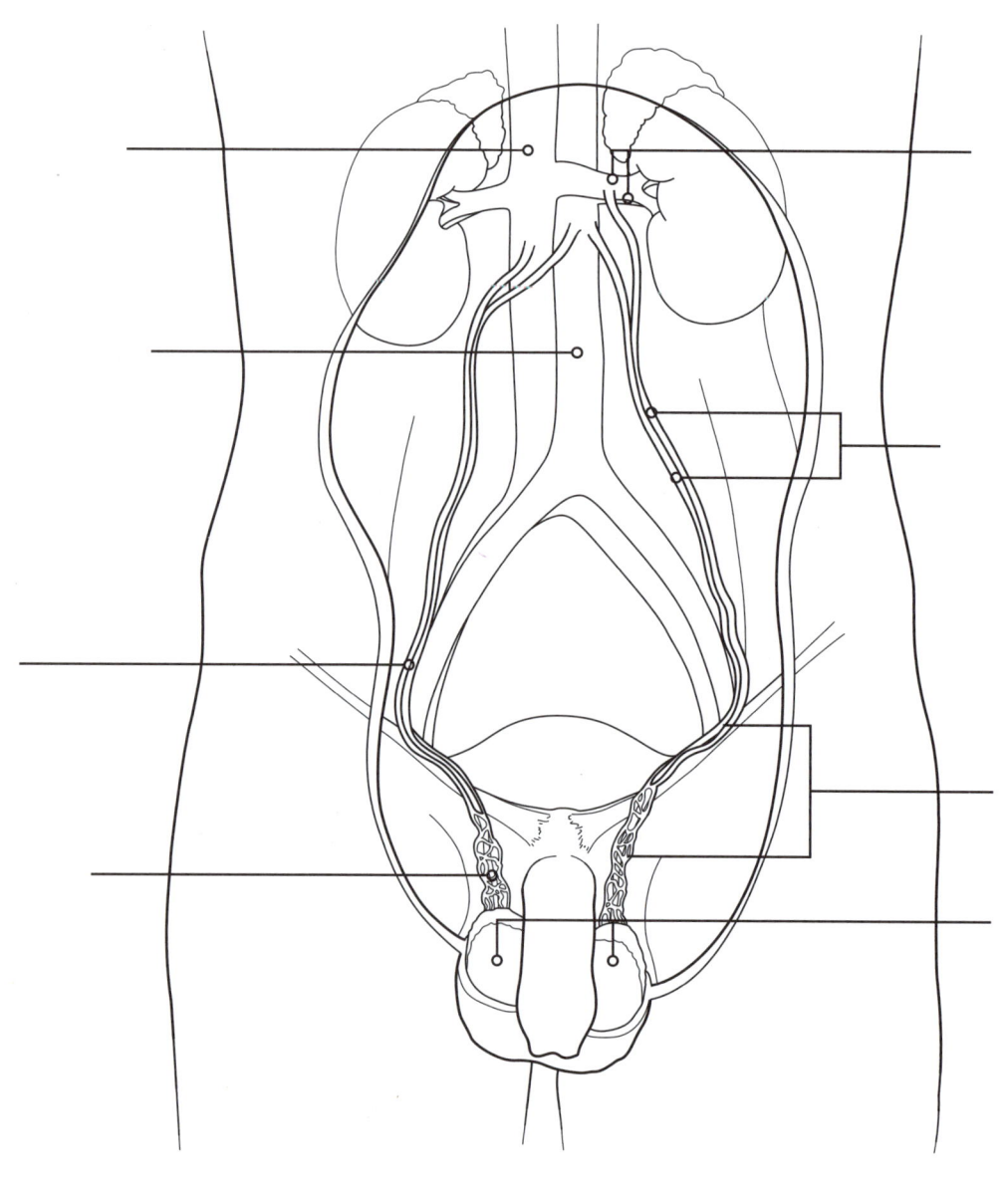

Pene

El pene es el órgano copulador masculino que, cuando está en erección, transporta el esperma a la vagina durante el coito. Para que esto sea posible, el pene se compone en gran parte por tejido eréctil.

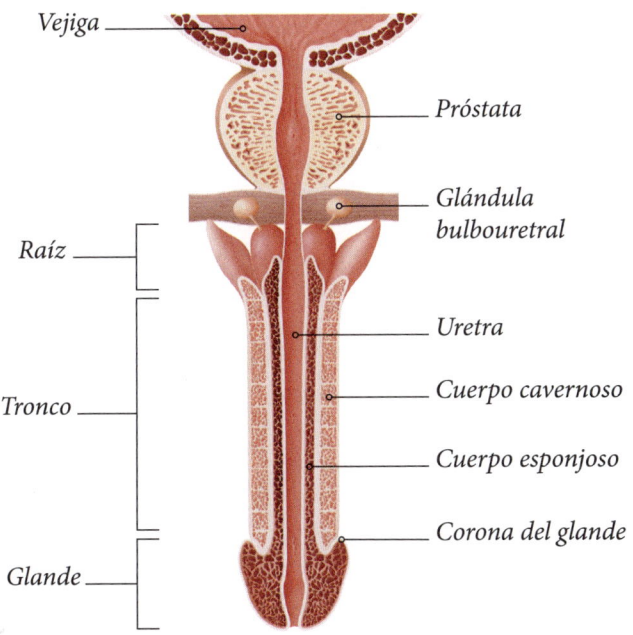

Vejiga

Próstata

Glándula bulbouretral

Raíz

Uretra

Tronco

Cuerpo cavernoso

Cuerpo esponjoso

Corona del glande

Glande

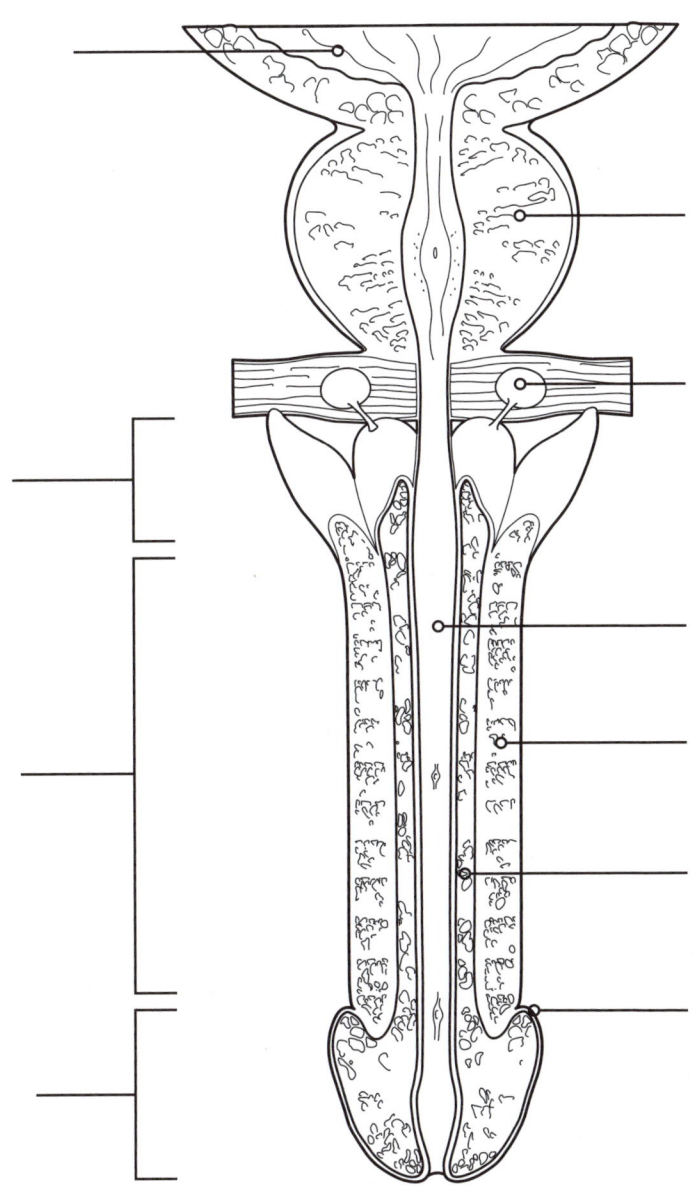

Músculos asociados al pene

Hay varios músculos relacionados con el pene. Sus fibras se limitan a la raíz y a las estructuras que rodean el pene, más que al cuerpo o al glande.

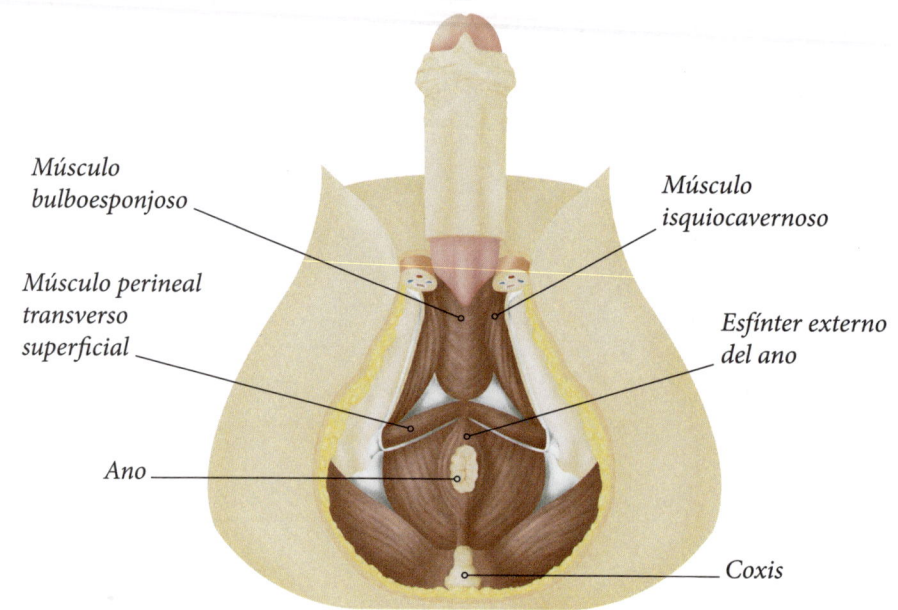

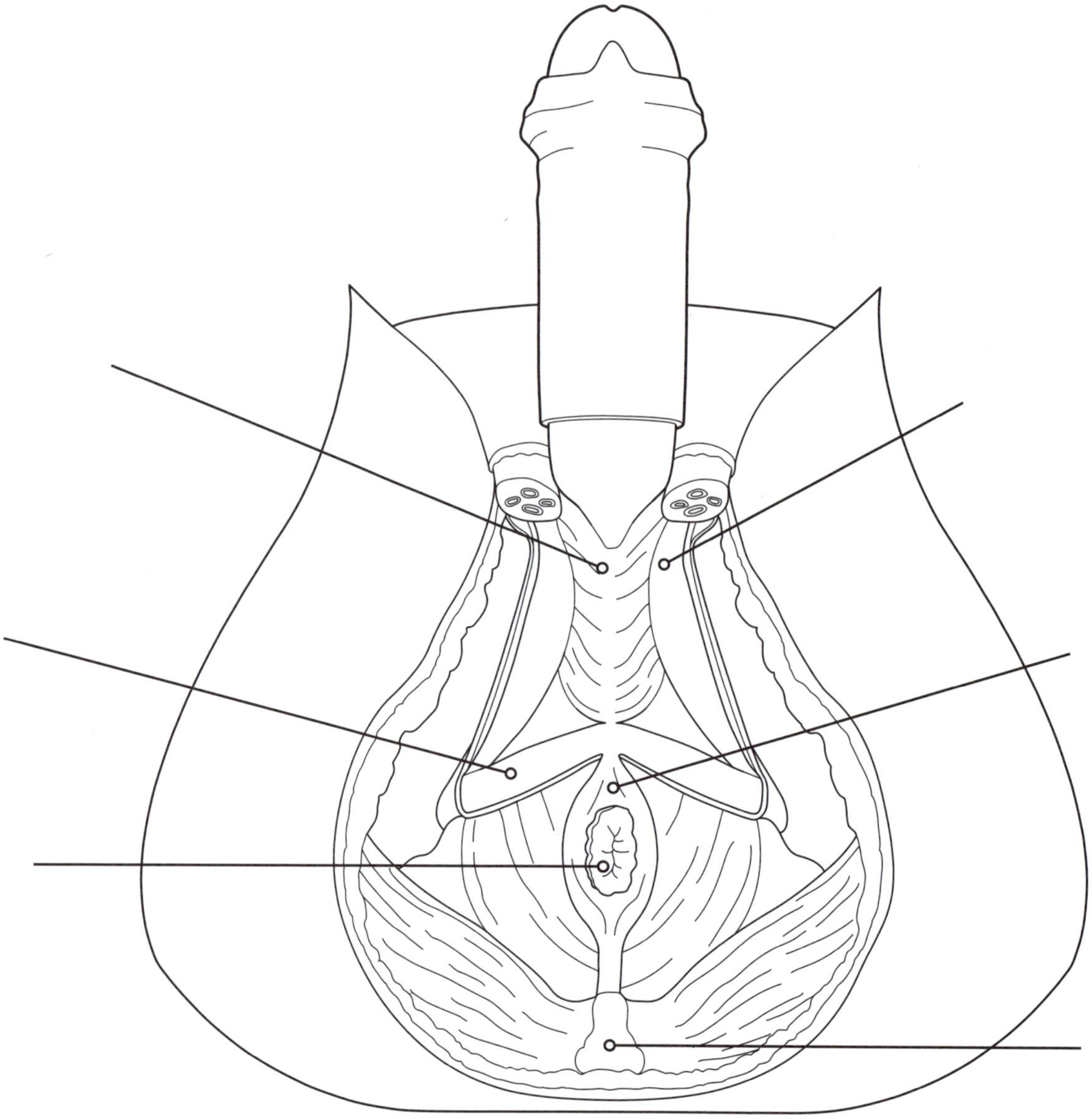

Músculo bulboesponjoso

Músculo perineal transverso superficial

Ano

Músculo isquiocavernoso

Esfínter externo del ano

Coxis

Aparato reproductor femenino

La función del aparato reproductor femenino es doble. Los ovarios producen óvulos para la fecundación, y el útero nutre y protege al feto durante los nueve meses de gestación.

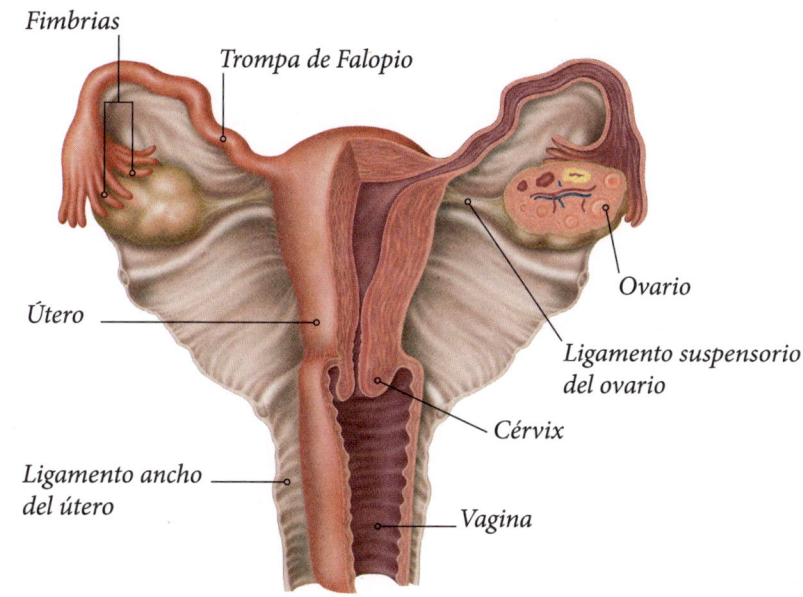

Fimbrias

Trompa de Falopio

Útero

Ovario

Ligamento suspensorio del ovario

Cérvix

Ligamento ancho del útero

Vagina

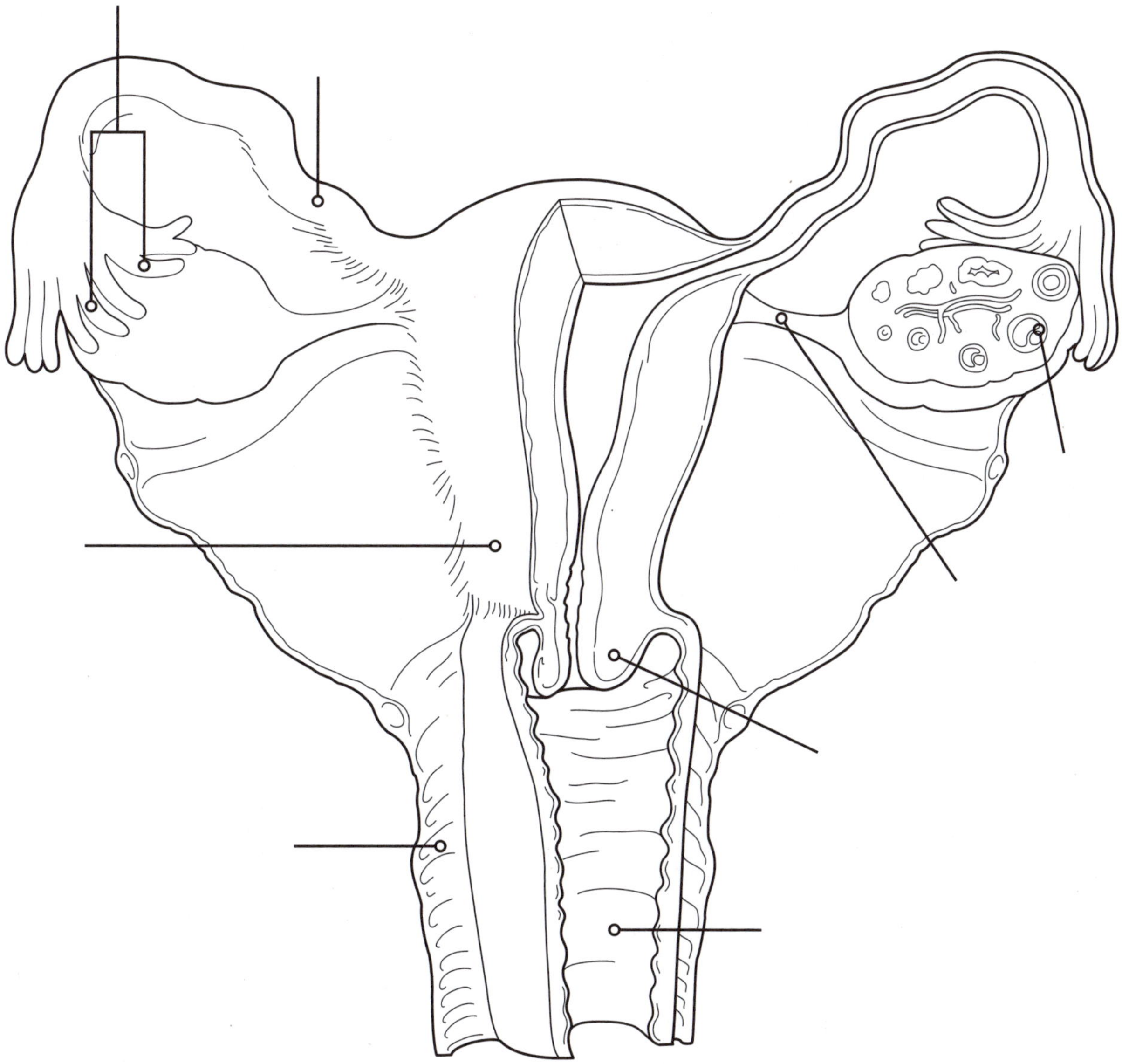

Irrigación sanguínea de los genitales internos

El aparato reproductor femenino recibe un riego sanguíneo abundante a través de una red interconectada de arterias. Una red de vasos drena la sangre venosa.

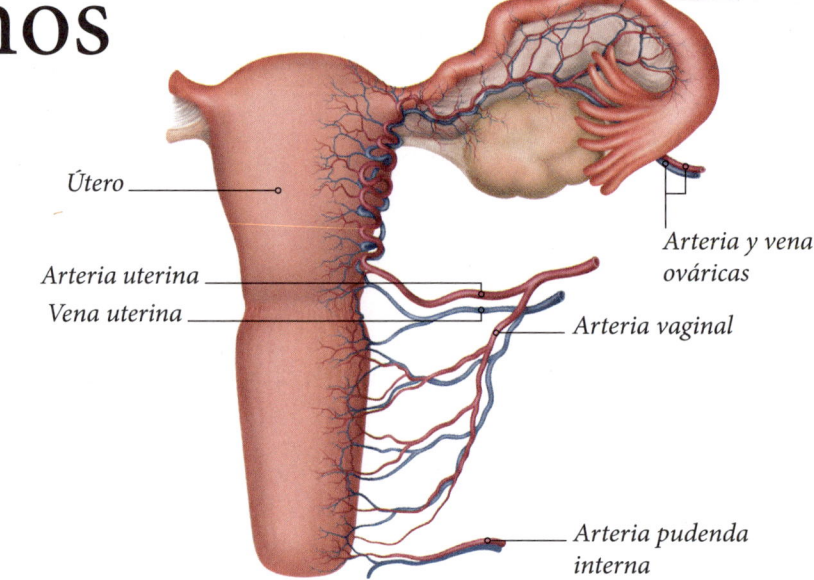

Útero

Arteria uterina

Vena uterina

Arteria y vena ováricas

Arteria vaginal

Arteria pudenda interna

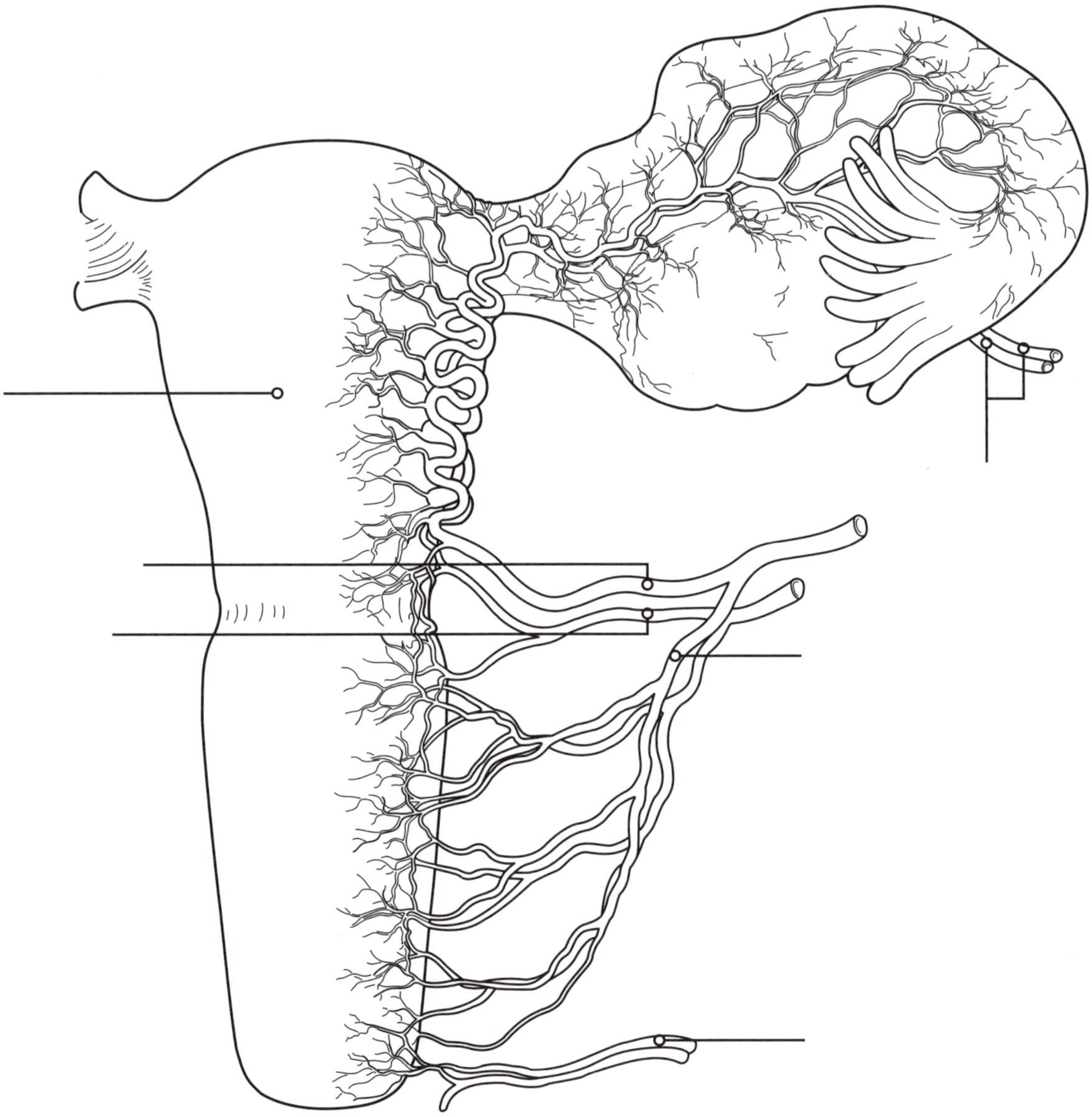

Útero

El útero, o matriz, es la parte del aparato reproductor femenino que nutre y protege al feto durante el embarazo. Se encuentra dentro de la cavidad pélvica y es un órgano hueco y muscular.

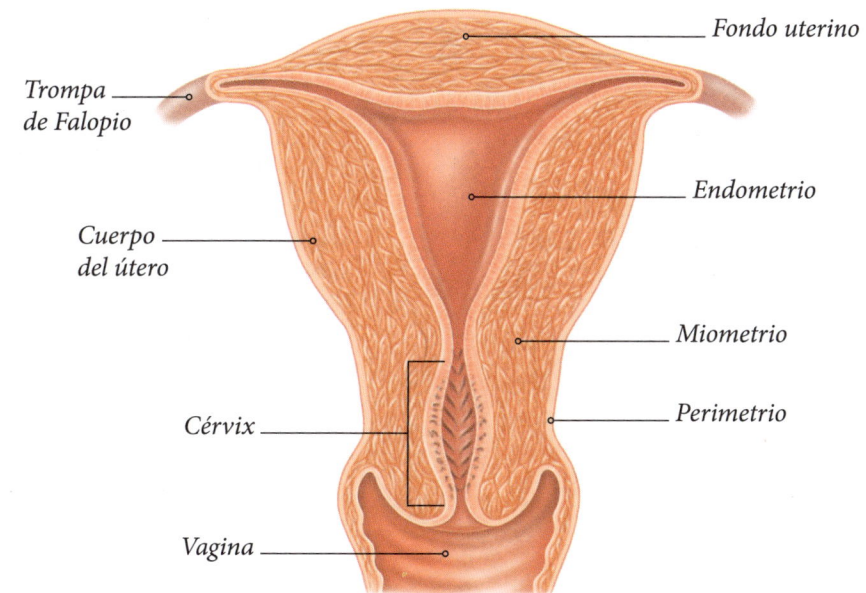

Trompa de Falopio

Fondo uterino

Endometrio

Cuerpo del útero

Miometrio

Perimetrio

Cérvix

Vagina

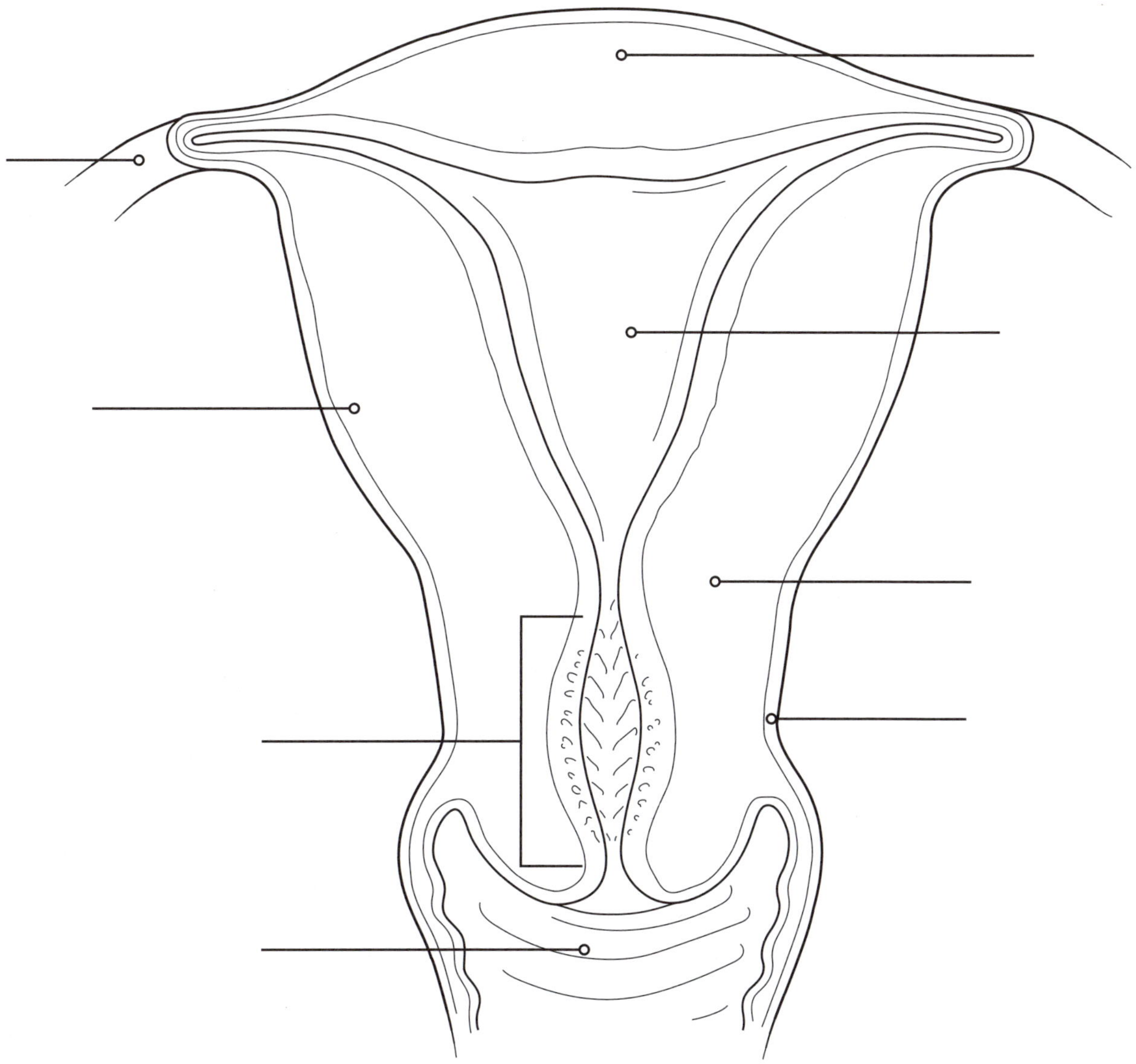

El útero en el embarazo

En el embarazo, el útero debe agrandarse para albergar al feto en crecimiento. De ser un órgano pélvico pequeño, aumenta de tamaño hasta ocupar gran parte del espacio de la cavidad abdominal.

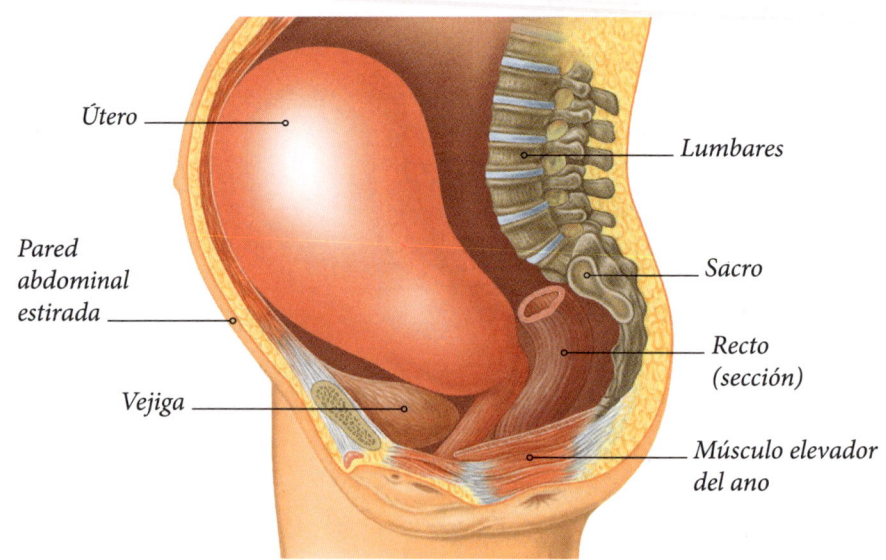

Útero

Lumbares

Pared abdominal estirada

Sacro

Vejiga

Recto (sección)

Músculo elevador del ano

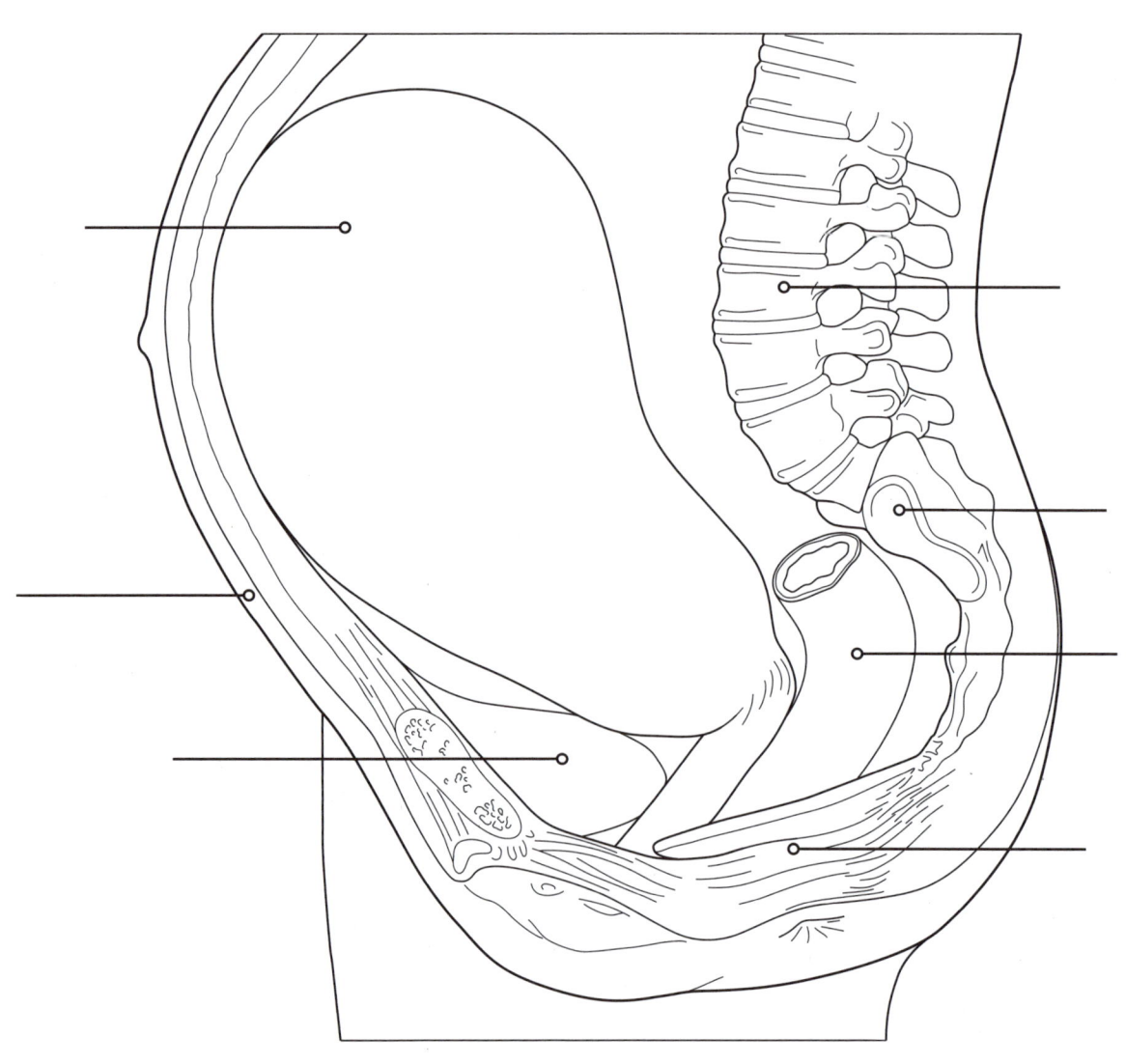

Vagina

La vagina es un conducto muscular de paredes finas que se extiende desde el cuello del útero hasta los genitales externos. La vagina está cerrada en reposo, pero su diseño le permite dilatarse durante el coito o el parto.

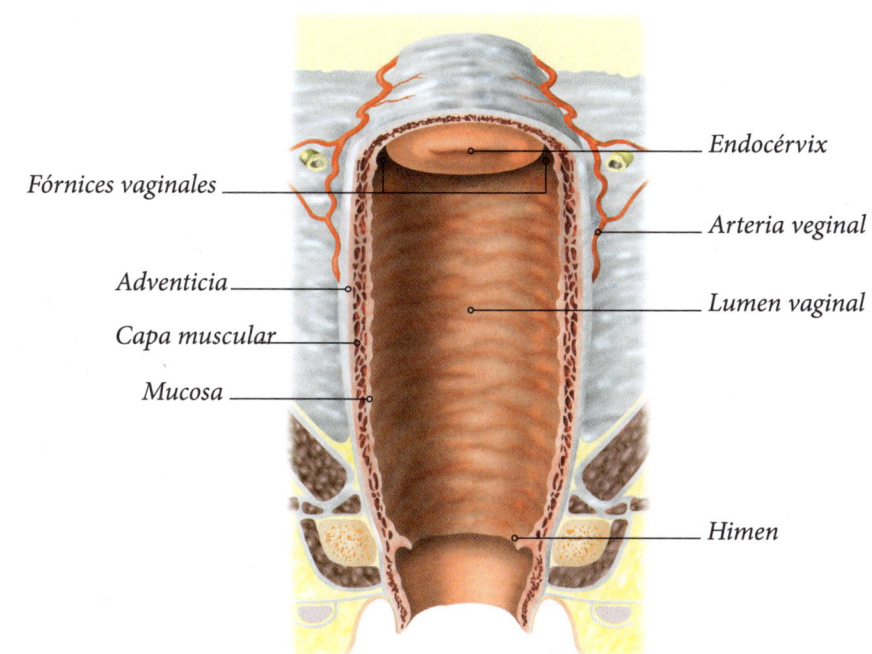

Fórnices vaginales

Adventicia

Capa muscular

Mucosa

Endocérvix

Arteria veginal

Lumen vaginal

Himen

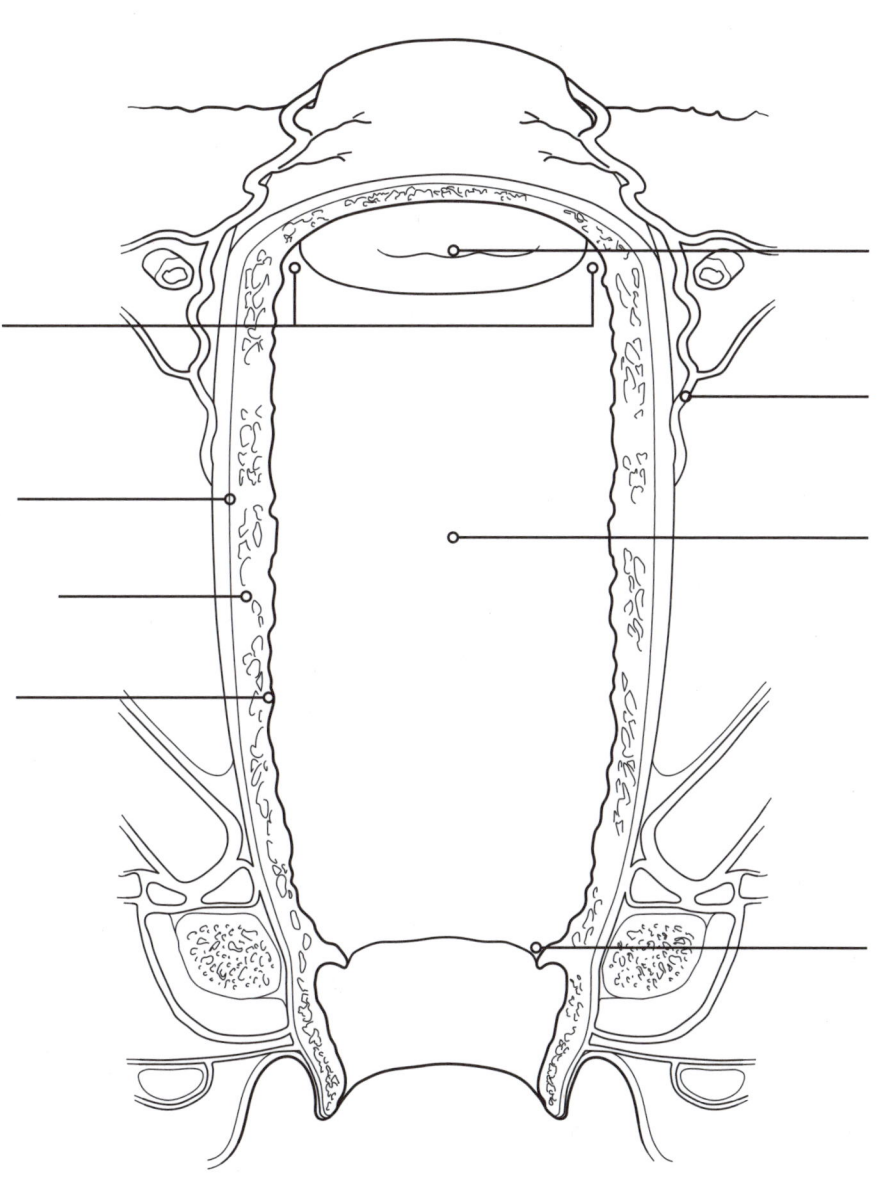

Cérvix

El cérvix –o cuello uterino– es la parte inferior y estrecha del útero que se proyecta hacia la parte superior de la vagina.

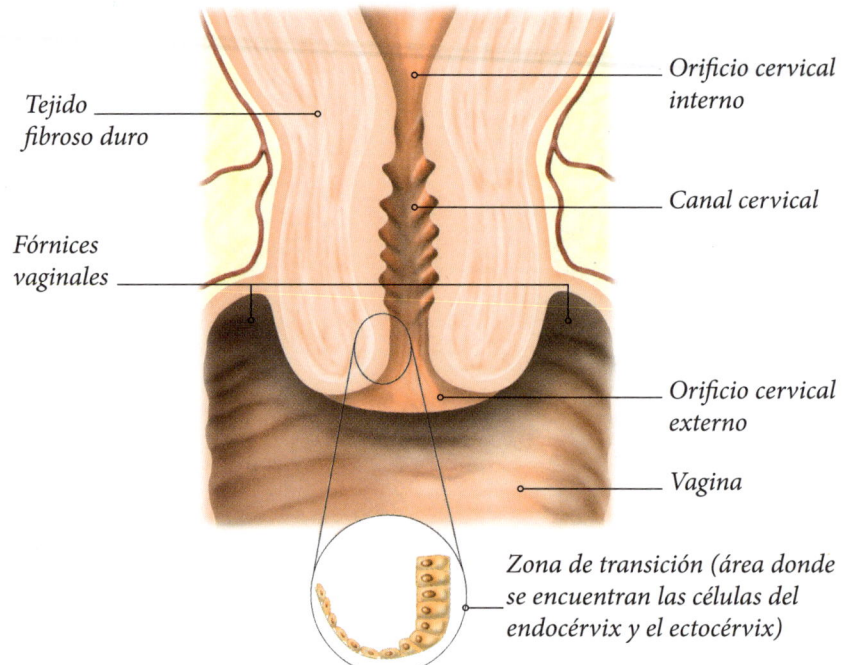

Tejido fibroso duro

Fórnices vaginales

Orificio cervical interno

Canal cervical

Orificio cervical externo

Vagina

Zona de transición (área donde se encuentran las células del endocérvix y el ectocérvix)

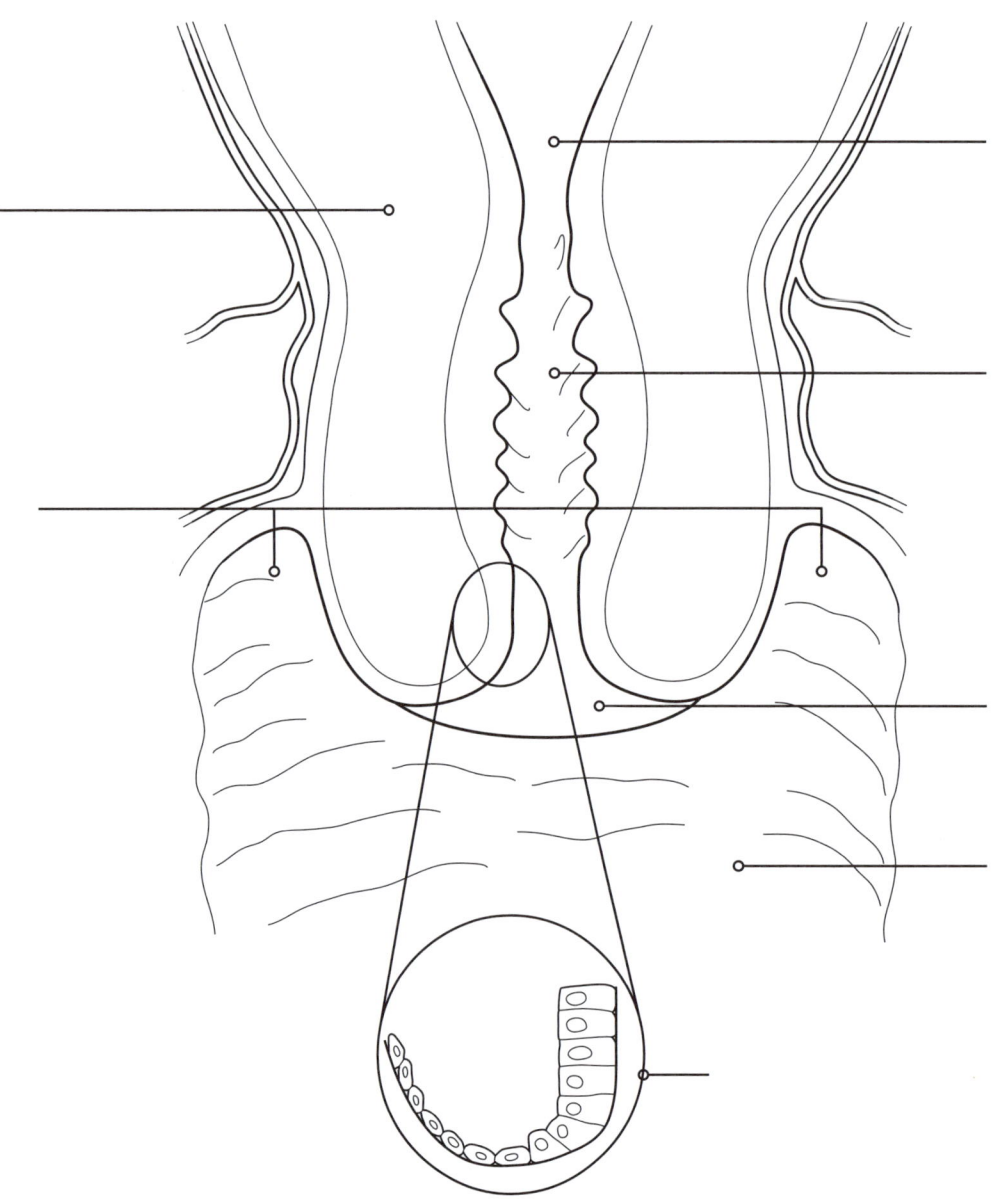

Ovarios

Los ovarios son el lugar de producción de los ovocitos, u óvulos, que son fecundados por los espermatozoides para producir embriones. Las trompas uterinas (o de Falopio) conducen los ovocitos desde los ovarios hasta el útero.

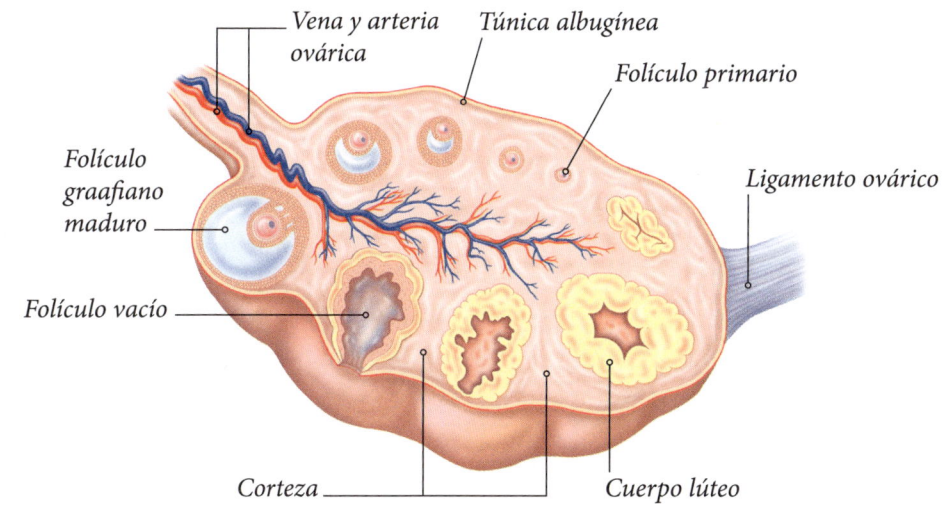

Vena y arteria ovárica

Túnica albugínea

Folículo primario

Folículo graafiano maduro

Ligamento ovárico

Folículo vacío

Corteza

Cuerpo lúteo

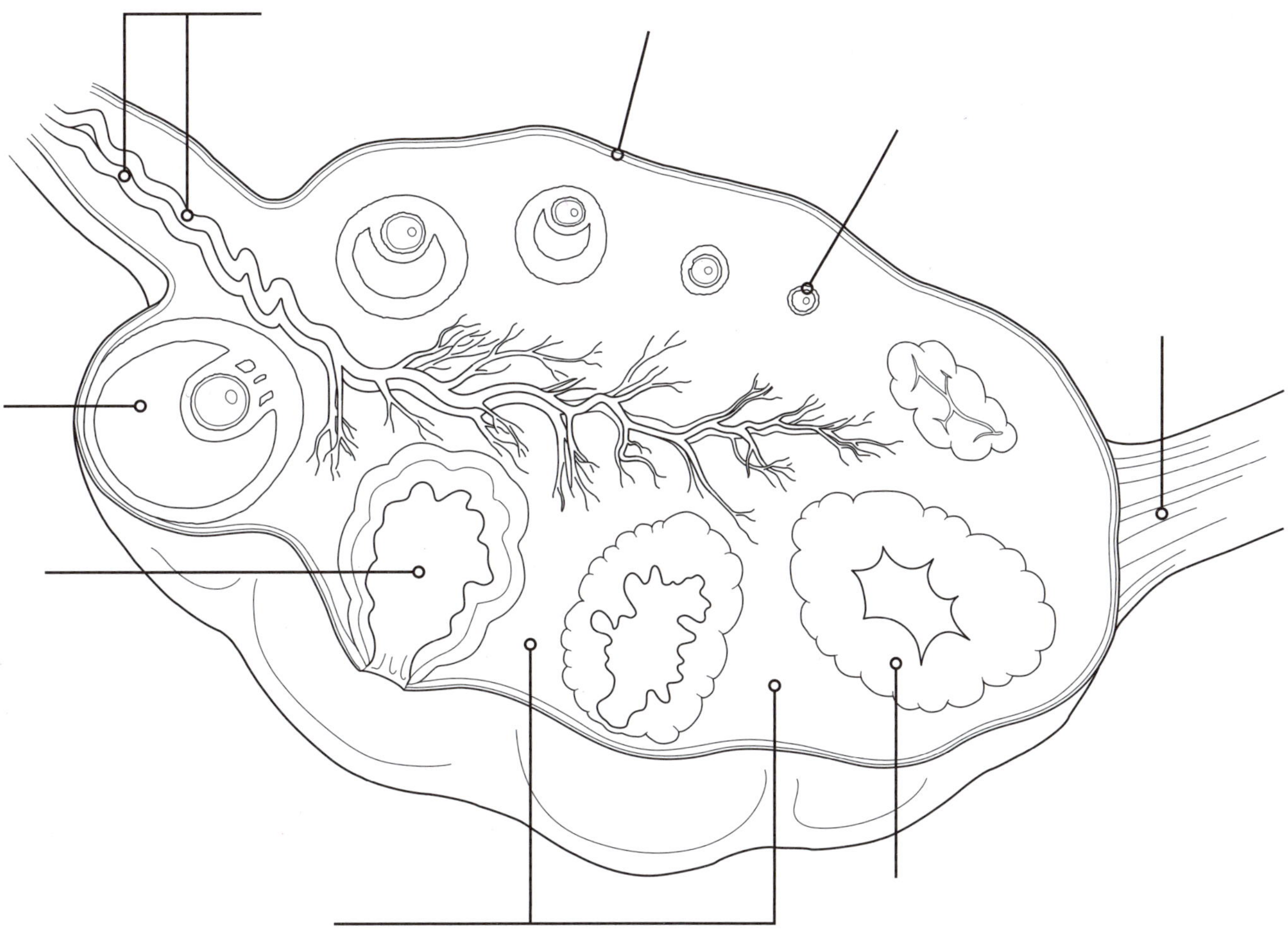

Conductos uterinos

Las trompas uterinas o de Falopio recogen los ovocitos liberados por los ovarios y los transportan al útero. También proporcionan un entorno para que se produzca la fecundación del ovocito por un espermatozoide.

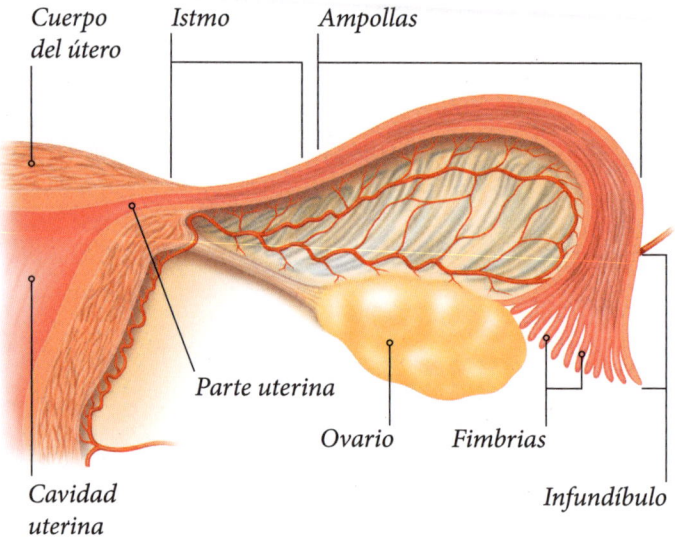

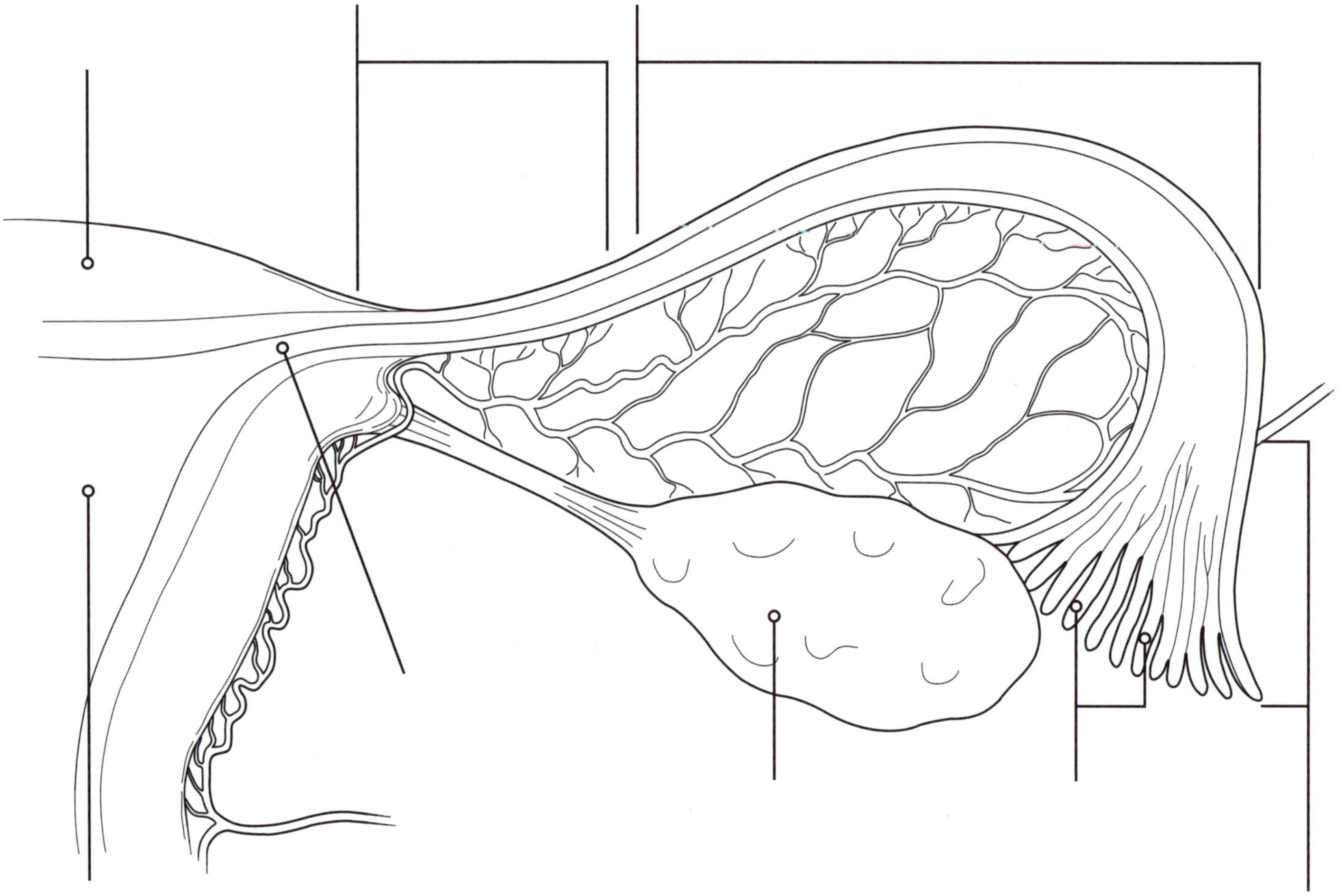

Cuerpo del útero

Istmo

Ampollas

Parte uterina

Cavidad uterina

Ovario

Fimbrias

Infundíbulo

Huesos de la pelvis

La pelvis está formada por los huesos de la cadera, el sacro y el coxis. Los huesos pélvicos sirven de punto de unión a muchos músculos importantes y también ayudan a proteger los órganos pélvicos vitales.

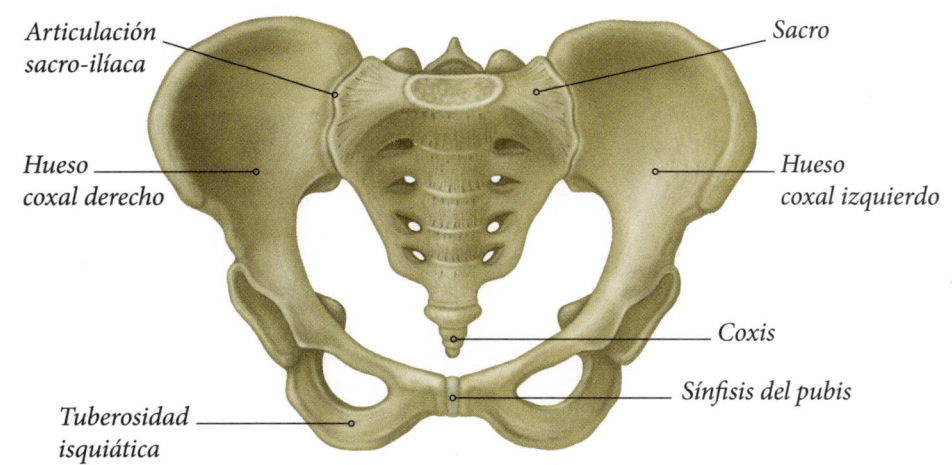

Articulación sacro-ilíaca

Sacro

Hueso coxal derecho

Hueso coxal izquierdo

Coxis

Síntisis del pubis

Tuberosidad isquiática

PELVIS FEMENINA ADULTA

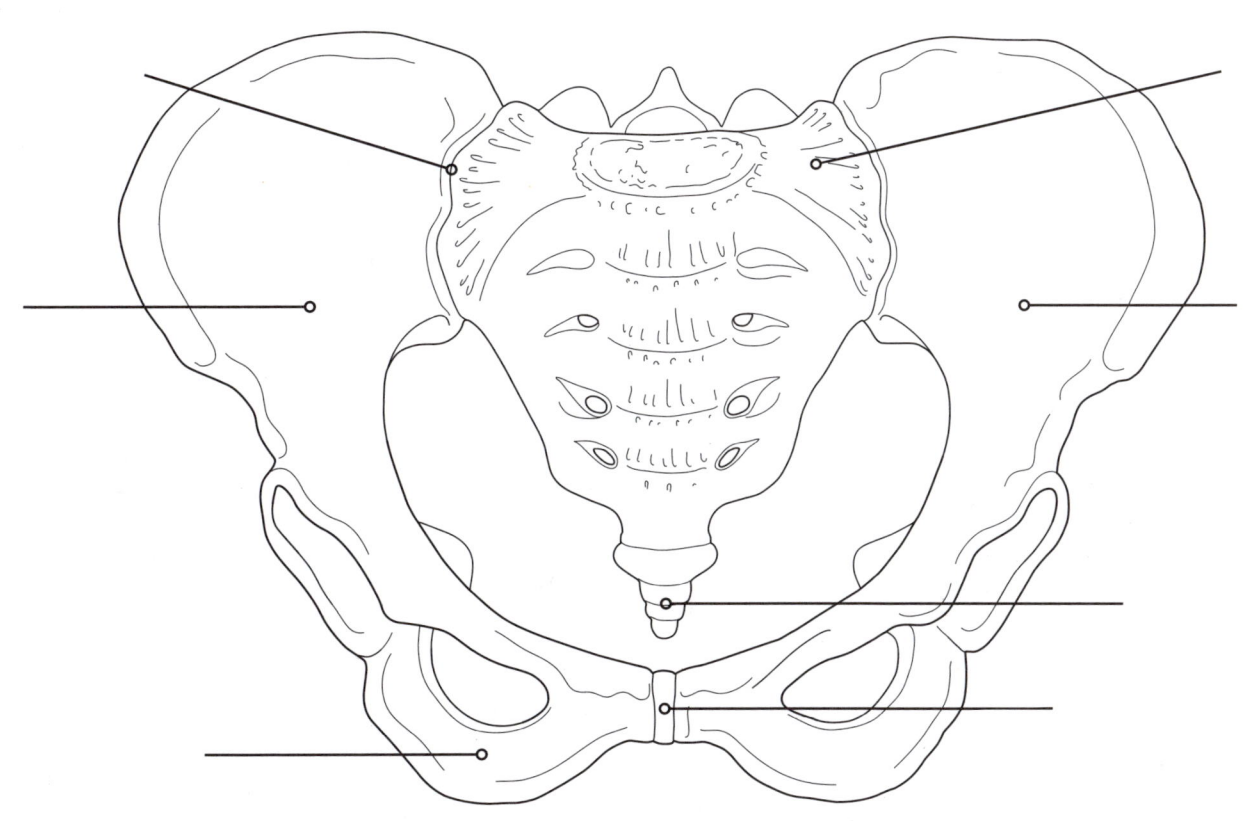

Hueso coxal

Los dos huesos de la cadera
están fusionados por delante y
se unen con el sacro por detrás.
Cada uno de ellos consta de tres
huesos: el ilion, el isquion
y el pubis.

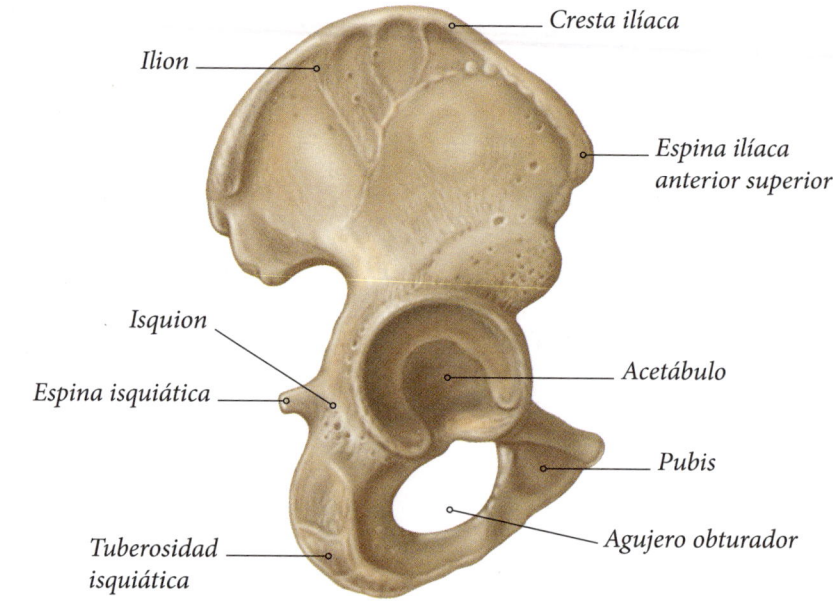

Cresta ilíaca

Ilion

Espina ilíaca
anterior superior

Isquion

Acetábulo

Espina isquiática

Pubis

Agujero obturador

Tuberosidad
isquiática

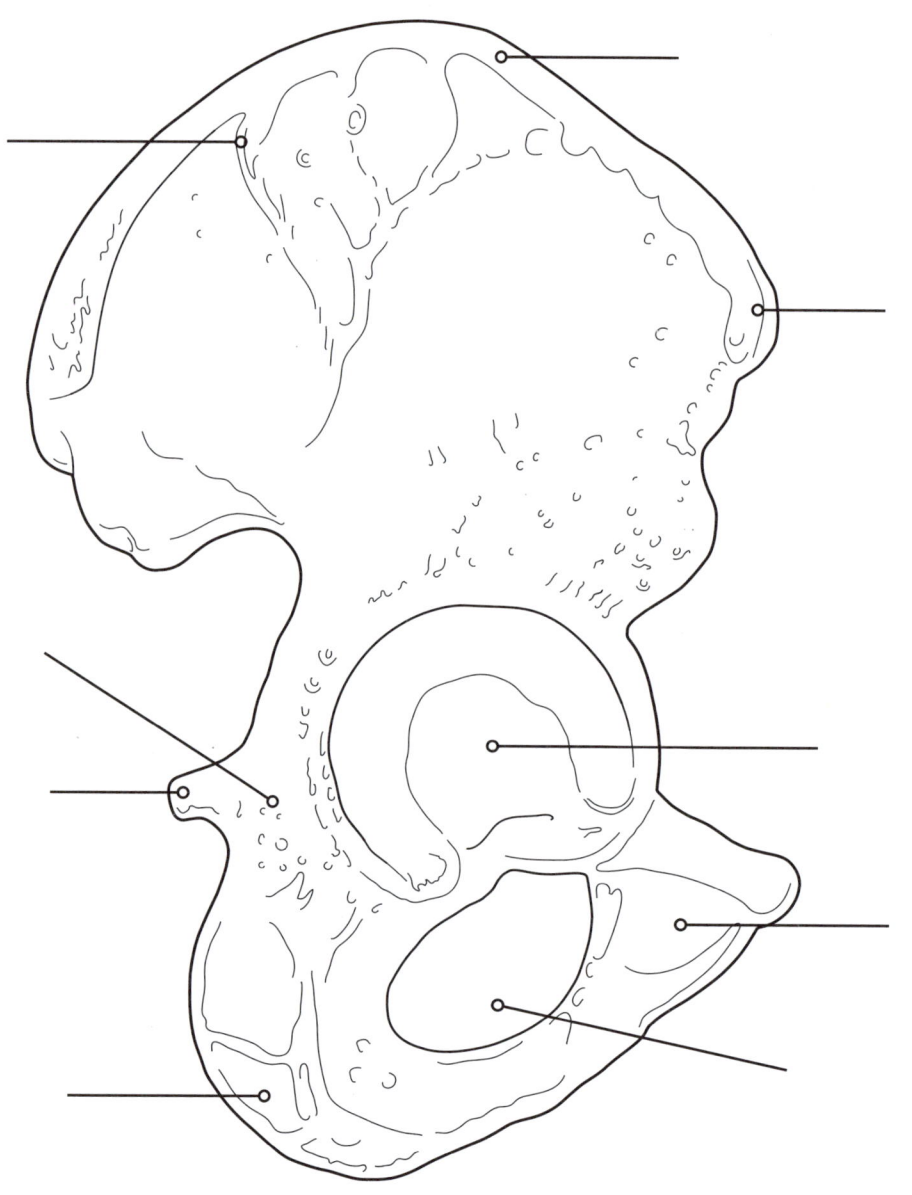

Músculos del suelo pélvico

Los músculos del suelo pélvico desempeñan un papel fundamental en el sostén de los órganos abdominales y pélvicos. También ayudan a regular los procesos de defecación y micción.

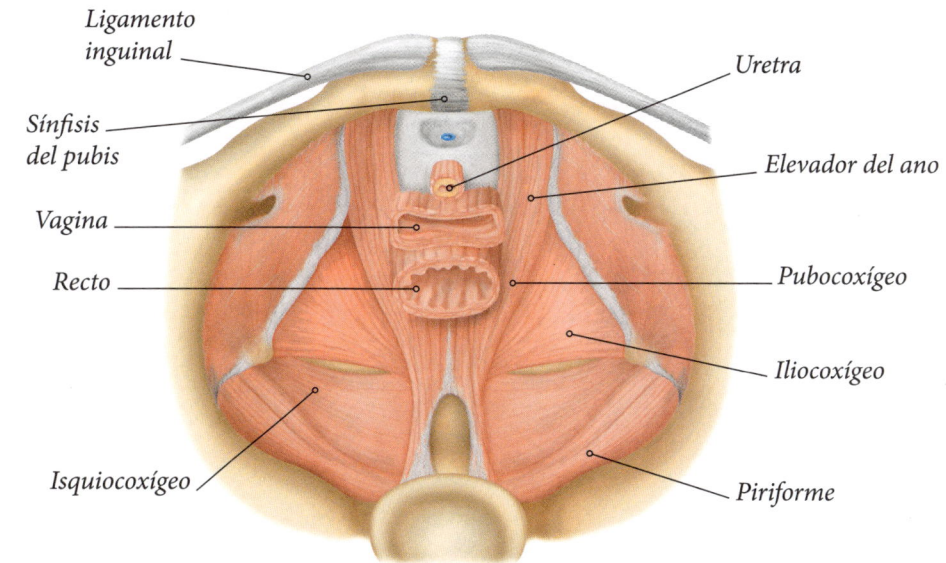

Ligamento inguinal

Sínfisis del pubis

Vagina

Recto

Isquiocoxígeo

Uretra

Elevador del ano

Pubocoxígeo

Iliocoxígeo

Piriforme

VISTA SUPERIOR DEL DIAFRAGMA PÉLVICO FEMENINO

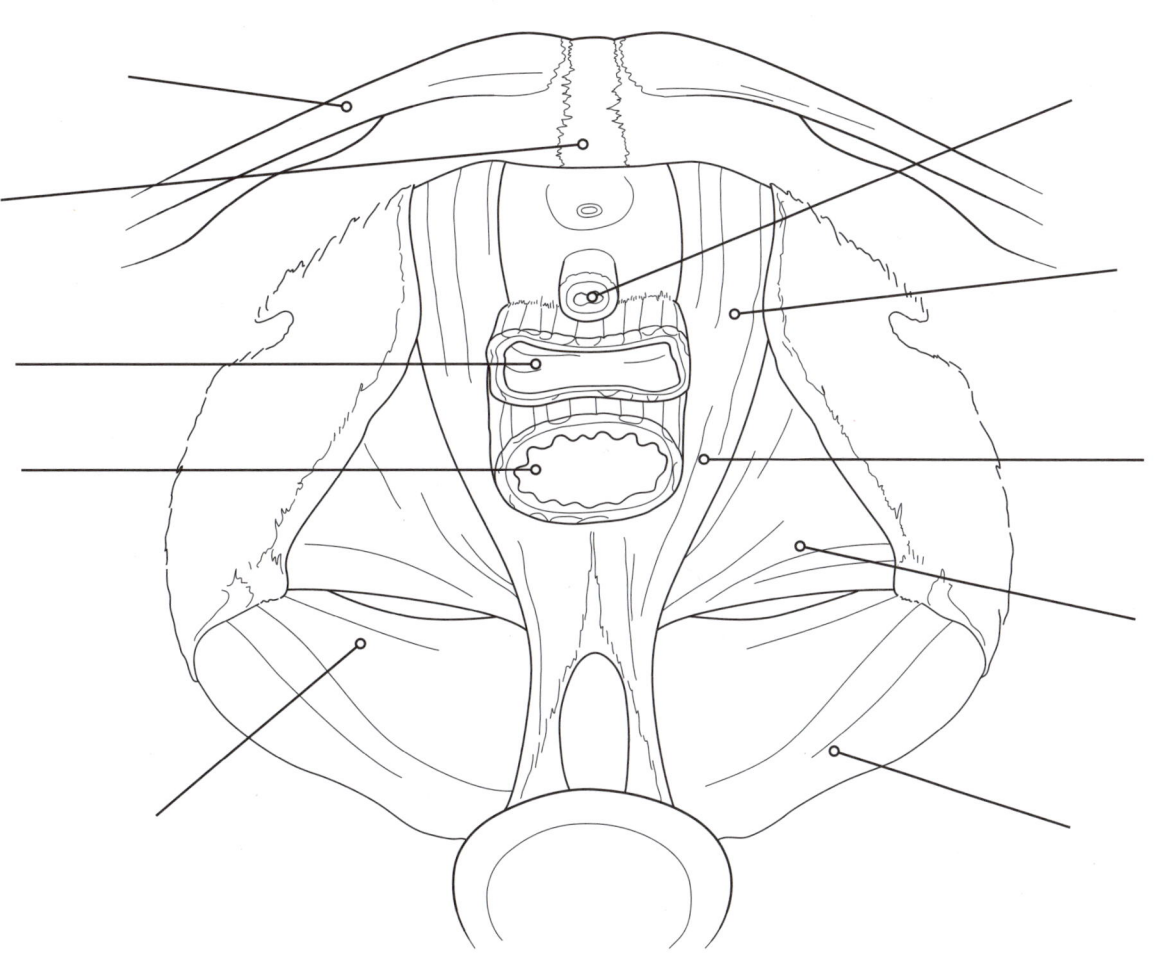

Aberturas del suelo pélvico

El suelo pélvico se parece al diafragma del tórax en que forma una lámina casi continua, pero tiene aberturas que permiten el paso de estructuras importantes. Hay dos aberturas situadas en la región del suelo pélvico.

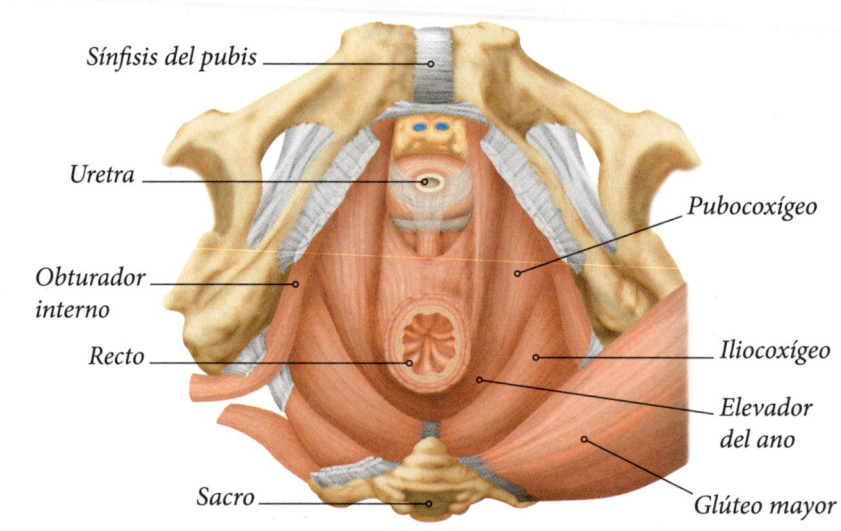

Sínfisis del pubis

Uretra

Obturador interno

Recto

Pubocoxígeo

Iliocoxígeo

Elevador del ano

Glúteo mayor

Sacro

DIAFRAGMA PÉLVICO MASCULINO
DESDE ABAJO

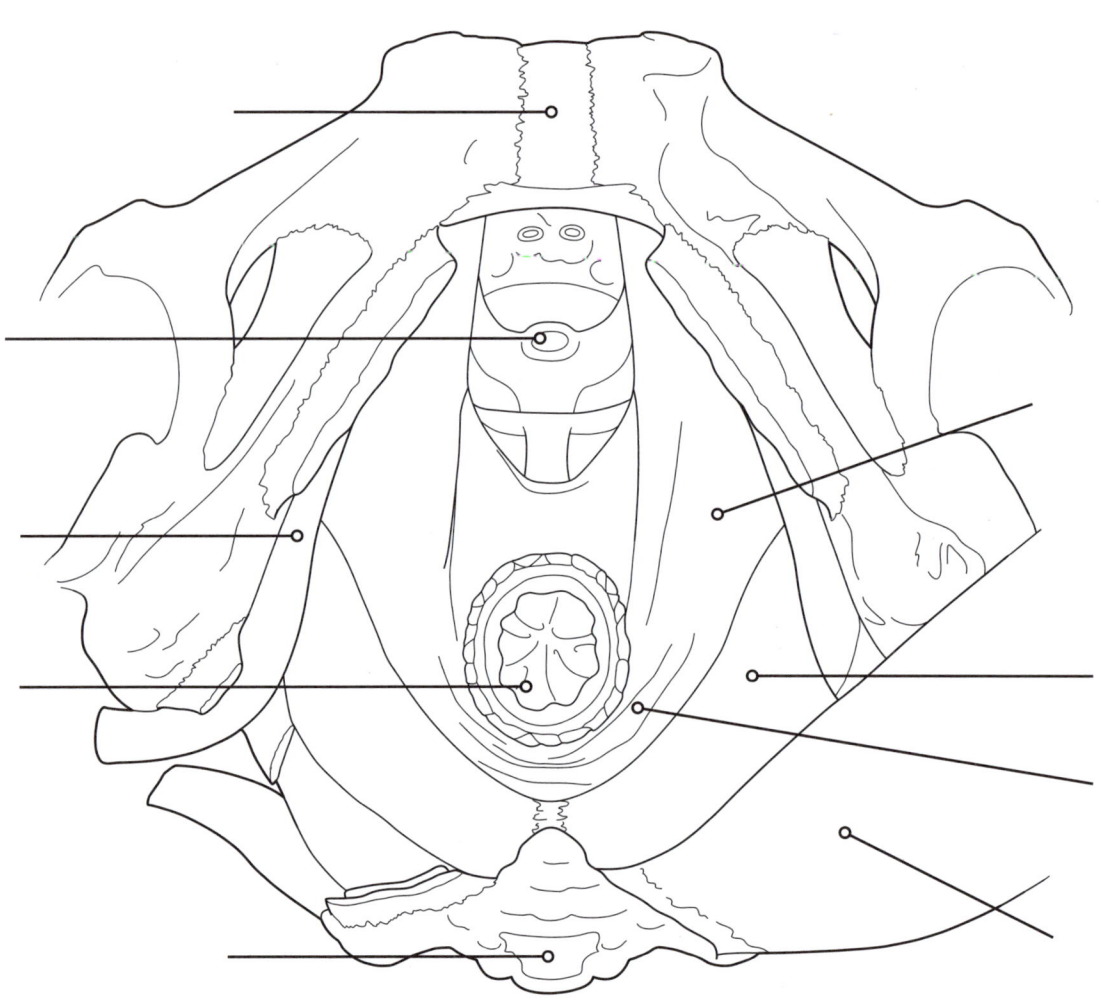

Músculos de la región glútea

El glúteo mayor es el más grande y pesado de todos los músculos glúteos y está situado en la zona posterior. Este músculo fuerte y ancho desempeña un papel importante en la bipedestación del ser humano.

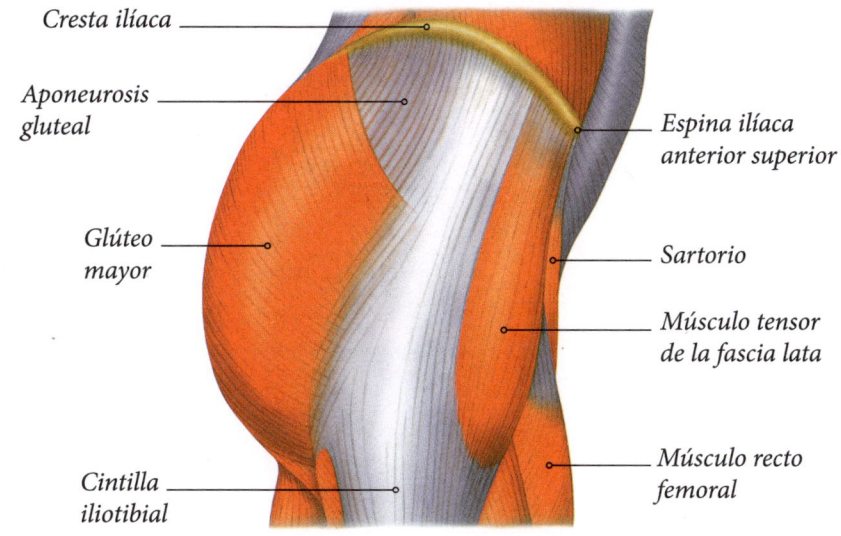

Cresta ilíaca

Aponeurosis gluteal

Glúteo mayor

Cintilla iliotibial

Espina ilíaca anterior superior

Sartorio

Músculo tensor de la fascia lata

Músculo recto femoral

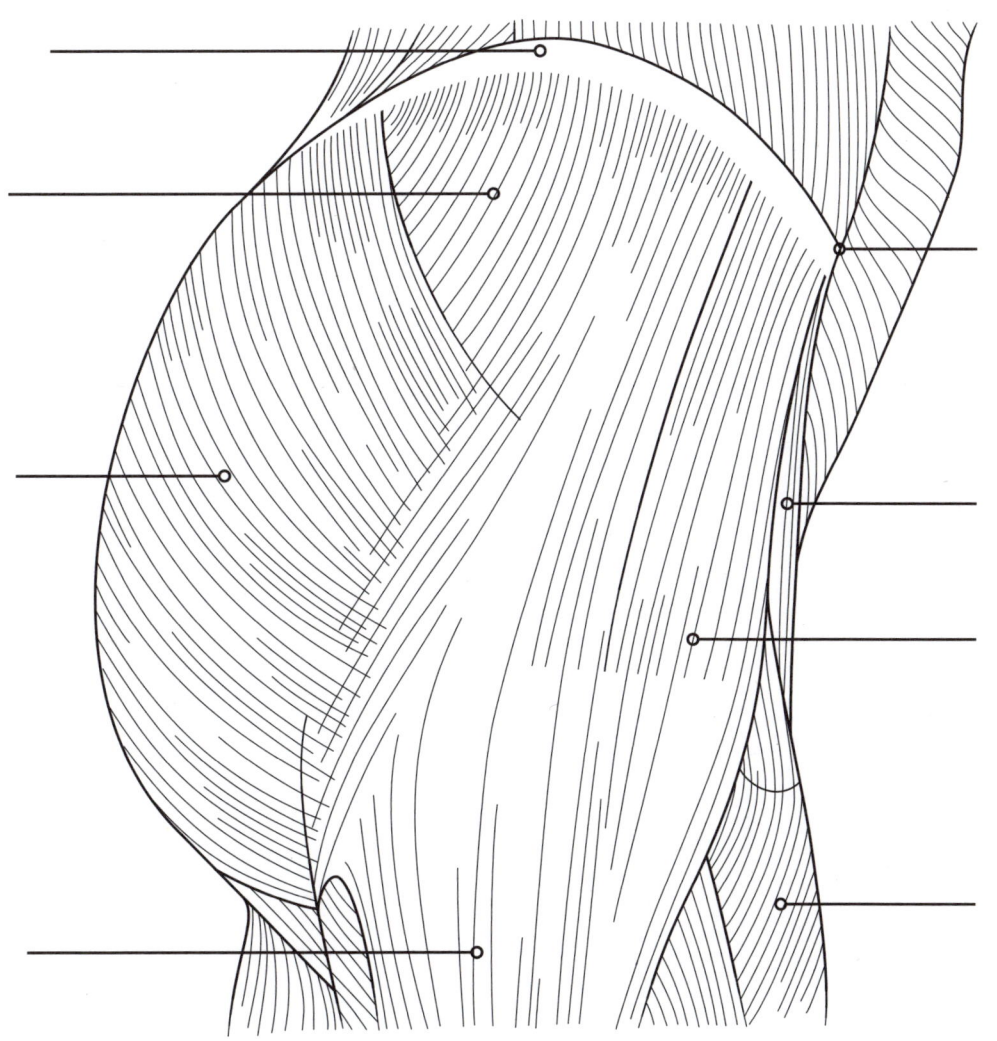

Articulación de la cadera

La articulación de la cadera une las extremidades inferiores a la pelvis. De todas las articulaciones del cuerpo, a la cadera solo la supera el hombro en cuanto a la variedad de movimientos que permite.

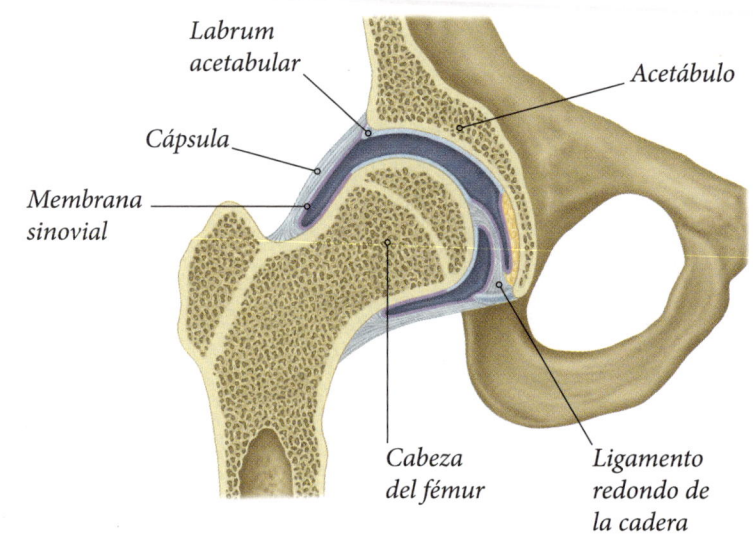

Labrum acetabular

Acetábulo

Cápsula

Membrana sinovial

Cabeza del fémur

Ligamento redondo de la cadera

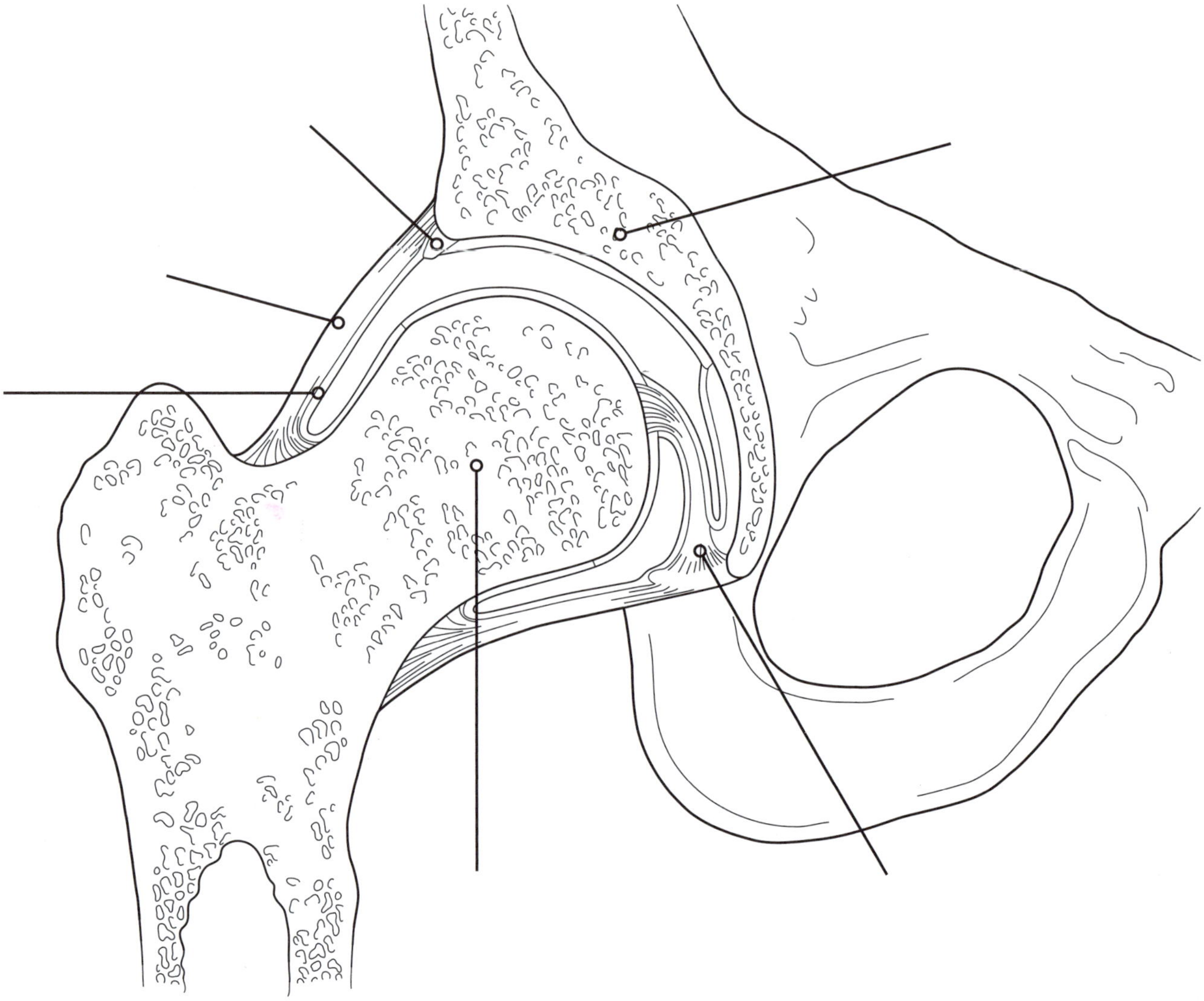

Ligamentos de la articulación de la cadera

La articulación de la cadera está rodeada y protegida por una densa cápsula fibrosa. La cápsula es flexible y permite varios movimientos, y está reforzada por varios ligamentos de gran resistencia.

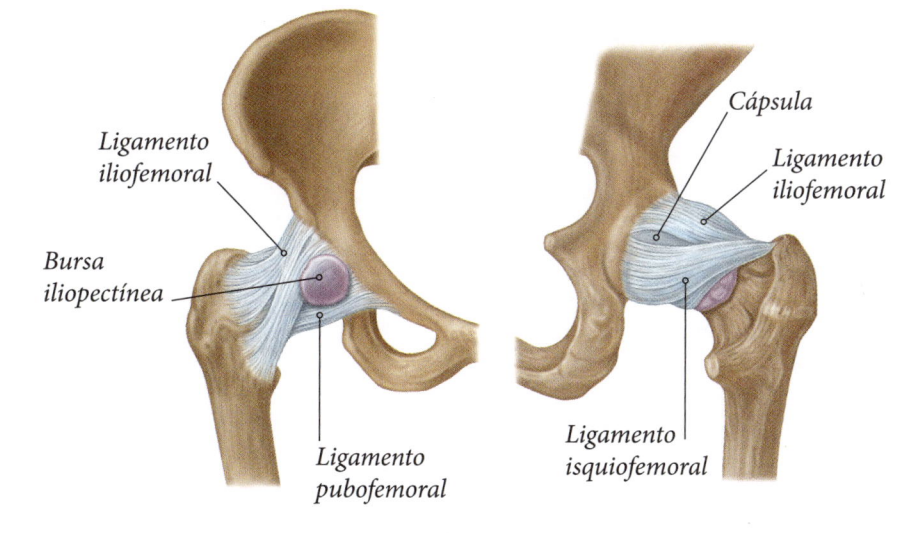

Ligamento iliofemoral

Bursa iliopectínea

Ligamento pubofemoral

Cápsula

Ligamento iliofemoral

Ligamento isquiofemoral

VISTA ANTERIOR

VISTA POSTERIOR

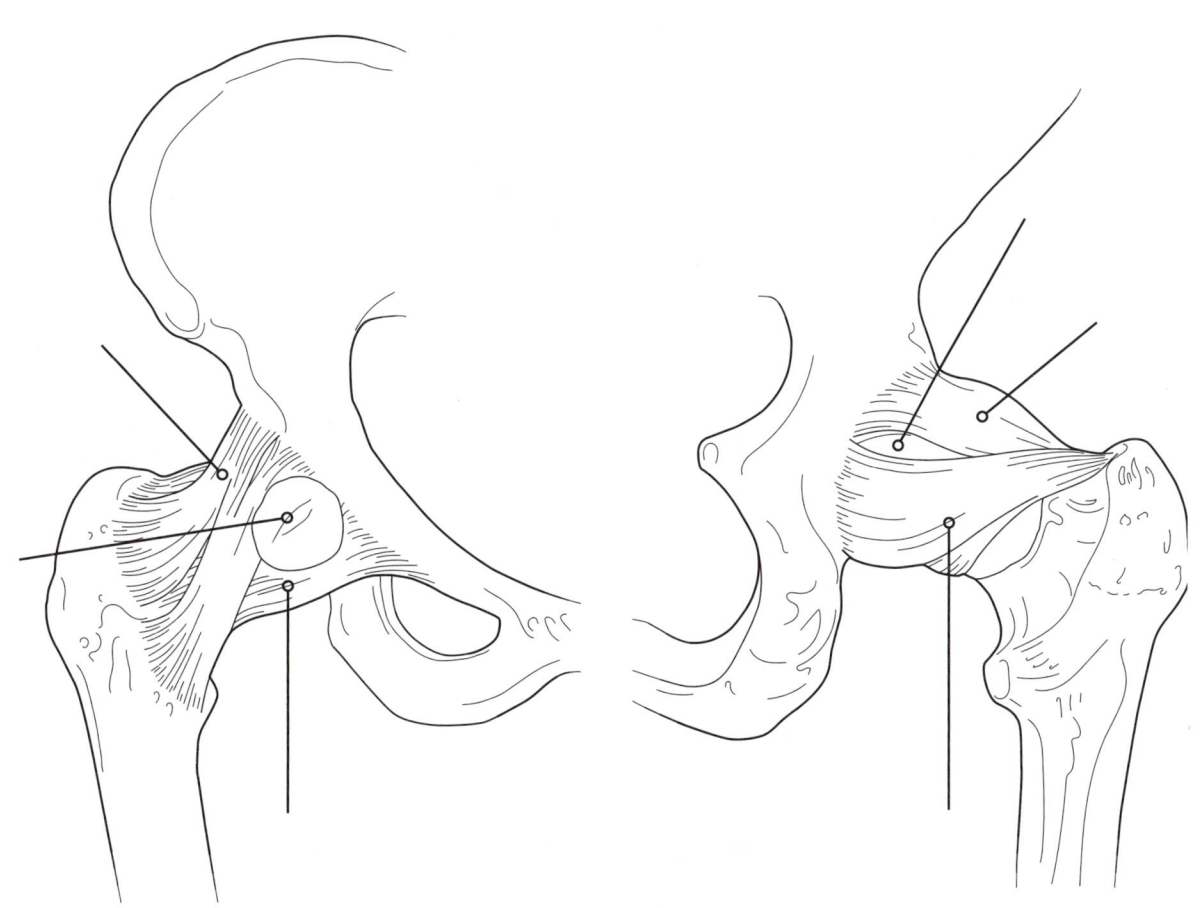

Fémur

El fémur, en el muslo, es el hueso más largo y pesado del cuerpo. Con una longitud aproximada de 45 cm en los varones adultos, el fémur constituye cerca de una cuarta parte de la estatura total de una persona.

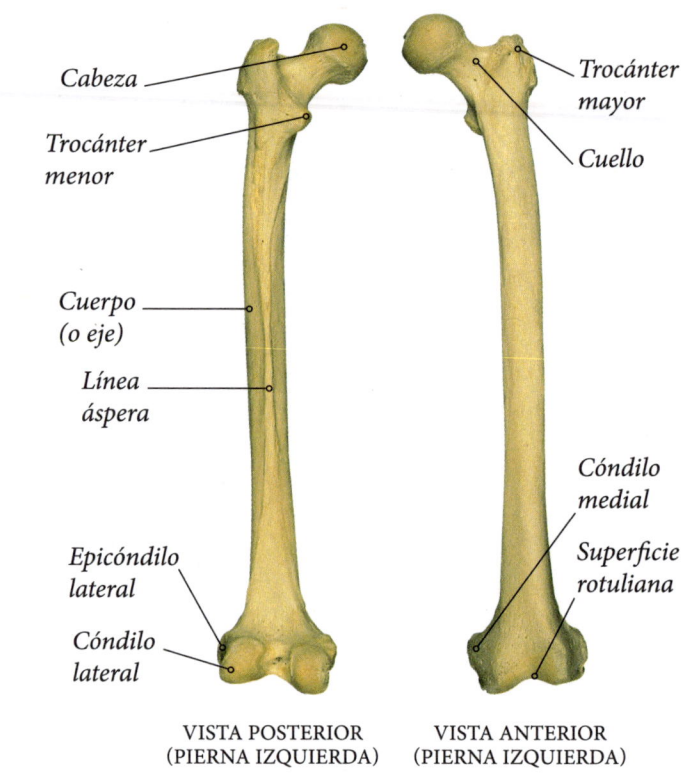

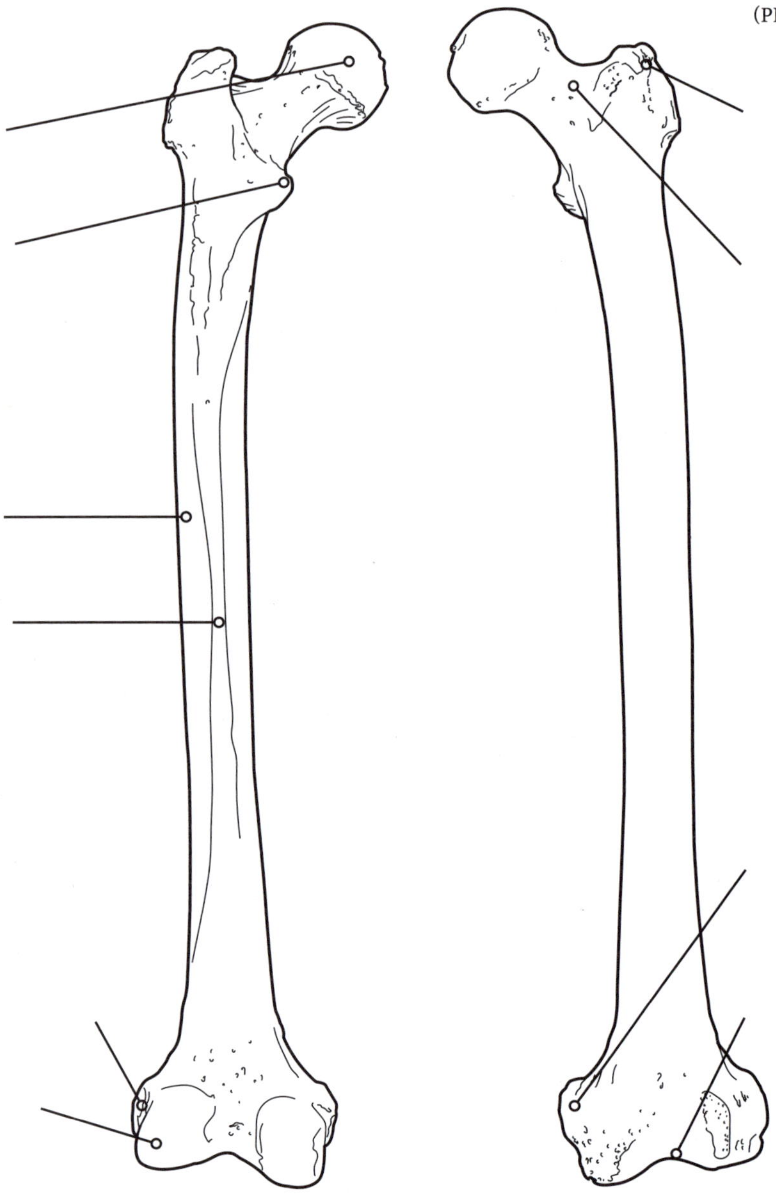

Cabeza

Trocánter menor

Trocánter mayor

Cuello

Cuerpo (o eje)

Línea áspera

Cóndilo medial

Superficie rotuliana

Epicóndilo lateral

Cóndilo lateral

VISTA POSTERIOR
(PIERNA IZQUIERDA)

VISTA ANTERIOR
(PIERNA IZQUIERDA)

Inserciones musculares del fémur

El fémur es un hueso muy fuerte que ofrece lugares de inserción para muchos de los músculos de locomoción de la articulación de la cadera y las piernas.

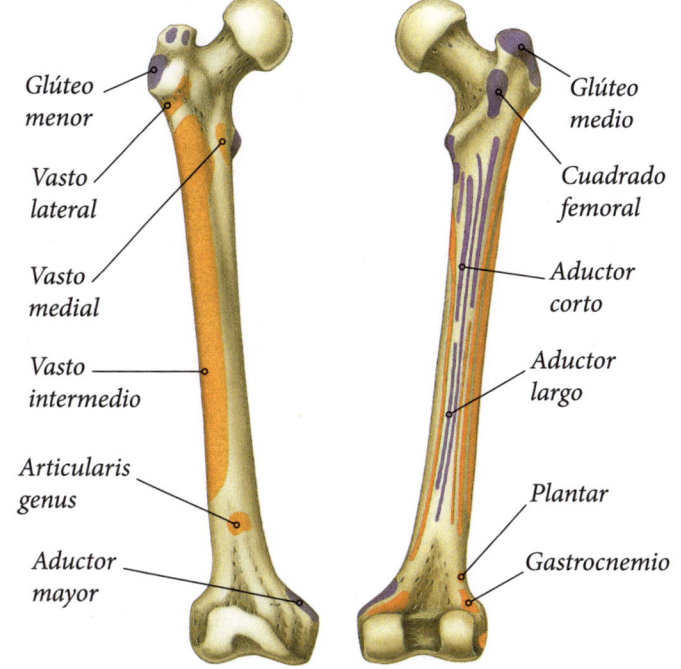

Glúteo menor

Vasto lateral

Vasto medial

Vasto intermedio

Articularis genus

Aductor mayor

Glúteo medio

Cuadrado femoral

Aductor corto

Aductor largo

Plantar

Gastrocnemio

VISTA ANTERIOR   VISTA POSTERIOR

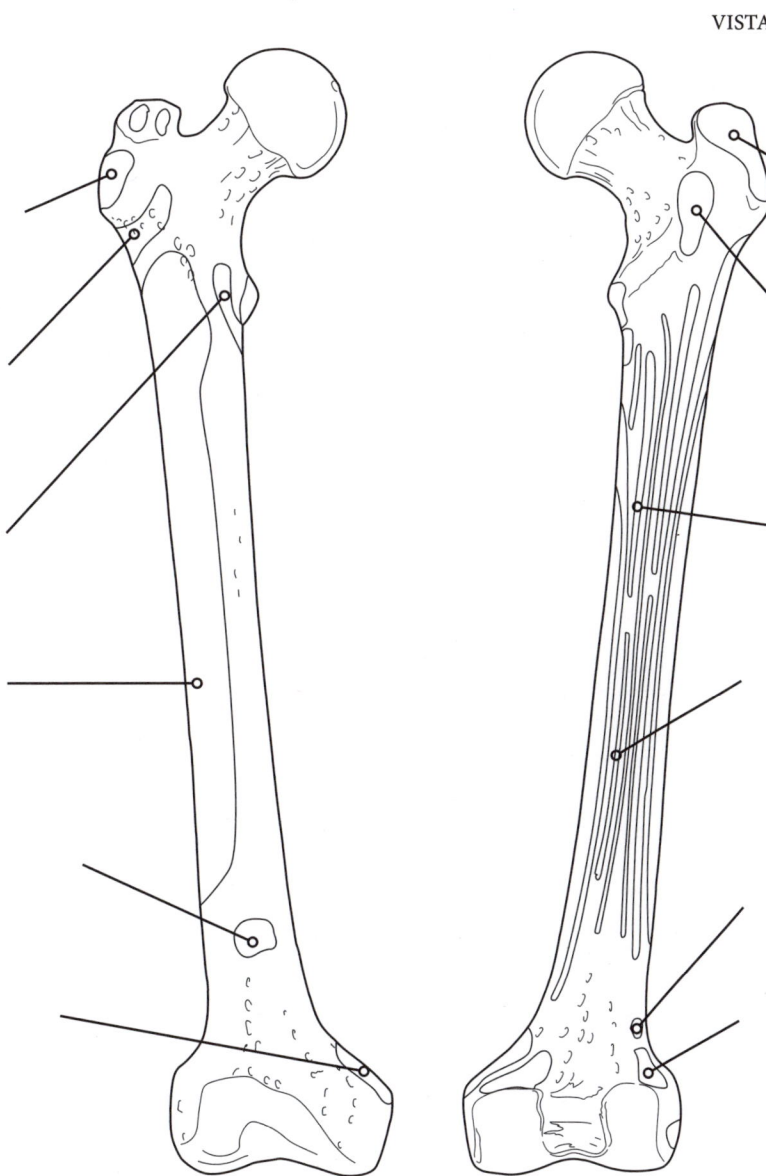

Tibia y peroné

La tibia y el peroné forman juntos el soporte de la parte inferior de la pierna. La tibia es mucho más grande y fuerte que el peroné, ya que debe soportar el peso del cuerpo.

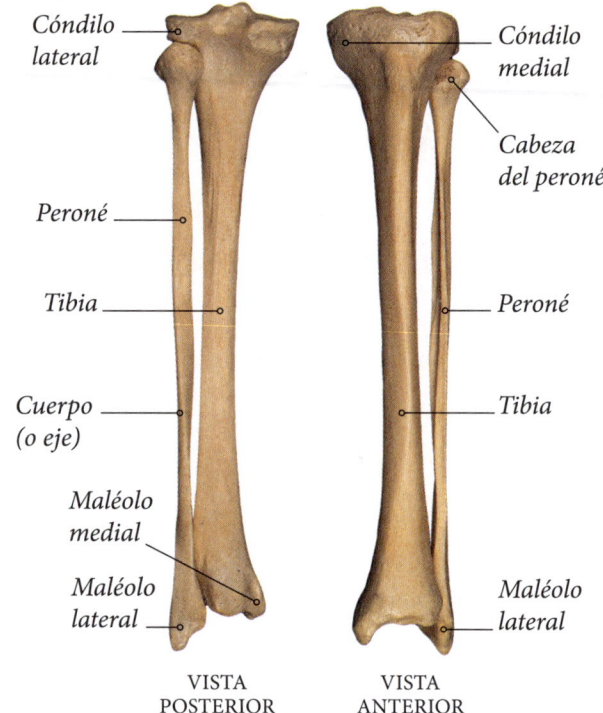

Cóndilo lateral

Cóndilo medial

Cabeza del peroné

Peroné

Peroné

Tibia

Tibia

Cuerpo (o eje)

Maléolo medial

Maléolo lateral

Maléolo lateral

VISTA POSTERIOR

VISTA ANTERIOR

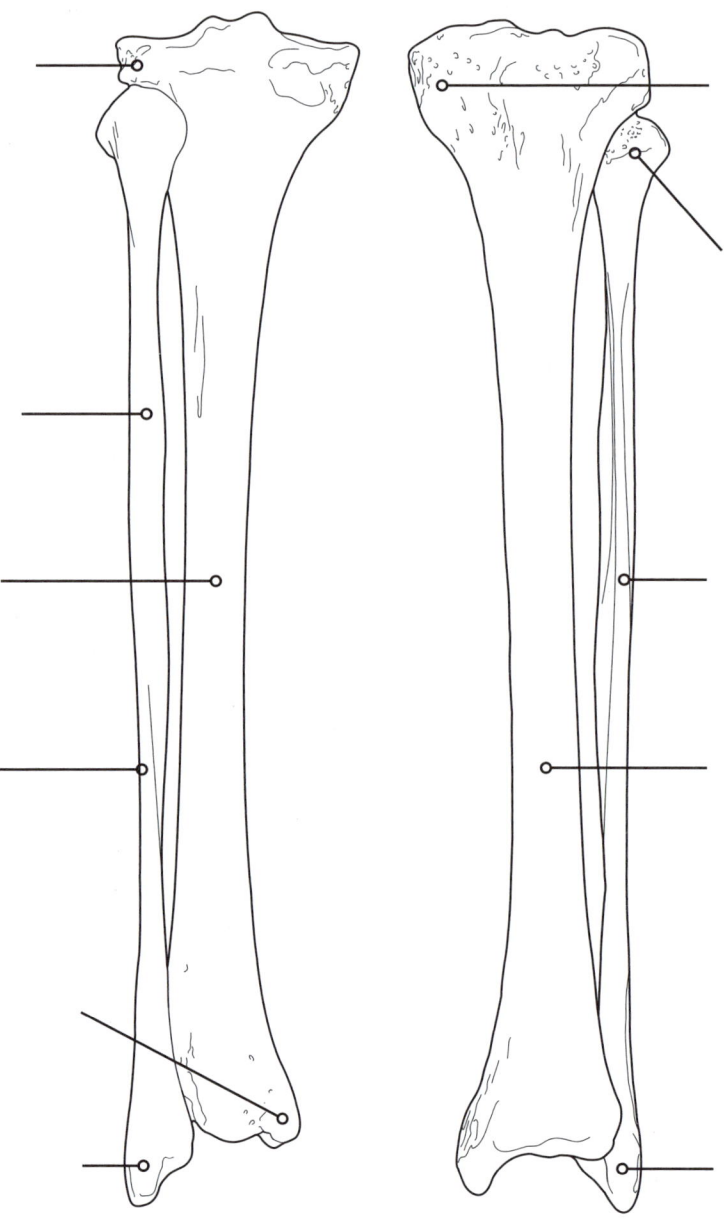

Ligamentos de tibia y peroné

Los ligamentos que rodean la tibia y el peroné unen ambos huesos entre sí y con los demás huesos de la pierna con los que se articulan.

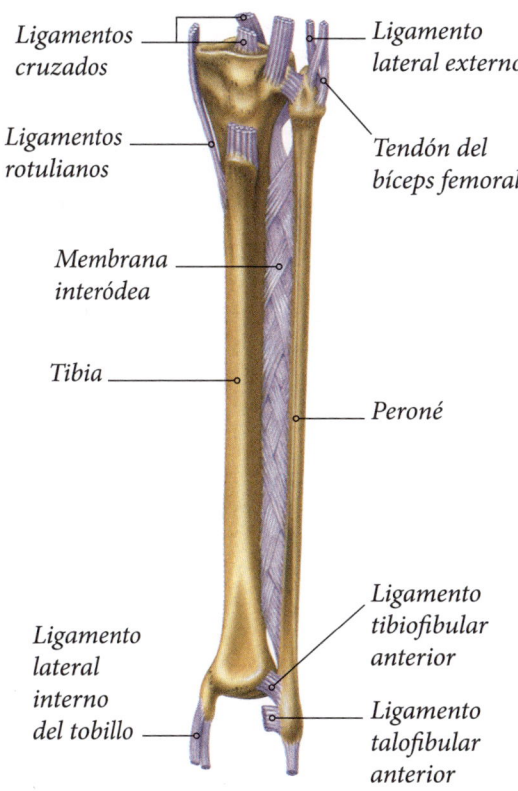

Ligamentos cruzados

Ligamento lateral externo

Ligamentos rotulianos

Tendón del bíceps femoral

Membrana interódea

Tibia

Peroné

Ligamento lateral interno del tobillo

Ligamento tibiofibular anterior

Ligamento talofibular anterior

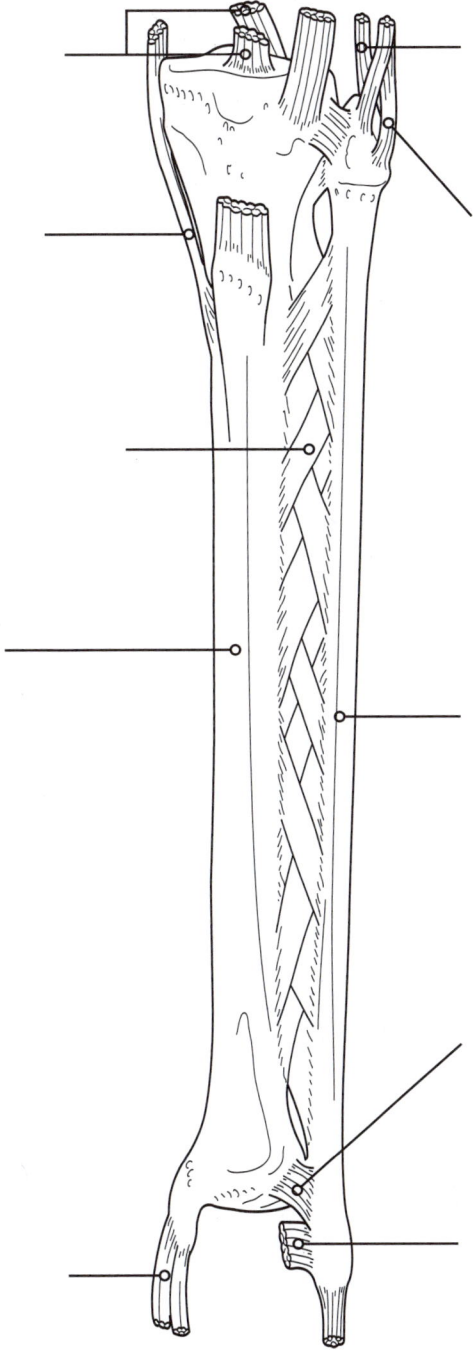

Articulación de rodilla y rótula

La rodilla es la articulación entre el extremo del fémur y la parte superior de la tibia. Delante de la rodilla se encuentra la rótula, cuya superficie convexa puede palparse fácilmente bajo la piel.

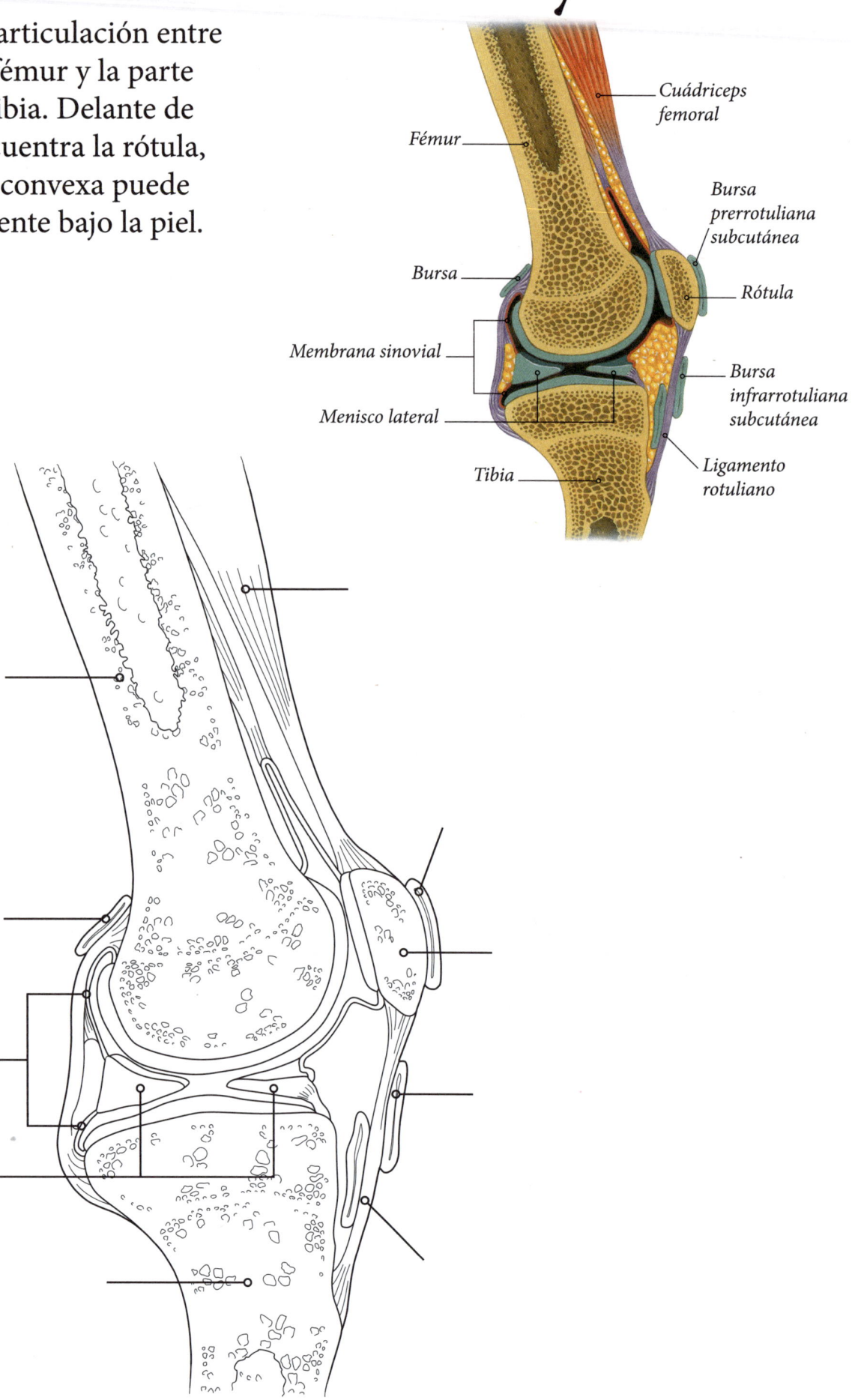

Cuádriceps femoral

Fémur

Bursa prerrotuliana subcutánea

Bursa

Rótula

Membrana sinovial

Bursa infrarrotuliana subcutánea

Menisco lateral

Ligamento rotuliano

Tibia

Interior de la rodilla: los meniscos

Los meniscos son placas en forma de media luna de fibrocartílago resistente que se encuentran en la superficie articular de la tibia. Actúan como amortiguadores dentro de la rodilla e impiden el movimiento lateral del fémur.

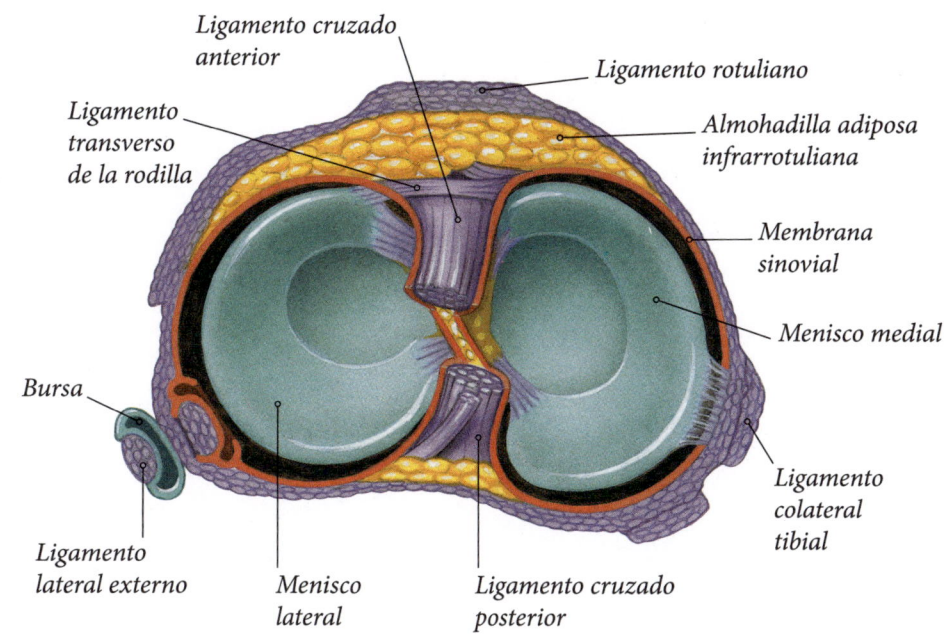

Ligamento cruzado anterior

Ligamento rotuliano

Ligamento transverso de la rodilla

Almohadilla adiposa infrarrotuliana

Membrana sinovial

Menisco medial

Bursa

Ligamento colateral tibial

Ligamento lateral externo

Menisco lateral

Ligamento cruzado posterior

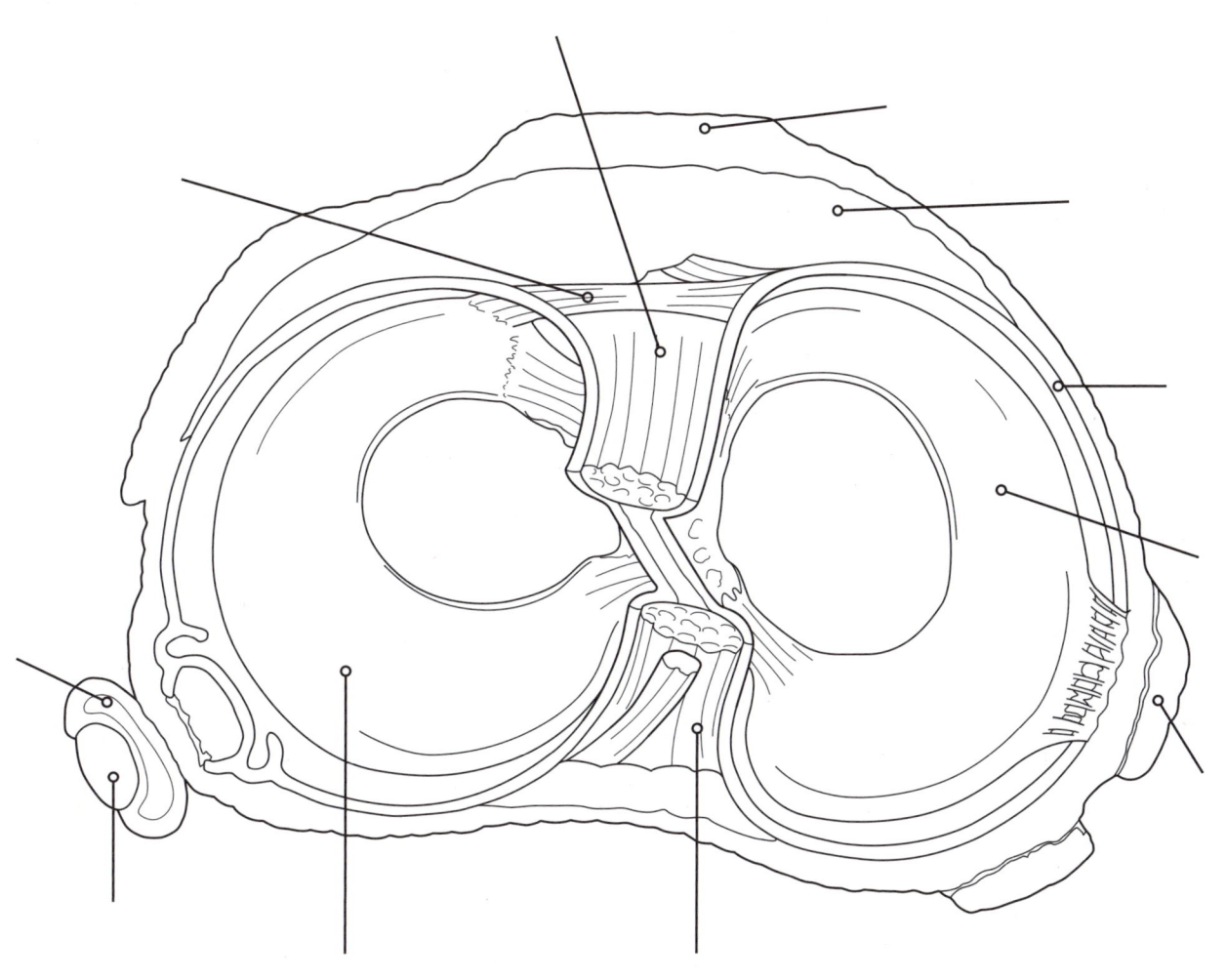

Ligamentos de la rodilla

La articulación de la rodilla está solo en parte rodeada de una cápsula y depende de los ligamentos para su estabilidad. Las bursas se sitúan alrededor de la rodilla y permiten un movimiento suave y sin traumas.

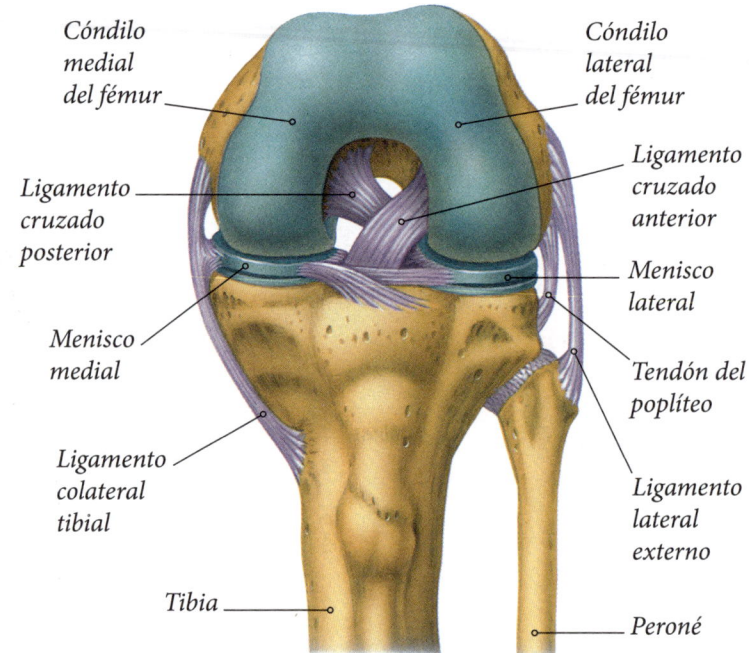

Cóndilo medial del fémur

Cóndilo lateral del fémur

Ligamento cruzado posterior

Ligamento cruzado anterior

Menisco lateral

Menisco medial

Tendón del poplíteo

Ligamento colateral tibial

Ligamento lateral externo

Tibia

Peroné

VISTA ANTERIOR DE LA RODILLA IZQUIERDA FLEXIONADA

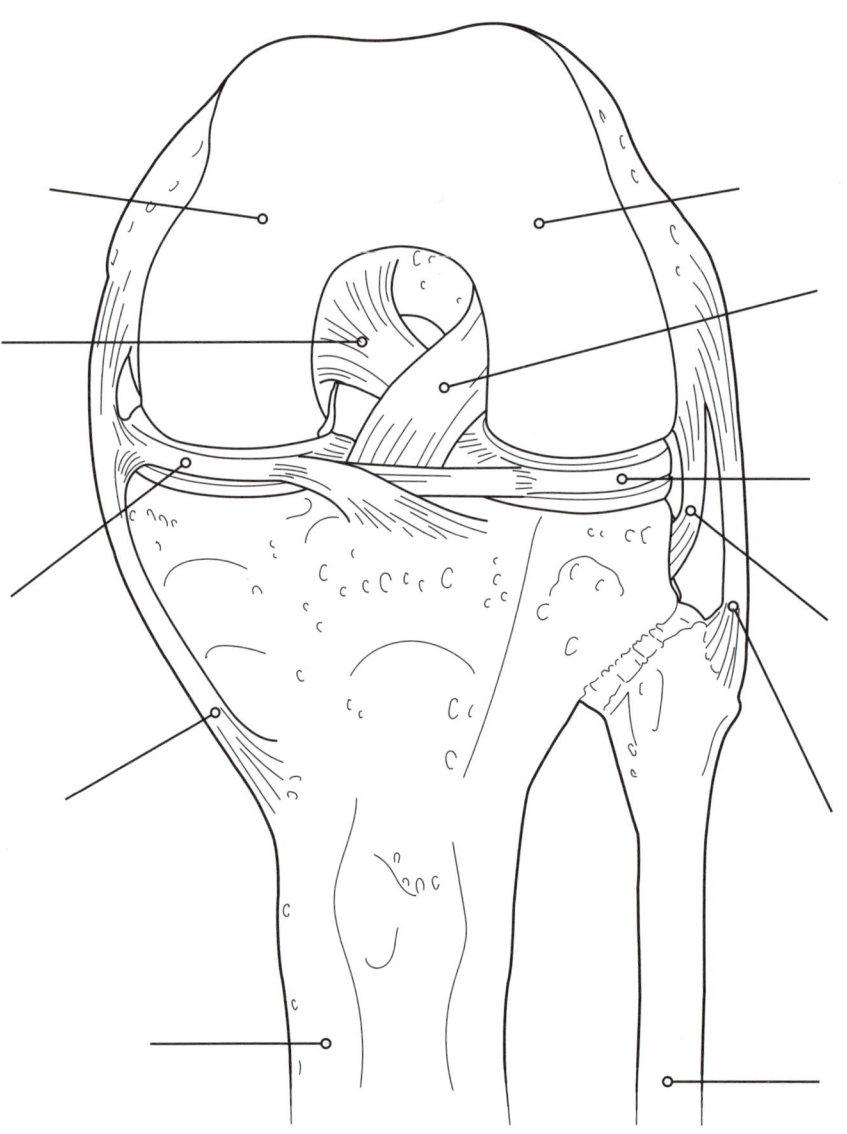

Bursas de la rodilla

Las bursas de la rodilla son pequeños sacos llenos de líquido sinovial. Protegen las estructuras del interior de la rodilla y reducen la fricción, ya que se deslizan unas sobre otras cuando la articulación se mueve.

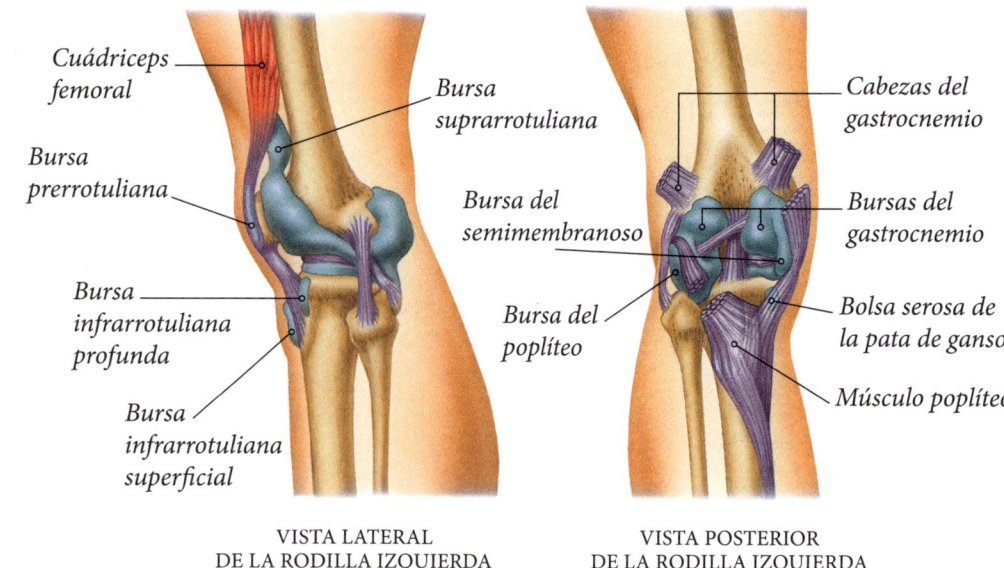

Cuádriceps femoral

Bursa prerrotuliana

Bursa infrarrotuliana profunda

Bursa infrarrotuliana superficial

Bursa suprarrotuliana

Cabezas del gastrocnemio

Bursa del semimembranoso

Bursas del gastrocnemio

Bursa del poplíteo

Bolsa serosa de la pata de ganso

Músculo poplíteo

VISTA LATERAL
DE LA RODILLA IZQUIERDA

VISTA POSTERIOR
DE LA RODILLA IZQUIERDA

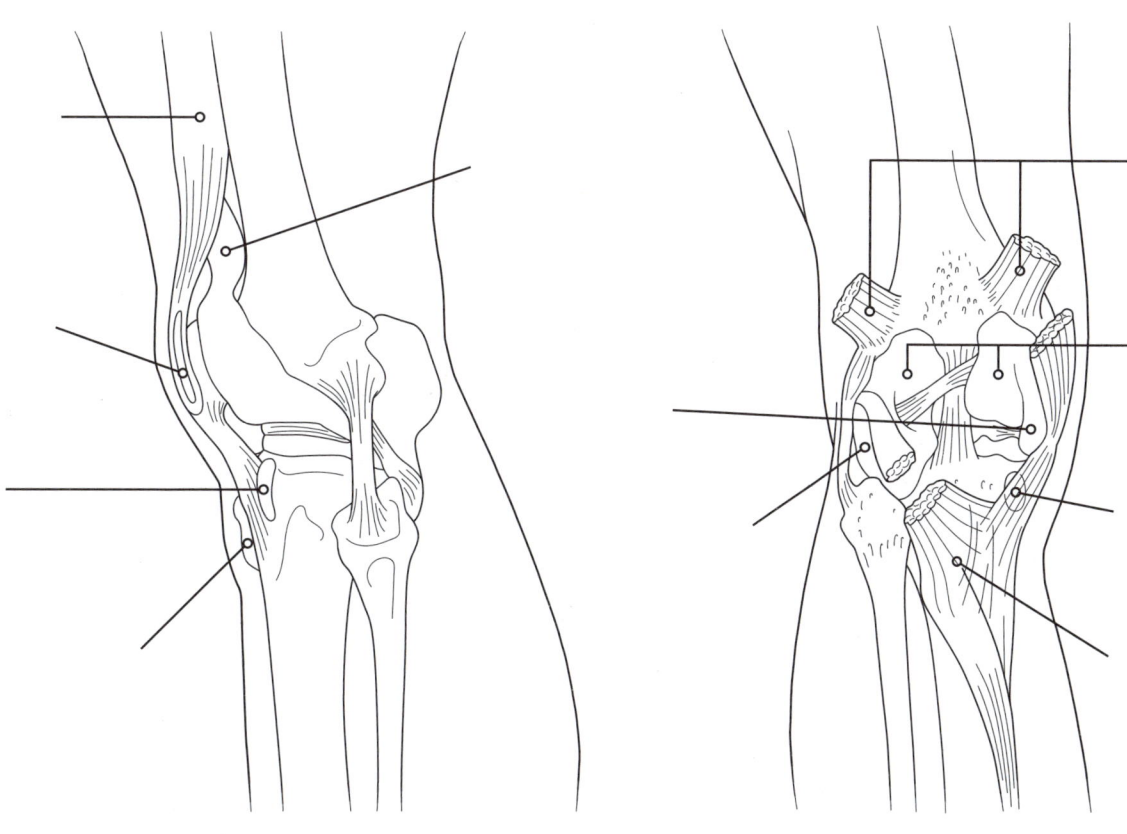

Músculos del muslo

El muslo está compuesto principalmente por grupos de músculos largos que sirven para mover la cadera y la articulación de la rodilla. Los músculos que realizan los movimientos del muslo están entre los más potentes del cuerpo.

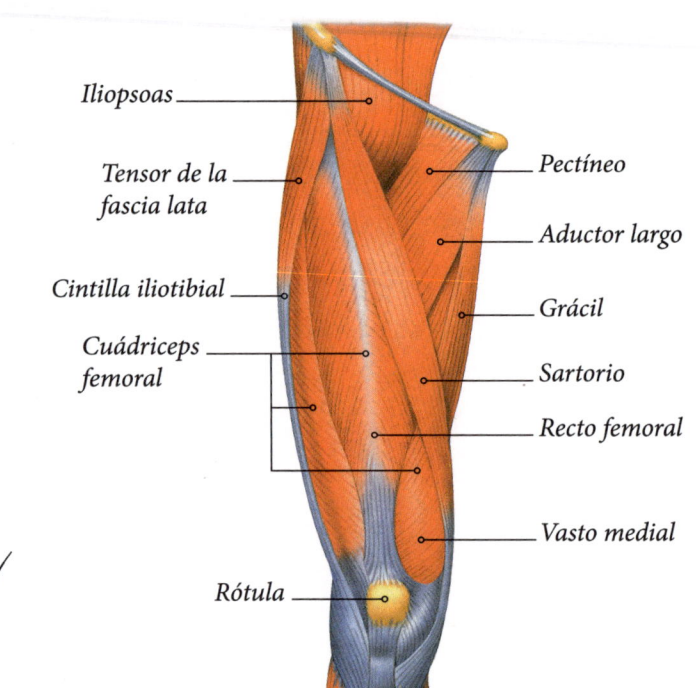

Iliopsoas

Tensor de la fascia lata

Cintilla iliotibial

Cuádriceps femoral

Rótula

Pectíneo

Aductor largo

Grácil

Sartorio

Recto femoral

Vasto medial

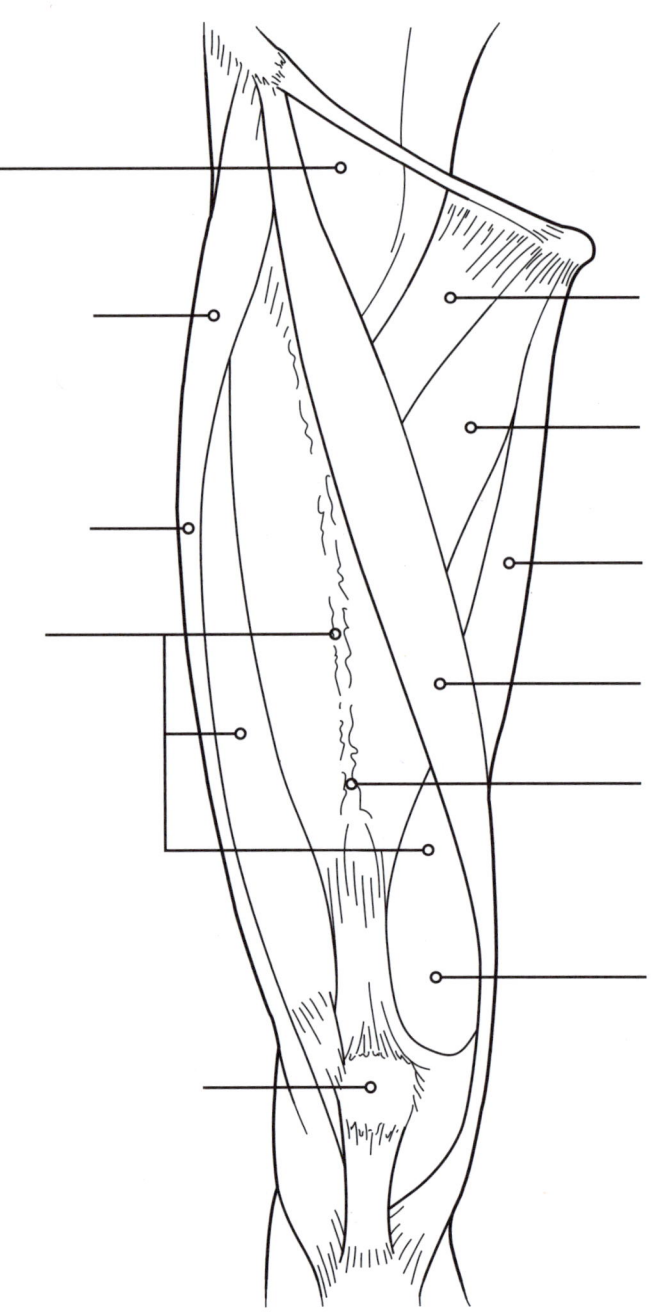

Músculos de la pantorrilla

Hay tres grupos de músculos en la parte inferior de la pierna. Dependiendo de dónde se encuentren, sujetan y flexionan el tobillo y el pie, extienden los dedos y ayudan a levantar el peso del cuerpo en el talón.

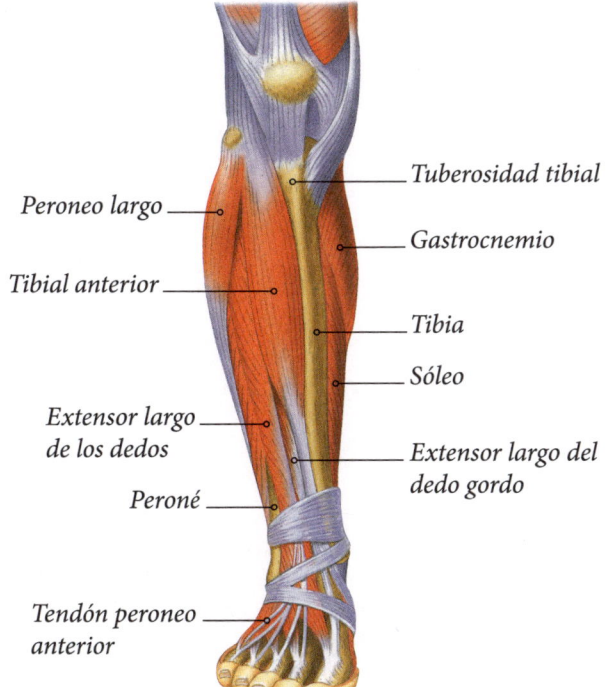

Peroneo largo

Tibial anterior

Extensor largo de los dedos

Peroné

Tendón peroneo anterior

Tuberosidad tibial

Gastrocnemio

Tibia

Sóleo

Extensor largo del dedo gordo

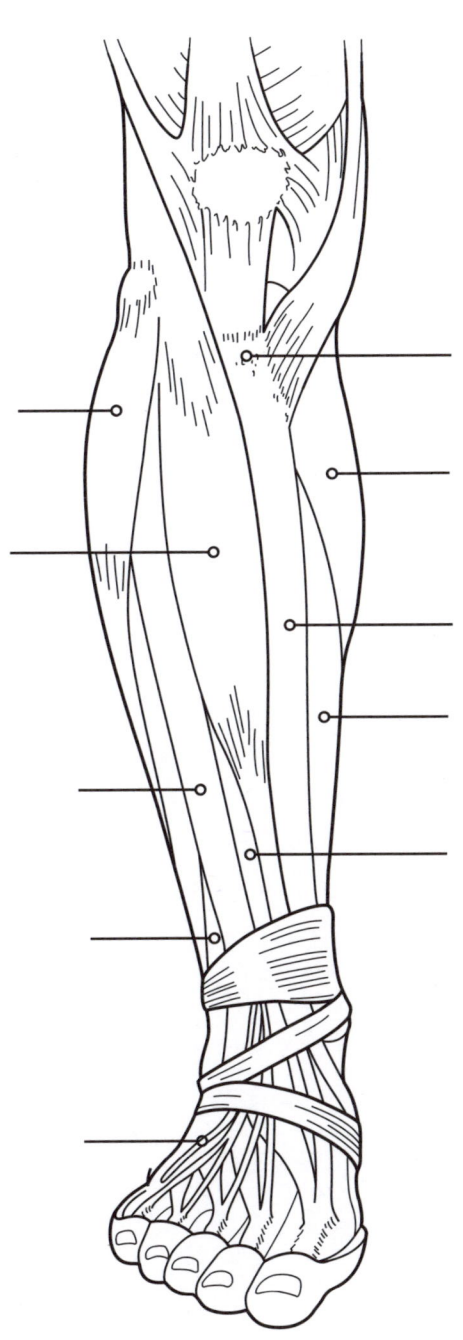

Músculos posteriores de la pantorrilla

El grupo posterior de músculos de la parte inferior de la pierna forma la pantorrilla. En conjunto, estos músculos son fuertes y voluminosos, lo que les permite trabajar juntos para flexionar el pie y soportar el peso del cuerpo.

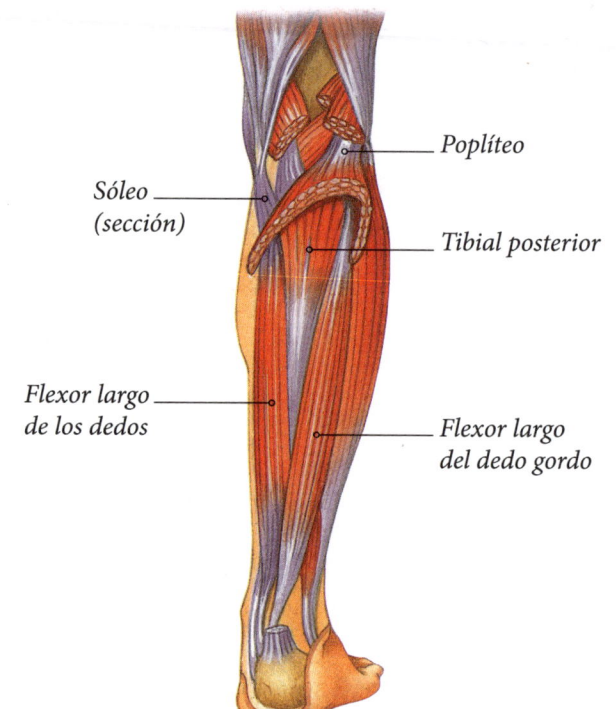

Sóleo (sección)

Poplíteo

Tibial posterior

Flexor largo de los dedos

Flexor largo del dedo gordo

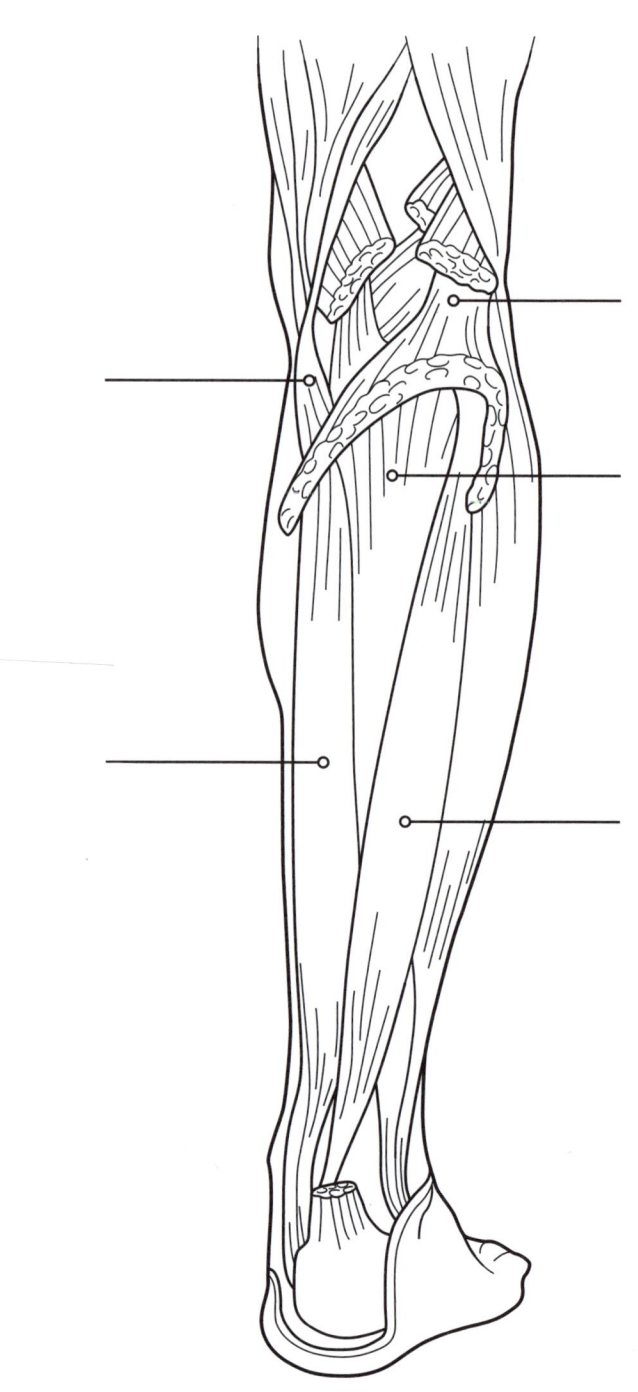

Arterias de la pierna

La extremidad inferior está irrigada
por una serie de arterias que nacen de
la arteria ilíaca externa de la pelvis.
Estas arterias bajan por la pierna y se
ramifican hasta llegar a los músculos,
los huesos, las articulaciones y la piel.

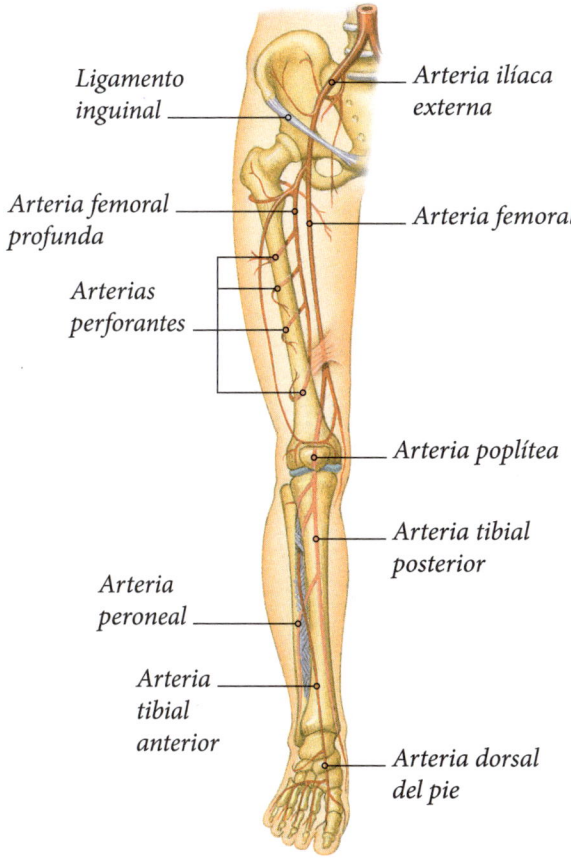

Ligamento inguinal

Arteria ilíaca externa

Arteria femoral profunda

Arteria femoral

Arterias perforantes

Arteria poplítea

Arteria tibial posterior

Arteria peroneal

Arteria tibial anterior

Arteria dorsal del pie

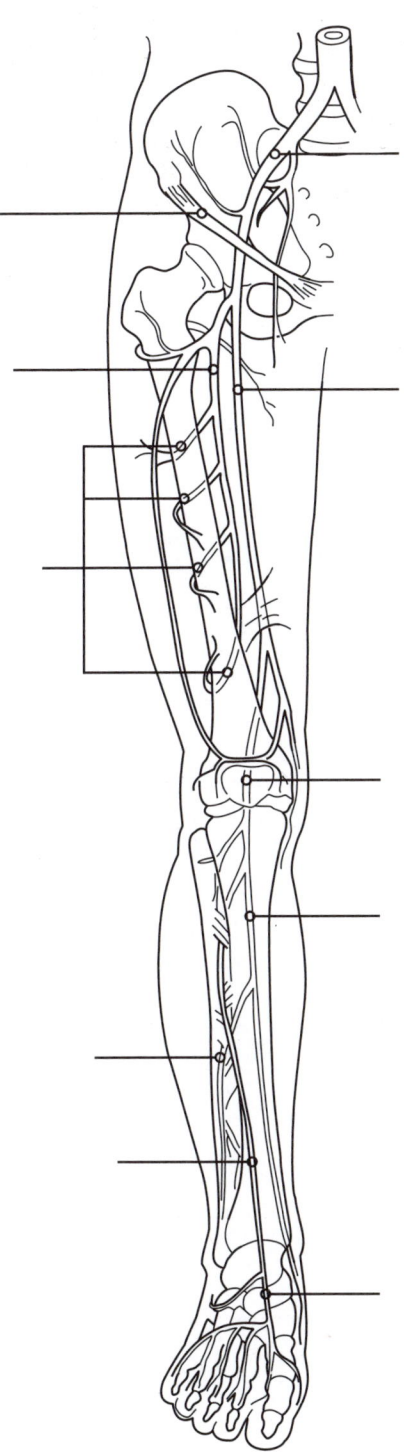

Arterias del pie

En un patrón similar al de la mano, las pequeñas arterias del pie forman arcos que se interconectan, dando lugar a ramas a cada lado de los dedos. Las ramificaciones de las arterias aportan a la planta del pie un abundante riego sanguíneo.

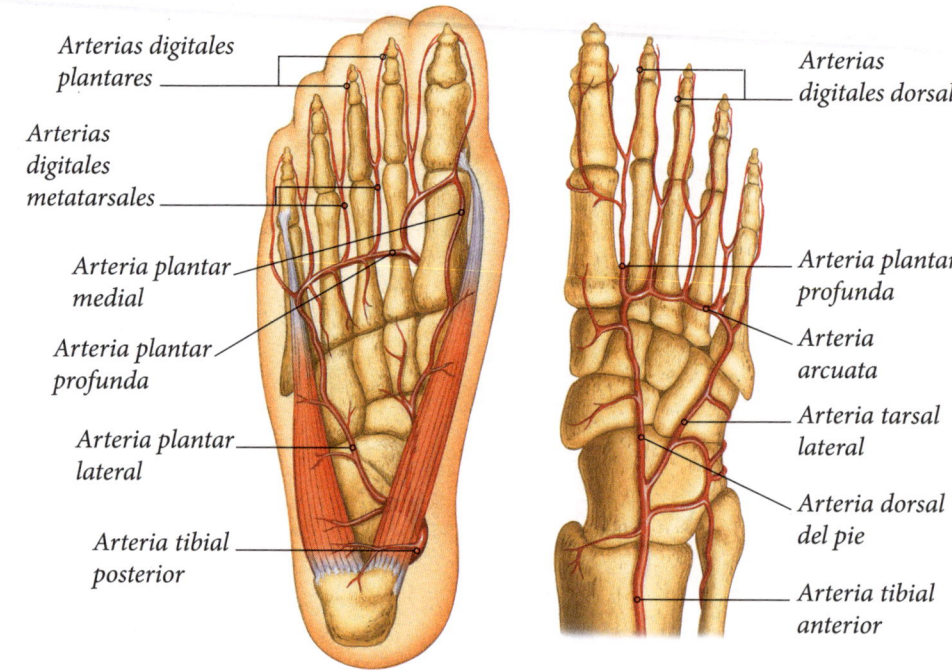

Arterias digitales plantares

Arterias digitales metatarsales

Arteria plantar medial

Arteria plantar profunda

Arteria plantar lateral

Arteria tibial posterior

Arterias digitales dorsales

Arteria plantar profunda

Arteria arcuata

Arteria tarsal lateral

Arteria dorsal del pie

Arteria tibial anterior

PLANTA DEL PIE

EMPEINE DEL PIE

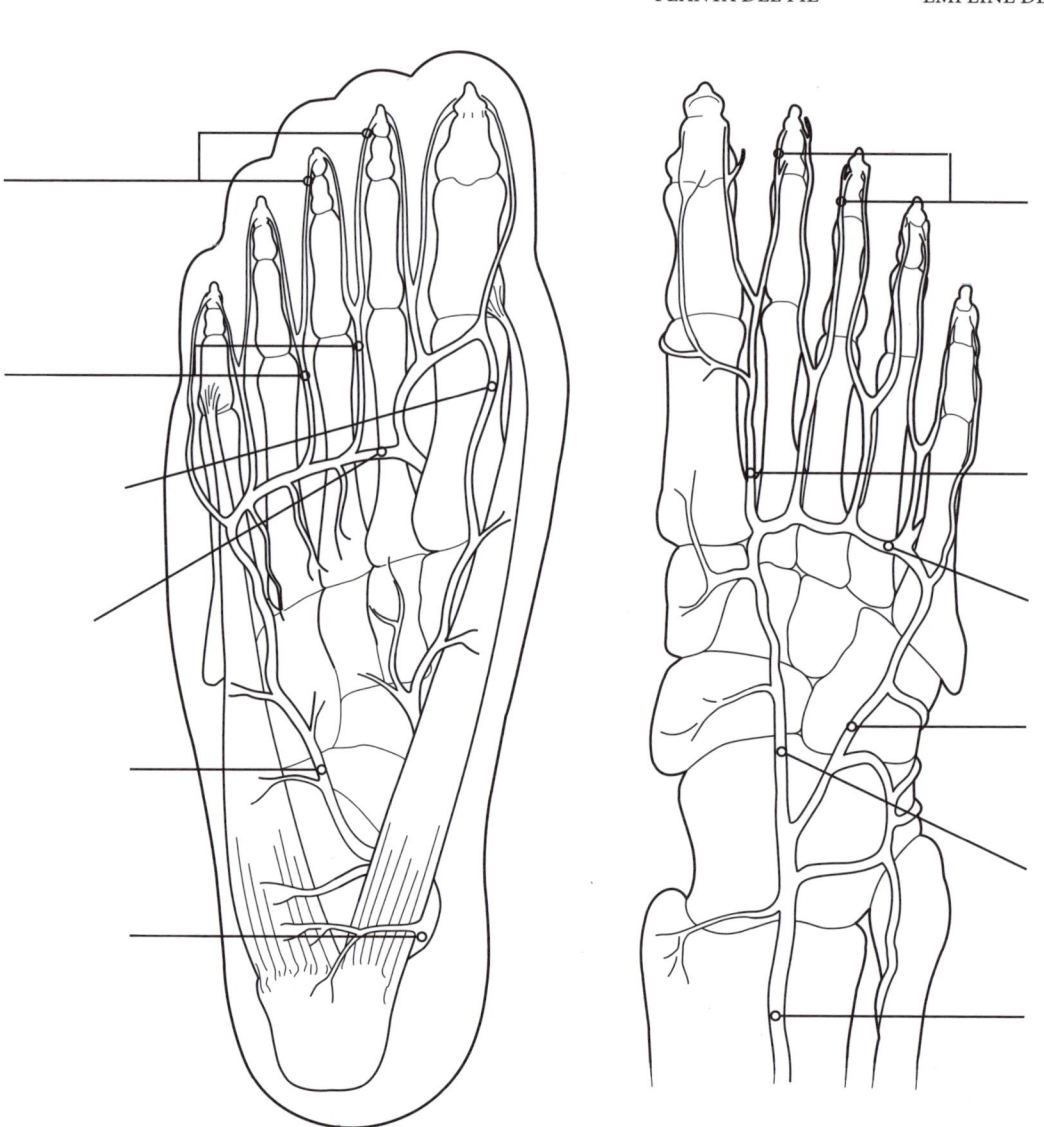

Venas de la pierna

Distintas venas recorren la
extremidad inferior y se dividen en
dos grupos, superficiales y profundas.
Las venas perforantes conectan los
dos grupos de venas.

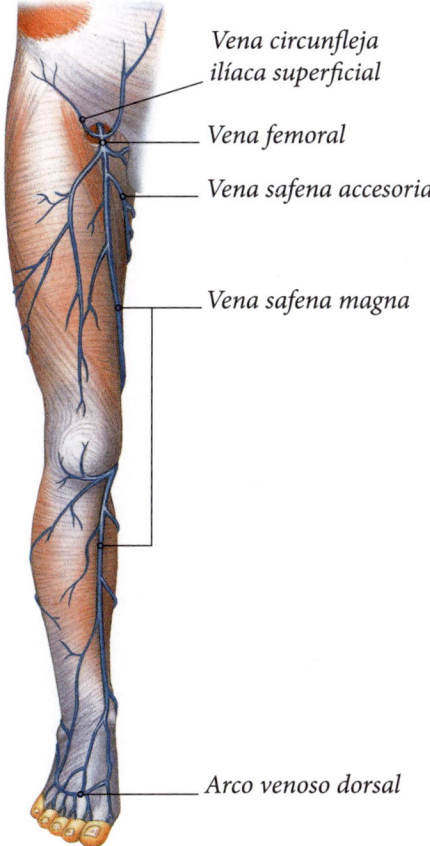

*Vena circunfleja
ilíaca superficial*

Vena femoral

Vena safena accesoria

Vena safena magna

Arco venoso dorsal

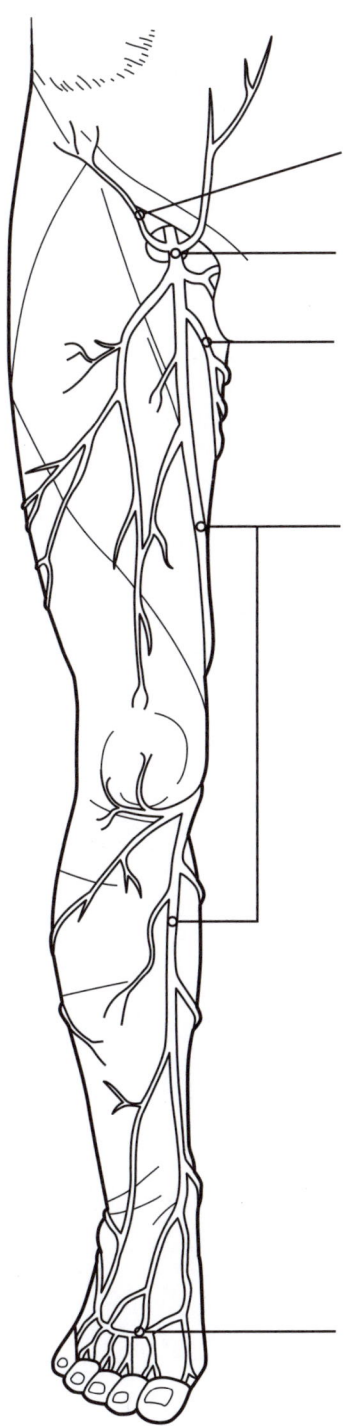

Venas profundas de la pierna

Las venas profundas de la pierna
siguen el dibujo de las arterias, a
las que acompañan a lo largo de su
recorrido. Además de drenar la sangre
venosa de los tejidos de la pierna, las
venas profundas reciben sangre de
las superficiales a través de las venas
perforantes.

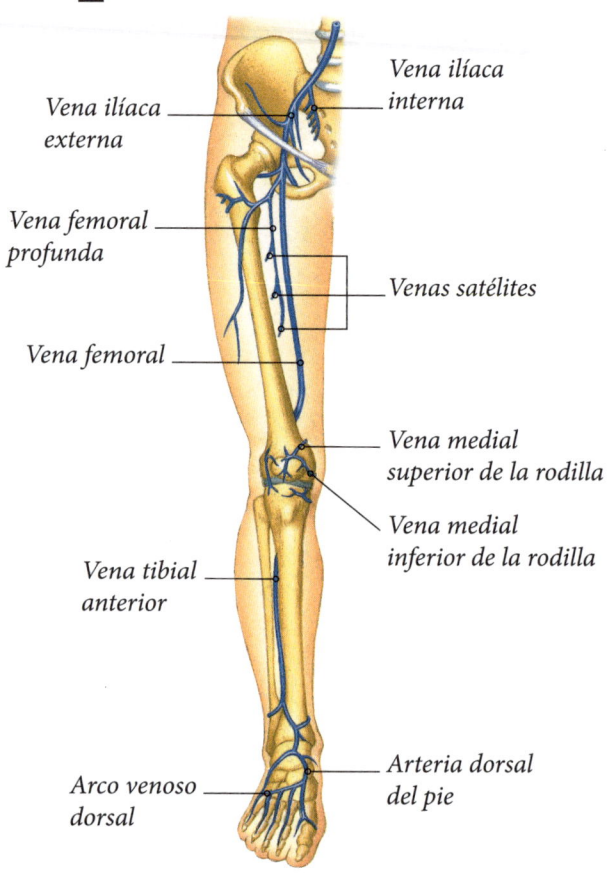

Vena ilíaca
externa

Vena ilíaca
interna

Vena femoral
profunda

Venas satélites

Vena femoral

Vena medial
superior de la rodilla

Vena medial
inferior de la rodilla

Vena tibial
anterior

Arco venoso
dorsal

Arteria dorsal
del pie

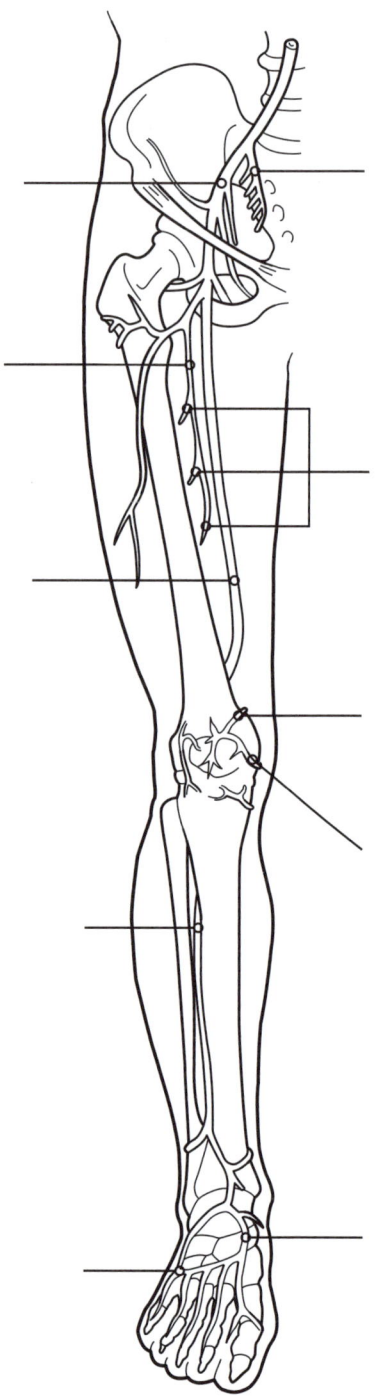

Nervios de la pierna

El nervio principal de la pierna –el nervio ciático– es el mayor del cuerpo. Sus ramas inervan los músculos de la cadera, muchos de los del muslo y todos los de la parte inferior de la pierna y el pie.

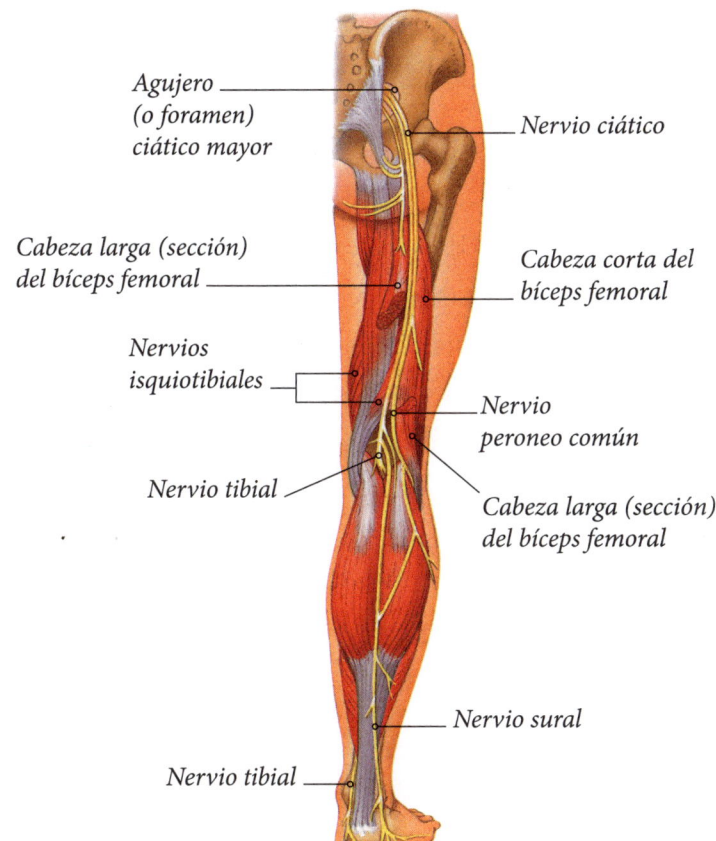

Agujero (o foramen) ciático mayor

Nervio ciático

Cabeza larga (sección) del bíceps femoral

Cabeza corta del bíceps femoral

Nervios isquiotibiales

Nervio peroneo común

Nervio tibial

Cabeza larga (sección) del bíceps femoral

Nervio sural

Nervio tibial

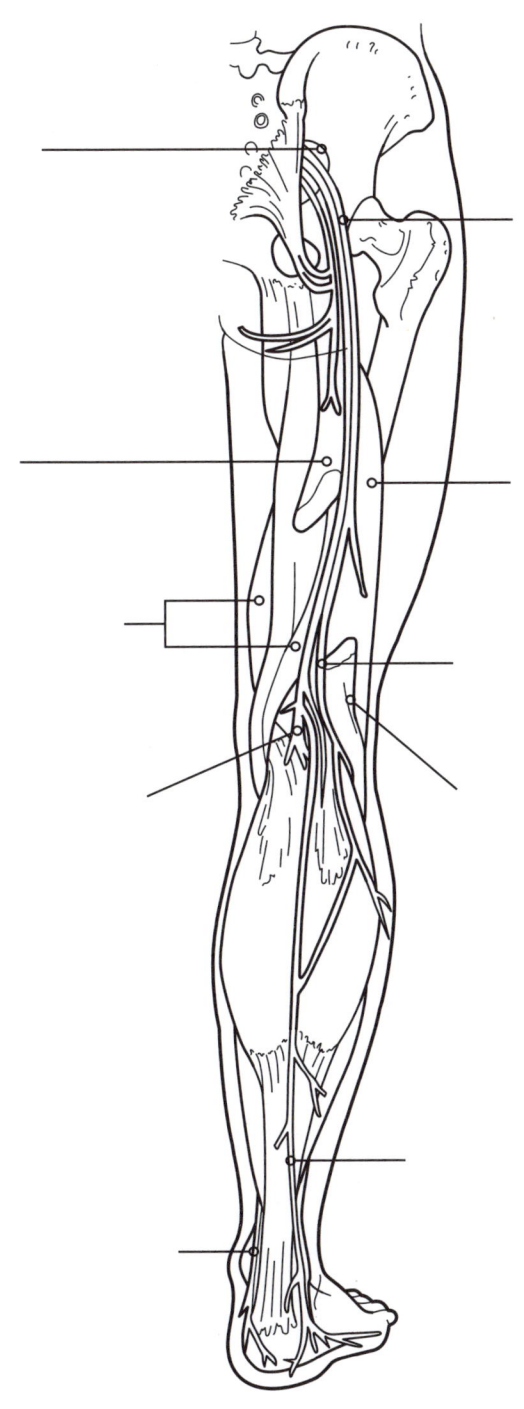

Ramas terminales del nervio ciático

El nervio ciático se divide en dos ramas terminales: el nervio peroneo común y el nervio tibial. El nervio peroneo común inerva la parte anterior de la pierna, mientras que el nervio tibial inerva los músculos y la piel de la parte posterior.

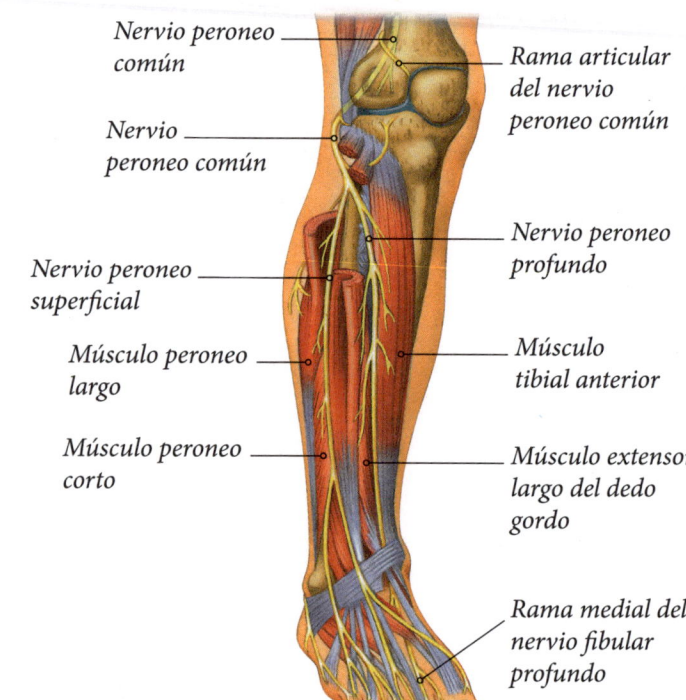

Nervio peroneo común

Rama articular del nervio peroneo común

Nervio peroneo común

Nervio peroneo profundo

Nervio peroneo superficial

Músculo peroneo largo

Músculo tibial anterior

Músculo peroneo corto

Músculo extensor largo del dedo gordo

Rama medial del nervio fibular profundo

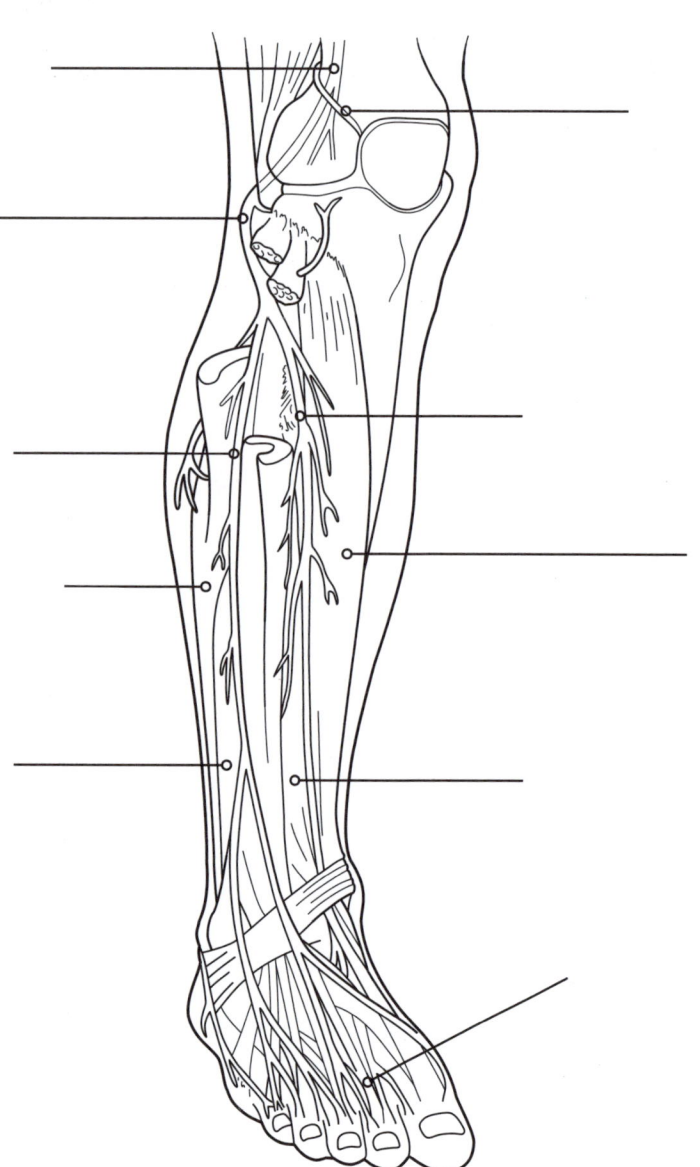

Tobillo

El tobillo es la articulación entre los extremos inferiores de la tibia y el peroné y la superficie superior del hueso grande del pie, el astrágalo. Es un ejemplo de articulación de bisagra.

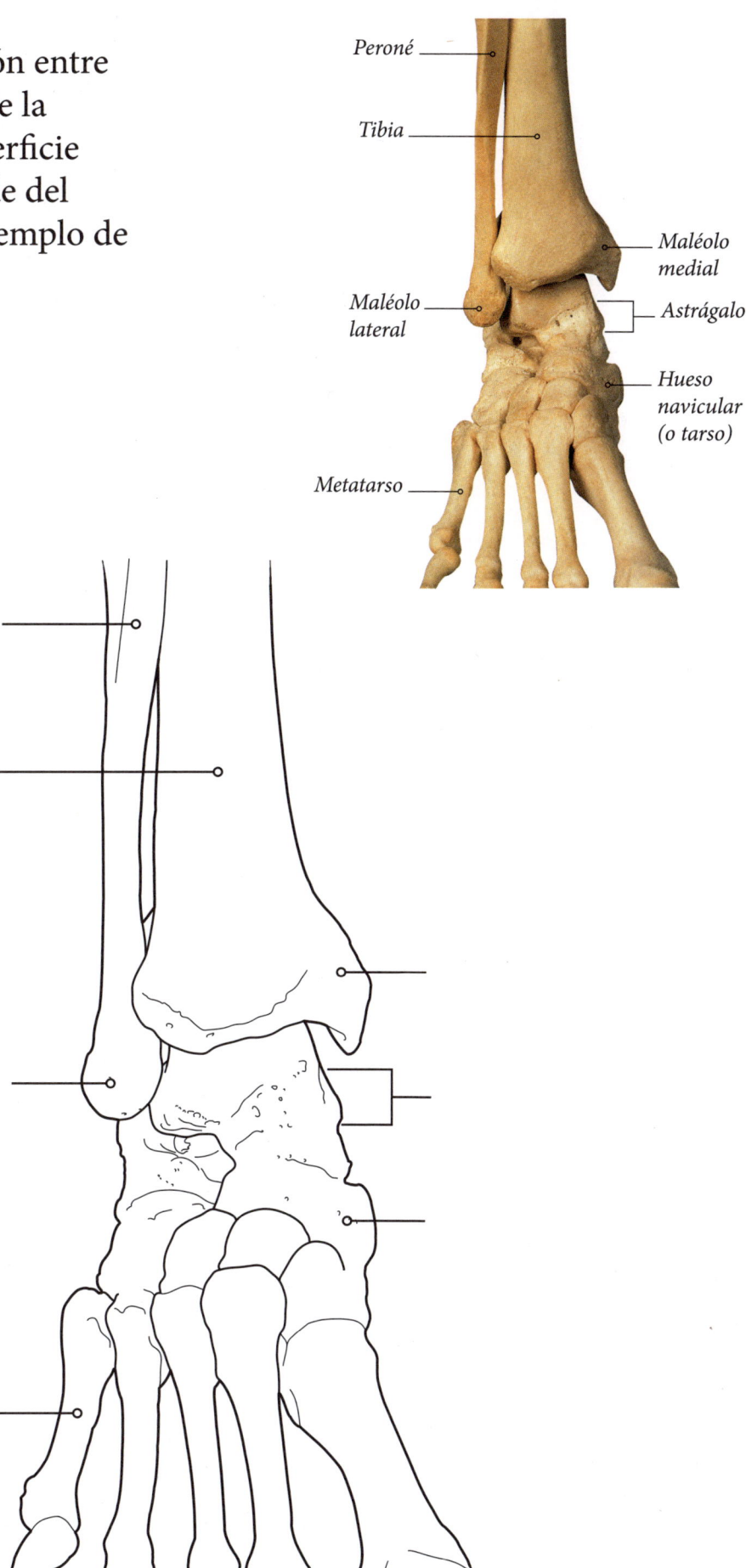

Peroné

Tibia

Maléolo medial

Maléolo lateral

Astrágalo

Hueso navicular (o tarso)

Metatarso

Ligamentos del tobillo

El tobillo está sujeto por firmes ligamentos que ayudan a estabilizar esta importante articulación que soporta el peso del cuerpo.

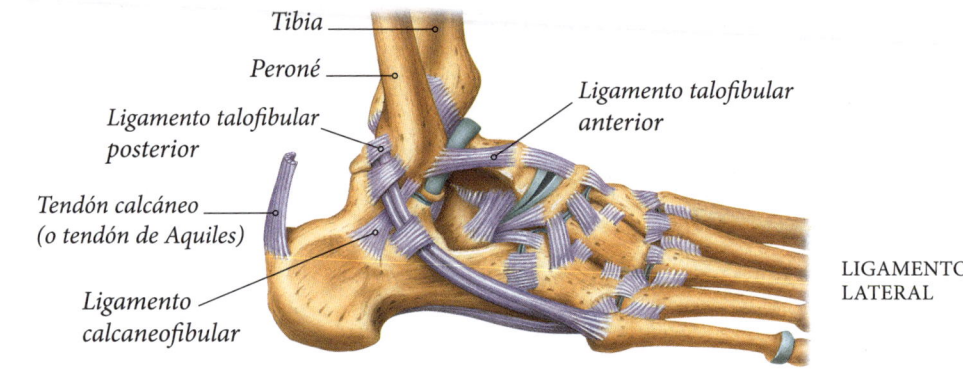

Tibia

Peroné

Ligamento talofibular anterior

Ligamento talofibular posterior

Tendón calcáneo (o tendón de Aquiles)

Ligamento calcaneofibular

LIGAMENTO LATERAL

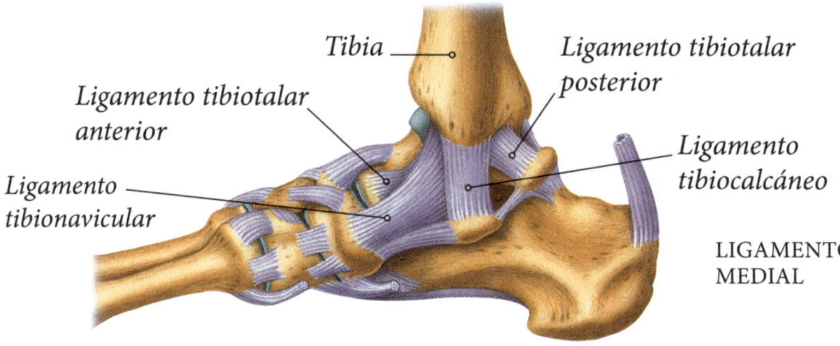

Tibia

Ligamento tibiotalar posterior

Ligamento tibiotalar anterior

Ligamento tibiocalcáneo

Ligamento tibionavicular

LIGAMENTO MEDIAL

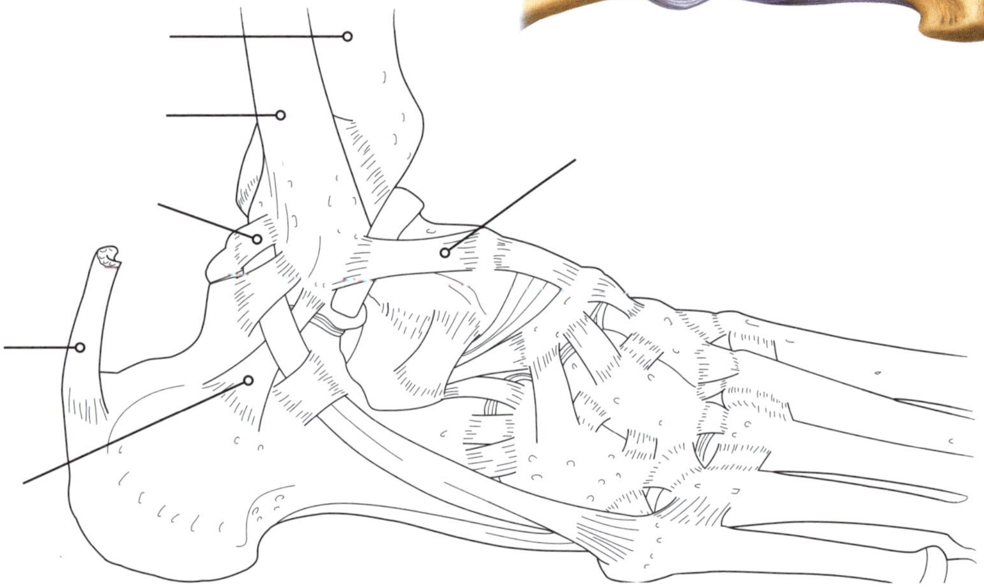

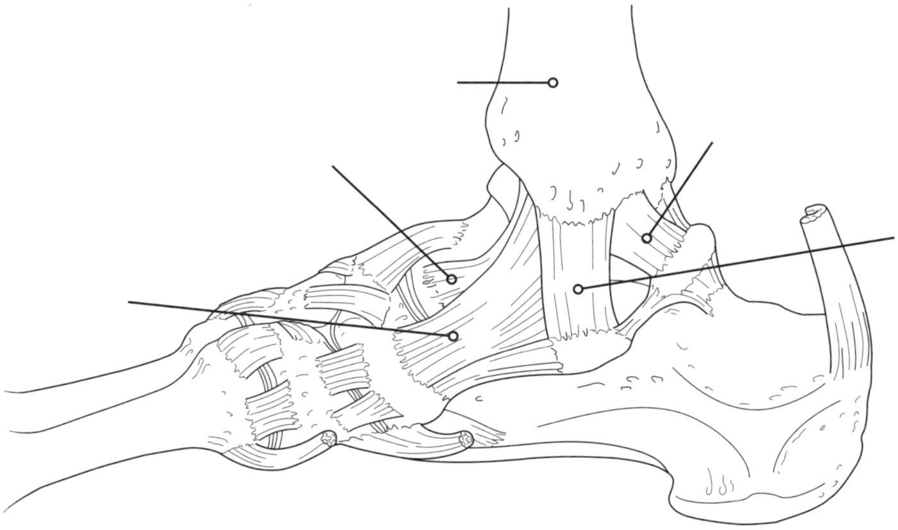

Huesos del pie

El pie humano tiene 26 huesos
en total: siete huesos tarsianos
más grandes e irregulares; cinco
metatarsianos que recorren el
pie a lo largo; y 14 falanges que
forman el armazón de los dedos.

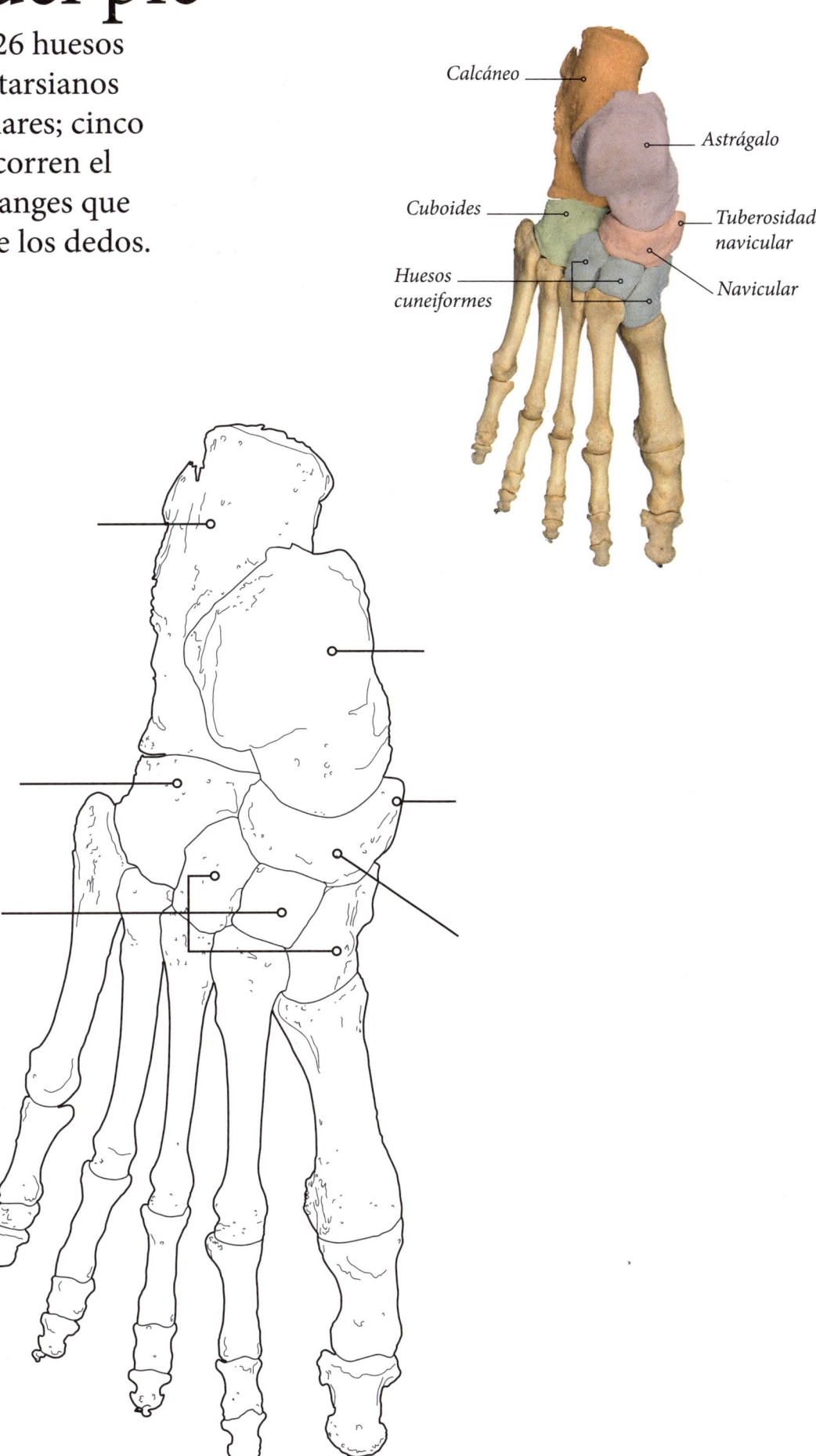

Calcáneo

Astrágalo

Cuboides

Tuberosidad navicular

Huesos cuneiformes

Navicular

Metatarsianos y falanges

Los metatarsianos y las falanges del pie son pequeños huesos alargados, formados por una base proximal, un cuerpo y una cabeza distal.

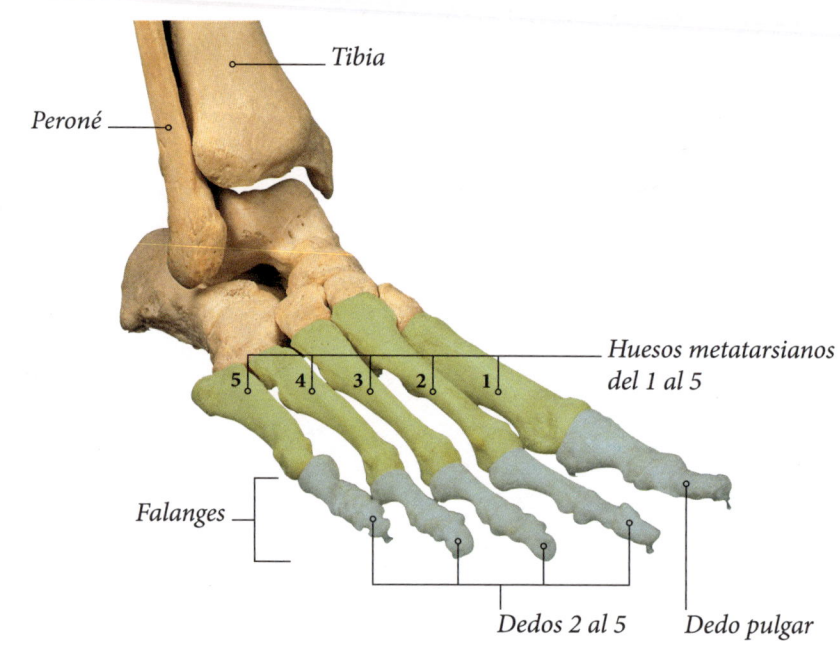

Tibia

Peroné

Huesos metatarsianos del 1 al 5

5 **4** **3** **2** **1**

Falanges

Dedos 2 al 5

Dedo pulgar

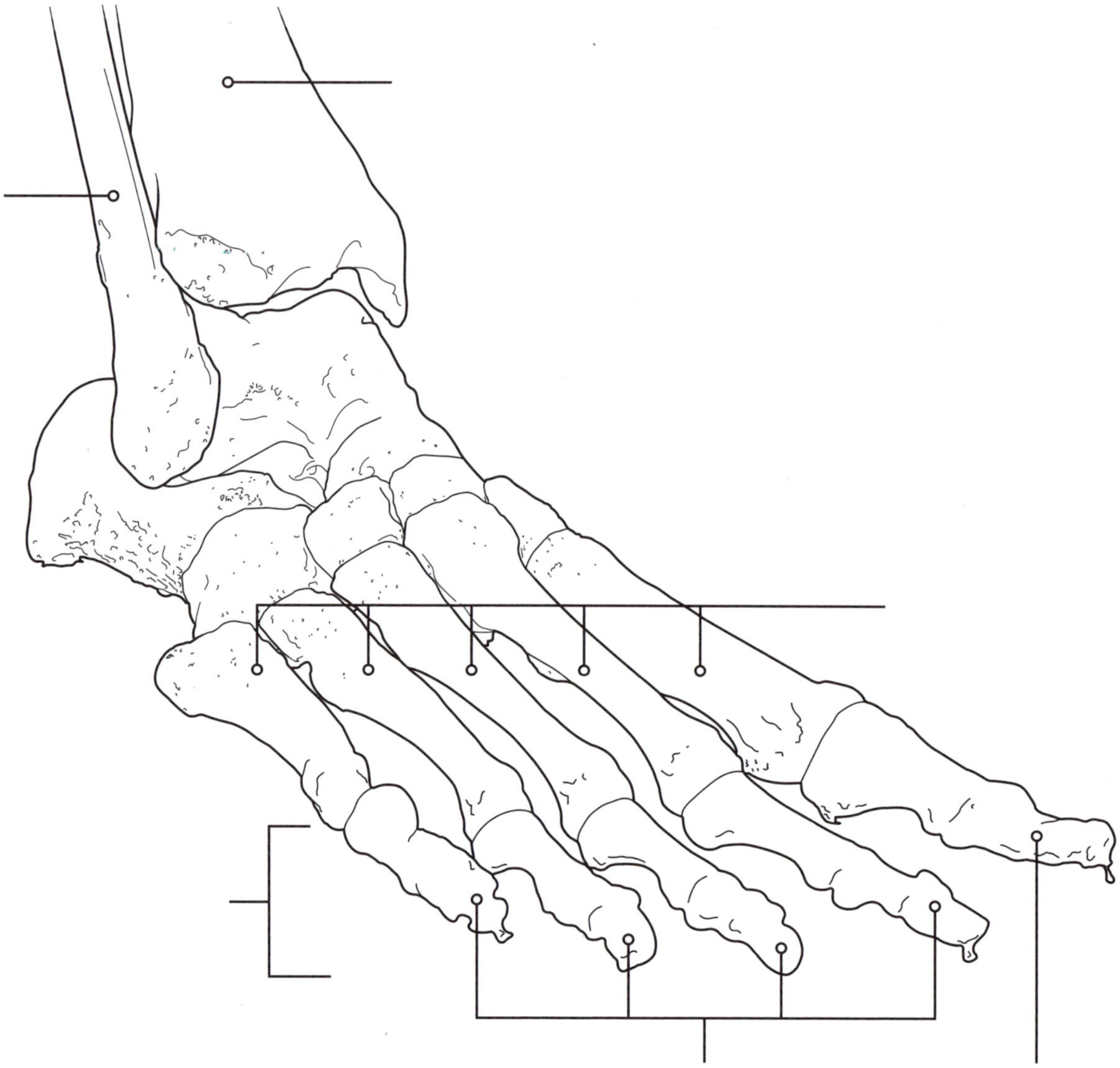

Ligamentos del pie

Los huesos del pie se disponen de tal manera que forman arcos con estructura de puente. Se sostienen gracias a la actuación de unos potentes ligamentos.

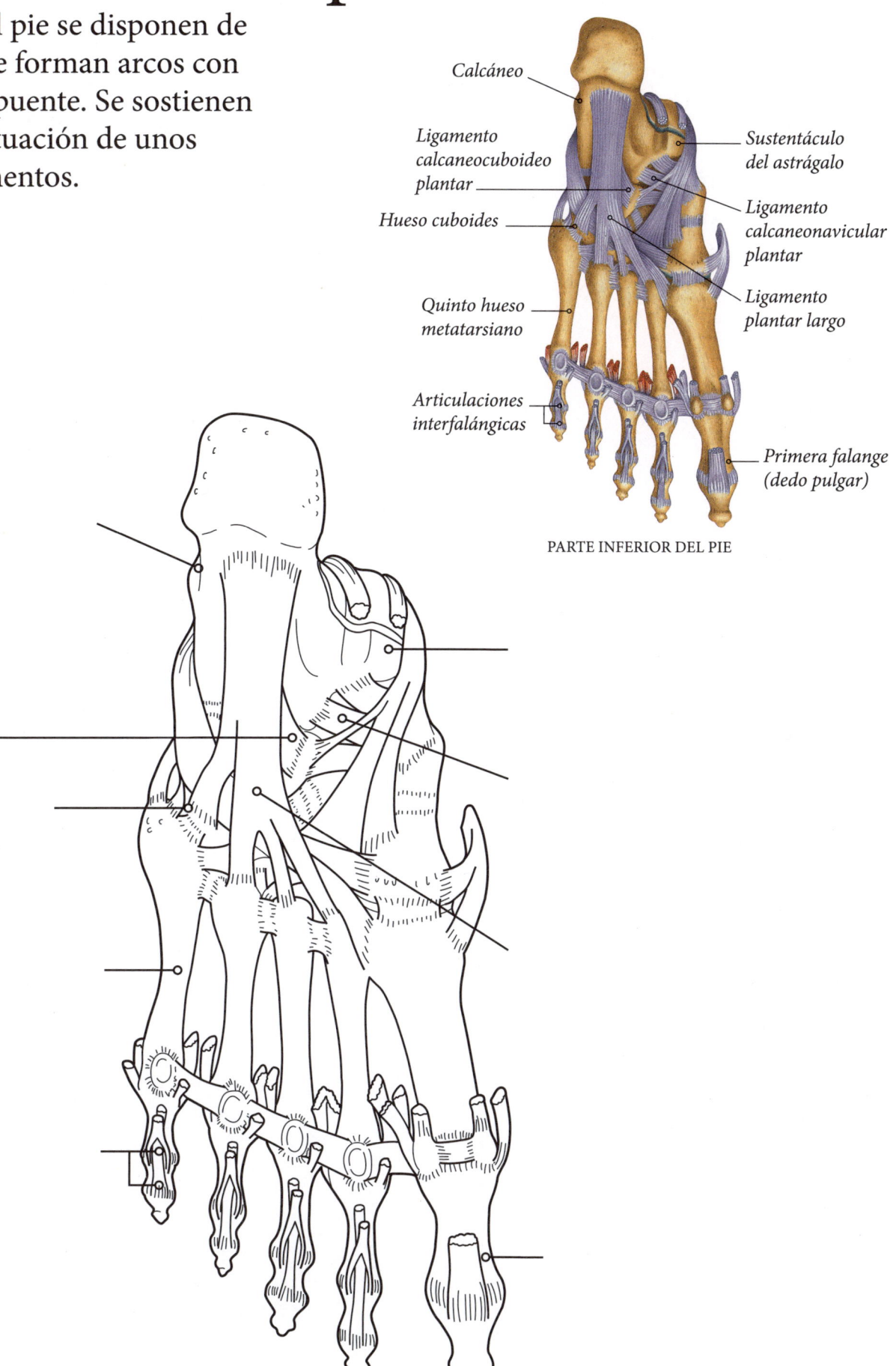

Calcáneo

Ligamento calcaneocuboideo plantar

Hueso cuboides

Quinto hueso metatarsiano

Articulaciones interfalángicas

Sustentáculo del astrágalo

Ligamento calcaneonavicular plantar

Ligamento plantar largo

Primera falange (dedo pulgar)

PARTE INFERIOR DEL PIE

Arcos del pie

Una característica distintiva del pie humano es que sus huesos están dispuestos en arcos en forma de puente. Esto permite que el pie gane flexibilidad para hacer frente a las irregularidades del terreno, sin dejar de ser capaz de soportar el peso del cuerpo.

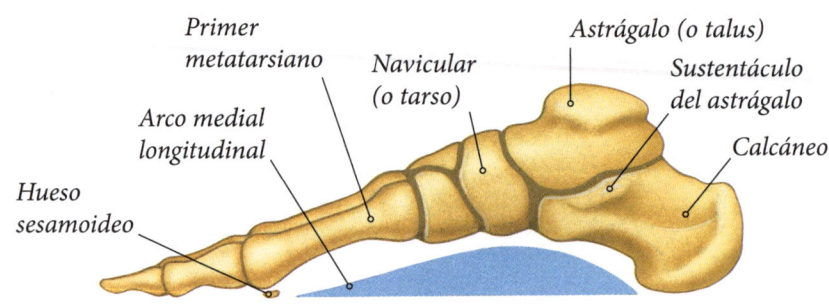

Primer metatarsiano

Navicular (o tarso)

Astrágalo (o talus)

Sustentáculo del astrágalo

Arco medial longitudinal

Calcáneo

Hueso sesamoideo

HUESOS DEL ARCO LONGITUDINAL MEDIAL DEL PIE

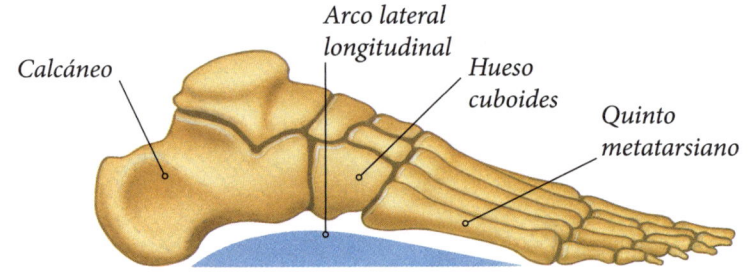

Arco lateral longitudinal

Hueso cuboides

Calcáneo

Quinto metatarsiano

HUESOS DEL ARCO LONGITUDINAL LATERAL DEL PIE

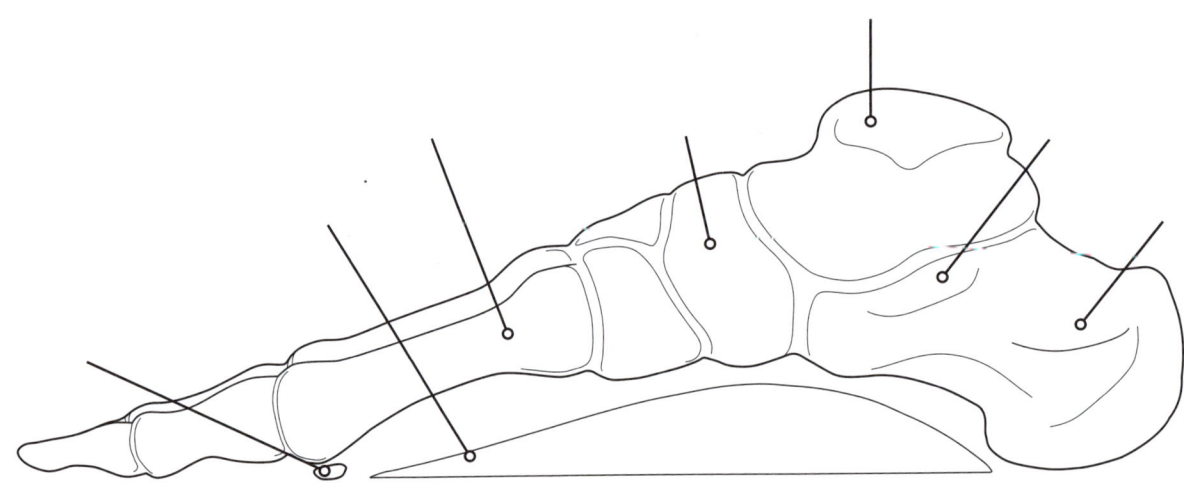

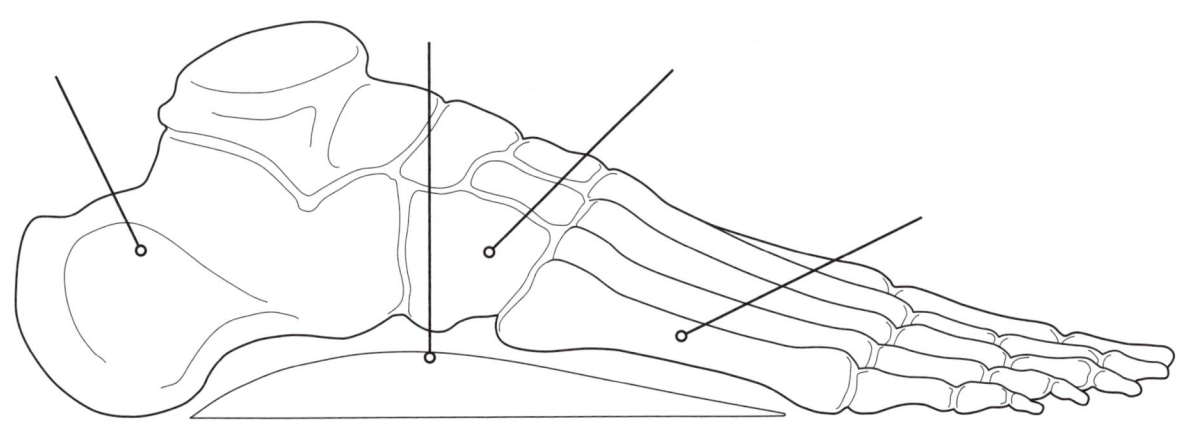

Músculos de la parte superior del pie

Muchos de los músculos que mueven el pie se encuentran en la parte inferior de la pierna, en lugar de en el propio pie. Esto les permite ser más potentes que si se limitasen a un pequeño espacio en el pie.

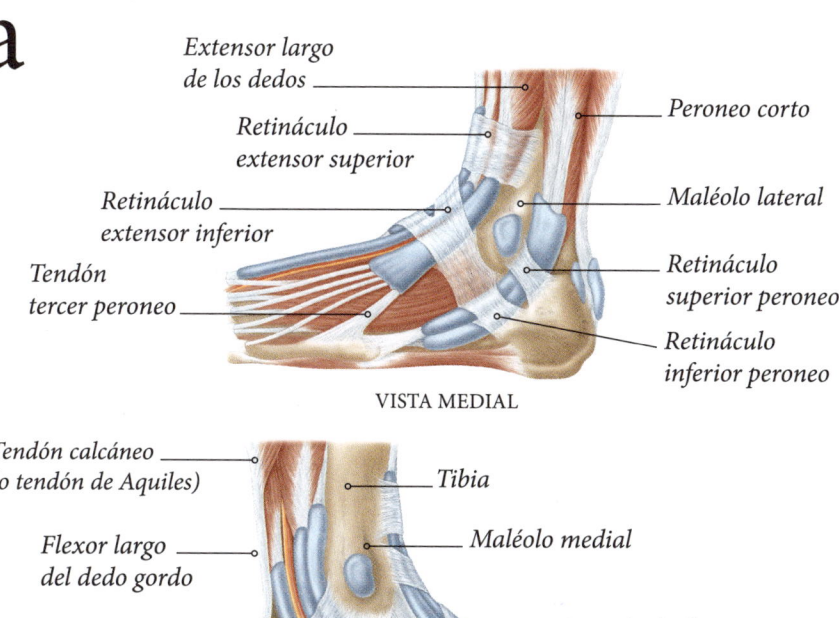

Extensor largo de los dedos

Retináculo extensor superior

Retináculo extensor inferior

Tendón tercer peroneo

Peroneo corto

Maléolo lateral

Retináculo superior peroneo

Retináculo inferior peroneo

VISTA MEDIAL

Tendón calcáneo (o tendón de Aquiles)

Flexor largo del dedo gordo

Tendón tibial posterior

Tibia

Maléolo medial

Retináculo flexor

Tendón tibial anterior

VISTA LATERAL

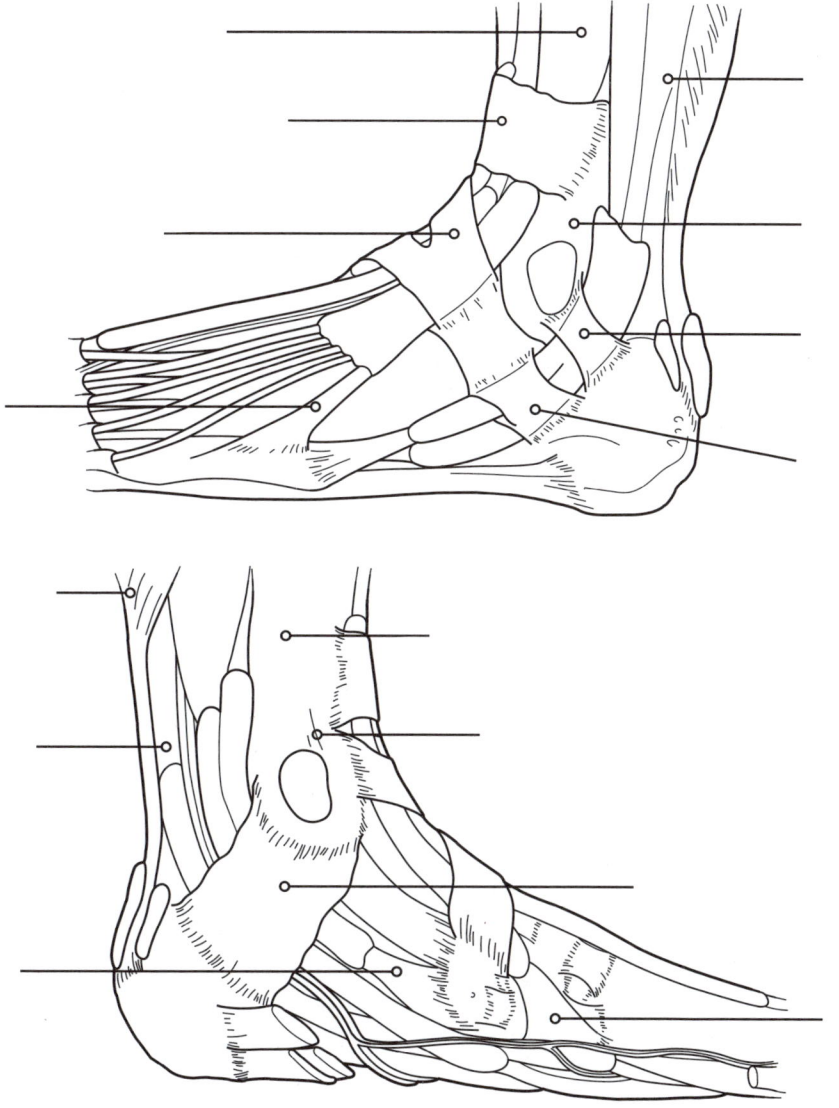

Músculos del empeine

Aunque no son especialmente potentes, los músculos situados en el empeine desempeñan un papel importante en la extensión de los dedos.

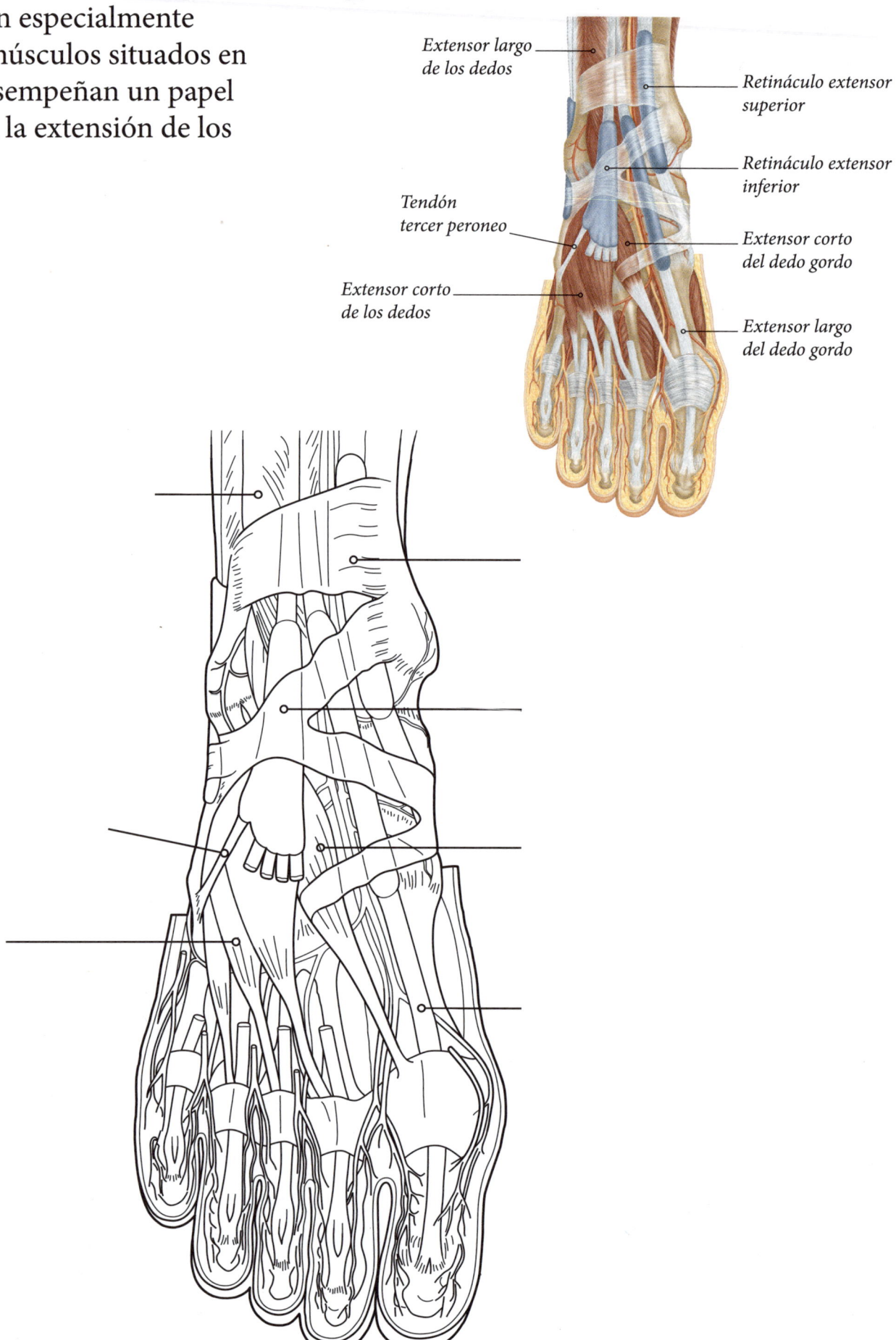

Extensor largo de los dedos

Retináculo extensor superior

Retináculo extensor inferior

Tendón tercer peroneo

Extensor corto del dedo gordo

Extensor corto de los dedos

Extensor largo del dedo gordo

Músculos de la planta del pie

Muchos de los movimientos de los huesos y articulaciones de los pies se producen gracias a los músculos de la pantorrilla. Sin embargo, también hay muchos pequeños músculos «intrínsecos» que se encuentran dentro del pie.

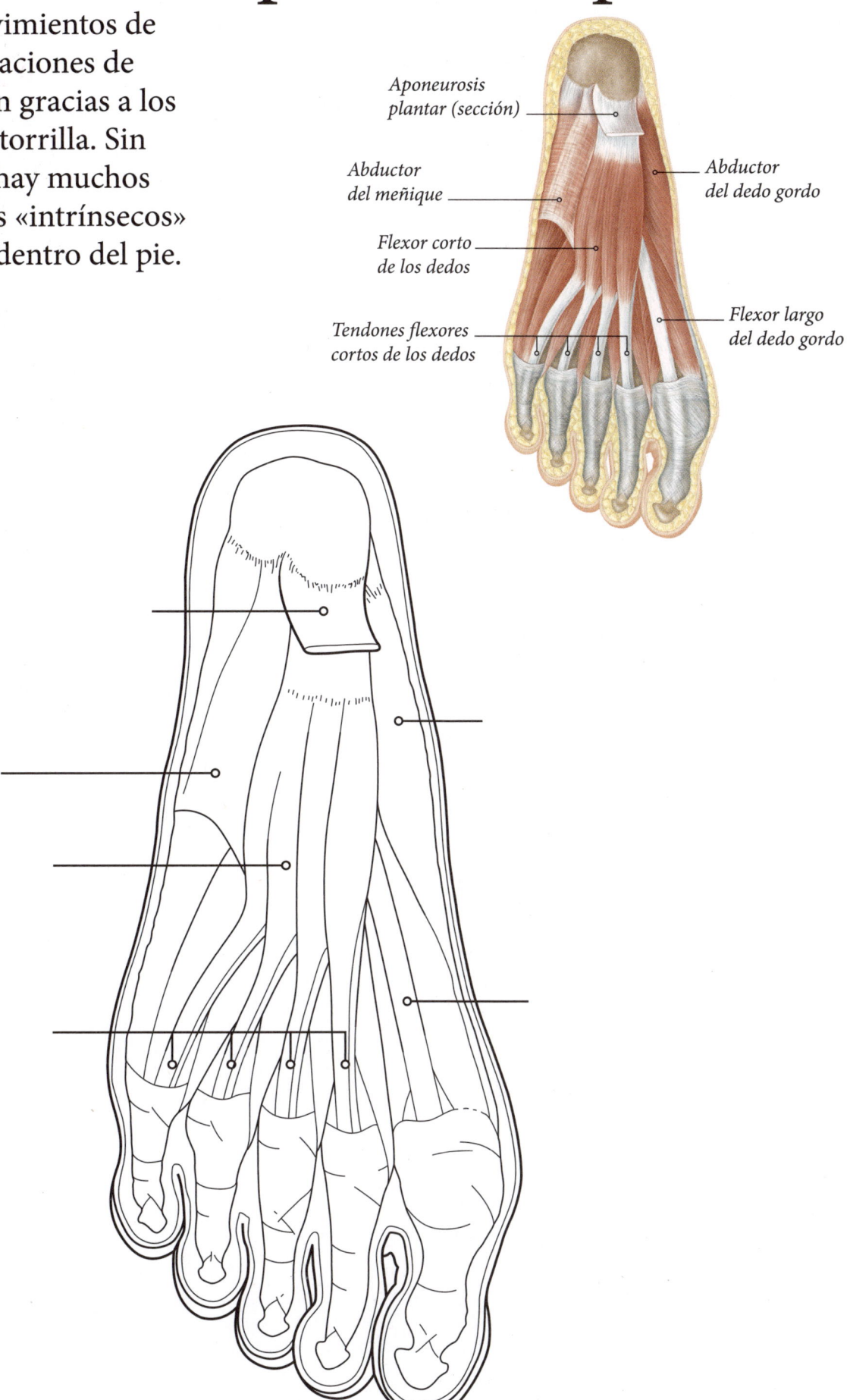

Aponeurosis plantar (sección)

Abductor del meñique

Abductor del dedo gordo

Flexor corto de los dedos

Flexor largo del dedo gordo

Tendones flexores cortos de los dedos

El esqueleto

El esqueleto está formado por huesos y cartílagos, y representa una quinta parte del peso corporal. Más de 200 huesos forman una estructura viva, diseñada a la perfección para sostener y proteger el cuerpo.

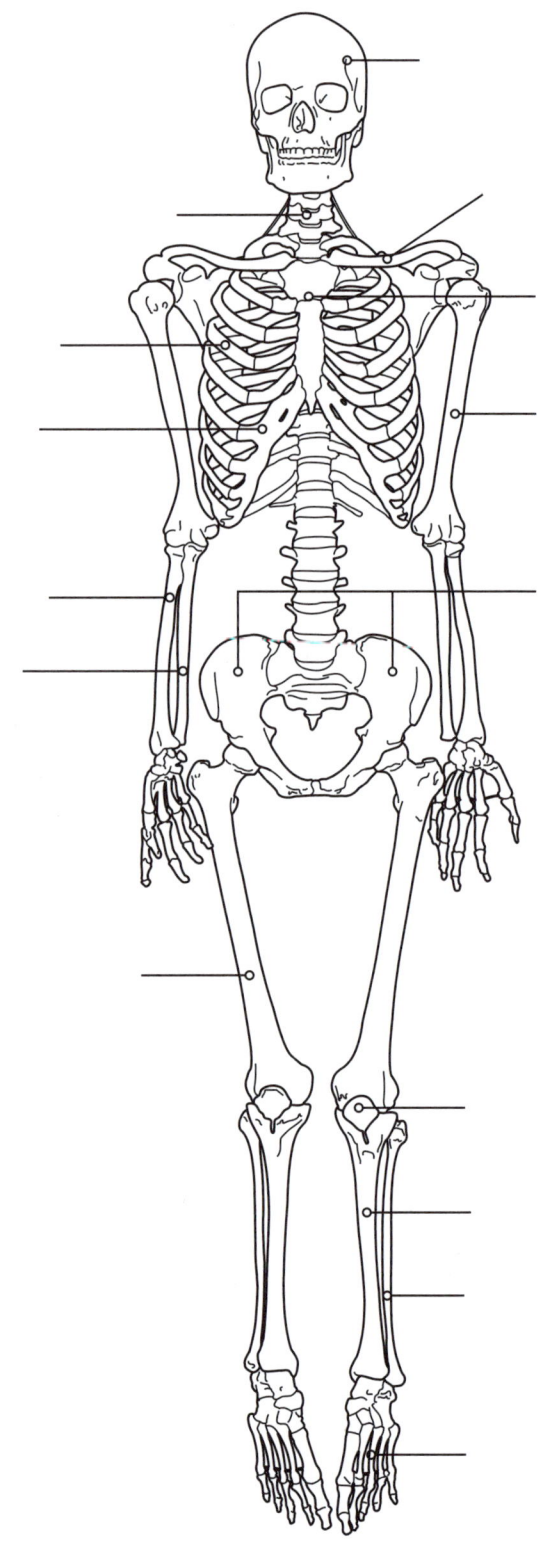

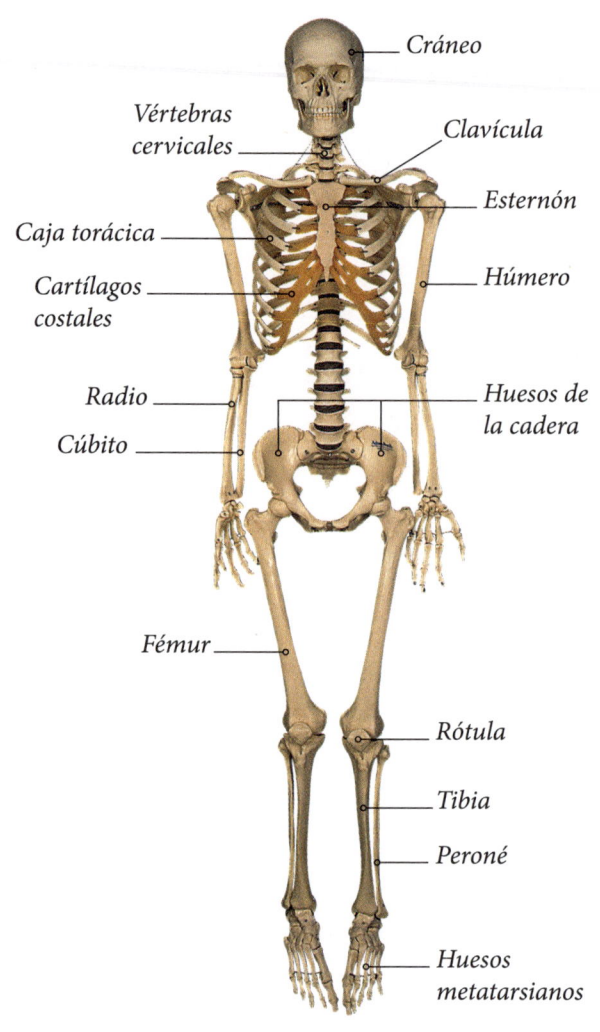

Cráneo

Vértebras cervicales

Clavícula

Esternón

Caja torácica

Cartílagos costales

Húmero

Radio

Huesos de la cadera

Cúbito

Fémur

Rótula

Tibia

Peroné

Huesos metatarsianos

Tipos de articulaciones

Tenemos una articulación
donde se unen dos o más
huesos. Algunas permiten el
movimiento y permiten que el
cuerpo se desplace, mientras
que otras lo protegen y lo
sostienen, manteniendo los
huesos unidos como un todo.

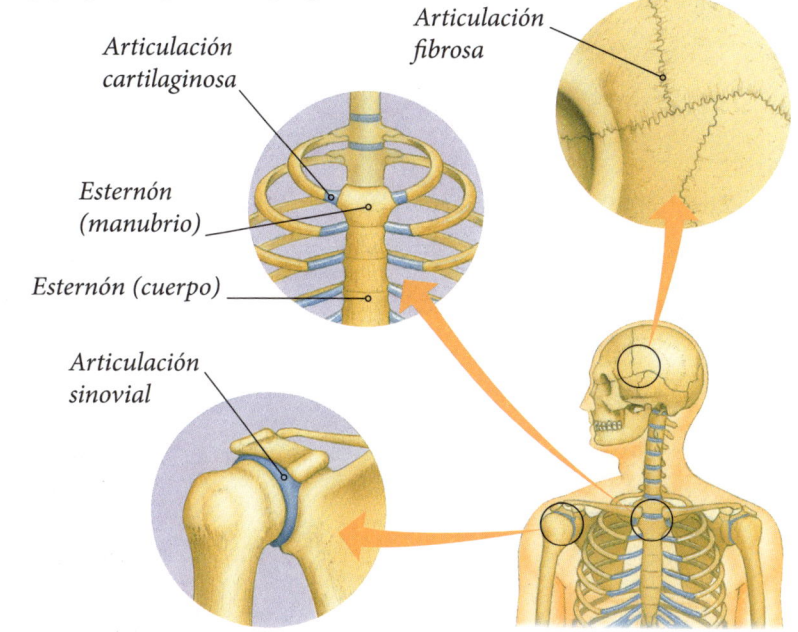

*Articulación
cartilaginosa*

*Articulación
fibrosa*

*Esternón
(manubrio)*

Esternón (cuerpo)

*Articulación
sinovial*

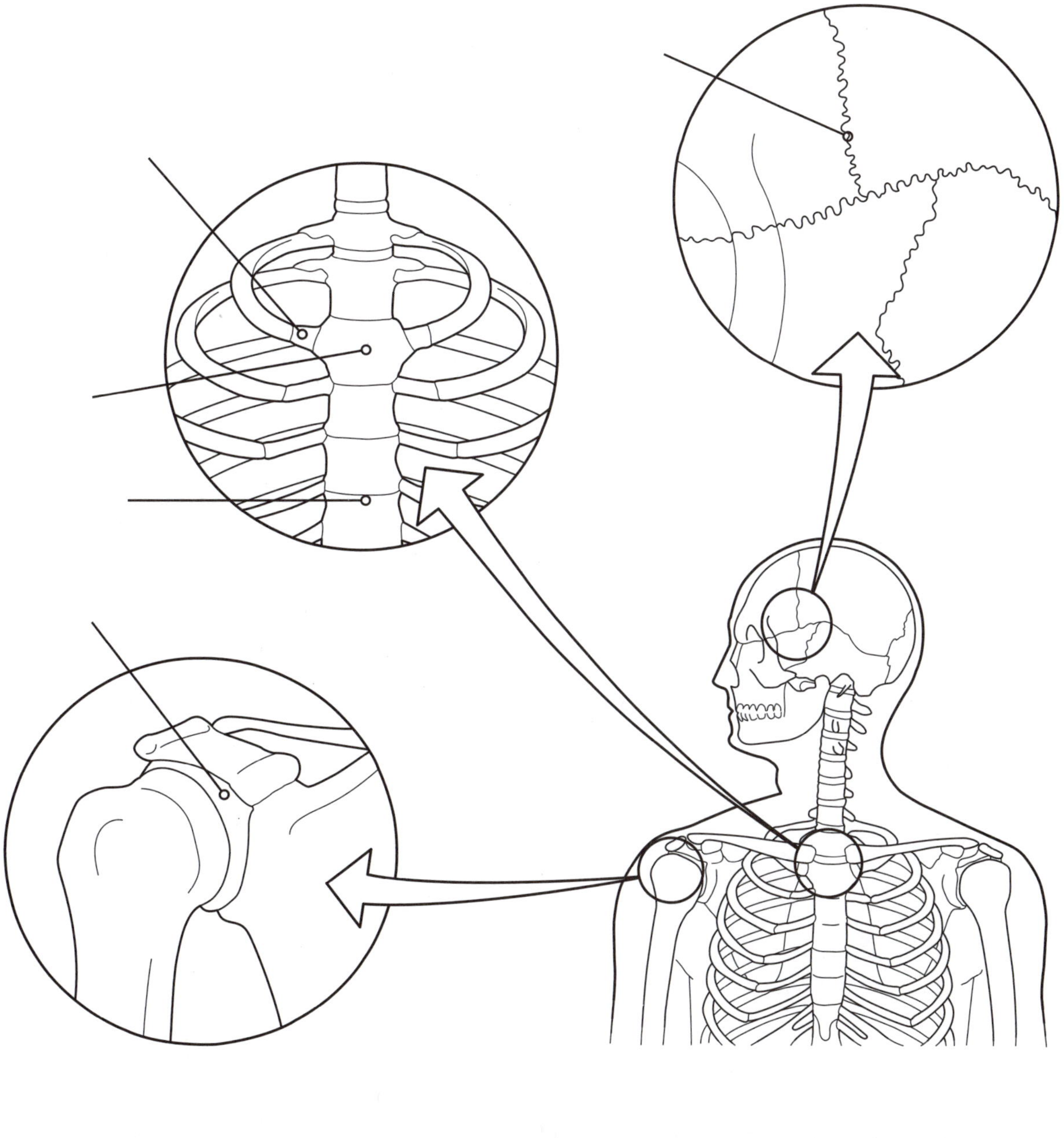

Tipos de músculos

Hay tres tipos principales
de músculo en el cuerpo:
el músculo esquelético se
utiliza para el movimiento
voluntario, el músculo liso
controla los órganos internos
y el músculo cardíaco genera
los latidos del corazón.

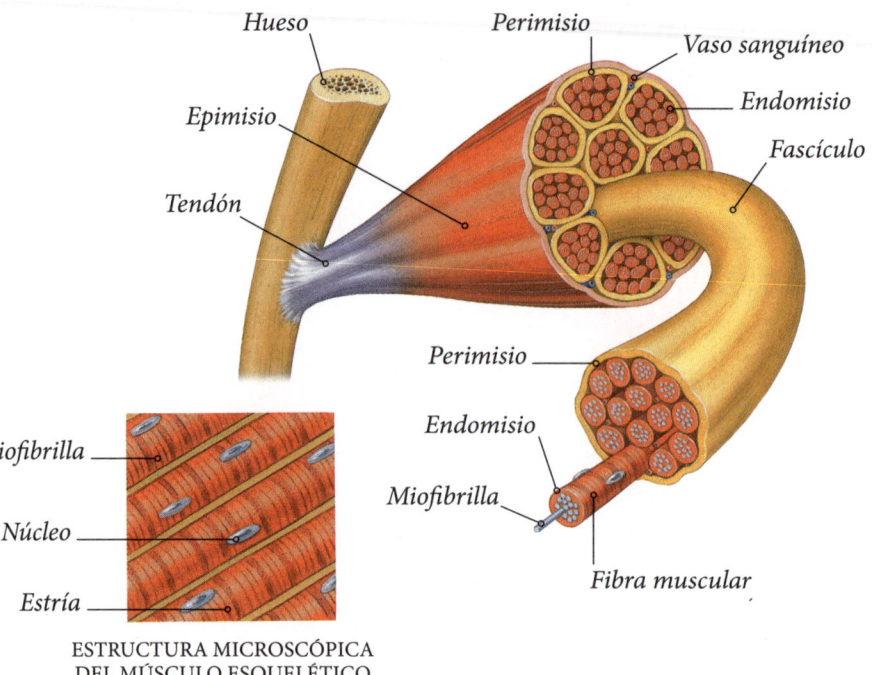

Hueso

Epimisio

Tendón

Perimisio

Vaso sanguíneo

Endomisio

Fascículo

Perimisio

Endomisio

Miofibrilla

Fibra muscular

Miofibrilla

Núcleo

Estría

ESTRUCTURA MICROSCÓPICA
DEL MÚSCULO ESQUELÉTICO

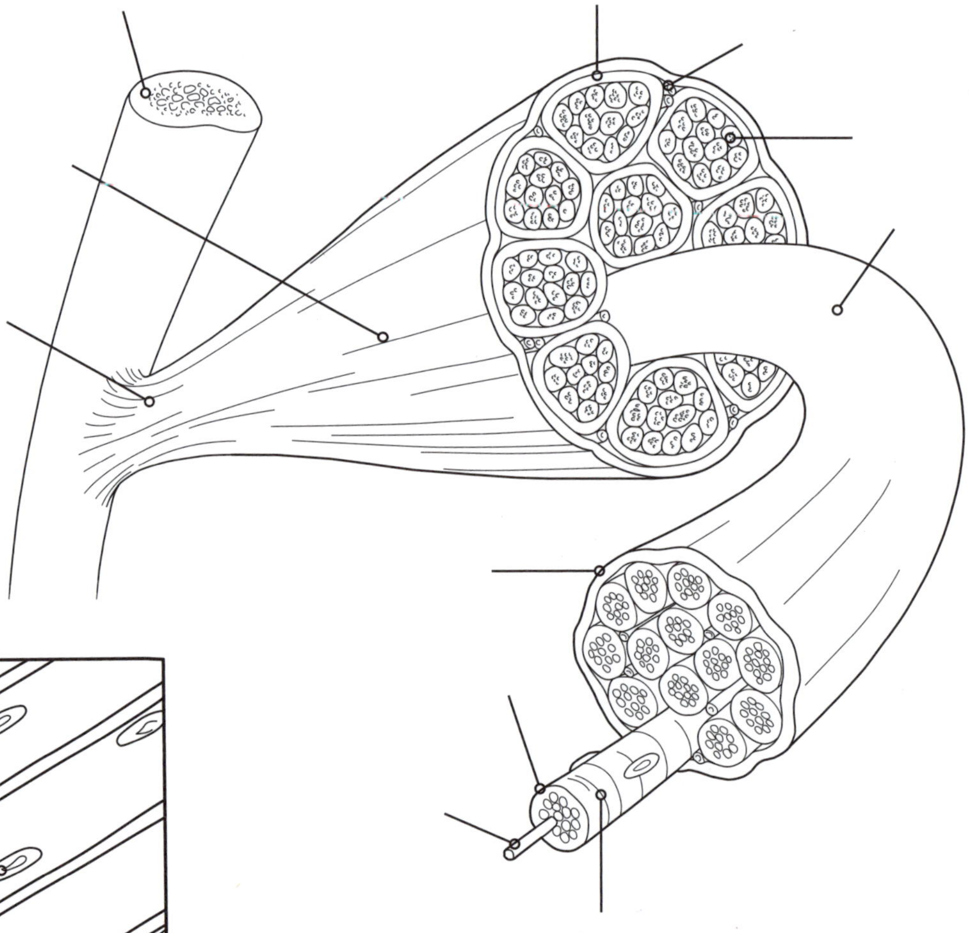

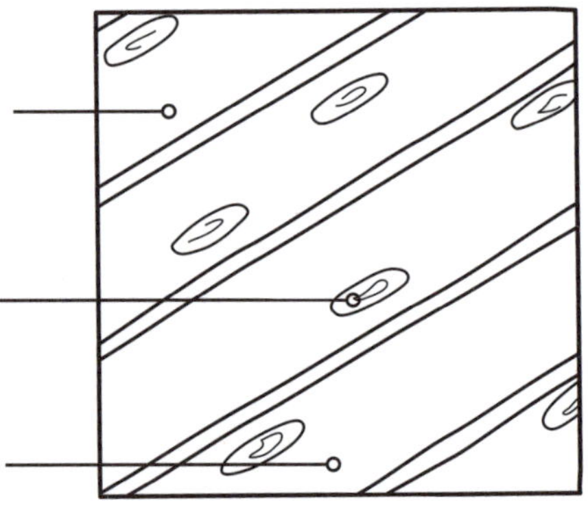

Formas del músculo esquelético

Aunque todos los músculos esqueléticos están formados por fascículos o grupos de fibras musculares, la disposición de estos fascículos puede variar. Esta variación da lugar a diferentes formas musculares en todo el cuerpo.

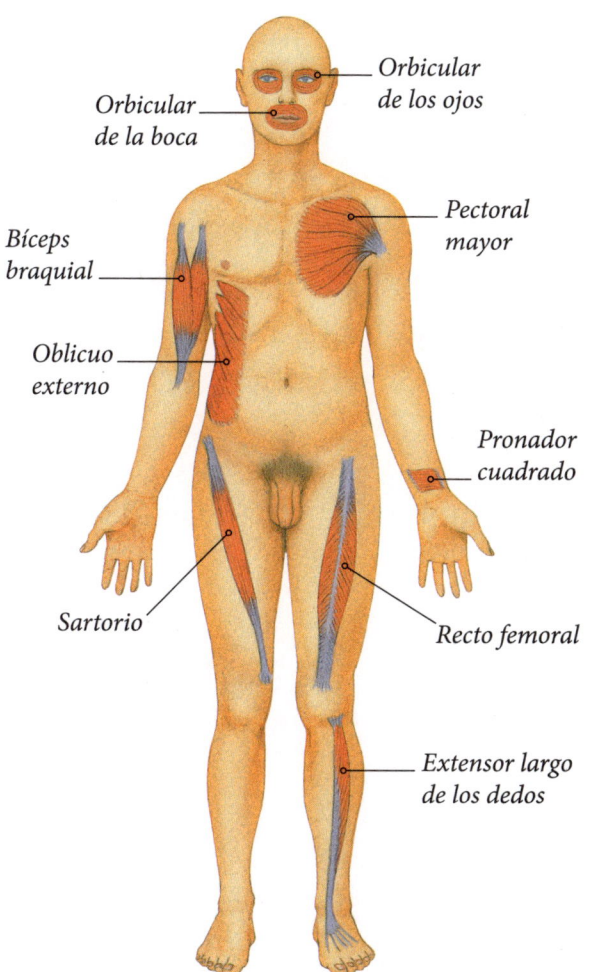

Orbicular de la boca

Orbicular de los ojos

Bíceps braquial

Pectoral mayor

Oblicuo externo

Pronador cuadrado

Sartorio

Recto femoral

Extensor largo de los dedos

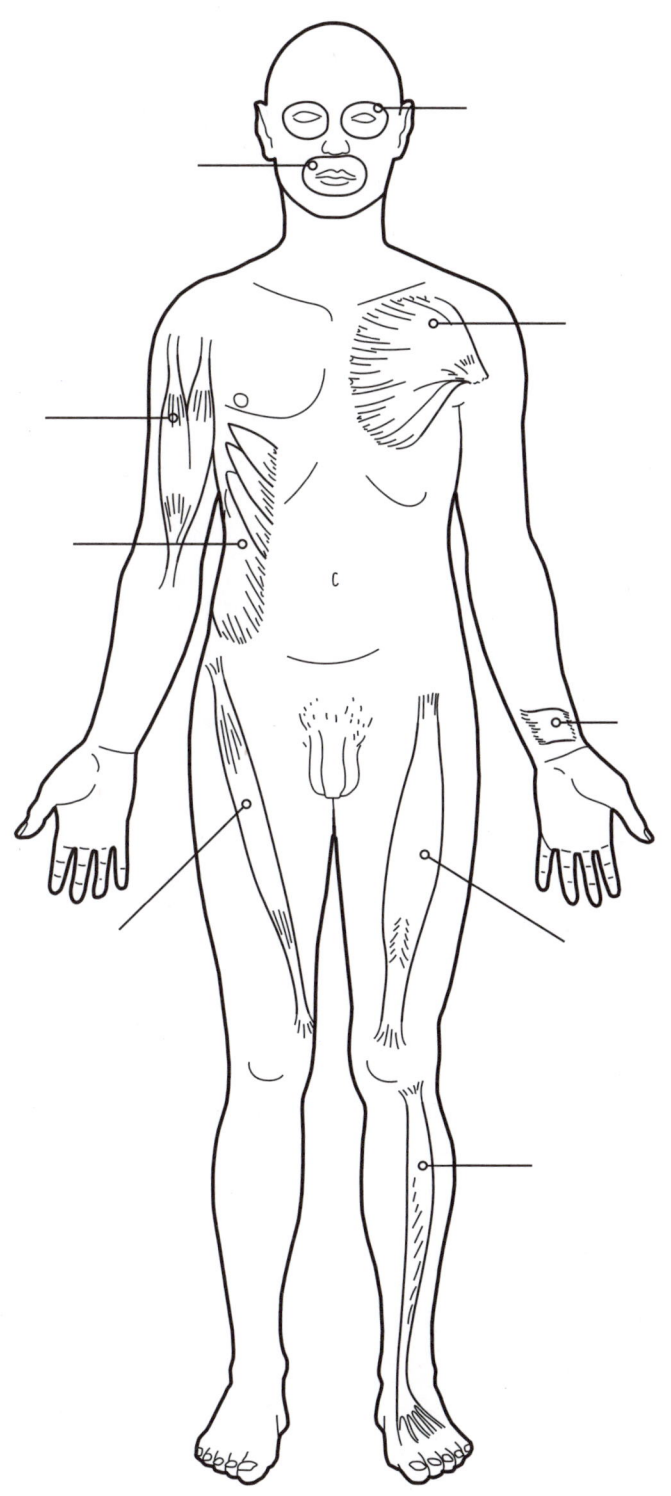

Visión general de la circulación sanguínea

En el cuerpo hay dos redes de vasos sanguíneos. La circulación pulmonar transporta sangre entre el corazón y los pulmones; la circulación sistémica suministra sangre a todas las partes excepto a los pulmones.

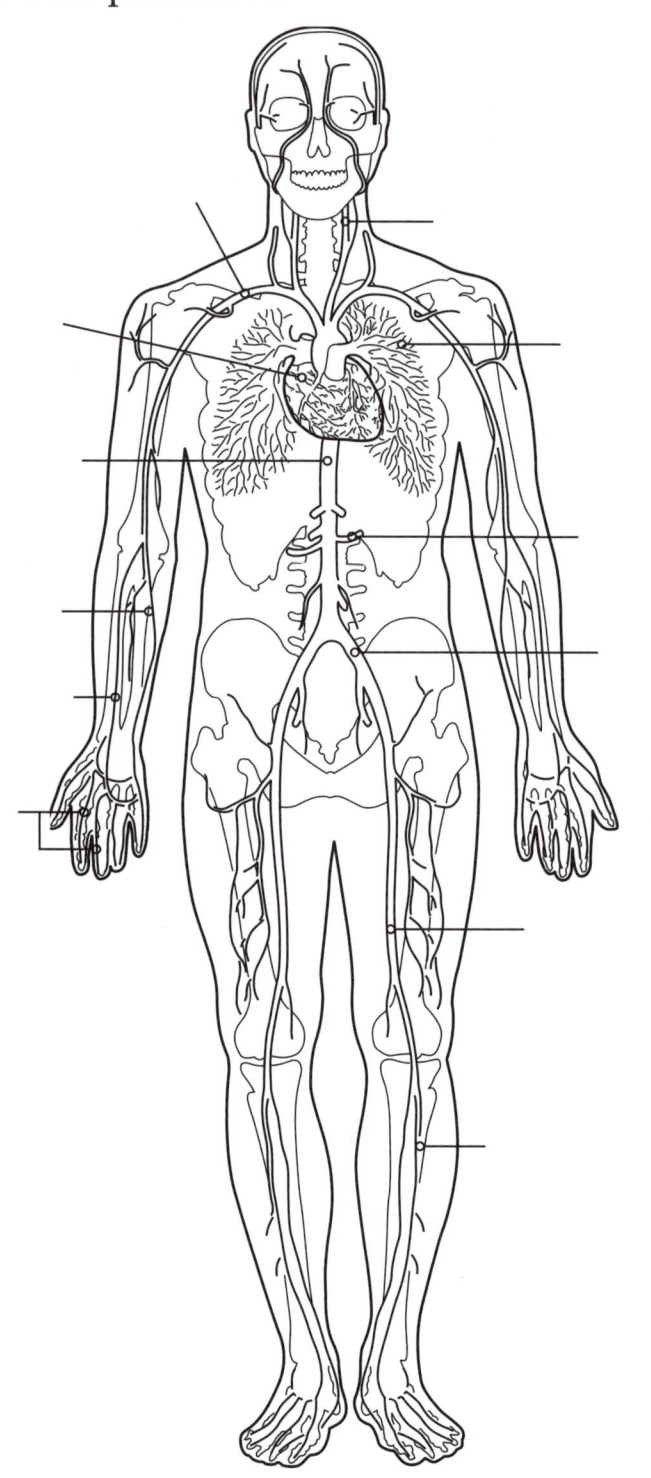

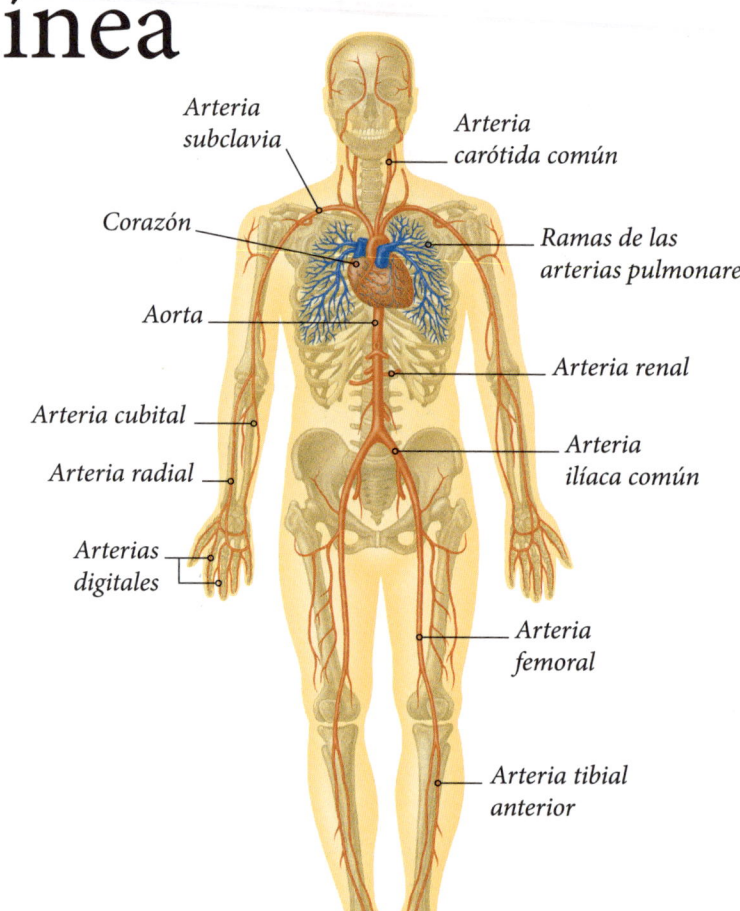

Arteria subclavia

Arteria carótida común

Corazón

Ramas de las arterias pulmonares

Aorta

Arteria renal

Arteria cubital

Arteria radial

Arteria ilíaca común

Arterias digitales

Arteria femoral

Arteria tibial anterior

Sistema venoso

El sistema venoso transporta la sangre de los tejidos de vuelta al corazón. A continuación, esta sangre se bombea a través de la circulación pulmonar para ser reoxigenada antes de volver a entrar en la circulación sistémica.

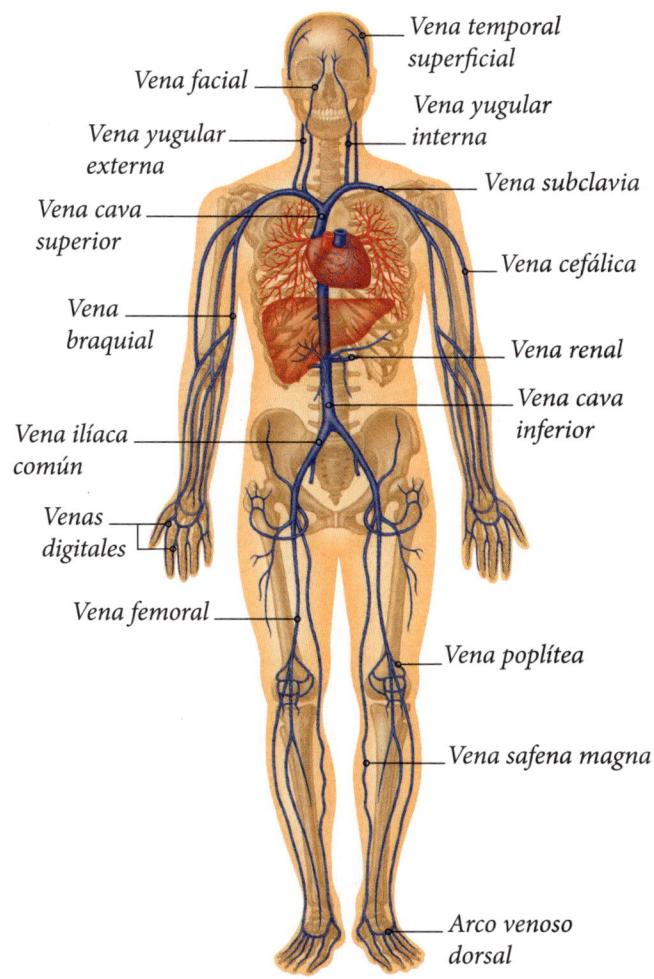

Vena temporal
superficial

Vena facial

Vena yugular
interna

Vena yugular
externa

Vena subclavia

Vena cava
superior

Vena cefálica

Vena
braquial

Vena renal

Vena cava
inferior

Vena ilíaca
común

Venas
digitales

Vena femoral

Vena poplítea

Vena safena magna

Arco venoso
dorsal

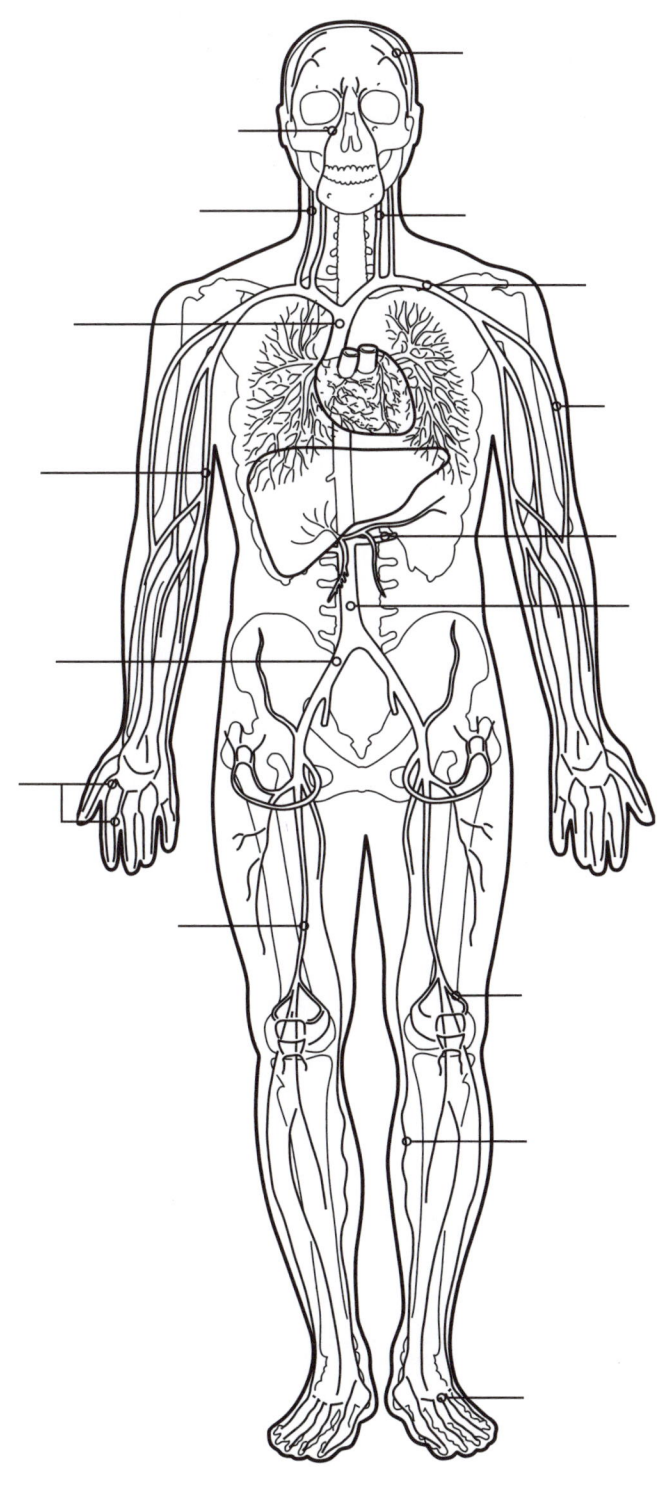

Sistema nervioso periférico

El sistema nervioso abarca todo el tejido nervioso del cuerpo que no se encuentra en el cerebro ni en la médula espinal. Sus principales componentes anatómicos son los nervios craneales y raquídeos.

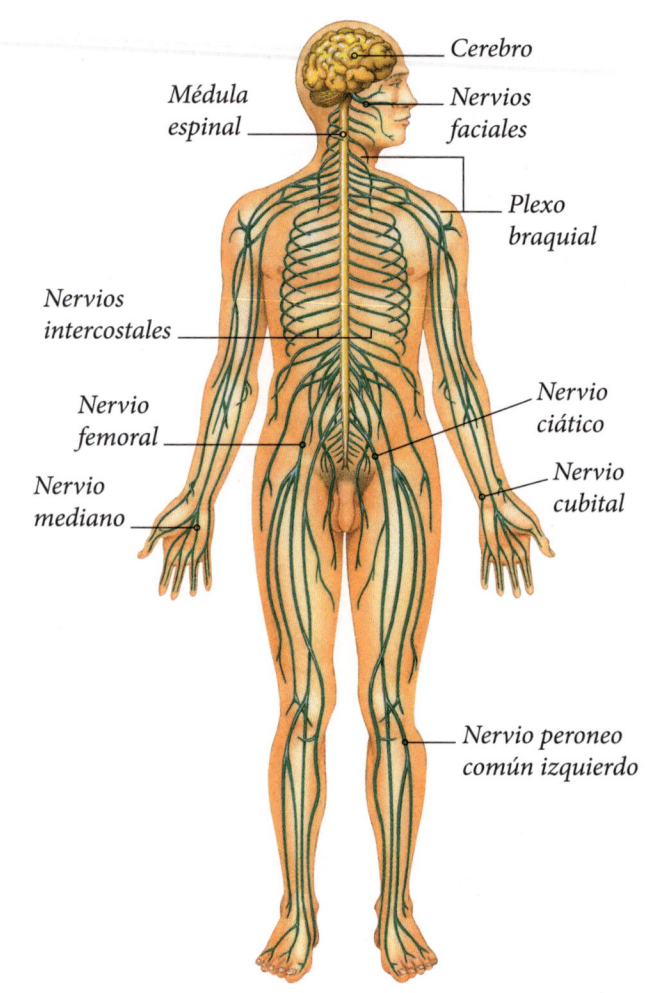

Cerebro

Médula espinal

Nervios faciales

Plexo braquial

Nervios intercostales

Nervio femoral

Nervio mediano

Nervio ciático

Nervio cubital

Nervio peroneo común izquierdo

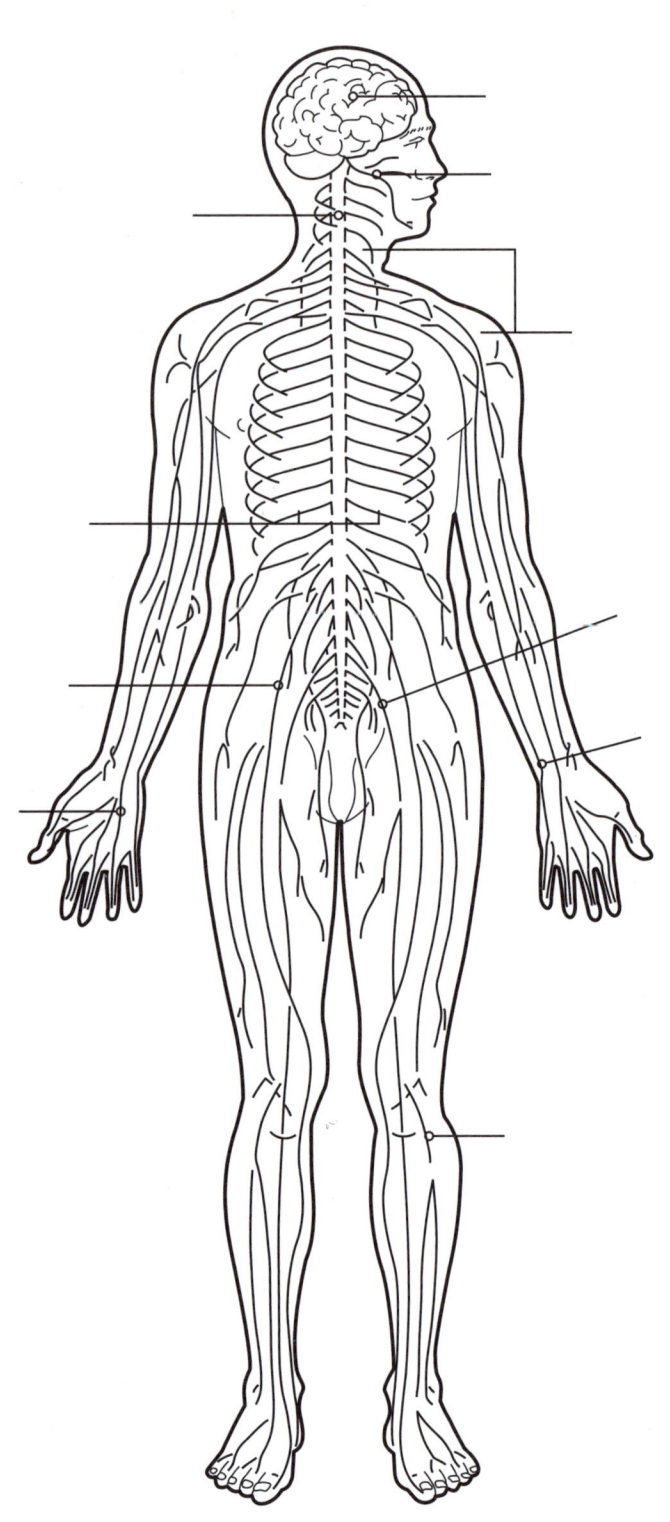

Estructura del nervio periférico

Cada nervio periférico está formado por fibras nerviosas, algunas con una capa aislante de mielina, envueltas en tejido conjuntivo.

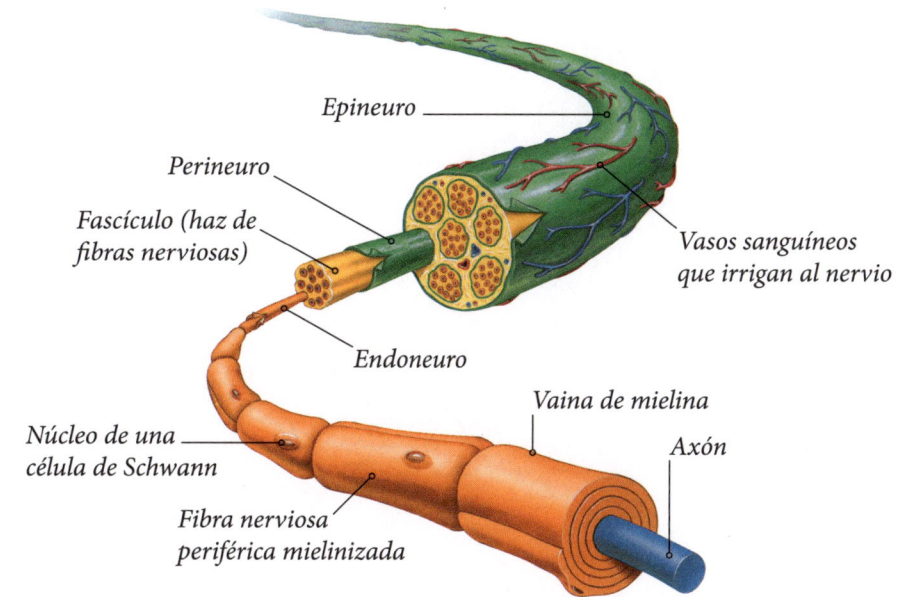

Epineuro

Perineuro

Fascículo (haz de fibras nerviosas)

Vasos sanguíneos que irrigan al nervio

Endoneuro

Núcleo de una célula de Schwann

Vaina de mielina

Axón

Fibra nerviosa periférica mielinizada

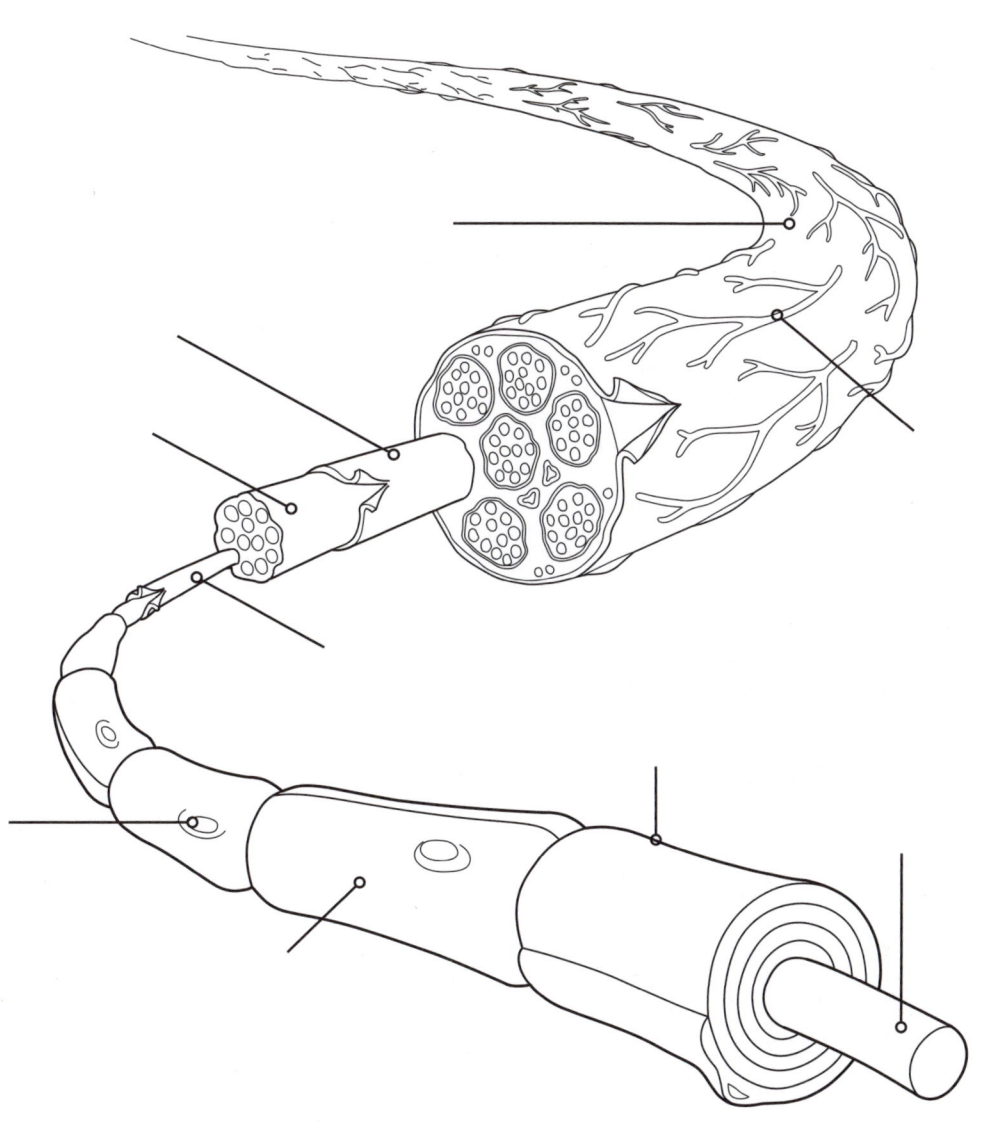

Sistema nervioso autónomo

El sistema nervioso autónomo lleva nervios a las partes del cuerpo que no se gobiernan de manera consciente. Se subdivide en sistema simpático y parasimpático.

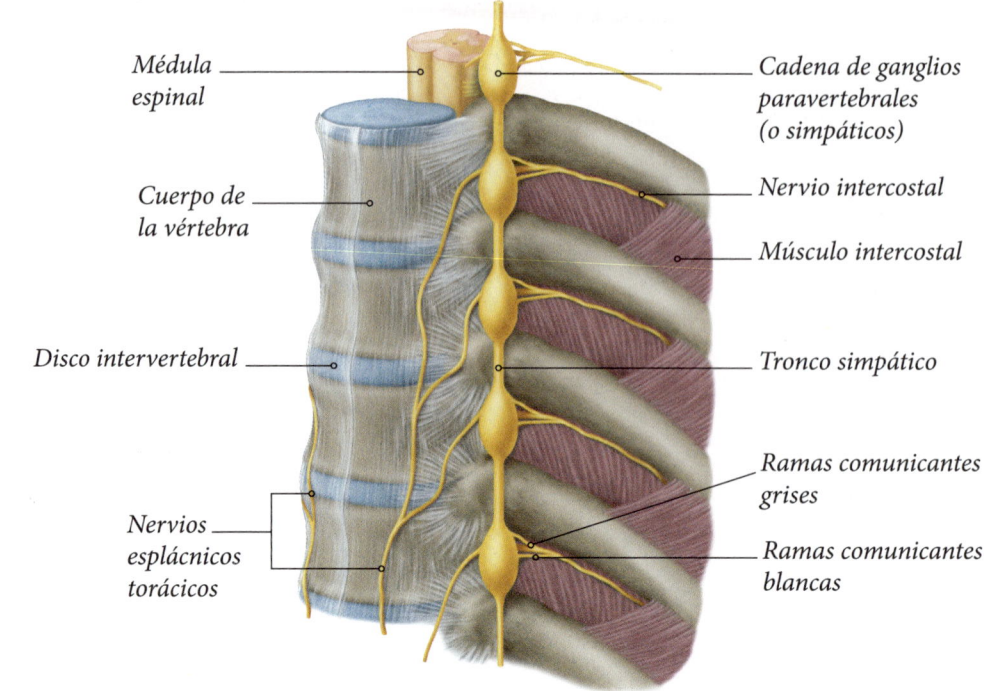

Médula espinal

Cadena de ganglios paravertebrales (o simpáticos)

Nervio intercostal

Cuerpo de la vértebra

Músculo intercostal

Disco intervertebral

Tronco simpático

Ramas comunicantes grises

Ramas comunicantes blancas

Nervios esplácnicos torácicos

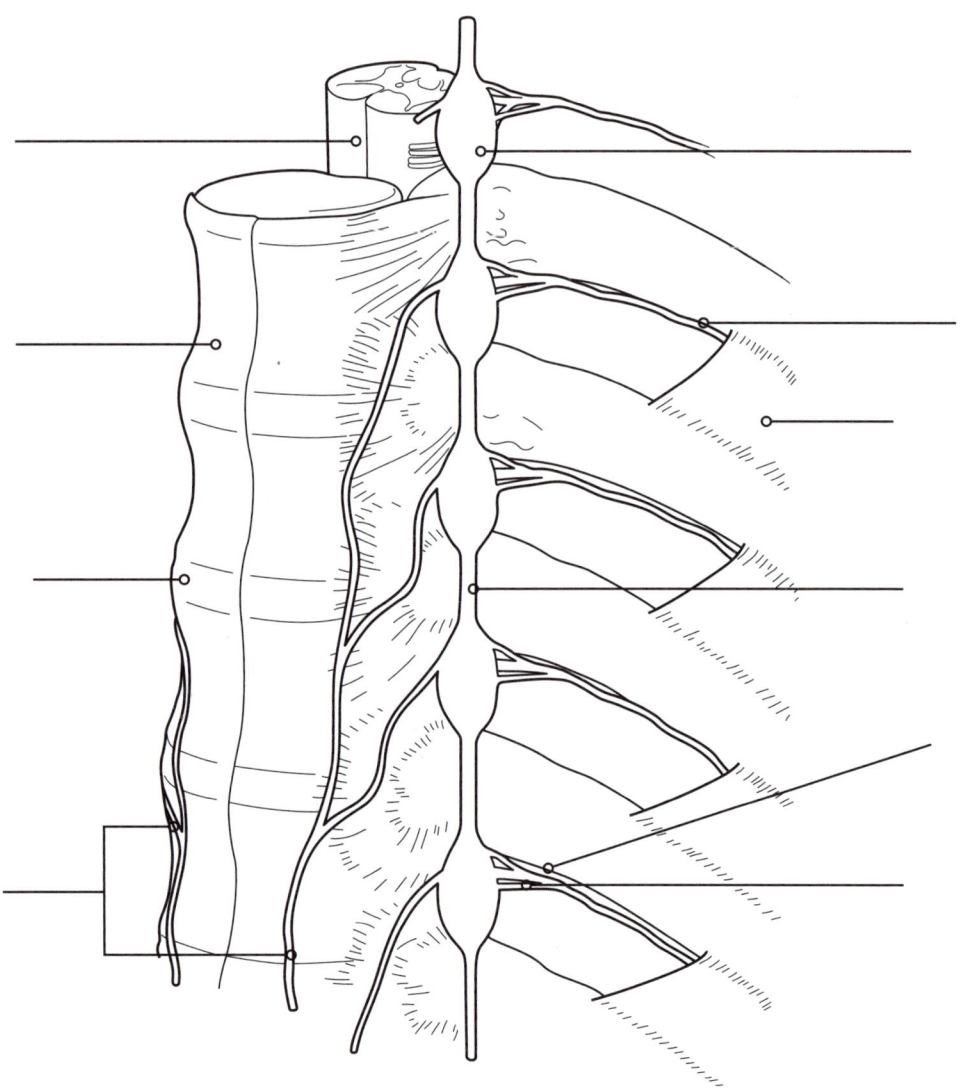

Sistema linfático

El sistema linfático se compone de una red de vasos y órganos linfáticos y células especializadas repartidos por todo el cuerpo. Es una parte esencial de la defensa del organismo contra los microorganismos invasores.

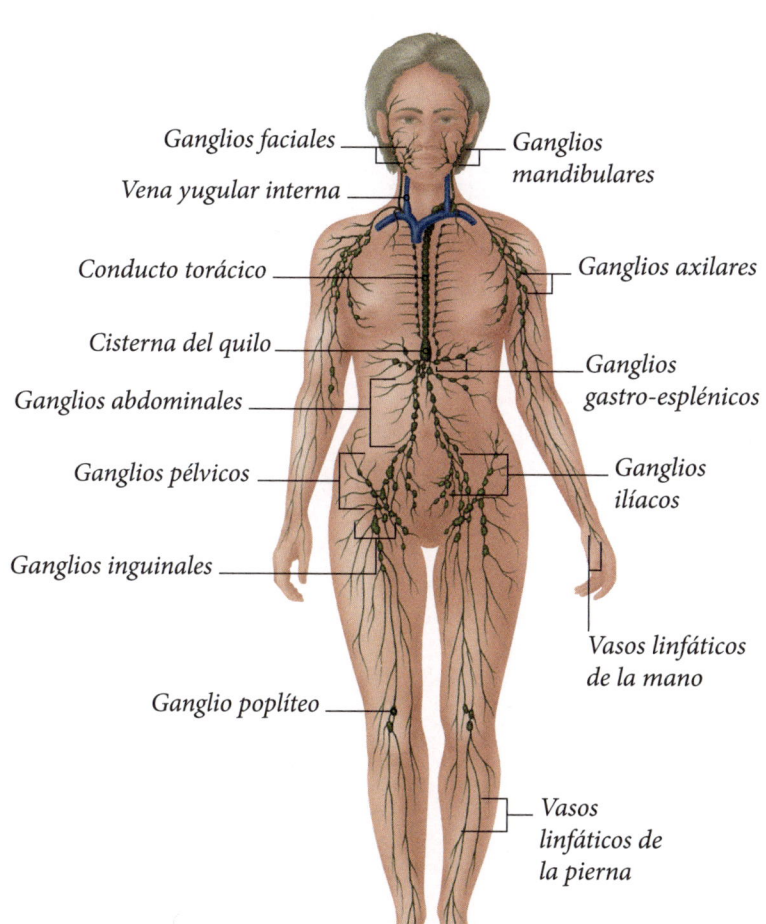

Ganglios faciales

Vena yugular interna

Ganglios mandibulares

Conducto torácico

Ganglios axilares

Cisterna del quilo

Ganglios gastro-esplénicos

Ganglios abdominales

Ganglios pélvicos

Ganglios ilíacos

Ganglios inguinales

Vasos linfáticos de la mano

Ganglio poplíteo

Vasos linfáticos de la pierna

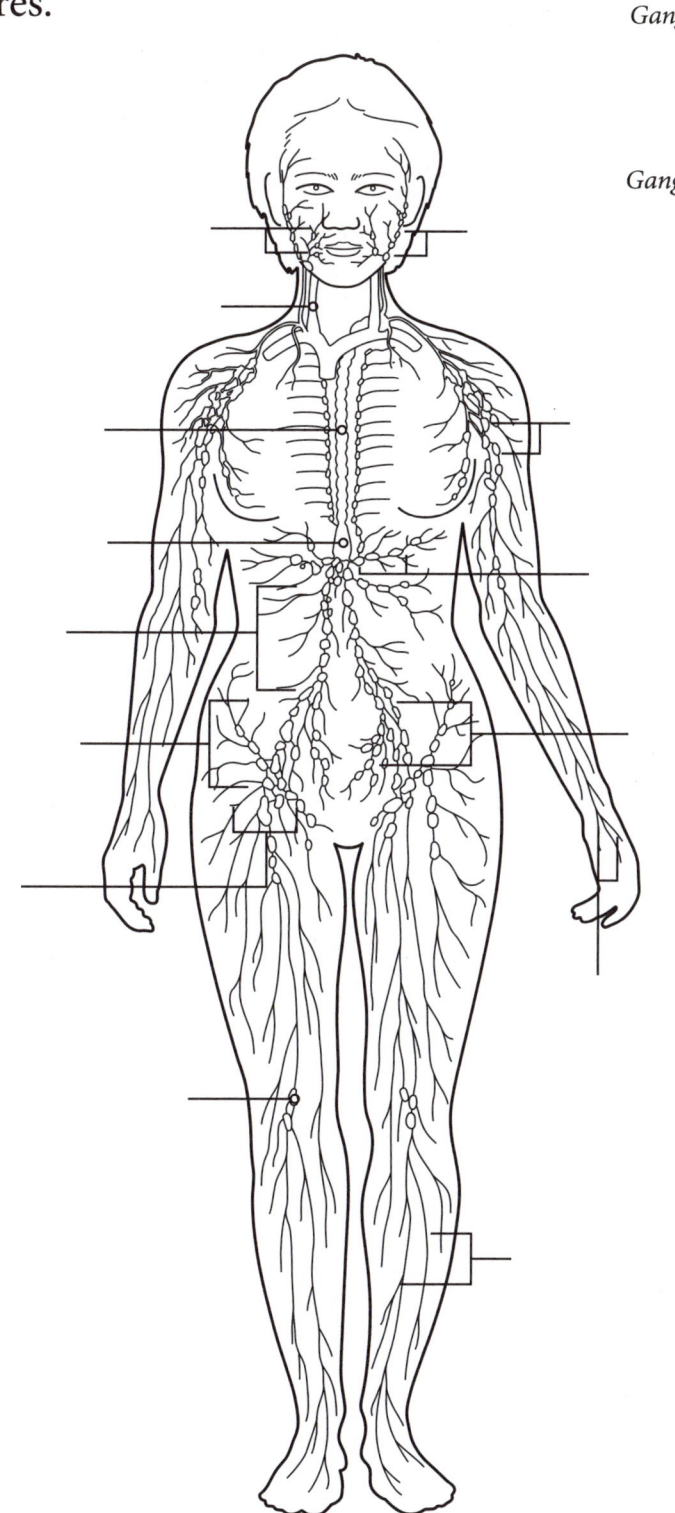

Ganglios linfáticos

Los ganglios linfáticos se encuentran a lo largo del recorrido de los vasos linfáticos. Filtran la linfa en busca de microorganismos invasores, células infectadas y otras partículas extrañas.

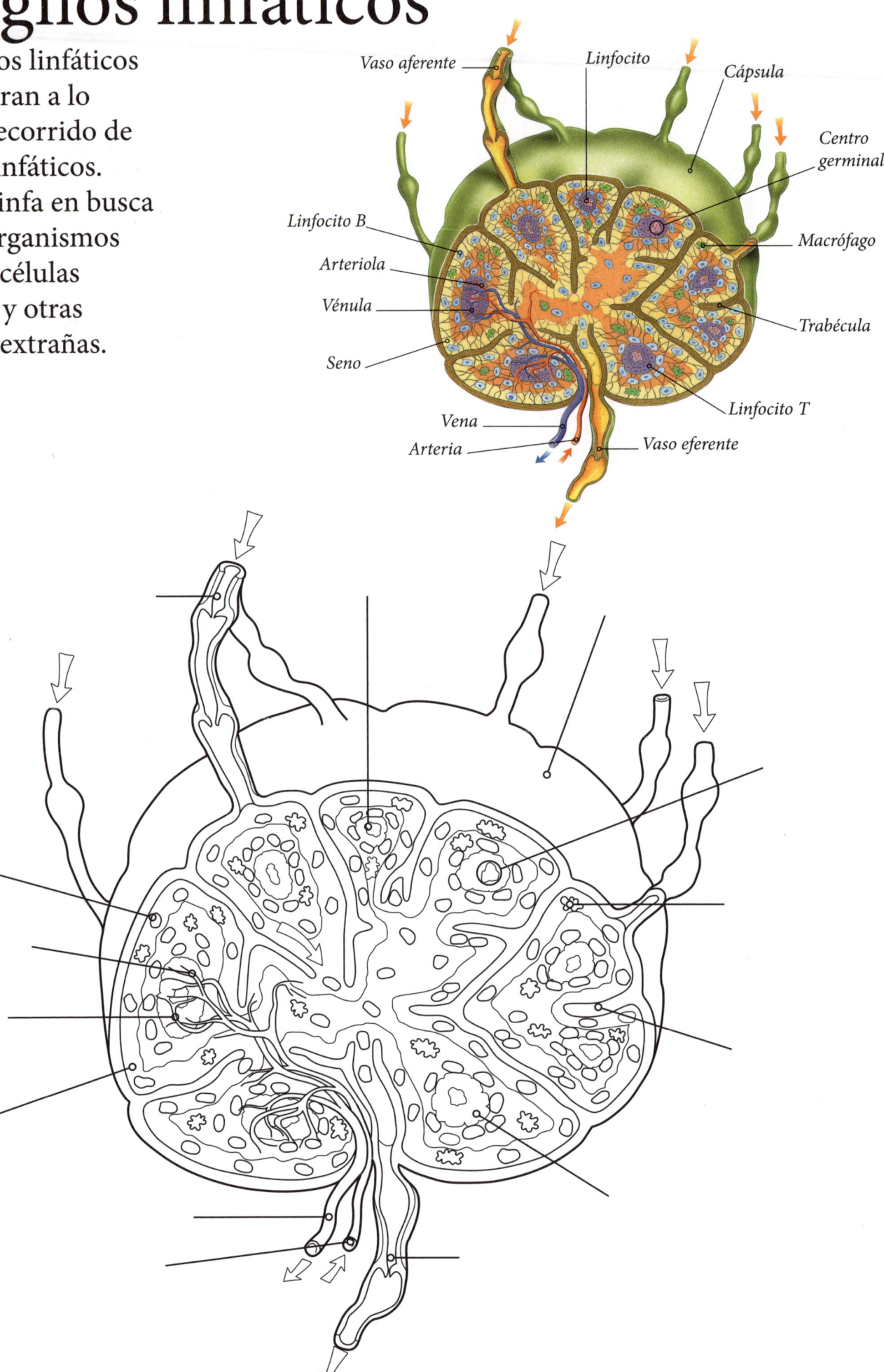

Vaso aferente

Linfocito

Cápsula

Centro germinal

Linfocito B

Arteriola

Vénula

Seno

Macrófago

Trabécula

Vena

Arteria

Linfocito T

Vaso eferente

Piel

La piel, junto con el pelo y las uñas, forma el sistema tegumentario. Entre sus funciones se encuentran la regulación del calor y la defensa frente a ataques microbianos.

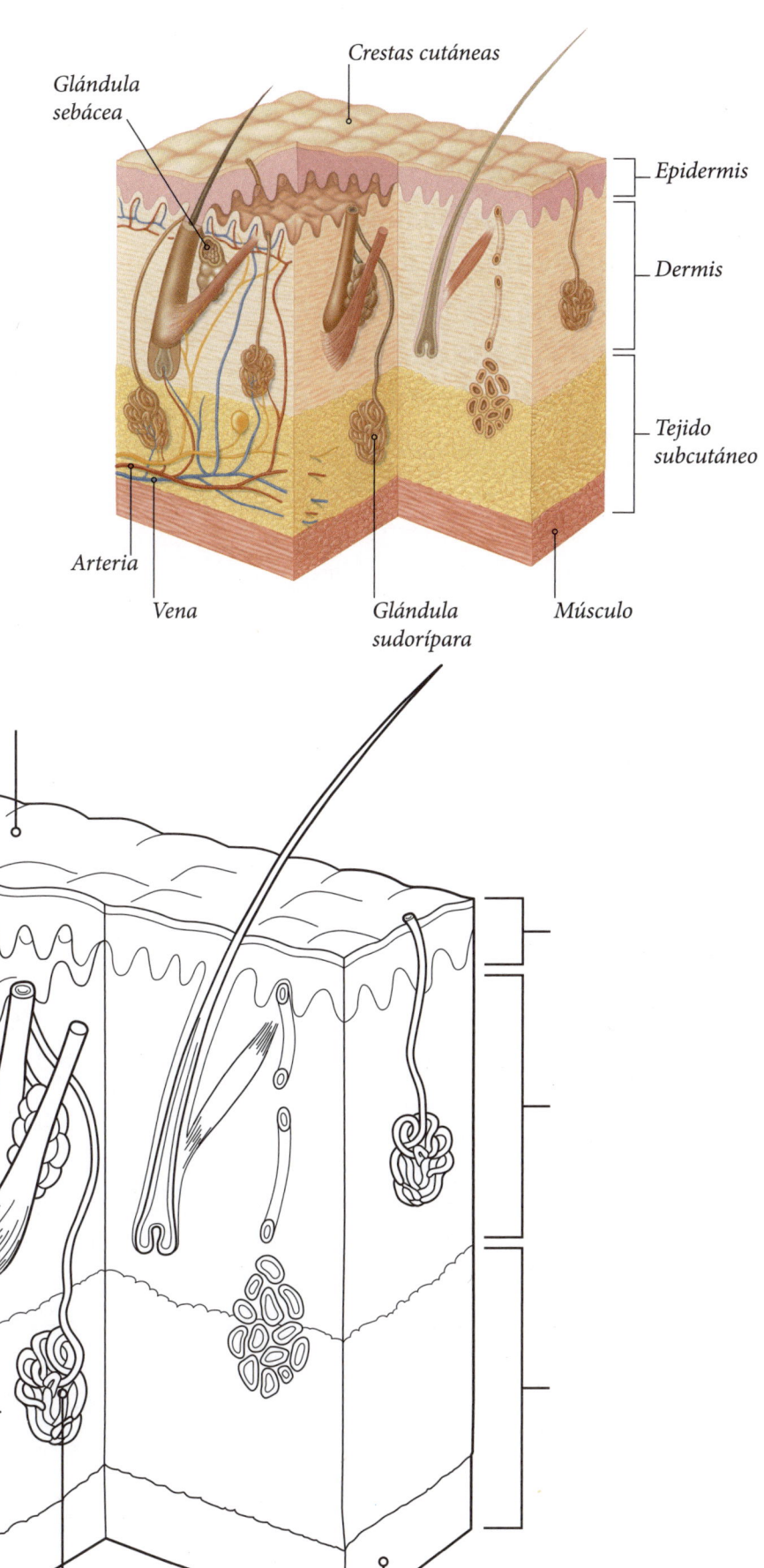

Glándula sebácea

Crestas cutáneas

Epidermis

Dermis

Tejido subcutáneo

Arteria

Vena

Glándula sudorípara

Músculo

Uñas

Las uñas humanas equivalen a las pezuñas o las garras de los animales. Forman una cubierta dura y protectora para los dedos de manos y pies, y sirven para rascarse o arañar cuando es necesario.

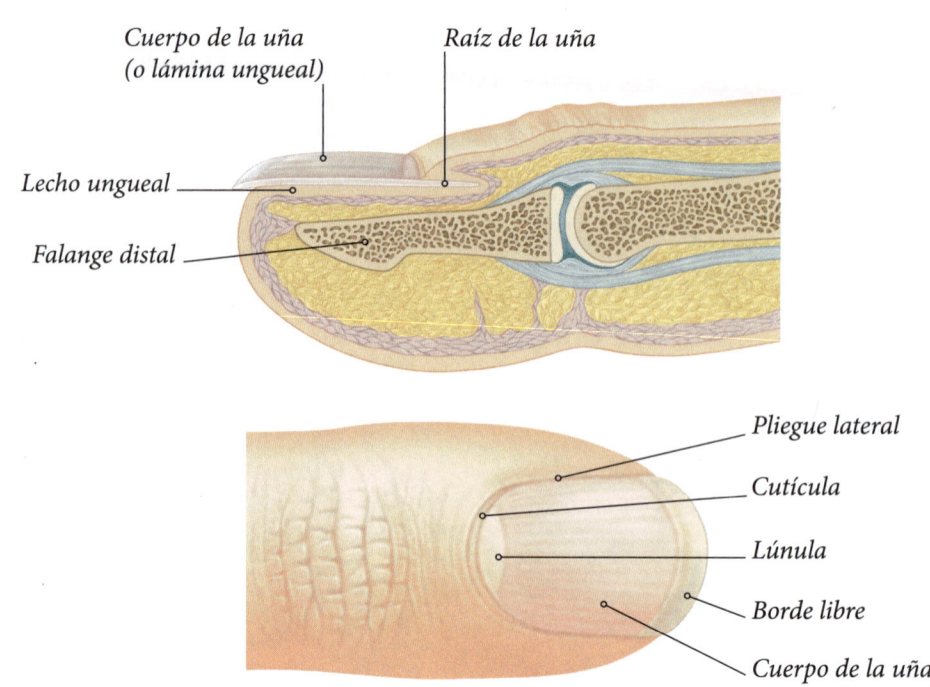

Cuerpo de la uña
(o lámina ungueal)

Raíz de la uña

Lecho ungueal

Falange distal

Pliegue lateral

Cutícula

Lúnula

Borde libre

Cuerpo de la uña

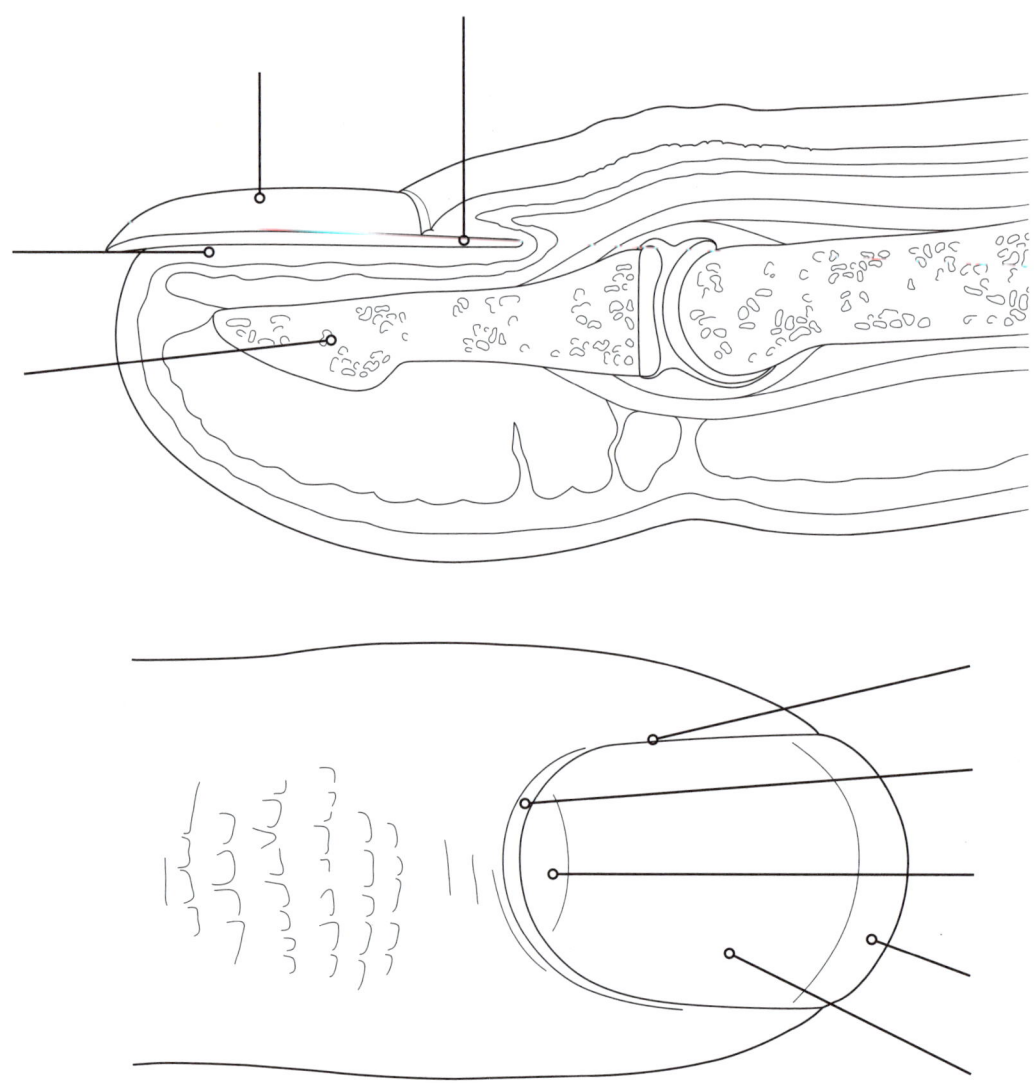

Índice

abdomen 137–62
  bazo 155
  conducto urinario 157–62
  músculos 138–9
  región inguinal 156
  sistema digestivo 140–54
  vista general 137
alvéolos 96
aparato lagrimal 39
apéndice 149
arterias
  aparato reproductor femenino 170
  brazos 124
  cara y cuello 29
  cerebro 15
  circulación general 214
  colon 151
  corazón 105–6
  estómago 143
  manos 135
  ojos 37
  pie 196
  piernas 195
  riñones 160
  testículos 166
articulaciones, tipos de 211
aurículas 102
axila 113

bazo 155
boca 44–52
brazos
  articulación del hombro 109–112
  axila 113
  codo 118–19
  huesos 114–18, 128
  manos 131–6
  muñeca 128–30
  músculos 120–3
  nervios 126–7
  vasos sanguíneos 124–5
bursas (rodilla) 191

caderas 178, 182–3
caja torácica 86–8
cámaras del corazón 101–2
canal anal 152–3
cara 28–31
cerebelo 24–5
cerebro 13–25

cérvix 174
ciclo cardíaco 108
ciego 148
cintura escapular 83–5
circulación sanguínea 214–15
  ver arterias; venas
codo 118–19
colon 150–1
columna vertebral 60–2, 73, 73–80
conductos uterinos 176
corazón 99–108
coxis 76
cráneo 8–10
cúbito 116
cuello 29–30, 58–72
cuello cabelludo 11–12

dedos 131–4, 222
dermatomas 66
diafragma 91–2
dientes 46–7

epidídimo 165
escroto 165
esófago 140–1
espalda 81–5
esqueleto 210
esternón 87
estómago 142–3

faringe 67–8
fémur 184–5
fosa infratemporal 52
fosa pterigopalatina 54
ganglios basales 22–3
ganglios linfáticos 220
garganta 67–70
glándulas paratiroides 71
glándulas salivales 50–1
glándulas suprarrenales 158
glándulas tiroides 71–2
globo ocular 34–5

hemisferios cerebrales 17–18
hígado 146–7
hipotálamo 20
hombros 83–5, 109–12
huesos pélvicos 177–8
húmero 114–15

íleon 145
ingles 156
intestino delgado 144–5

laringe 69–70
latido del corazón 107–8
lengua 48–9
ligamentos lumbares 75

mandíbula 32, 52–3
  ver boca
manos 123, 131–6
masticación 52
médula espinal 78–9
menisco 189
muñeca 128–30
músculo esquelético 213
músculos
  brazos 120–3
  caja torácica 88
  cintura escapular 84–5
  cuello 63
  cuero cabelludo 12
  diafragma 91
  espalda 81–5
  esquelético 213
  facial 28
  faringe 68
  hombros 111–12
  laringe 70
  lengua 49
  manos 133–4
  masticación 32, 52
  ojos 36
  pared abdominal 138–9
  pene 168
  piernas 185, 192–4
  pies 207–9
  región glútea 181
  suelo pélvico 179

muslos 184–5, 192
nariz 27, 40–3

nervio ciático 200
nervio mandibular 53
nervio maxilar 55

nervios
  brazo 126–7

craneal 26
esófago 141
espinal 77, 80
facial 31, 52–3, 55
mandibular 53
manos 136
maxilar 55
ojos 37
olfativo 27
piernas 199–200
plexo braquial 65
sistema nervioso autónomo 218
sistema nervioso periférico 216–17

ojos 33–9
orejas 56–7
ovarios 175

páncreas 154
pared abdominal 138–9
párpados 33, 38
pecho 89–90
pene 167–8
pericardio 100
peroné 186–7
piel 221
piernas 182–202
pies 196, 201–9
pleura 94
plexo braquial 65
próstata 164

pulgar 134
pulmones 93–8

radio 117
recto 152–3
región glútea 181
región inguinal 156
riñones 159–60
rodillas 188–91

sacro 76
senos 42–3
sistema conductor del corazón 107
sistema digestivo 140–54
sistema límbico 21
sistema linfático 90, 98, 219–20
sistema nervioso 216–18
sistema nervioso autónomo 218
sistema nervioso periférico 216–17
sistema reproductor
    femenino 169–76
    masculino 163–8
    suelo pélvico 179–80

tálamo 19
testículos 165–6
tibia 186–7
tobillos 201–2
tracto urinario 157–62
trompas de Falopio 176
tronco del encéfalo 64
túnel carpiano 129

uñas 222
uréteres 162
útero 171–2

vagina 173
válvula aórtica 104
válvulas del corazón 103–4
válvulas pulmonares 103–4
vejiga 161
venas
    aparato reproductor femenino 170
    brazos 125
    cara y cuello 30
    cerebro 16
    corazón 105
    esófago 141
    estómago 143
    piernas 197–8
    pulmones 97
    recto y ano 153
    riñones 160
    sistema venoso 215
    testículos 166
vértebras 60–2, 73–6
vértebras cervicales 62
vértebras lumbares 74
vértebras torácicas 73
vías respiratorias 95–6

yeyuno 145